아시아인 코성형술 아틀라스

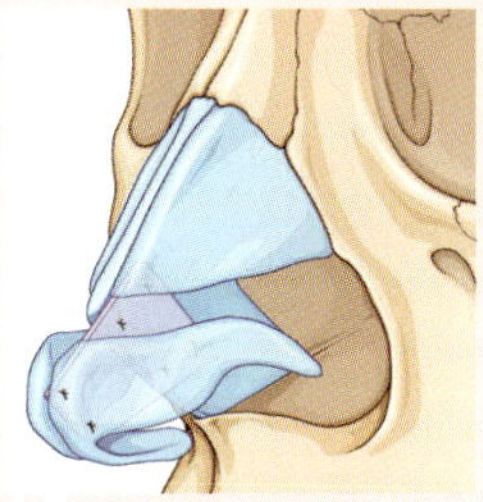

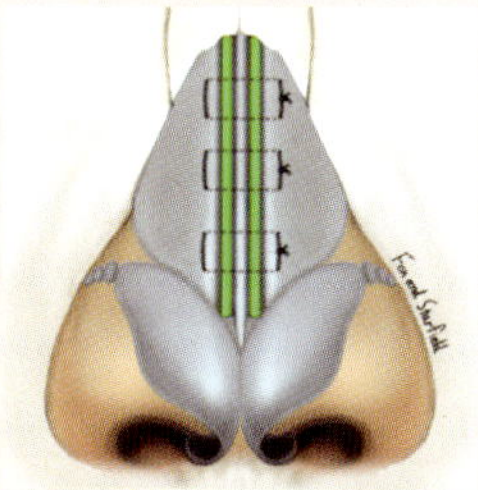

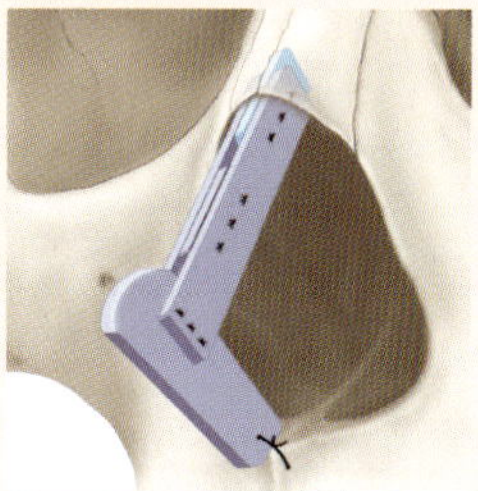

ATLAS OF ASIAN RHINOPLASTY

저자 서만균

아시아인
코성형술 아틀라스

첫째판 1쇄 인쇄 | 2025년 10월 27일
첫째판 1쇄 발행 | 2025년 11월 9일

지 은 이 서만군
발 행 인 장주연
출판기획 최준호
출판편집 박미애
표지디자인 김재욱
편집디자인 김민정
일러스트 이호현
마 케 팅 박예진
발 행 처 군자출판사
등록 제4-139호(1991. 6. 24)
본사 (10881) 파주출판단지 경기도 파주시 회동길 338(서패동 474-1)
전화 (031) 943-1888 팩스 (031) 955-9545
홈페이지 | www.koonja.co.kr

ISBN 979-11-7068-371-1

정가 250,000원

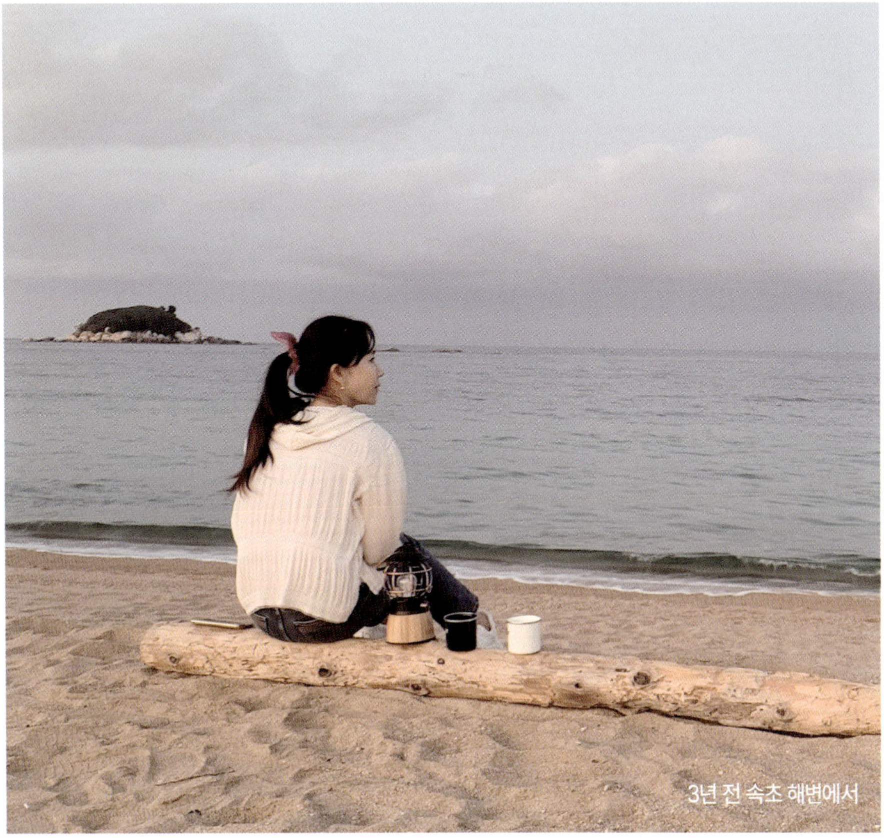

가장 아름답고 지혜로운 아내 김정민에게
가장 깊은 감사와 애정을 담아 이 책을 바칩니다.

서문

이번에 아시아인 코성형술 아틀라스를 출간하게 되어 무한한 기쁨과 깊은 책임감을 동시에 느낍니다. 스프링거 출판사에서 영문판 초판을 집필한 지 7년이라는 시간이 흘렀고, 그동안 코성형 분야는 임상적, 학문적으로 괄목할 만한 발전을 이루었습니다. 특히 아시아인의 해부학적 특성과 미용적 요구를 반영한 술기들은 보다 정교해지고 다양해졌으며, 최신 기법들을 포함하는 새로운 교과서가 필요하다는 공감대가 더욱 커져왔습니다. 이러한 필요성과 사명감을 바탕으로 본 개정판을 준비하게 되었습니다.

코성형은 단순한 외형의 변화에 머무르지 않고, 기능적 회복과 심미적 조화를 동시에 달성해야 하는 고난도의 영역입니다. 지난 수년간 임상 현장에서의 경험, 수많은 환자들과의 만남, 그리고 동료들과의 학문적 교류는 제가 코성형을 바라보는 시각을 넓혀주었고, 보다 체계적이고 과학적인 접근의 중요성을 다시금 일깨워 주었습니다. 본 개정판에는 이러한 경험과 통찰이 고스란히 반영되어 있습니다.

이번 책에서는 특히 다음과 같은 점들을 중점적으로 다루었습니다. 첫째, 최근 급속히 발전하고 있는 다양한 술기—예를 들어, 보존적 접근을 기반으로 한 비배부 성형, 미세정밀 기구를 활용한 절골술, 그리고 새로운 재료와 3D 프린팅 기술의 적용—를 정리하고, 그 장단점을 균형 있게 설명하고자 하였습니다. 둘째, 아시아인의 독특한 해부학적 특징을 고려한 맞춤형 수술 전략을 구체적으로 제시하였으며, 이를 통해 독자들이 실제 임상에서 바로 적용할 수 있도록 하였습니다. 셋째, 풍부한 임상 사진과 도해, 단계별 설명을 통해 수술 과정을 가능한 한 직관적으로 전달하려고 노력했습니다.

책을 집필하는 과정은 제 자신에게도 하나의 배움과 성찰의 여정이었습니다. 수많은 자료를 다시 검토하고 정리하면서, 의학은 결코 정체되지 않는 학문이라는 점을 다시금 실감했습니다. 새로운 기법과 개념들은 끊임없이 등장하고 있으며, 현재 우리가 '최신'이라고 부르는 것들도 언젠가는 '전통'으로 자리 잡을 것입니다. 그렇기에 이 책은 하나의 완결된 지침서라기보다는, 현 시점에서의 최선의 정리이자 미래를 향한 발판이라 생각합니다.

이 책이 코성형에 관심을 가진 많은 독자들에게 도움이 되기를 바랍니다. 특히 수련의와 젊은 의사들에게는 길잡이가 되고, 경험 많은 전문의들에게는 새로운 아이디어와 영감을 제공하는 참고서가 되기를 기대합니다. 더 나아가, 이 책이 아시아인 코성형의 학문적 위상과 독창성을 널리 알리는 계기가 되기를 소망합니다.

이 책의 출판이 가능하게 된 것은 무엇보다도 동료 의사들과의 끊임없는 학문적 교류와 조언, 그리고 진지한 토론이 있었기 때문입니다. 아울러 저를 믿고 수술을 맡겨주신 환자들의 경험이야말로 이 책의 가장 소중한 밑거름이 되었음을 깊이 감사드립니다.

또한, 이 책의 출판을 위해 세심한 노력을 아끼지 않은 군자출판사 관계자 여러분께 깊이 감사드립니다. 여러분의 전문성과 헌신 덕분에 이 책이 더욱 완성도 높은 모습으로 세상에 나올 수 있었습니다.

끝으로, 집필 과정 내내 묵묵히 제 곁을 지켜준 아내에게 깊은 감사의 인사를 전합니다. 그녀의 인내와 이해, 그리고 따뜻한 격려는 이 긴 여정을 끝까지 완주할 수 있도록 해 준 가장 큰 힘이었습니다. 단순히 이 책의 완성을 넘어, 제 인생의 젊은 시절부터 지금까지 언제나 든든한 버팀목이 되어 주었음을 이 자리를 빌려 고백합니다.

2025년 가을의 문턱에서

서만군

차례

Chapter

01 코의 구조와 기능

코는 3차원적인 구조물로서, 외모를 결정하는 것뿐만 아니라, 호흡과 후각에 관한 기능적인 역할을 수행한다.

코는 인종과 개인에 따라 외관상의 형태와 해부학적인 구조의 차이가 상당히 크고, 코성형이 코의 해부학적인 구조의 변화를 통해서 원하는 미적인 코의 모양을 만드는 것이기 때문에, 코에 대한 해부학적인 지식은 매우 중요하다.

코에서 해부학적인 방향

코가 위아래 방향으로 놓인 얼굴에서 돌출되어 나와 있기 때문에, 술자들이 코에서 방향을 나타내는 용어를 얼굴이나 몸에서 방향을 나타내는 용어와 다르게 사용함으로써 다소 혼선이 발생한다(**Fig. 1-1**). 많은 술자들이 이러한 용어들을 같은 의미로 사용하기도 한다. 즉, "superior"와 "inferior"를 "cephalic"과 "caudal"로 대체하여 사용하고, "anterior"와 "posterior"를 "dorsal"과 "basal"로 대신 사용하기도 한다. **Fig. 1-1B**에서 보듯이, columella와 ala 부위에서는 'anterior' 'posterior' 'medial' 'lateral'로 사용되는 방향이 body를 기준으로 하는 방향과 다소 어긋난 방향지만, 관행적으로 흔히 그렇게 사용되고 있다.

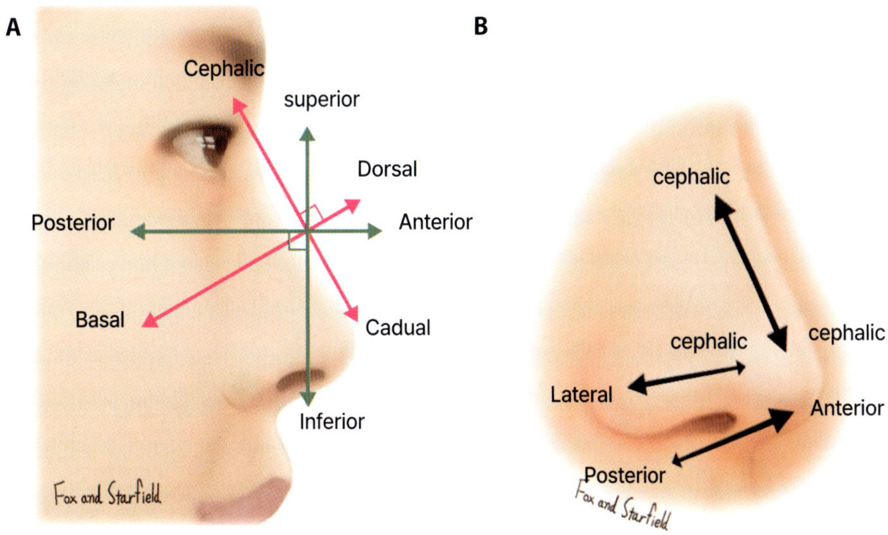

Fig 1-1. 코에서의 해부학적인 방향의 표시. 많은 술자들이 "cephalic-caudal"을 "superior-inferior"로 표현하기도 하고, "dorsal-basal"을 anterior-posterior와 혼동해서 사용하기도 한다.

코의 표면 해부학

코의 표면 해부학에 대해서 술자들에 따라 용어를 다소 다르게 사용함으로써 다소 혼란스러운 면이 있기는 하지만, 저자는 혼란이 있는 용어들에 대해서는 수술적인 면에서 가장 합리적이라 여겨지는 정의를 채택하도록 노력하였다.

코의 전면 모습(Frontal View of the Nose)

코의 전면 모습에서의 표면 해부학 용어 및 뼈와 연골구조는 Fig. 1-2, Fig. 1-3에 표시되어 있다.

Radix: 코뼈(nasal bone)와 전두골(frontal bone)이 만나는 부위로서, 코의 시작 부위이자 가장 낮은 곳이다(Fig. 1-2, Fig. 1-7).

Dorsum: Radix와 코끝(tip)사이의 anterior surface로서, 두측(cephalic) 1/3은 코뼈 부위이고, 미측(caudal) 2/3는 연골부위이다. 비배부(nasal dorsum)은 내안각(medial canthus) 위치에서 가장 좁고, 그로부터 점차 넓어지며 내려와 코뼈와 상외측 연골(upper lateral cartilage) 접합부위인 rhinion에서 가장 넓어졌다가 돔(alar dome)에 도달하기 직전에 다시 좁아진다.

Tip: 코의 미측 끝(caudal end)에서 가장 anterior point

Tip defining point (TDP): 코끝 양쪽의 최대 돌출 지점으로, 양측 하외측 연골의 돔(dome)에 의해 형성된다.

Nasal lobule: 코끝보다는 약간 더 넓은 범위를 포함하는 것으로, tip, suptratip lobule, infratip lobule로 구성된다 (Fig. 1-4).

Ala: 비공(nostril)의 외측 가장자리(lateral boundary)를 구성하는 부위로서 코끝과 upper lip/cheek 사이에 해당한다. Alar groove: Lobule과 ala사이의 꺼져 보이는 oblique line

코의 측면 모습(Profile View of the Nose)

측면 모습에서의 코의 표면 해부학 용어 및 뼈와 연골 구조는 Fig. 1-5와 Fig. 1-6에 표시되어 있다.

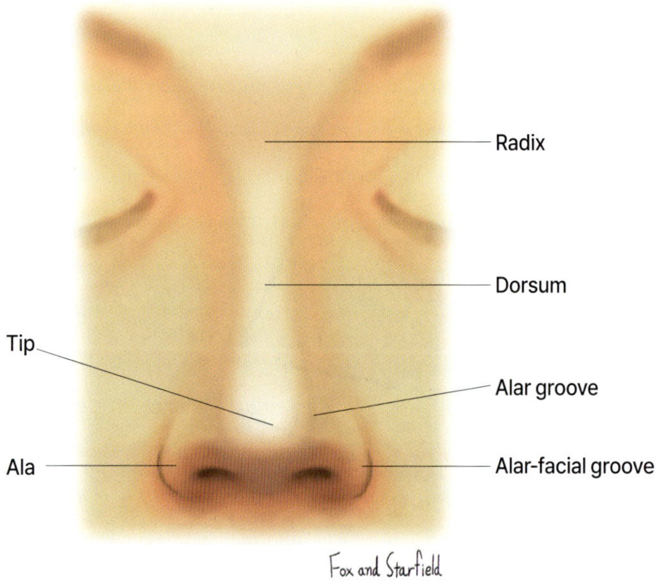

Fig 1-2. 전면 모습에서의 코의 표면 해부학 용어

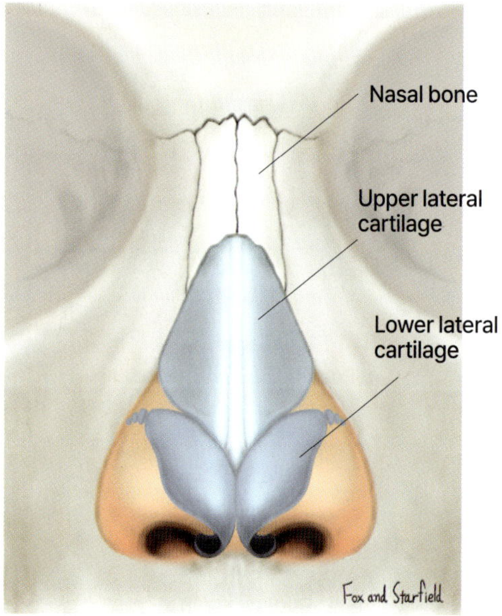

Fig 1-3. 전면 모습에서의 코뼈와 연골 구조

Nasion: Nasofrontal suture line의 midpoint이자 최전방점

Soft tissue nasion: nasion의 피부 쪽 지점

Sellion: 코뼈 또는 nasofrontal angle에서 가장 낮은 부위로서, nasion보다는 더 inferior & posterior에 위치한다.

Radix: Sellion을 중심으로, 아래로는 외안각(lateral canthus)을 통과하는 수평선까지, 위쪽으로는 같은 거리만큼 올라간 곳을 radix라고 한다(Fig. 1-7).

Rhinion: 코뼈와 상외측 연골이 만나는 최전방점

Supratip break: Dorsal contour line과 코끝 사이의 이행하는 부위를 말한다. 남성 동양인에서는 이를 선호하지 않으며, 여성 동양인도 과도한 supratip break은 원하지 않는 경향이 있다.

Supratip lobule: Supratip break point부터 tip-defining point 사이를 말한다(Fig. 1-4).

Infratip lobule: Tip defining point와 columellar-lobular junction 사이를 말하며, 하외측 연골의 중간각(intermediate crura)에 의해서 형성된다.

Columella-lobular junction: Infratip lobule과 비주(columella)의 경계이고, columella breakpoint라고도 불린다.

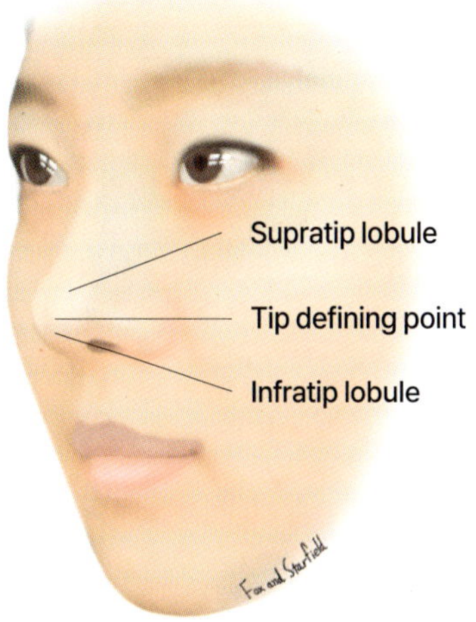

Fig 1-4. Nasal lobule은 supratip, tip 그리고, infratip lobule으로 구성된다.

Columella: Infratip lobule과 사이의 구조로 양쪽 비공 사이에 위치하며, 하외측 연골의 내측각(medial crura)에 의해서 형성된다.

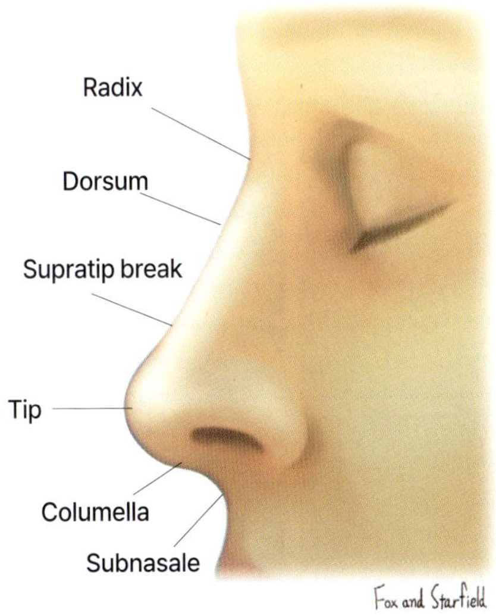

Fig 1-5. 측면 모습에서의 코의 표면 해부학 용어

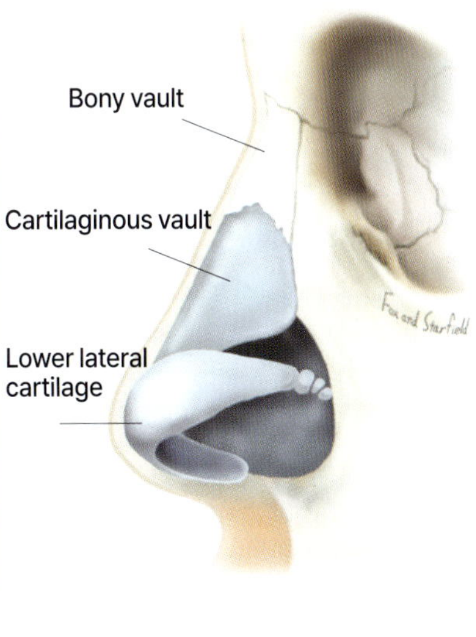

Fig 1-6. 정면 모습에서의 코의 뼈와 연골 프레임

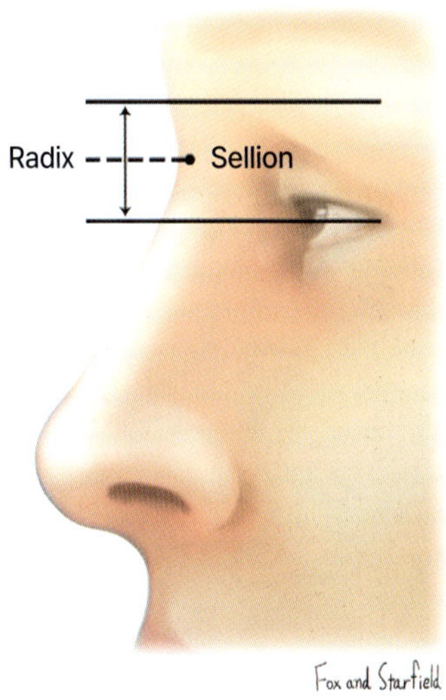

Fig 1-7. Radix area

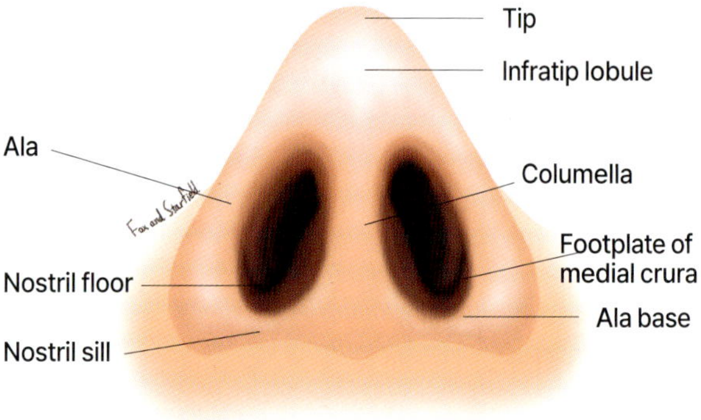

Fig 1-8. 코의 기저면 모습

코의 기저면 모습(Basal View of the Nose)

(Fig. 1-8)

Soft triangle: Nostril apex에 존재하는 부위로, 연골이 존재하지 않는 곳으로, 외측과 내측 피부로만 구성되어 있다. 이 부위에 절개를 하면 패임(notching)의 원인이 되므로 피해야 한다.

Nostril sill: 비주 기저부와 비익 기저부 사이의 비공 바닥에 수평으로 올라온 언덕(ridge) 부위를 말한다.

Subnasale: 정중 시상면(midsagittal plane)에서 비주와 상순(upper lip)이 만나는 부위

외비의 연조직

피부와 피하조직(Skin and Subcutaneous Tissue)

아시아인의 코는 서양인의 코에 비해서 피부와 피하지방층이 더 두껍고, 피지선이 발달되어 있으나, 이에 대한 예외가 존재하는 경우도 있으므로, 아시아인의 코의 피부와 연부조직은 개인별 편차가 많다고 하는 것이 정확한 표현일 것이다. 그러나, 일반적으로 두터운 피부와 피하조직은 서양인과는 다른 수술기법을 요구하며, 수술 후의 예후에서도 차이를 보인다**(Fig. 1-9)**.

코의 연부조직 두께는 radix에서 코끝까지 내려오면서 부위마다 다른데, radix 부위에서 가장 두껍고, 중간 부위에서 얇아졌다가, 코끝과 비익 부위에서는 다시 두꺼워진다**(Fig. 1-10)**. 그러나 비주의 피부는 얇다. 코의 피부는 코뼈와 상외측연골부위에서는 잘 움직이고, 피지선이 적은 반면, 코끝과 비익 부위에서는 하외측 연골에 단단하게 붙어 있으며 피지선이 발달되어 있다. 일부 예외를 제외하고는, 일반적으로, 아시아인의 코의 피부는 서양인에 비해 더 두터워서 융비술을 위한 보형물의 사용에 유리하다.

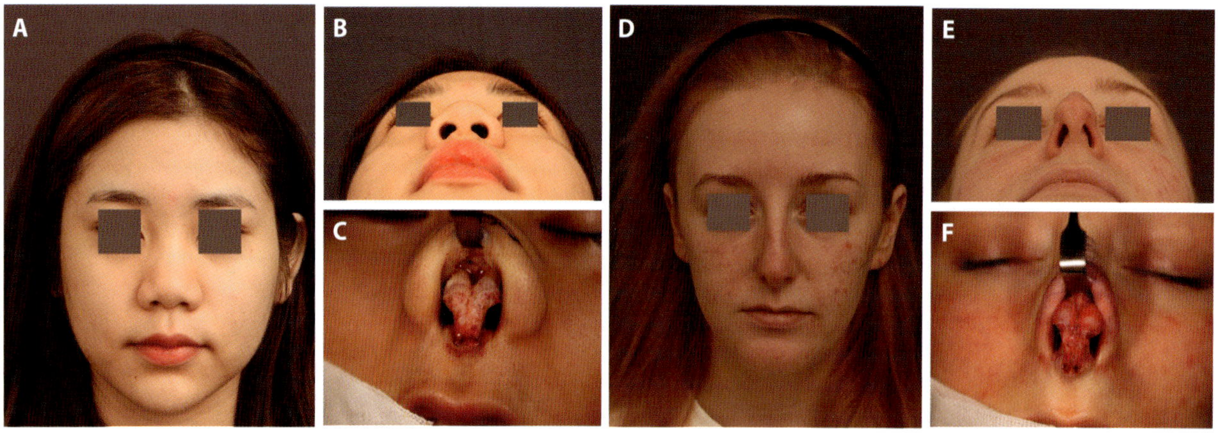

Fig 1-9. 아시아인과 서양인의 코끝의 해부학적인 차이. A, B, C. 아시아인의 코끝은 작은 하외측 연골과 두터운 연부조직을 가진 경우가 흔하다. D, E, F. 서양인의 코끝은 잘 발달된 하외측 연골과 얇은 피부/연부조직을 가지고 있다.

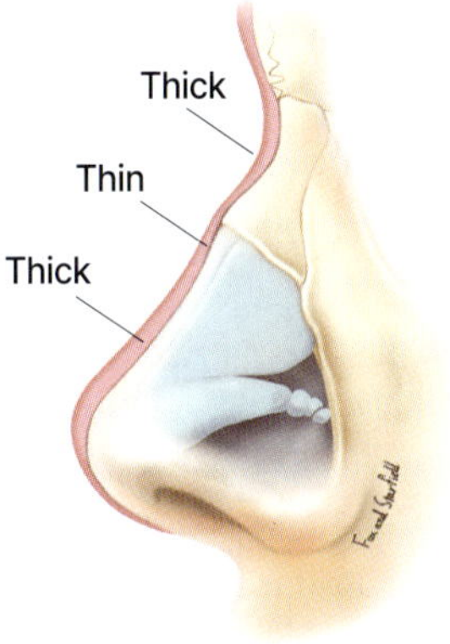

Fig 1-10. 코의 연부조직 두께. 코의 연부조직은 radix와 supratip에서 두껍고, rhinion 부위에서 얇다. 피부와 연부조직은 코뼈와 상외측 연골부위에서는 잘 움직이지만, 하외측 연골 부위에서는 연골에 단단하게 붙어 있다.

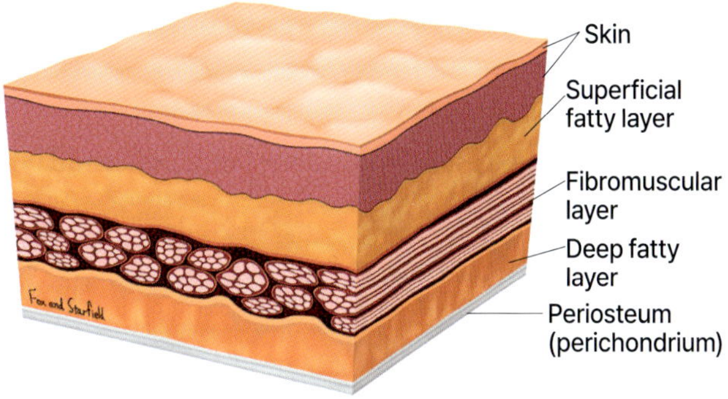

Fig 1-11. 코의 연부 조직. 코의 연부 조직은 skin, superficial fatty layer, fibromuscular layer, deep fatty layer, 그리고 periosteum(or perichondrium)의 5개 층으로 구성된다.

코의 연조직의 5개 층

코뼈와 연골을 덮고 있는 코의 연조직은 5개 층으로 구성되어 있다**(Fig. 1-11)**.

① 피부(Skin)
② 천지방층(Superficial fatty layer)
③ 섬유근육층(Fibromuscular layer)
④ 심지방층(Deep fatty layer)
⑤ 연골막/골막(Perichondrium/periosteum)

섬유근육층은nasal SMAS를 구성하며, 피부의 움직임, 피부로의 혈액공급 등의 역할을 하며, 코의 연조직 구축의 중심부위이기도 하다.

피부(Skin)

코의 피부 두께는 인종 간에 차이가 많다. 아시아인의 코의 피부는 서양인의 코의 피부에 비해서 더 두껍다.

인종과 개인에 따른 피부 두께는 코성형의 결과에 큰 영향을 미친다. 피부가 두꺼울수록, 피부 아래에 있는 코끝 연골 구조를 masking 하여서, 코끝에 행해진 연골 조작이나 연골이식의 변화가 외부적으로 잘 드러나지 못하여 결과에 한계를 가지게 한다. 또한 코의 길이 연장 시에 피부가 잘 늘어나지 않으며, 코끝 볼륨 축소술 시에 두터운 피부의 shrink-wrap effect(코끝 피부가 연골위로 re-drape 되는 것)가, 얇은 피부에 비해서 덜 효과적으로 되기 때문에 정교한 코끝 모양이 형성되기 어렵다.

또한, 수술 후 부기가 얇은 피부에 비해서 더 많고 오래 지속되고, 이로 인한 섬유화가 더 흔하여 원치 않는 결과를 야기하기도 한다.

그러나, 두꺼운 피부로 인해서 비배부의 보형물이 덜 비쳐 보이고, 사소한 굴곡을 감추어준다. 그러므로, 환자의 피부의 특성을 수술 전에 충분히 평가해서, 서양인과는 다른 수술기법이 적용되어야 한다.

피부가 얇은 서양인의 경우, 코끝 성형으로 정교한 코끝 모양을 형성하기 유리하지만, 미세한 굴곡이 얇은 피부를 통해서 잘 드러나게 되므로, 오차의 범위가 좁고 매우 정밀한 수술이 요구된다.

피부 아래의 연조직(Soft Tissue Layers under the Skin)

피부 아래에는 4개의 층이 존재한다. Superficial fatty layer, fibromuscular layer, deep fatty layer, peristeum/perichondrium.

Superficial fatty layer는 radix와 supratip에서 두껍고, rhinion 부위에서 얇다.

Fibromuscular layer는 nasal SMAS (superficial musculoaponeurotic system)를 구성한다. 일부 저자는 superficial fatty layer를 SMAS에 포함하기도 한다. Nasal SMAS는 dense, fibrous connective tissues로서, facial SMAS와 연속된다. 코의 위쪽은 SMAS가 잘 구분되고 피부와 잘 분리되는 반면, 아래쪽에서는 피부와 tight하게 부착되어 있어 잘 구분되지 않는다. 코의 혈관들과 신경들은 nasal SMA 내로 또는 위로 주행한다. 코의 박리 시에는 주요 혈관들의 손상을 피하고 출혈을 최소화하기 위해서 deep fatty layer 아래로 박리하는 것이 중요하다. Deep fatty layer는 fibromuscular layer가 코뼈와 연골 위에서의 움직임을 원활하게 하는 역할을 한다.

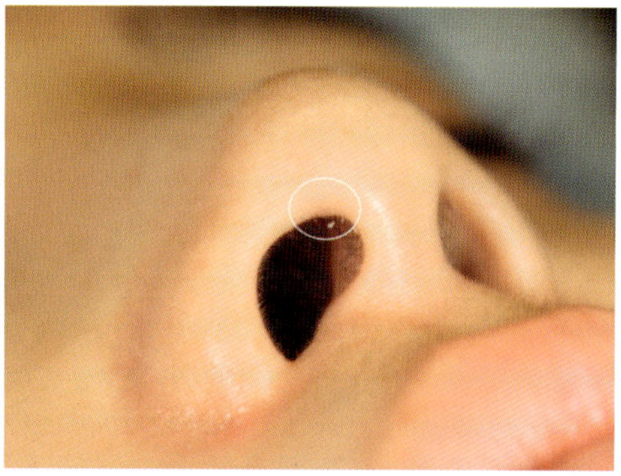

Fig 1-12. Soft triangle. Soft triangle은 연골이 존재하지 않는 부위로, 내외측 피부로만 구성되어 있으며, 이 부위에 직접 절개하는 것은 피해야 한다.

비공의 삼각형 모양의 정점 부위는 연골을 가지지 않고, 바깥쪽 피부와 안쪽 vestibular lining으로만 덮인 영역으로, soft triangle이라고 불린다(Fig. 1-12).

코끝 성형을 위한 절개 시 이 부분에 절개하여 손상시키면 반흔 수축으로 인해 패임(notching)이 생길 수 있으므로, 이 부위 절개를 피해야 한다(Fig. 1-14).

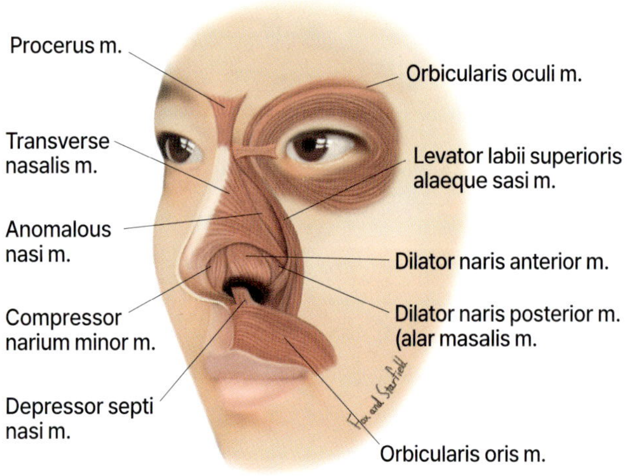

Fig 1-13. 코의 근육

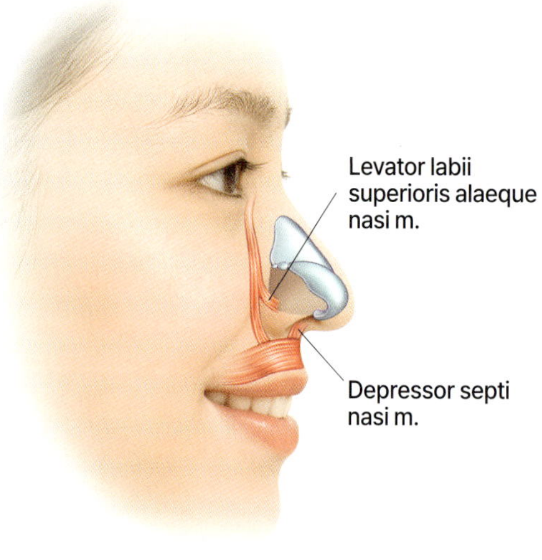

Fig 1-14. 코의 올림 근육과 내림 근육. 웃을 때에 depressor nasi septi muscle이 코끝을 아래 방향으로 당기는 반면에, levator nasi superioris alaquae nasi muscle은 비익 기저부를 위쪽으로 올린다.

코의 근육

코의 근육은 표정에 관여할 뿐 아니라, 호흡조절에도 관여한다.

코의 근육은 얇고, 수술 중에 눈에 잘 띄지 않기 때문에, 평소에는 중요성을 잘 인식하지 못하기 쉬우나, 안면신경마비를 가진 환자에서 마비된 쪽의 반대측으로 코의 변위가 발생하고, 마비된 쪽에 코막힘이 발생하는 것을 보게 되거나, gummy smile를 대하면, 코의 근육의 중요성을 알게 된다.

모든 코의 근육은 7번 뇌신경의 지배를 받는다.

코의 근육은 SMAS층에 존재하며, 네 개의 그룹으로 나눌 수 있다**(Fig. 1-13)**.

① Nasal Elevators

Procerus muscle, levator labii superioris alaeque nasi muscle, anomalous nasi muscle가 해당되며, 코 길이를 단축시키고 비공을 확대시킨다.

② Nasal Depressor

Alar nasalis muscle (dilator naris posterior muscle), depressor septi nasi muscle가 해당되며, 코 길이를 늘리고 비공을 확대시킨다.

③ Minor Nasal Dilators

dilator naris anterior muscle, dilator naris posterior muscle (alar nasalis muscle)

④ Nasal Compressors

Transverse nasalis muscle, compressor narium minor muscle

코의 근육들은 얼굴표정 시에 코의 움직임에 관여할 뿐만 아니라, 유산소 운동 시에 코의 공기흐름을 조절한다.

Procerus Muscle

이 근육은 코의 가장 두측 부위에 위치하며, glabella에서 기시하여, 수직으로 미측 방향으로 내려와서 transverse nasalis muscle과 조우한다.

이 근육의 주된 역할은 겉눈썹을 미측 방향으로 움직이게 하는 것으로, 이 근육의 작용으로 코의 glabella 부위에 가로 주름이 형성된다.

Nasalis Muscle

Nasalis muscle은 두 개의 요소로 구성된다.

① The transverse nasalis muscle

② The alar nasalis muscle (dilator naris posterior muscle)

Transverse Nasalis Muscle

이 근육은 상악의 subpiriform crescent의 외측 그리고 두측 부위에서 기시하여, 상내측 방향으로 주행하여서 비배부를 감싸듯이 상외측 연골을 덮으면서 코의 중심부에서 반대쪽에서 오는 근육과 조우한다. 이 근육은 위쪽에서 내려오는 procerus muscle과 조우하여 nasalis-procerus aponeurosis를 형성한다.

Transverse nasalis muscle은 비배부에 주름을 형성하며, 비공과 vestibule을 수축시키고 좁아지게 하여, 이 근육이 수축할 경우, 찝히고 좁아진 모양의 코를 만든다.

Alar Nasalis Muscle (Dilator Naris Posterior Muscle)

DNS muscle 기시부보다 더 바깥쪽 및 미측 부위에서 기시하는 이 근육은 nares의 확장에 관여한다.

Levator Labii Superioris Alaeque Nasi Muscle

상악의 upper frontal process에서 기시하는 levator labii superioris alaque nasi muscle은 코뼈와 비익 기저부의 바깥쪽으로 cephalocaudal 방향으로 비스듬하게 주행하여 내려가서 두 갈래로 나뉘어 비공의 외측 부위(비익 기저부)의 피부, 그리고 윗입술의 orbicularis oris muscle에 부착한다 (Fig. 1-13).

이 근육은 비공을 확장시키고, 윗입술과 비익 기저부를 올리는 역할을 한다(Fig. 1-14). 이 근육이 마비되면, 외비 밸브 함몰을 야기한다.

이 근육은 levator labii superioris muscle과 혼동해서는 안 된다. 상악의 infraorbital margin에서 기시하는 levator labii superioris muscle은 levator labii superioris alaeque nasi muscle보다 바깥 쪽으로 주행하며, 상순의 피부와 근육에 정지하여 윗입술을 올리는 역할을 한다.

Depressor Septi Nasi Muscle

이 근육은 anterior nasal spine바로 아래쪽 상악에서 기시하나, 해부학적인 변이가 있다(Fig. 1-15). Rohrich 등의 보고에 의하면, Type I은 62%의 비율로 존재하여 가장 흔한 type이며, 기시부는 orbicularis oris muscle과 완전히 맞물려 있는 형태를 가진다. Type II (22%)는 maxillary periosteum에서 기시하며, oribucularis oris muscle과 맞물리지 않는다. Type III는 근육이 거의 발달하지 않거나 존재하지 않는 것으로 16%를 차지한다.

이 근육은 비주 기저부를 따라서 올라가서, 내측각의 footplate와 막성 비중격(membranous septum)에 부착하여 코끝을 아래로 당기는 작용을 하며, 동시에 상순을 위로 당겨서 labiocolumellar anlge을 감소시킨다(Fig. 1-14). Hwang 등에 따르면, 이 근육은dermatocartilaginous ligament와 이어진다. 이 근육의 release는 코끝 처짐(smiling tip)을 감소시키고, 다소 상순의 하수(ptosis)를 유발한다. 그러므로, gummy smile 환자에게서는 이 근육의 release가 도움이 되지만, 긴 상순을 가진 환자에게는 시행하면 나쁜 결과를 초래할 수 있다.

Gummy Smile

웃을 때에 상순이 짧아지면서 윗잇몸이 과도하게 노출되는 것(3-4 mm 이상)을 gummy smile이라 한다(Fig. 1-16).

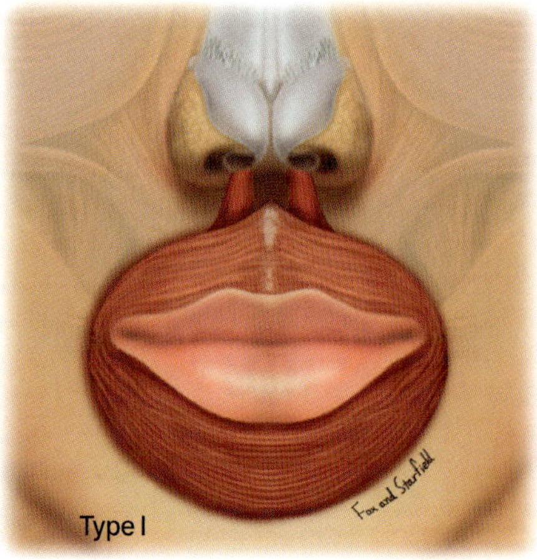

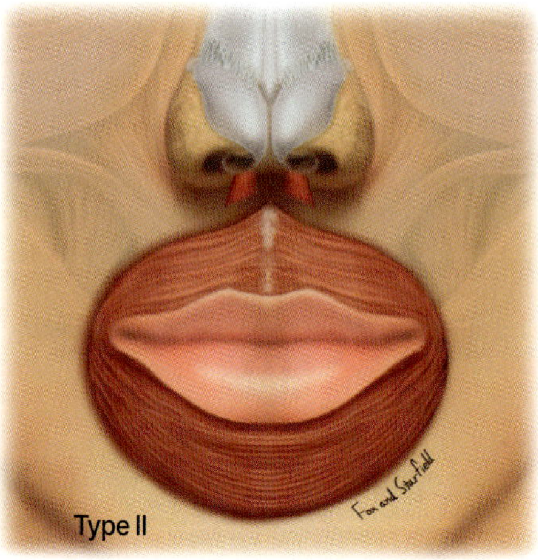

Fig 1-15. Depressor septi nasia muscle 분류. Type I muscle의 기시부는 orbicularis oris muscle과 맞물리는 형태를 가진다. Type II muscle은 상악의 골막에서 기시하며, oribucularis oris muscle과 맞물리지 않는다. Type III은 근육이 발육부전이거나 존재하지 않는 경우이다.

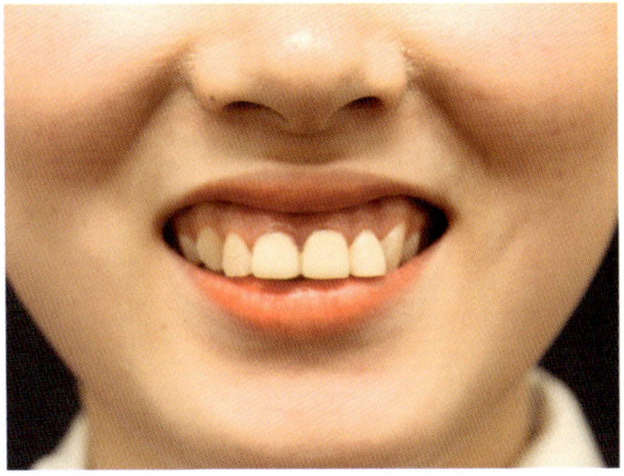

Fig 1-16. Gummy smile

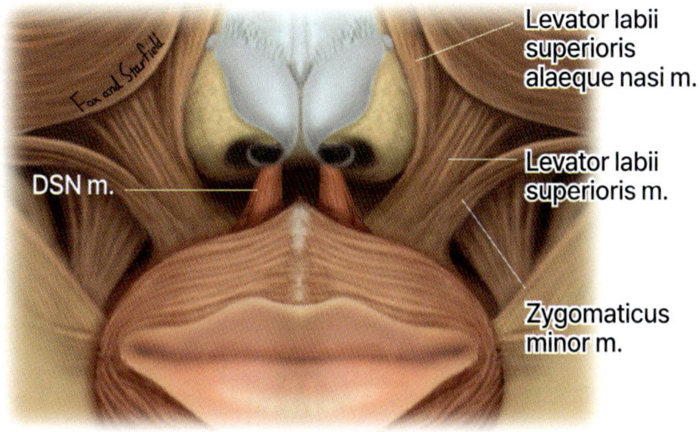

Fig 1-17. Gummy smile을 유발하는 lip levator muscles: depressor nasai septi muscle, levator labii superioris alaque nasi muscle, levator labii superioris muscle, zygomaticus minor muscle

Gummy smile의 원인은 다양하다. 골격 원인으로는 maxilla의 수직 길이가 길거나, dentoalveolar protrusion가 있고, 연부조직 원인으로는 상순이 짧거나 잇몸이 과도하게 긴 것이 원인이 될 수 있고, 근육 원인으로는 hyperactivity of lip levator muscles의 과도한 수축력이 원인이 된다. 위의 몇 가지 요소들이 복합적으로 작용하기도 한다. Gummy smile을 일으키는 lip elevator muscle은 주로, depressor septi nasi muscle, levator labii superioris alaque nasi muscle, levator labii superioris muscle, and zygomaticus minor muscle이다(**Fig. 1-17**).

Dilator Naris Anterior m.

Dilator naris anterior muscle은 코의 primary dilator로서 이 근육이 수축하면 비익이 확장된다. 상외측 연골에서 기시하여 외측각의 미측 가장자리와 alar lobule의 피부에 부착된다.

이 근육은 아시아인의 수평모양의 콧구멍에서 잘 발달되어 있고, 서양인과 같은 수직모양의 콧구멍에서는 잘 발달되어 있지 않다. 일반적으로 alar lobule의 근육이 발달되어 있으면 콧구멍의 모양이 flared shape의 비공을 형성한다.

Compressor Narium Minor m.

Compressor narium minor muscle은 비공 정점에 위치하는 매우 작은 근육이고, 대부분의 아시아인에서는 육안으로 관찰하기 힘들며, 이 근육은 임상적으로는 의미 있지 않다.

코의 혈관분포

외비의 혈액공급

외비의 혈액공급은 주로 external carotid artery에서 기시하는 facial artery가 담당하지만, internal carotid artery도 기여한다(**Fig. 1-18**).

External Carotid Artery

① Superior Labial Artery

External carotid artery에서 기원하는 facial artery는 위쪽으로 주행하면서 superior labial artery를 내게 되는데, superior labial a.에서 기원하는 columellar artery가 nostril sill과 비주 기저부, 비중격의 미측 부위에 혈액을 공급한다.

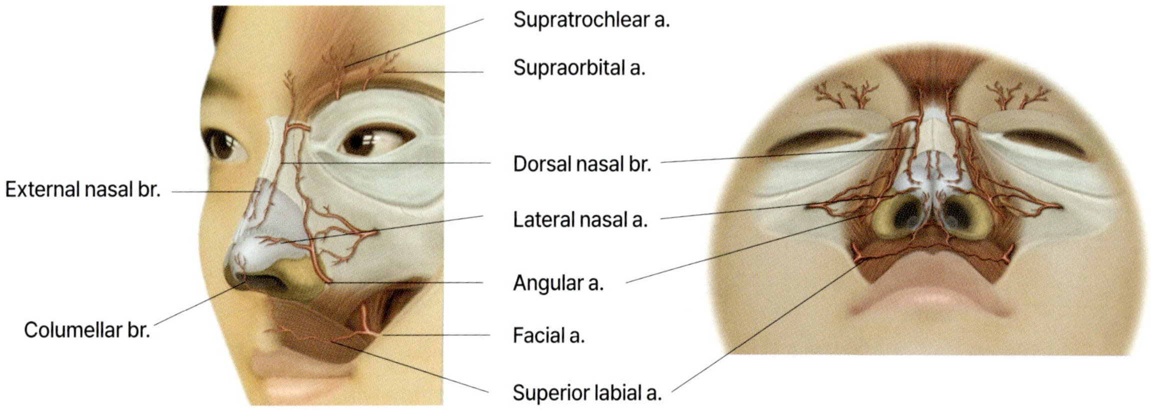

Fig 1-18. 외비의 혈액 공급

② Lateral Nasal Artery

Angular artery는 facial artery의 말단부위로서 외비의 대부분의 외측부위에 혈액을 공급한다. Angular artery에서 기원하는 lateral nasal branch가 코의 바깥쪽 미측 부위와 코끝에 혈액을 공급하며, 이 lateral nasal branch는 반대쪽의 lateral nasal branch와 문합한다.

Internal Carotid Artery

① Dorsal nasal branch of ophthalmic artery

Internal carotid artery에서 기원하는 ophthalmic artery의 external branch인 dorsal nasal branch는 medial palpebral ligament 상방에서 orbital septum을 뚫고 나와 external nose의 side wall을 타고 내려오다가 lateral nasal branch와 문합한다.

② External nasal branch of anterior ethmoidal artery

이 혈관은 코뼈와 상외측 연골 사이에서 나와서 코끝에 혈액을 공급한다.

코의 주요혈관과 림프순환은 SMAS 안 또는 바로 위에서 주행하므로, 코성형 박리는 SMAS 층보다 더 아래쪽에서 시행하는 것이 안전하다.

코성형 후에 코끝의 혈행장애로 인한 괴사를 피하기 위해서는 수술자는 코끝의 혈액공급에 대한 지식을 잘 숙지하고 있어야 한다. 코끝의 혈액공급은 아래와 같이 여러 동맥에 의해서 이루어진다.

- Columellar branch of superior labial artery
- Lateral nasal branch of angular artery
- Dorsal nasal branch of ophthalmic artery
- External nasal branch of anterior ethmoidal artery

비주의 개방형 절개에 의해서 columellar branch of superior labial artery는 잘리기 때문에, 코끝과 비주 부위의 괴사를 피하기 위해서는 다음 사항을 명심해야 한다.

첫째, 박리와 지혈 과정에서 lateral nasal branch의 손상을 피해야 하고, 비익저 축소를 위한 weir excision 시에 절개선이 너무 두측으로 연장되어서 이 혈관이 손상되지 않도록 해야 한다.

둘째, 수술 후 드레싱 할 때에, supratip 부위에 과도한 압박이 가해지지 않도록 한다.

Internal Blood Supply

코의 internal blood supply는 descending palatine artery와

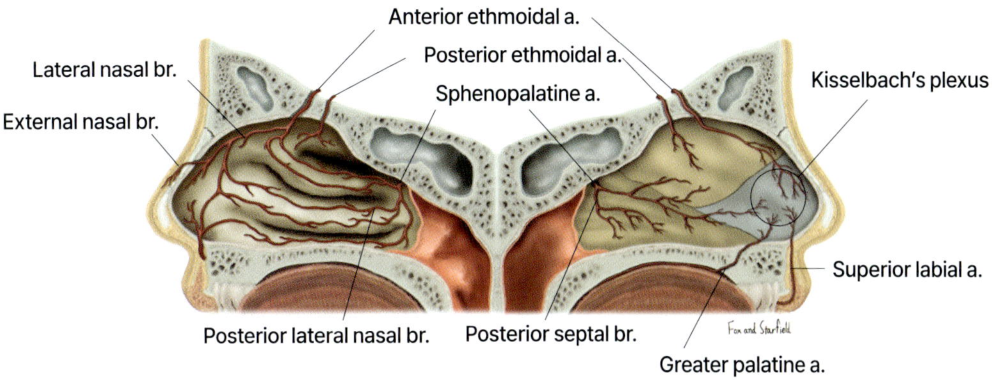

Fig 1-19. 내비의 혈액 공급

sphenopalatine artery로부터 대부분의 혈액을 공급받는다 (Fig. 1-19).

비강 외측벽의 혈액공급

① Posterior lateral nasal branch of sphenopalatine artery (major)

② anterior ethmoidal artery와 posterior ethmoidal artery의 lateral nasal branch에서도 일부 공급받는다.

비중격으로의 혈액공급

① Caudal septum

Kisselbach's plexus (plexus of anterior ethmoidal artery, sphenopalatine artery and superficial terminal branch of superior labial artery)

② Posterior septum

- Posterior septal branch of sphenopalatine artery
- Septal branch of posterior ethmoidal artery

감각신경

코의 감각신경은 삼차신경 분지인 maxillary branch와 ophthalmic branch가 관여한다(Fig. 1-20).

외비의 감각신경

① Ophthalmic nerve의 분지인 supraorbital nerve 및 infratrochlear nerve가 nasal root와 두측 비배부의 감각을 담당한다.

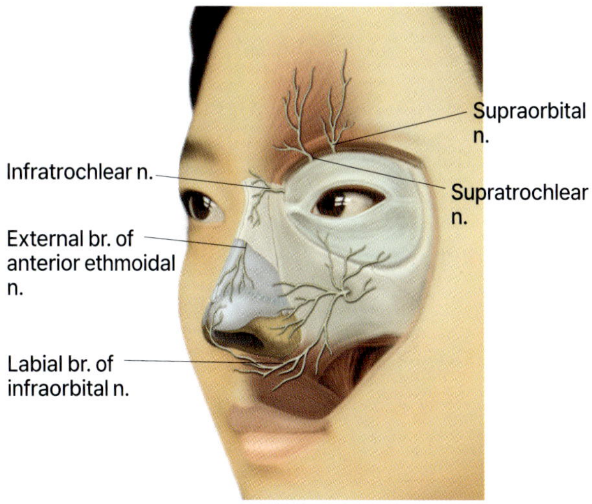

Fig 1-20. 외비의 감각분포

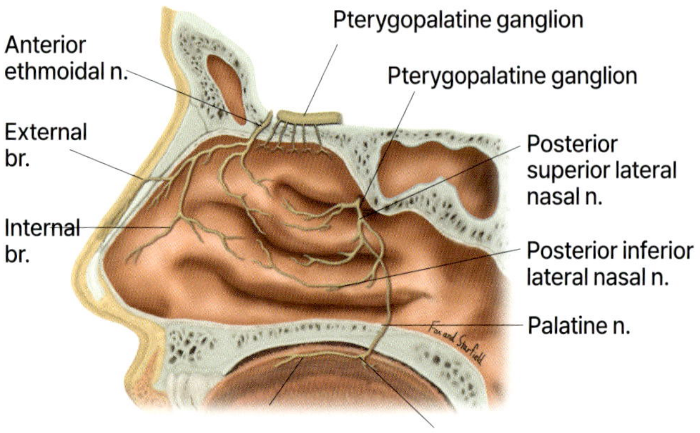

Fig 1-21. 비강 외측벽의 감각분포

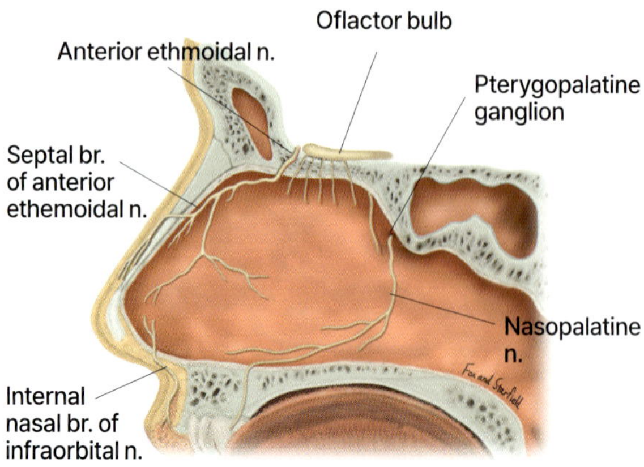

Fig 1-22. 비중격의 감각분포

② Anterior ethmoidal nerve의 분지인 anterior ethmoidal nerve: midvault, 코끝과 상부 비주의 감각을 담당한다. 이 신경은 코뼈의 하부와 상외측 연골 사이에서 나오며, 코끝의 감각 손실을 피하기 위해서는 이 신경에 손상을 주지 않도록 주의해야 한다.

③ Infraorbital nerve의 labial branch (branch of the maxillary nerve): 코 하부의 외측벽, 비주의 아래쪽 부위와 비익의 감각을 담당한다.

내비의 신경 분포

내비의 감각은 대부분 중비갑개(middle turbinate)의 posterior end 뒤에 위치하는 pterygopalatine ganglion에서 나오는 신경에 의한다. 비강 외측벽의 일부와 anterior septum의 감각은 anterior ethmoidal nerve의 internal branch에 의한다**(Fig. 1-21)**.

대부분의 비중격의 감각은 pterygopalatine ganglion에서 나오는 nasopalatine branch에 의한다**(Fig. 1-22)**.

외비의 구조

코의 외비는 상부 1/3의 골부와 하부 2/3의 연골부로 이루어진다**(Fig. 1-23)**.

골부

코의 골부는 코뼈와 상악의 frontal process로 구성된다**(Fig. 1-24)**. 골부는 내안각 사이에서 가장 좁다.

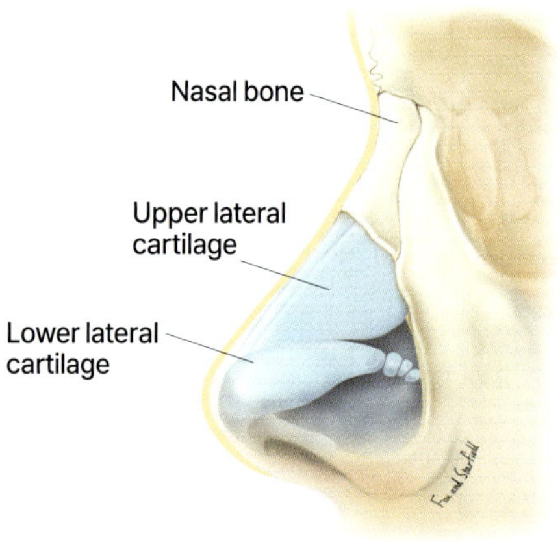

Fig 1-23. 외비의 골격 구조. 외비의 골격 구조는 위쪽 1/3의 골성 비배부와 아래쪽 2/3의 연골성 비배부로 이루어진다.

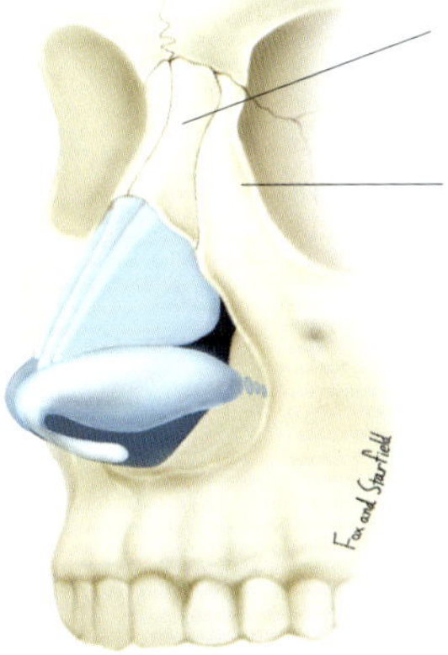

Fig 1-24. 코의 골부는 코뼈와 상악의 frontal process로 구성된다.

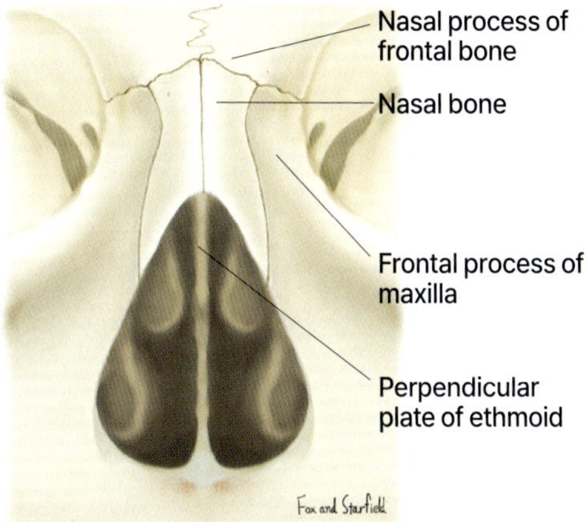

Fig 1-25. 코뼈는 위쪽으로는 전두골의 nasal process와 만나고, 바깥쪽으로는 상악의 frontal process와 접하며, posterior쪽에서는 ethmoid의 perpendicular plate(수직판)와 접한다.

코뼈는 양측이 정중선에서 붙어 있고, 위쪽으로 갈수록 두꺼워진다. 코뼈의 길이는 개인차가 있으며, 동양인이 서양인에 비해서 짧다.

코뼈는 위쪽으로는 전두골의 nasal process와 만나고, 바깥쪽으로는 상악의 frontal process와 접하며, posterior쪽에서는 ethmoid의 perpendicular plate와 접한다**(Fig. 1-25)**. Frontal process는 코뼈보다 훨씬 더 두껍다. 그러므로, 외측 절골 시에, 얇은 코뼈 부위에서만 절골을 시행하는 것보다는 두터운 frontal process를 일부 포함하여 절골을 시행하는 것이 코뼈의 폭을 확실히 좁힐 수 있을 뿐 아니라, step deformity를 예방하는 데 도움이 된다.

상악의 frontal process의 posterior 부위는 lacrimal bone과 함께 lacrimal groove를 형성하고, 그 groove 안에는 누낭(lacrimal sac)이 들어 있다. 그러므로, low-to-low 외측 절골 시 이 lacrimal sac이 손상되지 않도록 조심해야 한다.

Pyriform Aperture

코뼈의 아래쪽 가장자리, 상악의 frontal process의 아래쪽 가장자리, 그리고, nasal spine으로 이루어지는 배(pear) 모양의 타원을 pyriform aperture라고 한다**(Fig. 1-25)**.

키스톤(Keystone Area)

코뼈의 중앙부 아랫면은 ethmoid bone의 수직판(perpendicular plate)과 연결되어 있다. 비중격의 연골부위와 수직판 그리고 코뼈가 서로 만나는 부위를 키스톤이라고 한다**(Fig. 1-26)**.

상외측연골의 위쪽 가장자리는 코뼈의 하단부와 end-to-end로 결합하는 것은 아니고, 코뼈 아래쪽으로 들어가서 중첩되어 있다. 중첩되는 정도는 다양해서 2-11 mm 정도이며, 아시아인에서는 서양인에 비해서 중첩되는 정도가 덜하다.

연골성 비중격과 골성 비중격의 만나는 부위는 상외측연골의 위쪽 가장자리보다 더 두측에 위치한다. 즉, caudal에서부터 순서대로 각 위치를 보면, 'rhinion' → '상외측연골의 위쪽 가장자리' → '연골성 비중격과 골성 비중격의 junction'의 순서이다. 이러한 위치관계는 키스톤 보존 매부리코 교정(dorsal preservation rhinoplasty)에서 시행하는 subdorsal septal resection에서 중요한 가이드가 된다.

키스톤 부위가 비중격 수술이나 큰 매부리 절제 시에 손상되면 말안장코 변형이 발생하기 때문에 해부학적으로 매우 중요한 부위이다.

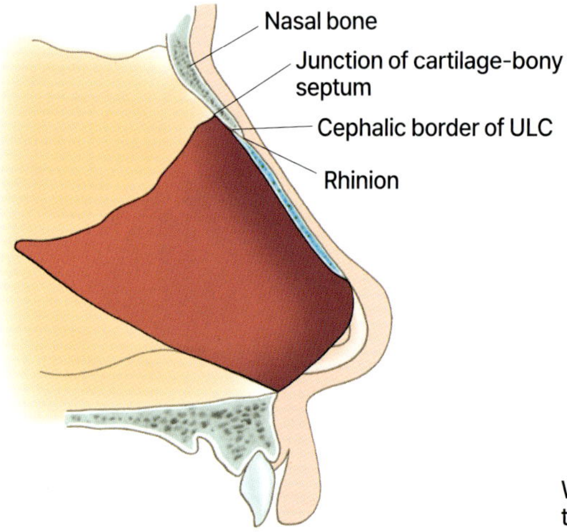

Fig 1-26. 키스톤 부위. 비중격의 연골부위와 수직판, 그리고 코뼈가 서로 만나는 부위를 키스톤이라고 한다. 연골성 비중격과 골성 비중격의 만나는 부위는 상외측 연골의 위쪽 가장자리보다 더 쪽에 위치한다. 즉, 미측에서부터 순서대로 각 위치를 보면, 'rhinon' → 'upper lateral cartilage의 위쪽 가장자리' → '연골성 비중격과 골성 비중격의 junction' 순서이다.

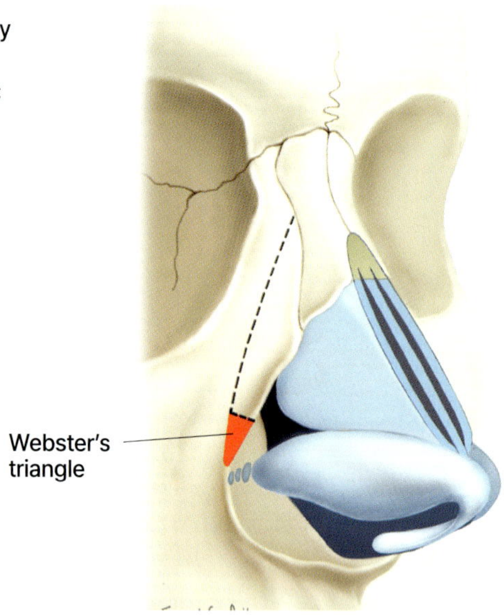

Fig 1-27. Webster's triangle

Webster's Triangle

외측 절골 시에, 절골은 하비갑개가 외측벽에 부착되는 부위에서 시작한다. 절골을 매우 low level로 시작하면 하비갑개 부착부위가 절골선 안쪽으로 포함되어서 하비갑개가 비강내로 이동하여 코막힘의 원인이 된다. 그러므로, 이를 예방하기 위해서는 절골의 시작부위를 비강 바닥보다 3-4 mm 좀 더 cephalic 쪽에 잡아서 pyriform crest의 가장 아래쪽 부위를 남기는 것이 좋고, 이로 인해 보존되는 삼각형 모양의 뼈 부위를 Webster's triangle이라고 불린다(**Fig. 1-27**).

연골부

코의 연골은 상외측 연골, 하외측 연골, 및 비중격 연골로 구성된다.

상외측 연골(Upper Lateral Cartilages)

상외측 연골은 한 쌍의 사각형 모양의 연골로서, 키스톤 부위에서 코뼈 아래로 중첩되어 있고(**Fig. 1-26**), 내측으로는 비중격 연골 상단부와 만난다. 외측으로는 상악의 frontal process of the maxilla 아래로 pyriform ligament에 의해 중첩되어 연결된다. 상외측 연골은 키스톤 부위에서는 비중격 상단부위와 T자 형태로 거의 직각을 이루고 있으나 이 각도는 두측으로 가면서 점차 좁아진다(**Fig. 1-28**).

그러므로, 상외측 연골의 하단부와 비중격 연골이 이루는 각도는 기류통로에서 가장 좁은 부위가 되고, 내비 밸브라고 불린다. 비중격을 덮는 점막연골막은 상외측 연골의 하부면으로 이어진다(**Fig. 1-29**).

Internal Nasal Valve Area

Internal nasal valve area는 코의 내부에서 가장 좁은 부위로서, 비중격, 상외측 연골의 하단부위, 하비갑개의 두부(head), 그리고 pyriform aperture의 바닥부위로 경계 지어진

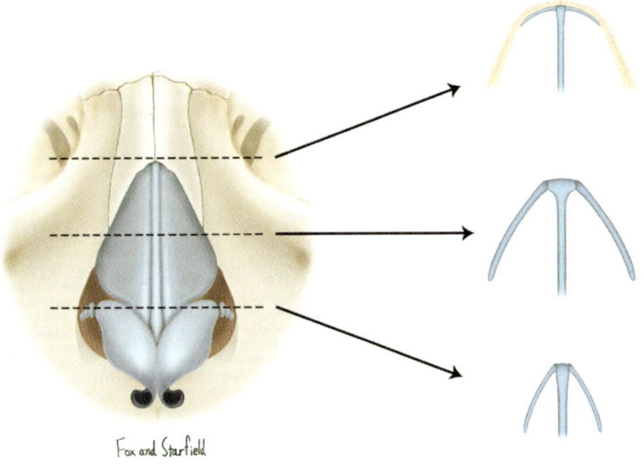

Fig 1-28. 상외측 연골과 비중격. 상외측 연골은 키스톤 부위에서는 비중격 상단부위와 T자 형태로 거의 직각을 이루고 있으나 이 각도는 두 측으로 가면서 점차 좁아진다.

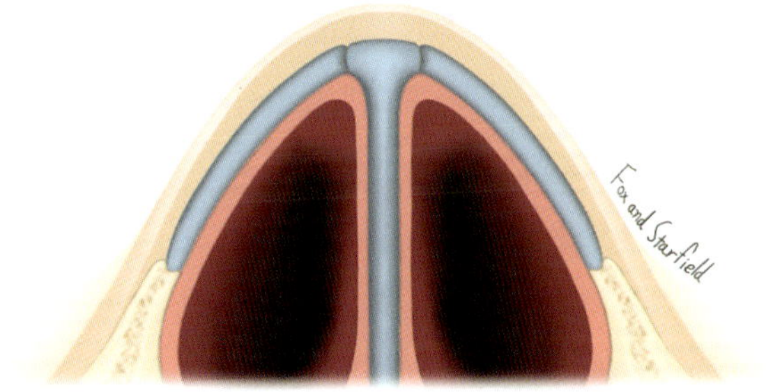

Fig 1-29. 비중격을 덮는 점막연골막은 상외측 연골의 하부면으로 이어진다.

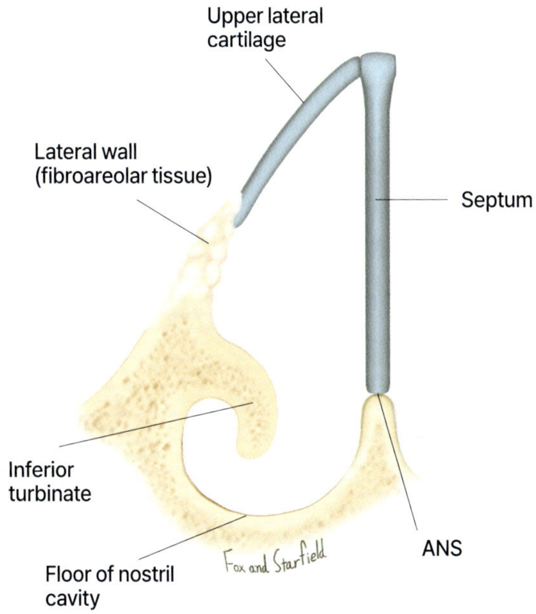

Fig 1-30. Internal nasal valve area

다(Fig. 1-30). 이 부위는 가장 기류저항이 큰 부위로서 서양인에서는 단면적이 55-83 mm²이다.

Internal Nasal Valve(내비 밸브)

Internal nasal valve area 중에서, 상외측 연골의 하단부위와 비중격 사이의 segment를 내비 밸브라고 하며, 코의 호흡 기능에 중요한 역할을 한다(Fig. 1-31). 내비 밸브의 각도는 10-15°이지만, 아시아인에서는 더 넓다. 각도가 10° 이하가 되면, 코막힘이 발생한다.

전체 비강은 흡기 시에는 음압이 발생하고, 호기 시에는 양압이 발생한다. 내비 밸브에서의 상외측 연골은 연골 자체가 얇아서 호흡 시에 기강내 압력에 따라서 내비 밸브가 움직일 수 있도록 하여 호흡 시의 공기의 유입을 조절하며, 흡기시의 음압에는 잘 견딜 수 있다. 그러나, 강하고 깊은 흡기 시에 벤츄리 효과와 베르누이 원리에 의해 발생하는 음압은 상외측 연골을 비중격 방향으로 움직여서 일시적인 코막힘이 발생할 수 있다. 상외측 연골이 선천적 또는 후천적으로 약하거나 손상된 경우에는 이러한 현상이 평상시 호흡에서도 쉽게 발생하게 된다.

External Lateral Triangle

External lateral triangle은 상외측 연골 하단부, 상악의 frontal process, 그리고 하외측 연골의 상단부로 둘러싸인 부위를 말한다(Fig. 1-32).

하외측 연골(Lower Lateral Cartilages)

하외측 연골은 내측각(medial crus), 중간각(middle crus) 그리고 외측각(lateral crus)으로 이루어진다(Fig. 1-33). 하외

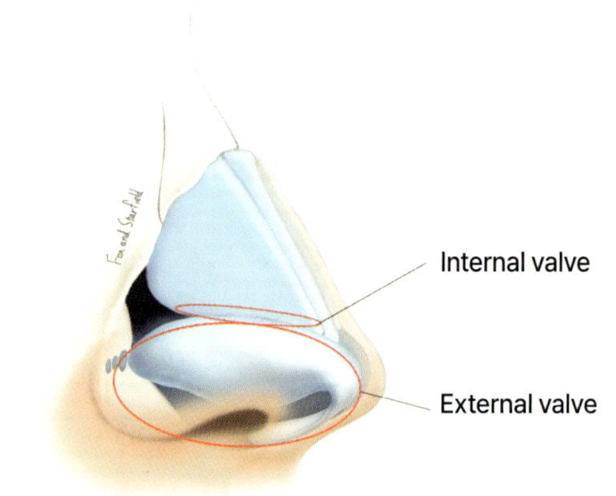

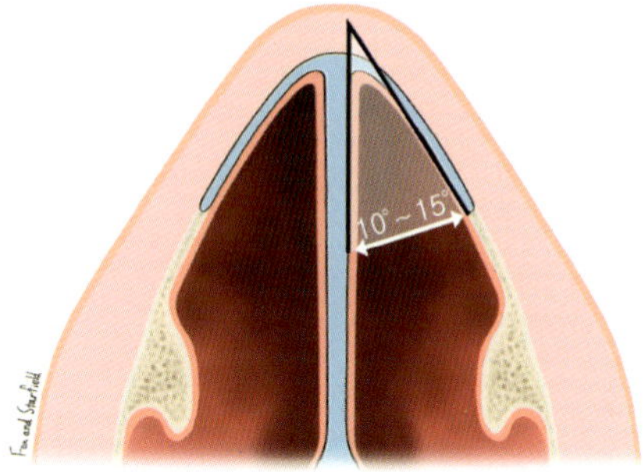

Fig 1-31. 내비 밸브(internal nasal valve). 상외측 연골의 하단부위와 비중격 사이의 각도를 내비 밸브라고 하며 정상적으로 10-15o이지만, 아시아인에서는 더 넓다.

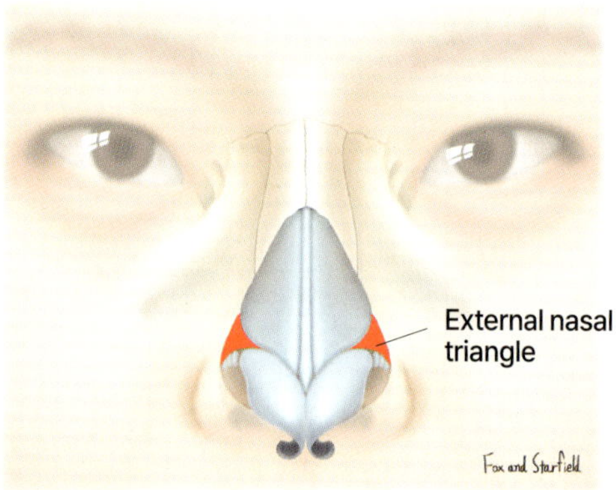

Fig 1-32. External lateral triangle

측 연골은 코끝의 구조 연골이므로, 이 연골의 모양, 위치, 강도에 의해서 코끝의 모양이 결정되므로, 코끝 성형에서 가장 중요한 해부학적 구조가 된다.

내측각(Medial Crura)

내측각은 비주의 전체 길이를 다 차지하는 것은 아니며, 비주 하단부에서 연부조직 위에 올려져 있다. 내측각은 columellar segment와 footplate segment로 구성된다. Columellar segment의 길이는 개인에 따라서 차이가 있으며, 길이가 길수록, 비공이 더 길고, 코끝이 더 높다. 아시아인의 columellar segment는 서양인보다 짧고, 평균 8.7 mm 정도로 알려져 있다.

내측각은 모든 사람에게서 똑바른 것은 아니며, asymmetric parallel type (75%)이 가장 흔하다.

Footplate는 코끝을 지지하고, 비주의 폭과 비공의 모양을 결정한다. Footplate의 길이나 lateral angulation은 개인별로 변이가 존재한다. Footplate의 angulation은 비주 기저부의 폭을 결정하는 주요한 요소이다. 동아시아인의 footplate segment의 길이는 서양인보다 더 길고, posteriorly angulated 된 모양이다.

Footplate의 lateral angulation을 교정하기 위해서 footplate를 모아주면, 비주 하단부가 좁아지고, 미측으로 이동하며, 코끝은 두측으로 회전한다.

중간각(Middle Crus)

중간각은 lobular segment와 domal segment로 구성된다.

① Lobular Segment

Lobular segment는 내측각과 돔 사이에 위치한다. 최근에 아시아인에서도 미용적으로 중요하게 인식되는 infratip lobule의 모양은 lobular segment의 길이와 curvature에 의해 결정되지만, 아시아인에서는 대개 돔과 lobular segment의 구분이 명확하지 않은 경우가 흔하다.

② 돔(Dome)

돔의 두측 가장자리는 서로 맞닿아 있으나, 미측 가장자

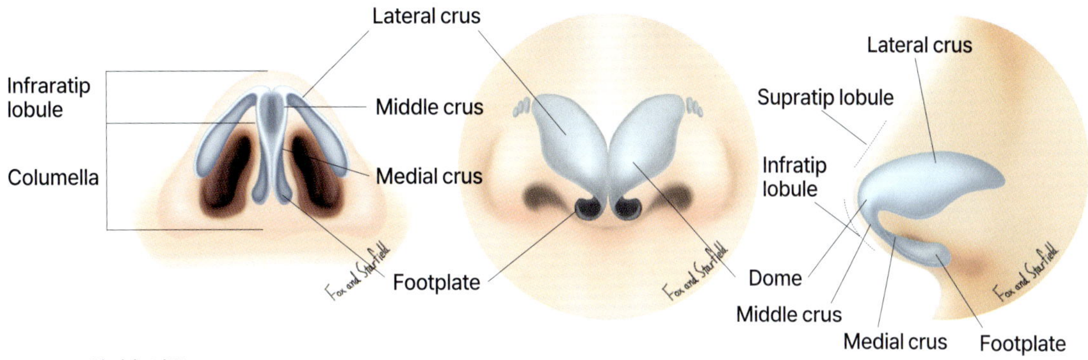

Fig 1-33. 하외측 연골

리는 벌어져 있다**(Fig. 1-34)**. 양쪽 돔은 두측 가장자리로부터 미측 가장자리까지의 axis를 가지는데, 양쪽 돔의 axis가 이루는 각도를 domal separation angle이라고 하며, 서양인에서는 60-80°이며, 아시아인에서는 더 작다. 피부가 얇은 서양인의 경우, 코끝 성형 시에 돔간 봉합(interdomal suture)을 할 경우, 두측 가장자리 부위에 봉합을 해서 미측 가장자리의 divergence를 유지시켜주는 것이 좋다. 그래야, 좀 더 아름다운 두개의 tip defining point가 형성된다.

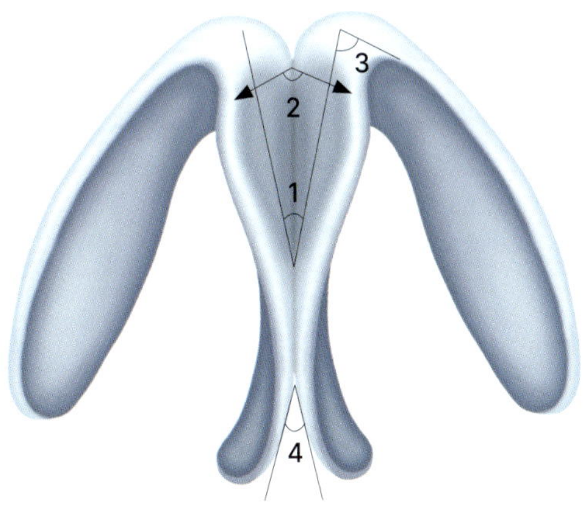

Fig 1-34. 돔에서의 주요 각도. Domal divergence angle, domal separation angle, domal definition angle

기저면에서 보았을 때, 두 개의 하외측 연골은 돔부위에서 벌어진 모습을 보이는데, 이를 domal divergence angle이라고 하고, 30° 이하이며, 정면에서 tip-defining points (TDPs)로 나타난다. 두터운 피부를 가진 아시아인에서는 두 개의 TDPs가 뚜렷하지 않다.

Domal divergence angle이 30도 이상이면, 뭉툭한 코끝(broad nasal tip)으로 간주된다. Domal divergence angle이 30도 이상이고, 기저면에서 보았을 때, 사각형의 코끝모양을 boxy tip이라고 불리며, 이는 다양한 뭉툭한 코끝의 한 종류이다.

내측각과 외측각이 이루는 각도를 domal definition angle이라고 한다.

외측각(Lateral Crus)

긴 타원형의 삼차원적인 모양을 가진 외측각은 내측각보다 더 길고 piriform aperture까지 도달한다. 중간 부위에서 가장 넓고, 미측과 두측 부위는 좁다**(Fig. 1-33)**.

외측각은 외측으로는 accessory cartilages와 연결된다. 외측각의 미측 가장자리는 비익연(alar rim)과 일치하지 않는다. 비익연이 anterior one thirds에서는 외측각의 미측 가장자리가 비익연과 매우 가깝고 평행하지만, 더 외측으로 가면서 미측 가장자리는 비익연으로부터 점점 더 멀어진다. 그러므로, inframarginal incision은 돔근처에서는 비익연에 가깝

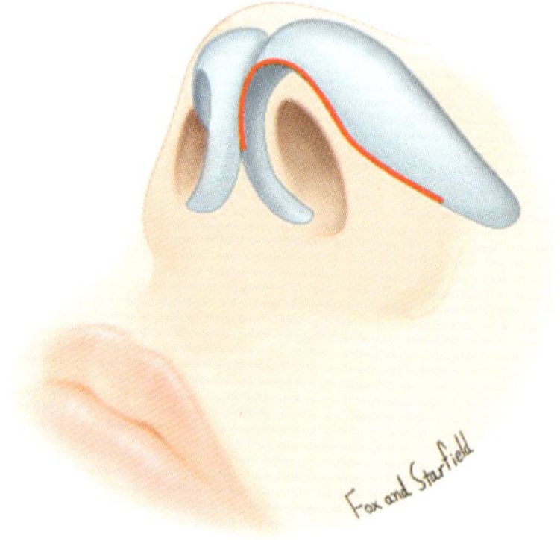

Fig 1-35. Inframarginal incision. Inframarginal incision은 dome 근처에서는 비익연에 가깝고 평행하지만, lateral로 나아가면서 점점 더 비익연에서 멀어지게 된다.

고 평행하지만, 외측으로 나아가면서 점점 더 비익연에서 멀어지게 된다(Fig. 1-35).

외측각의 크기, convexity, 그리고 방향에 의해서 코끝의 모양과 비익연의 위치가 결정된다.

아시아인의 외측각의 모양은 서양인에 비해서 작고 약하며, 동아시아인에서 외측각의 평균 길이와 넓이는 각각 17.9 mm, 10.0 mm이다. 또한 nostril rim으로부터 외측각의 미측 가장자리까지의 거리는 내측, 중앙, 외측에서 각각 5.8 mm, 6.9 mm, 11.8 mm이다.

외측각의 형태는 개인별로 다양하며, concave, convex, concave-convex, convex-concave, flat으로 분류될 수 있으나, 이상적인 형태의 외측각은 flat한 모양에 가깝다. 동아시아인은 서양인과는 달리 concave 형태를 보이는 경우가 흔하다. 또한 약 7%에서 비대칭적인 외측각의 모양을 가지고 있다.

외측각의 cephalic edge는 curled shape을 가지며, curling의 정도는 variable 하다. 뭉툭한 코끝에서는 curling이 더 심하다.

일반적으로, 외측각의 방향은 안면 수직각(vertical facial angle)에서 약 45도이고 외안각을 향한다(Fig. 1-36). 이 각도가 작아지면, cephalic mal-position이라고 하며, 비익 후퇴(retracted ala)의 원인이 된다.

Supratip Break

Supratip break은 비배부에서 TDPs로 이행하는 부위로서, 하외측 연골과 상외측 연골이 만나 교차하면서 생기는 부분으로, 비배부와 nasal lobule의 경계가 된다(Fig. 1-37).

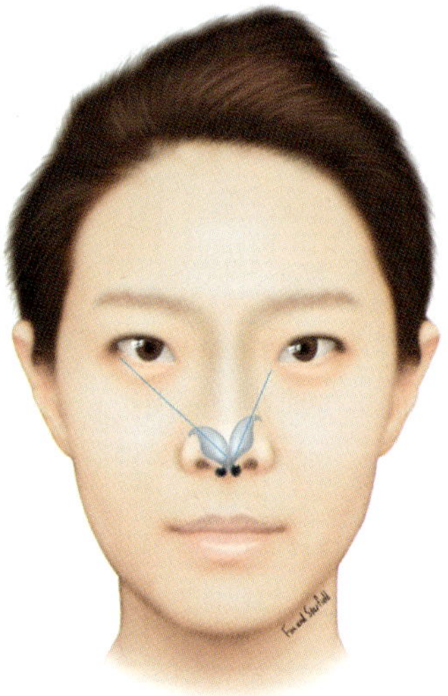

Fig 1-36. 외측각의 방향. 외측각의 방향은 안면 수직각에서 약 45° 이고 외안각을 향한다. 이 각도가 30° 이하이고, 내안각을 향하면, cephalically mal-positioned lateral crura라고 정의된다.

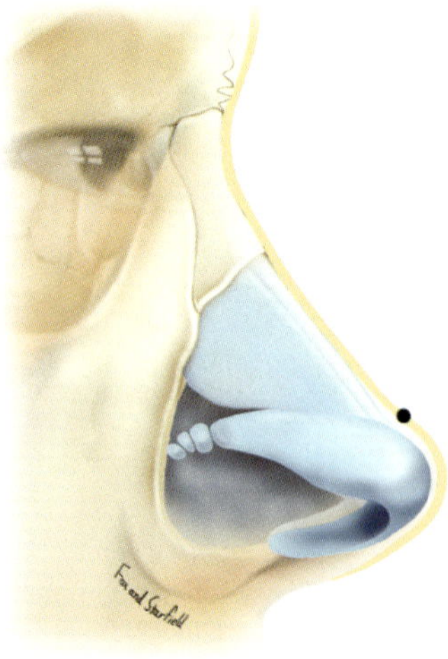

Fig 1-37. Supratip break. Supratip break은 하외측 연골과 상외측 연골이 만나 교차하면서 생기는 부분으로 비배부와 nasal lobule의 경계가 된다.

외비 밸브(External Nasal Valve)

외비 밸브에 대한 정의는 저자들에 따라서 다소 다른 점이 있지만, 외비 밸브 함몰 교정을 위한 연골이식의 다양한 위치를 고려하면, 저자는 다음과 같이 정의하는 것을 지지한다. 외비 밸브는 내비 밸브보다 미측 부위로서, 외측으로는 하외측 연골과 비익연, 내측으로는 비중격 하단과 비주, 아래쪽으로는 비공 바닥으로 경계 지어진다(Fig. 1-31).

Fibrous Connecting Tissues Supporting the Lower Lateral Cartilages

하외측 연골 자체는 비중격 연골의 지지를 받지는 못하고, 주변의 섬유성 연결조직에 의해 연결되어 지지되고 있다(Fig. 1-38). 이러한 섬유조직이 손상되면 코끝 처짐이 발생할 수 있다.

하외측 연골이 주변의 구조와 섬유조직에 의해 연결됨으로 인해서 코끝이 고정되지 않고, 잘 움직여지게 된다. 코끝을 손가락으로 눌러보았을 때에, 코끝이 눌려졌다가 탄성에 의해서 원래 위치로 되돌아가는 것을 확인할 수 있다. 이러한 연결 구조는 코끝을 지지하면서도 잘 움직여지게 하고, 코끝의 충격을 완충시켜주는 역할(cushion effect)을 한다.

주요한 코끝 지지구조는 다음과 같다.

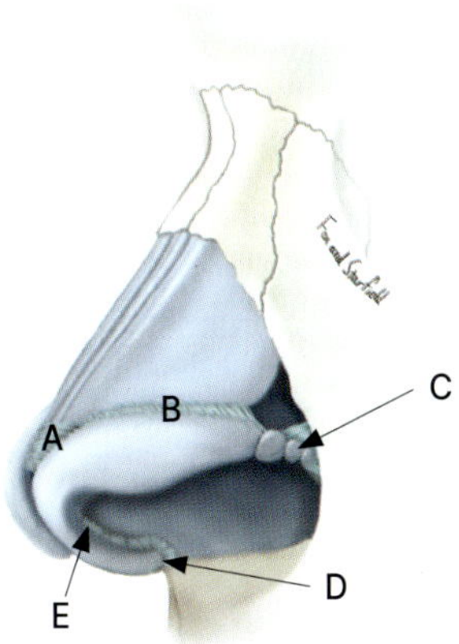

Fig 1-38. 주요한 코끝 지지구조. A. Suspensory interdomal ligament B. Fibrous connection at scroll area C. Connection of lateral crura to the pyriform aperture at hinge complex D. Connection of footplate to caudal septum E: Membranous septum

Suspensory Interdomal Ligament

하외측 연골의 양측 돔 사이에는 느슨한 형태의 결체조직이 존재하는데, 이는 interdomal ligament라고 불리며, 돔을 septal angle 위에 지탱해주는 역할을 하여, suspensory ligament라고도 불렸다(Fig. 1-39). 그러나, 조직학적으로 ligament는 아니며, 기질과, 소량의 콜라겐 및 탄력섬유로 구성된 불규칙한 구조의 결체조직으로, 아시아인에서는 서양인에 비해서 훨씬 더 느슨하다.

Fibrous Connection at Scroll Area

Scroll area는 상외측 연골과 하외측 연골의 외측각 사이의 연결 부위이다(Fig. 1-40).

이 부위에서 하외측 연골의 외측각과 상외측 연골은 느슨하게 오버랩 되어 있고, 외측각이 상외측 연골 위에서 매끄러운 미끄럼운동을 할 수 있도록 하는 역할을 한다. 비교적 치밀한 섬유조직으로, 주로 콜라겐 섬유와 소량의 탄력섬유가 두 연골을 이어주고 있다.

Scroll area는 코끝을 지지하는 구조 중에서 가장 중요한 부위이다. Intercartilaginous incision과 같이 scroll area를 손상시키는 술기는 코끝 지지력의 손실을 가져올 수 있다.

Scroll area는 두 가지 면을 가지고 있다.

첫째는, 일반적으로는 코끝 처짐을 피하기 위해서, scroll area를 훼손하지 않는 것이 좋다.

둘째, 짧은 코 교정을 위해서 하외측 연골을 미측으로 이동시키거나, 또는 anterior 방향으로 들어 올릴 경우에는, 반대로, scroll area의 fibrous connection이 하외측 연골의 미

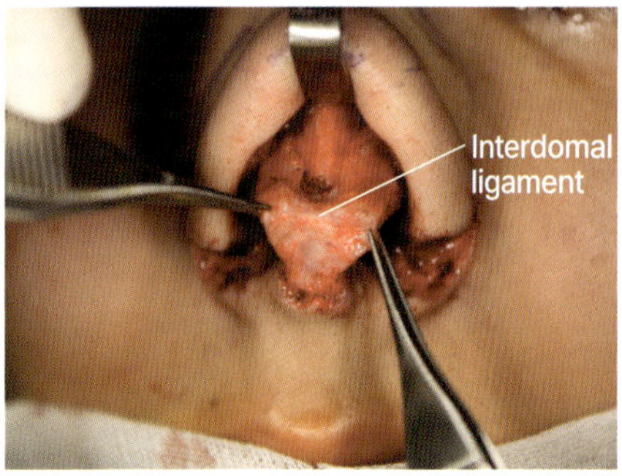

Fig 1-39. Interdomal ligament

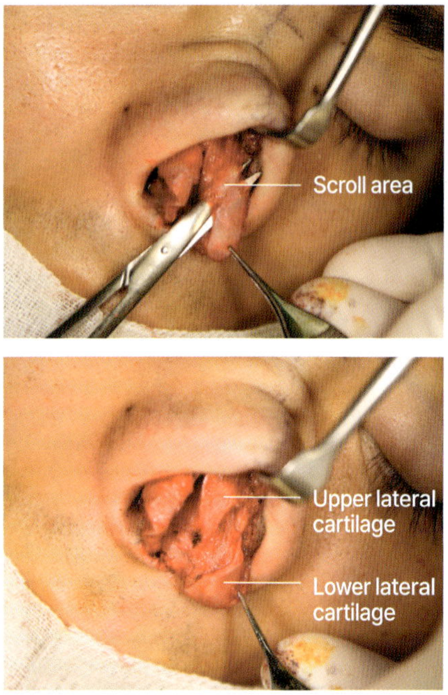

Fig 1-40. Scroll area. 짧은 코 교정에서 scroll area를 release하는 모습

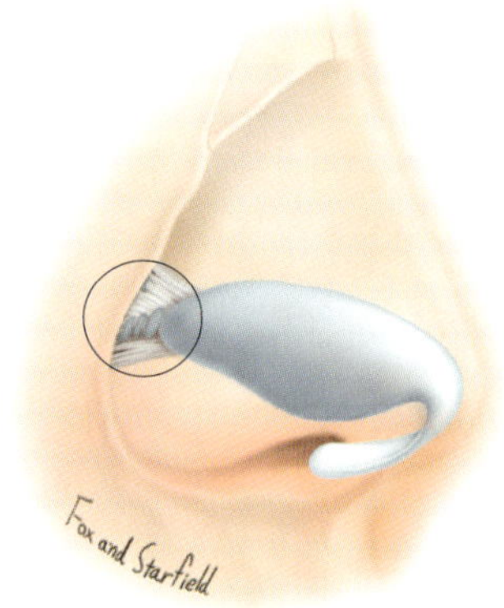

Fig 1-41. Hinge complex. Hinge complex는 accessory cartilages와 fibroumuscular tissue로 이루어진다.

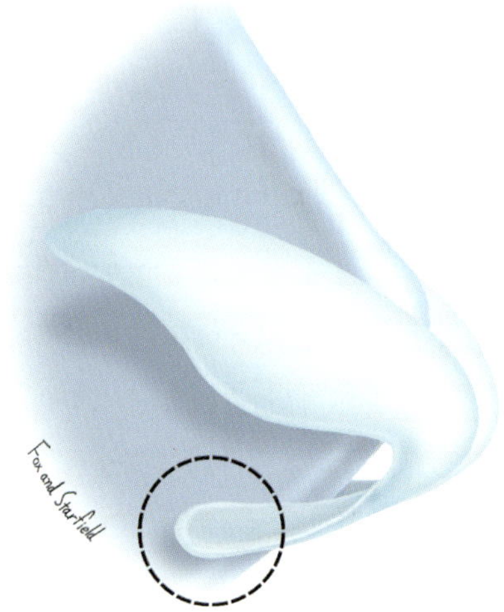

Fig 1-42. Footplate-caudal septal connection

측 또는 anterior 이동을 제한하므로, 이때는 scroll area를 release 해주는 것이 더 유리하다.

Hinge Complex

Hinge complex는 하외측 연골의 외측각과 pyriform aperture 사이의 연결 부위이고, 과거에는 accessory ligament라고 불렸다. 실제로 이 부위는 accessory cartilage, fibromuscular tissue, 그리고, 일부 세포들로 이루어져 있으므로, hinge complex라고 불린다**(Fig. 1-41)**.

아시아인의 짧은 코 교정에서 하외측 연골의 미측 이동을 원할하게 하기 위해서 이 부위를 detach 하는 경우가 가끔 있다.

Connection between the Footplate and Caudal Septum

서양인과는 달리, 대부분의 아시아인에서는 이 부위에 특별한 지지구조물이 없다(Fig. 1-42). 그로 인해서 아시아인들은 비주 기저부가 넓고 코끝의 projection이 덜하게 된다. 그러나, 아시아인에서도 이 부위를 detach 하는 것만으로도 코끝 처짐에 기여한다. 그러므로, 비중격 박리 시에, 이 부위는 가능하면 손상시키지 않도록 노력해야 한다.

막성 비중격(Membranous Septum)

내측각과 비중격 하단부 사이 연부조직에는 depressor septi nasi muscle이 존재하고, 일부 술자들은 septocolumellar ligament나 fibrous connective tissue가 있으며, 이 부위를 박리하는 것만으로도 코끝 처짐의 원인이 된다고 보고하였으나, 논란이 존재한다.

Dermocartilaginous Ligament

Dermocartilaginous ligament (Pitanguy ligament)는 비배부의 상부 1/3 부위에서부터 정중앙을 따라서 비주 하부에 이르는 섬유성 조직으로 이 ligament의 경로와 조직학적인 소견에 대해서는 논란이 있어 왔다(Fig. 1-43).

Han SK 등에 의하면, 이 섬유조직은 transverse nasalis muscle의 deep layer에서 기시하여, 미측 방향으로 주행하다가 내측각 사이를 통과한 후에 비중격 연골의 하단부에서 끝나며, 일부 케이스에서는 orbicularis oris muscle에서 끝난다. Hwang K에 의하면, dermocartilaginous ligament의 하단부는 depressor septi nasi muscle과 만나며, 이 근육이 수축하면 당겨진다고 한다. 조직학적으로는 ligament가 아니고, fascia이다. Dermocartilaginous ligaments와 비배부 피부 사이에 직접적인 연결은 없으므로, dermocartilaginous ligament라는 말은 잘못된 용어라고 할 수 있다. Dermocartilaginous ligament는 뭉툭한 코를 가진 환자에게서 더 뚜렷하게 관찰된다.

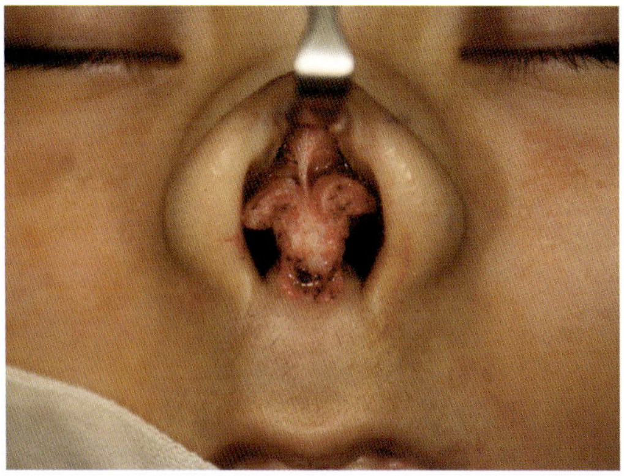

Fig 1-43. Dermocartilaginous ligament

내비의 해부학

비중격

비중격은 비배부를 지탱하는 역할을 하며, 비강을 좌우로 나눈다.

비중격의 구조

비중격은 미측에 연골성 비중격과 막성 비중격이 존재하고, 두측으로는 골성 비중격이 존재한다. 골성 비중격의 구성요소는 ethmoid의 수직판(perpendicular plate), vomer, nasal crest of maxilla and palatine bone 등으로 구성되어 있다(Fig. 1-44). 수직판은 cribriform plate와 전두골과 이어지며, 코뼈의 밑면 중앙선과 만난다. 수직판, 연골성 비중격, 코뼈, 그리고 상외측 연골이 모이는 부위를 키스톤이라 부른다. 비중격 연골과 비중격 뼈가 만나는 부위는 rhinion보다 5 mm 가량 두측으로 위치하나, 개인별 차이가 있다.

비중격 연골은 수직판 및 vomer와는 end-to-end pattern으로 연결되어서 둘 사이는 쉽게 분리가되고, 같은 층의 점막연골막으로 덮여 있다. 그러나, vomer의 maxillary crest와는 tongue-and-groove articulation을 이루면서 매우 강하게 연결되어 있고, 이 부위에서의 연골막의 일부는 maxillary

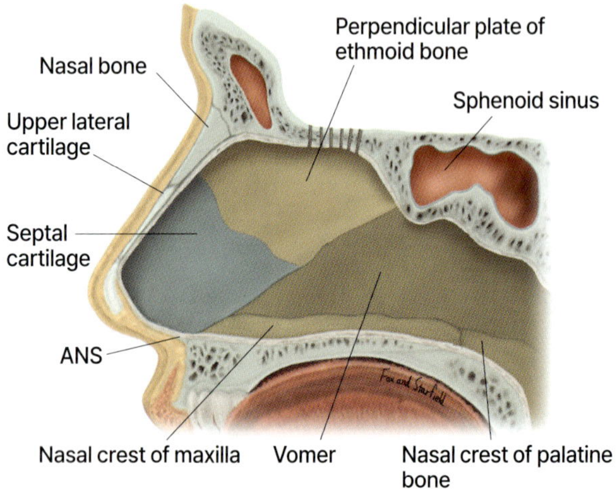

Fig 1-44. 비중격

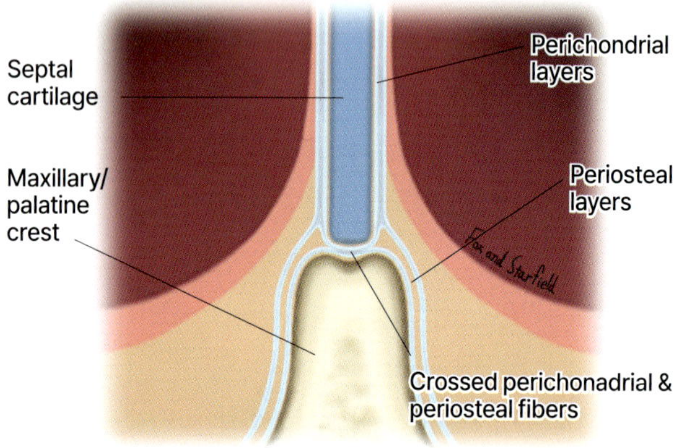

Fig 1-45. 비중격 연골-maxillary and palatine crest 접합부에서 교차하는 연골막 섬유(Rod J. Rohrich, 2001)

crest의 골막과 이어지고, 일부 fiber는 articulation을 통과해서 반대쪽 연골막과 교차하여 만난다(**Fig. 1-45**). 이로 인해서, 이 부위에서의 점막연골막 거상이 어렵고, 비중격 뼈로부터 연골을 분리하는 것이 까다롭다. Groove는 미측 부위에서는 깊고, 두측으로 가면서 얕아진다.

연골성 비중격은 세 개의 angle을 가지는데, 각각 anterior septal angle, intermediate septal angle, posterior septal angle이라고 부른다(**Fig. 1-46**).

비중격 연골의 크기와 모양은 다양하다. 비록, 평균적인 아시아인과 서양인 사이에 연골의 두께는 차이가 없다는 일부 보고가 있기는 하지만, 크기 자체는 아시아인이 서양인에 비해 훨씬 작다. K. Hwang 등에 의하면, 한국인의 비중격 연골의 평균 길이와 높이는 각각 3.31 ± 0.53, 2.99 ± 0.47 cm이다.

아시아인 코성형의 대상이 되는 낮은 비배부와 짧은 코에서는 크기뿐만 아니라, 두께 자체도 서양인에 비해서 훨씬 얇은 경우를 흔히 보게 된다.

일반적으로, 연골이 가장 두터운 부위는 vomer와 maxillay crest에 접해 있는 posterior septum이며, dorsal

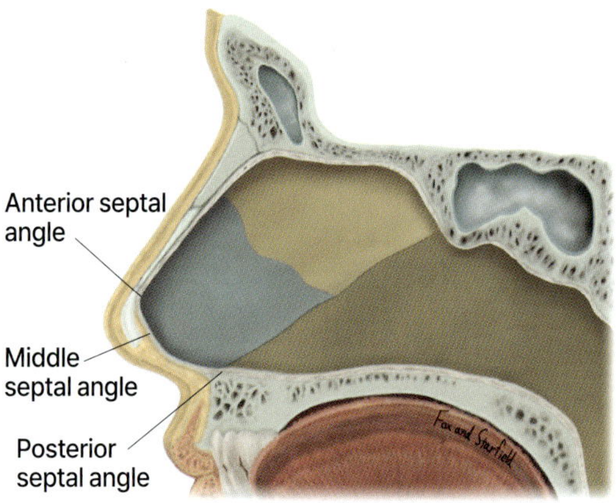

Fig 1-46. Septal angle

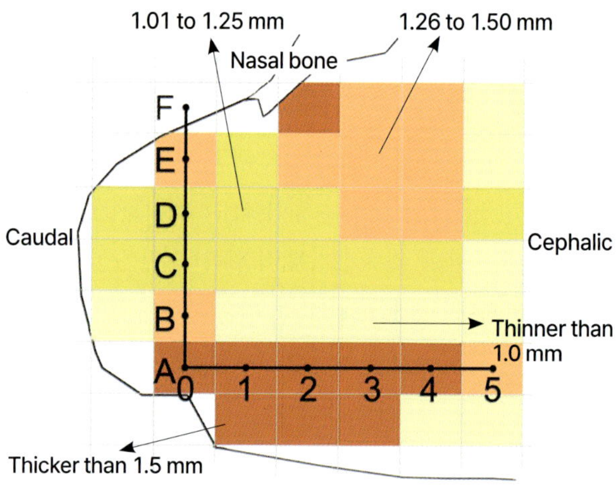

Fig 1-47. 부위에 따른 비중격 연골의 두께(K. Hwang, 2010)

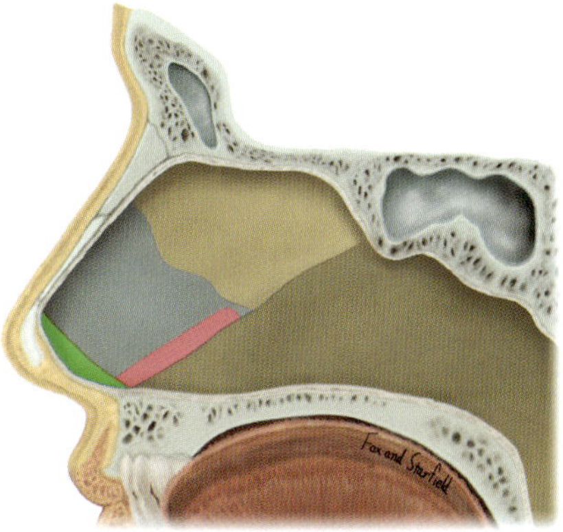

Fig 1-48. 비중격의 점막 연골막. 비중격 점막 연골막은 미측 가장 자리와 바닥 부위에서 연골에 견고하게 붙어 있다(연두색과 분홍색 부위).

septum이 그 다음으로 두텁다. 가장 두터운 posterior septum 바로 위쪽에 있는 midseptum의 하부는 연골이 가장 얇다**(Fig. 1-47)**. Dorsal septum 부위에서는 cephalic 부위가 caudal 부위에 비해서 더 두텁고 코뼈 아래가 가장 두텁다. Caudal septum에서는 anterior nasal spine (ANS)에 닿는 부위가 가장 두텁고, 중앙 부위가 가장 얇고, septal angle 부위는 중간 정도 두께이다.

비중격과 상외측 연골의 하연이 이루는 부위를 내비 밸브라고 하는데, 보통 10-15도 정도가 정상이며, 이 부분이 코의 기도중에서 단면적이 가장 좁다**(Fig. 1-31)**.

비중격의 점막연골막은 미측 가장자리 부위와 inferior 부위(즉 vomer나 maxillary crest부위)는 매우 견고하게 연골에 붙어 있고, dorsal 부위와 midpart 및 cephalic 부위는 느슨하게 붙어 있으므로**(Fig. 1-48)**, 박리 시에 느슨한 부위를 먼저 박리한 후에 견고하게 붙어있는 부위 쪽으로 진행하는 것이 점막 손상을 최소화하는 방법이다.

막성 비중격(Membranous Septum)

비중격 연골의 하연과 medial crus 사이는 연골이 없으며, 두층의 연부조직으로 구성되는데, 이 부위를 막성비중격이라 부른다.

막성 비중격은 부드럽고 움직임이 가능한 부위로서, 코끝과 비주의 가동성에 중요한 역할을 하며, 코에 가해지는 충격에 대한 쿠션효과를 가진다. 이 부위에는 아직 규명되지 않은 intrinsic muscle과 depressor septi nasi muscle이 포함되어 있다. Septocolumelllar ligament라 불리는 섬유조직이 존재한다는 보고도 있다. 하외측 연골과 막성 비중격의 가동성은 코끝이 자유롭게 움직여지고, 만져서 부드럽게 느껴지게 하는 요인이므로, 코끝 성형 시에 막성 비중격에 딱딱한 재료가 들어가는 것을 피하거나 최소화하는 것이 코끝의 가동성 유지를 위해 중요하다.

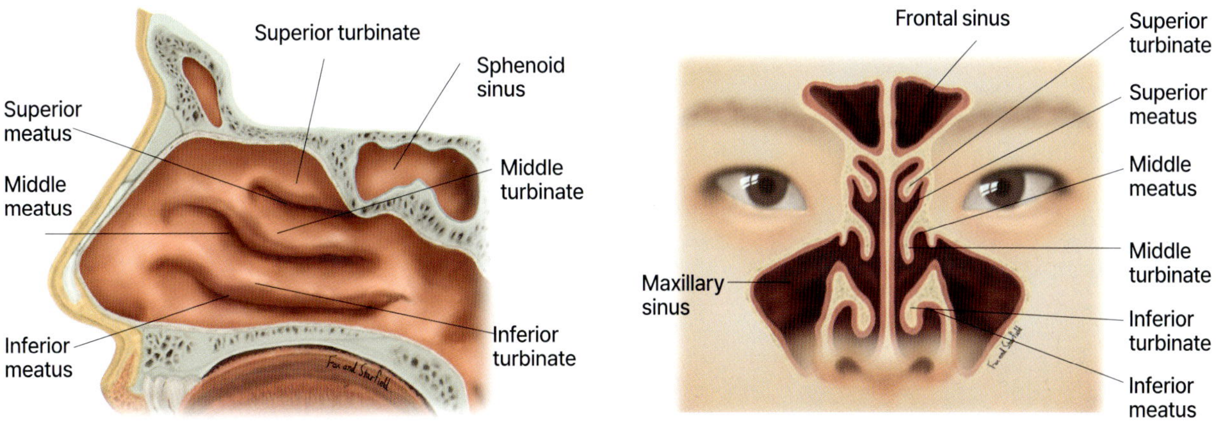

Fig 1-49. 내비의 외측벽

내비의 외측벽

내비의 외측벽은 nasal bone, maxilla, lacrimal and ethmoid, inferior nasal concha, perpendicular plate of palatine, 그리고 medial pterygoid plate of sphenoid로 이루어진다. 외측벽에는 세개의 비갑개(turbinates)와 sinus meatus가 존재한다(**Fig. 1-49**). 하비갑개가 독립적인 뼈인 반면에, 다른 비갑개는 ethmoid의 일부이다.

비갑개

비갑개는 비강의 외측벽에 비강 기도의 방향과 평행하게 부착되어 있는 3개의 돌출된 길쭉한 모양의 구조로, 상, 중, 하비갑개로 불린다. 이중에서 하비갑개가 가장 크며, 뼈와 연부조직으로 구성되어 있다. 연부조직은 점막, 혈관, 평활근으로 구성되어서, 하비갑개는 혈류변화에 따라서 크기가 변할 수 있고, 코로 흡입된 공기의 방향을 조절하고 보온/보습을 하는 중요한 구조물이다. 비중격 만곡증에서 반대쪽의 하비갑개와 중비갑개는 보상적으로 커져 있기 때문에(**Fig. 1-50**), 만곡된 비중격을 바르게 할 때는, 비대해진 반대쪽의 비갑개 축소를 동시에 해주어야 한다. 그렇지 않으면, 바르게 펴진 비중격과 반대쪽의 큰 비갑개가 서로 맞닿게 되어, 반대쪽에 오히려 코막힘이 발생할 수 있다.

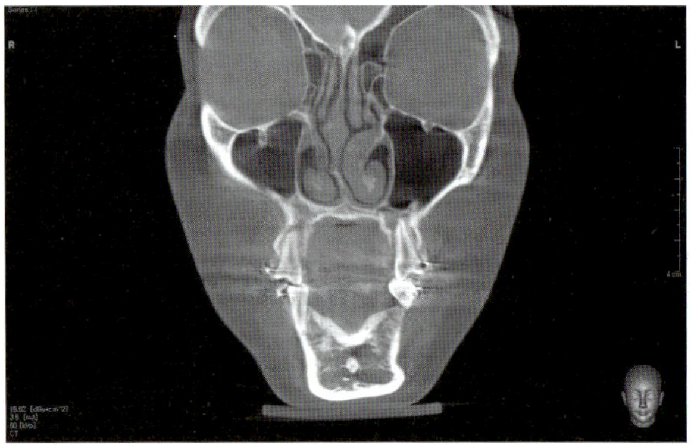

Fig 1-50. 비중격 만곡증과 보상적으로 커진 반대쪽의 하비갑개

비도(Meatus)

세 개의 비도, 즉, 상비도(superior meatus), 중비도(middle meatus) 및 하비도(inferior meatus)는 각 해당하는 비갑개 아래에 위치한다(**Fig. 1-49**). Posterior ethmoidal cell과 sphenopalatine foramen은 상비도로 개구한다. 중비도는 전두동, 상악동 및 anterior ethmoidal cell이 개구하며, 비루관(nasolacrimal duct)은 하비도로 개구한다.

혈액공급

내비로의 혈관분포는 anterior ethmoidal artery와 sphenopalatine artery에 의한다(**Fig. 1-21**).

외벽으로의 혈관분포

① 주된 혈관은 sphenopalatine artery의 posterior lateral nasal branch이고,

② 부분적으로 다음 두 가지 혈관의 공급을 받는다.

- Lateral internal nasal branch of the anterior ethmoidal artery
- Lateral nasal branch of the posterior ethmoidal artery

비중격의 혈관분포

① Caudal 부위: Kiesselbach's plexus (branches of the medial internal nasal branch of the anterior ethmoidal artery, septal branch of superior labial artery, posterior septal branch of the sphenopalatine artery)

② Cephalic 부위: 주로 posterior septal branch of the sphenopalatine artery이며, 부분적으로는 septal branch of posterior ethmoidal artery이다.

내비의 감각신경

내비의 주요 감각신경은 anterior ethmoidal nerve와 pterygopalatine ganglion으로부터의 신경이다(Fig. 1-21, Fig. 1-22).

대부분의 내비 감각은 중비갑개 뒤에 위치하는 pterygopalatine ganglion의 신경의 지배를 받는다.

이 ganglion에서 나오는 lateral posterior superior nasal nerve와 lateral posterior inferior nasal nerve가 대부분의 외벽을 담당하며, nasopalatine branch가 비중격을 담당한다.

Anterior ethmoidal nerve이 internal branch가 anterior nasal septum과 외벽의 anterior 부위를 담당하고, anterior ethmoidal nerve의 external nasal branch가 midvault와 코끝을 담당한다.

코의 기능

코의 생리학적 기능

코는 외관상 다소 정적인 모습을 가지지만, 기능적으로는 매우 동적인 구조이고, 다양한 중요한 기능을 가진다. 코성형이 코의 기능에 영향을 줄 수도 있고, 코성형을 환자들 중에서는 기능적인 개선을 원하는 경우도 있으므로, 코성형을 다루는 의사는 코의 기능에 대해서 깊은 지식을 갖추어야 한다.

호흡

코는 폐로 들어가는 공기를 습윤화하고 따뜻하게 조절하는 역할을 한다. 비강을 지나는 동안 공기는 체온 수준으로 따뜻해지는데, 주로 하비갑개 점막에서 조절이 일어난다. 폐에 도달하는 공기는 약 90-93%의 습도와 31-37℃의 온도를 갖게 된다.

Laminar flow는 직선 튜브내에서의 공기의 흐름으로, 가장자리에서는 0, 중심부로 갈수록 최고속도를 이루게 된다(Fig. 1-51).

이에 반해, turbulent flow는 유체의 흐름이 방향과 속도에서 불규칙한 양상을 보인다(Fig. 1-52).

비강 구조가 매끈한 면을 가진 직선 튜브 모양이 아니므로, 진정한 의미의 laminar flow가 될 수는 없으나, 들숨 시 공기의 흐름은 포물선 커브의 흐름을 보인다(Fig. 1-53). 비강내 공기의 15%는 olfactory region을 지나며, 50%는 중비도를 지나고, 35%는 하비도를 통과한다.

그러나, 들숨 속도가 낮을 때(천천히 호흡하여 압력이 낮을 때)는 비강 내 공기 흐름은 laminar flow에 가깝지만, 들숨 속도가 빨라지면서(빠르게 호흡하여 압력이 높을 때) 점점 turbulent flow로 변한다(Fig. 1-54).

호흡에서 천천히 들숨이 시작하면서 공기는 laminar flow이며, 들숨 속도가 점점 증가하면서, laminar flow는 약간의 turbulent flow로 전환되다가, 날숨 시에 완전히 turbulent flow로 변한다.

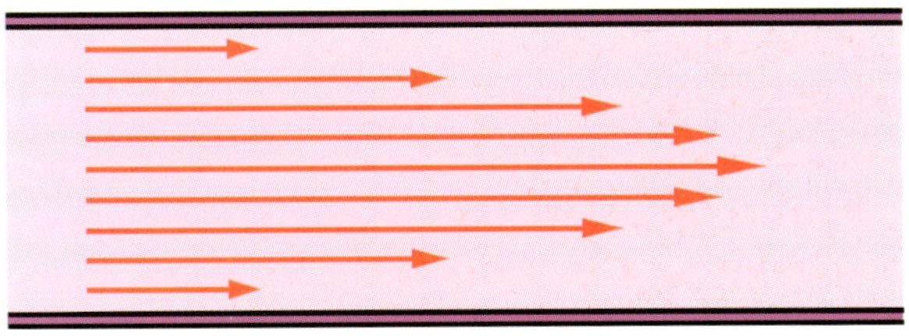

Fig 1-51. Laminar flow. 직선 튜브내에서의 유체의 흐름은, 가장자리에서는 0, 중심부로 갈수록 최고속도를 이루게 된다.

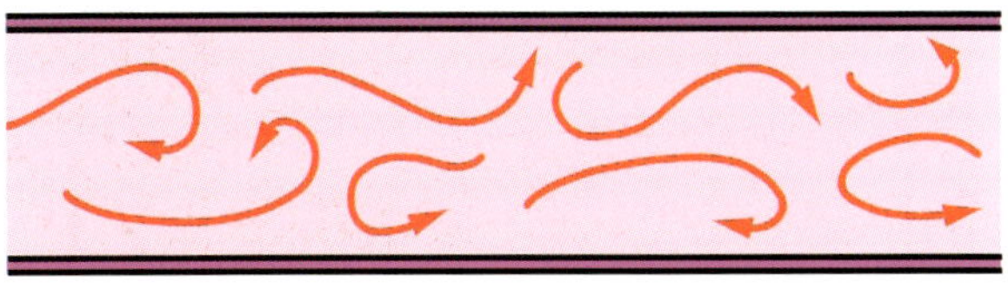

Fig 1-52. Turbulent flow. Turbulent flow는 유체의 흐름이 방향과 속도에서 불규칙하다.

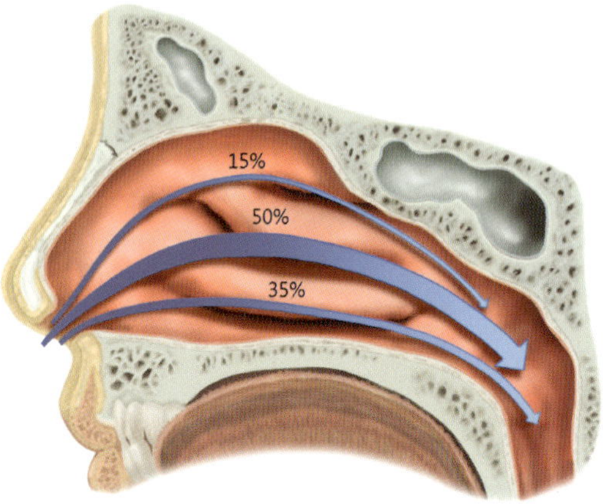

Fig 1-53. 흡기 시 비강내의 공기의 흐름은 포물선 커브의 양상을 보인다.

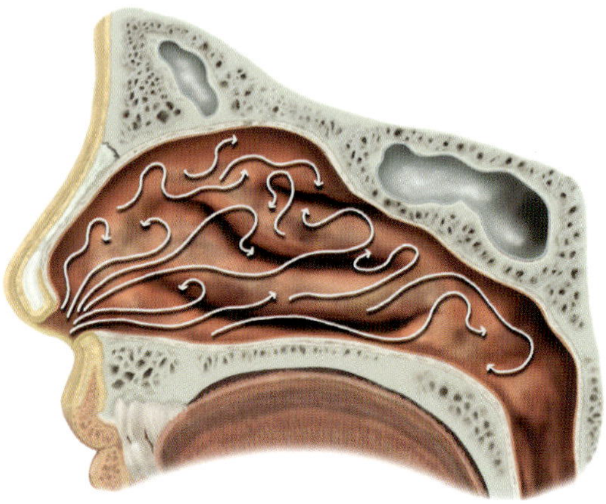

Fig 1-54. Turbulent airflow

코안에 과도한 turbulent flow가 존재하면, 공기 저항의 원인이 될 수 있고, 환자는 해부학적으로 막히는 부위가 없음에도 불구하고, 코막힘을 호소하게 된다.

베르누이 원리에 따르면, 공기가 튜브 안을 통과할 때, 단면적이 좁은 곳에서는 속도가 빨라지고, 압력은 감소한다. 공기가 비정상적으로 좁은 내비밸브나 외비밸브를 통과할때, 코의 외부에 비해서 내부에 음압이 발생하고, 이로 인해 밸브 함몰이 야기되는데, forced inspiration 시에 더 심해진다 (Fig. 1-55).

위축성 비염에서, 또는 과도한 하비갑개 절제 후에, 비강이 정상보다 더 넓음에도 불구하고 오히려 코막힘을 호소하는데(빈 코 증후군, empty nose syndrome), 그 이유는 mucosal cooling과 neurosensory mechanism의 손상으로 인해 공기의 흐름을 느끼지 못하기 때문이며, 그 외에도 건조감과 crust 형성 등이 원인이 될 수 있다.

Nasolabial angle에 따라서 airflow의 direction이 달라진다. 정상적인 각도보다 좁은 경우 공기 흐름은 더 cephalic 방향으로 향하게 되고, 각도가 더 넓은 경우 공기 흐름은 가 더 직접적으로 비인두 쪽으로 향하게 된다.

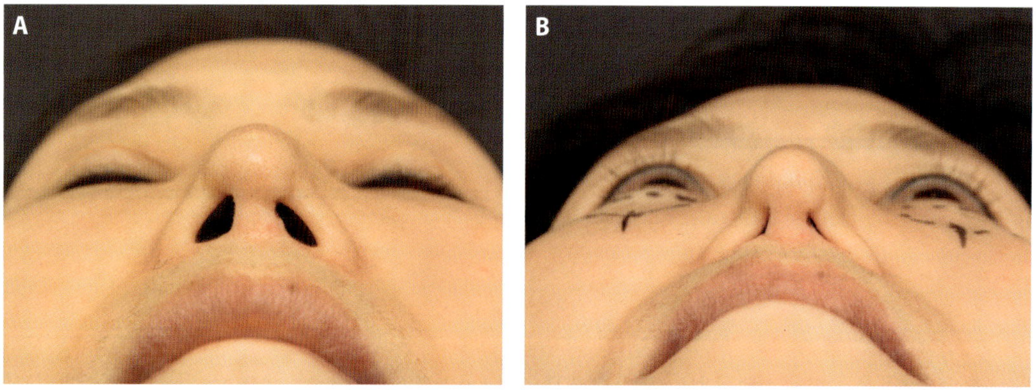

Fig 1-55. 외비밸브 부전이 존재하는 환자. A. 천천히 하는 정상 호흡 시 B. 강제 흡기 시

최일선 방어(Front Line of Defense)

코는 들숨에서 이물질을 걸러내는 기능을 하고, IgA를 함유하는 점막에 의해 면역계의 최일선 방어를 담당한다.

큰 이물질은 콧털에 의해 걸러지고, 작은 이물질은 mucocilicary blanket에 의해 걸러진다. Cilia는 이물질을 함유한 mucociliary blanket을 구인두 쪽으로 이동시켜 삼키게 되거나 거담으로 배출되게 한다.

기계적 방어 외에도, 코는 macrophage, granulocyte 그리고 mast cells을 포함하는 면역 기능을 가진다.

부비동의 배액과 통기

내비의 세 비도(meatus)는 부비동이 배액되는 중요한 부위이다. 부비동의 섬모 운동에 의해서, 분비된 점액이 비도로 배액된다. 배액을 방해하는 여러 원인들은 분비물의 정체를 유발하고, 부비동염으로 진행한다. 배액을 방해하는 원인들은, 비중격 만곡증, 하비갑개 비후, 폴립, 종양, 비강내 패킹 등이다.

후각

후각신경(olfactory nerve, cranial nerve I)이 후각을 주로 담당하지만, 미주신경(vagus nerve)과 설인두신경(glossopharyngeal nerve)도 부분적으로 관여한다. 후각 상피는 비중격의 상부, 비강 외벽의 상부, 상비갑개, 중비갑개의 상부 등에 존재하며, 이곳에 600-1,000만 개의 후각세포가 존재한다. 후각세포의 수용체로부터의 신호는 후각 filament를 따라서 cribriform plate를 통과해서 그 위에 있는 olfactory bulb로 전달된다.

들숨에서 공기의 약 10-20%가 후각세포가 존재하는 olfactory groove에 도달하는 것으로 알려져 있다.

코성형 후에 후각 감퇴는 여러 가지 이유로 발생할 수 있다. 비중격과 중비갑개 사이의 synechiae에 의해서 들숨 공기가 olfactory cleft에 도달하지 못해서 발생할 수도 있고, 비갑개의 변형(outfractue, atrophy)으로 인한 olfactory groove의 불충분한 에어레이션이 원인이 될 수도 있다.

코뼈 절골에 의한 olfactory epithelium이나 cribriform plate 손상이 후각 감퇴를 유발하기도 한다.

공기 흐름에 대한 기도 저항

기도 저항(airway resistance)은 들숨과 날숨 동안 호흡 기도가 공기 흐름에 대해 제공하는 저항을 의미한다. 이는 호흡 기계의 역학적 특성을 구성하는 기본 요소 중 하나이다. 기도 저항은 폐가 완전히 붕괴되는 것을 방지하는 데 중요한 역할을 한다. 전체 기도중에서 비강의 길이가 짧음에도 불구하고, 전체 기도 저항의 50-60%를 코가 담당한다. 코에서 기도 저항에 관여하는 구조는 외비 밸브, 내비 밸브, 그리고 비갑개 세 군데이다.

이 중에서 내비 밸브가 가장 중요한 역할을 한다. 내비 밸브는 기도의 가장 좁은 구간이며 따라서 주요한 공기 흐름 제한 영역이다.

음성 공명

비강은 음성을 결정하는 요소 중의 하나이다. 음성의 결정 요소는 성대의 특성뿐만 아니라, 구강, 비강, 인두를 통과하는 공기의 공명도 관여한다. 성악가들의 코성형 시에 음성이나 노래에 영향을 미칠 수 있는지 생각해봐야 하지만, 명백한 보고는 없다.

비강 반사

비강은 하기도를 외부 자극으로부터 보호하기 위한 다양한 반사를 가지고 있으며, 이 중 대표적인 것인 재채기를 유발하는 nasonasal reflex이다.

생리적 비강 주기(Physiologic Nasal cycle)

비강 주기(nasal cycle)는 비강의 부분적인 충혈과 탈충혈이 번갈아 일어나는 생리적 현상이다. 이는 자율신경계의 한쪽 반이 선택적으로 활성화되어, 양쪽 하비갑개가 번갈아가며 팽창하는 생리적 충혈 현상이다.

비강 주기의 정확한 기능은 알려져 있지 않다. 그러나 이 현상에 대해 여러 가지 가설이 제시되었는데, 한 가지로는, 충혈된 쪽의 섬모가 운동을 멈추어, 비강이 항상 습기를 유지하도록 돕고, 이는 흡입되는 공기의 습윤화에 기여한다고 알려져 있다. 또한, 일부 냄새 화학물질은 높은 기류 상태에서도 후각 수용체와 쉽게 결합할 수 있지만, 일부 냄새 화학물질은 수용체 결합을 위해서 낮은 기류에서 더 많은 시간이 필요하다. 비강 주기에 의해서 한쪽에서는 높은 기류가, 다른 쪽에서는 낮은 기류가 흐르면, 후각 센터가 더 다양한 냄새를 감지할 수 있게 된다.

결국, 비강 주기는 공기 습윤과 후각을 극대화하기 위한 현상으로 이해된다.

비강 주기는 약 80%의 사람에게서 존재하며, 4-12시간 간격으로 발생한다. 비강 질환이 없는 사람은 이 주기를 인지하지 못하지만, 비중격 만곡증이나 비갑개 비후가 있는 환자는 비강 주기에 의해서 코막힘 코의 좌우에서 번갈아 나타나는 현상을 느낀다.

Chapter

02 수술 전 상담 및 코의 분석

수술 전 상담

코성형은 다양한 술기 및 재료에 대한 지식과 경험을 요구하는 어려운 분야이다. 수술자에 따라서 제각각 다른 수술법과 controversy가 존재하는 분야이기도 하다.

일반적으로 성공적인 코성형을 위해 세 가지 요소가 필요하다.

첫째, 수술자의 지식과 탁월한 술기이다. 인종에 대한 개념, 얼굴의 계측에 관한 지식, 코성형 다양한 술기들에 대한 지식, 그리고, 섬세한 손기술 등이 필요하다.

둘째, 수술자의 미적 감각이다. 얼굴을 전체적으로 조화롭게 볼 수 있는 능력과 자연스러운 미에 대한 개념 등이 필요하다.

셋째, 환자와의 소통 능력이다. 높아지는 환자의 기대치는 시술자의 더 높은 술기를 요구하고, 의사의 부담을 더욱 가중시키고 있다. 이러한 난관을 극복하고 성공적인 결과를 얻기 위해서는 단순한 술기뿐만 아니라, 수술 전 철저한 상담과 세심한 수술 계획이 필요하다.

수술 전 상담은 환자의 얼굴과 코를 진찰하고, 환자가 원하는 코의 모양을 파악하고, 그 목표에 맞는 수술계획을 정하는 것인 반면, 비현실적인 환자의 요구를 현실적인 목표로 전환하는 과정이기도 하다. 환자가 원하는 목표와 의사가 이룰 수 있는 결과를 서로 매칭시키는 과정이다.

코성형을 고려하는 환자들 중에는 매우 까다로운 환자가 드물지 않고, 특히, 반복적인 코성형을 하는 남성 환자의 경우에 더하다.

상급 수준의 수술자라면, 상담을 통해서, 환자가 원하는 코의 모양이 현실적인지, 얼굴과 조화를 이루는지 잘 설명할 수 있어야 하고, 환자의 심리적인 요소도 파악할 수 있어야 한다. 환자와의 상담은 매우 구체적이어야 한다. 수술로 얻을 수 있는 모양이나 수술 방향에 대한 정확한 서로 간의 교감이 없이 주관적인 대화만 오갈 경우에는 감당할 수 없는 재앙의 시작이 될 수 있다. 예를 들면 "자연스럽게 해주세요", "당신을 믿으니, 알아서 이쁘게 해주세요"와 같은 주관적인 말들은 무의미하다. 이러한 환자의 요구들을 객관화, 그리고 구체화시켜야 한다.

수술자는 긍정적인 수술 동기와 현실적인 기대를 가진 환자를 잘 선택할 수 있어야 하고, 병적인 문제나 비현실적인 기대를 가진 환자를 수술함으로써 수술 후에 겪게 되는 큰 어려움을 피할 수 있어야 한다. 실제 수술 후에 불만족은 부작용이나 모양의 문제보다는 수술이 잘 되었음에도 불구하고, 본인의 기대와 다른 현실적인 결과로 인한 경우가 흔하다.

환자에게 무리하게 수술을 권하거나, 비현실적인 결과를 보장하는 것은 금해야 한다.

특히, 최근에는 SNS의 발달로, 코성형의 재료나 수술법에 대해 일반인들의 정보 취득이 쉬워져서, 다양한 수술법을 공부한 후에 자신의 코에 맞는 방법이라고 스스로 판단해서 그렇게 해달라고 요구하는 환자들도 증가하였다. 그러한 환자들은 상담 중에 의사의 판단에 따라 최선의 방법을 제시하여도 받아들이지 않고 자신의 요구를 주장하기도 하는데, 수술 후에 불만족과 컴플레인을 야기할 가능성이 높다.

수술을 하지 말아야 하거나, 주의해야 하는 대상은 다음과 같다.

① 정신과 환자: 조현병, 우울증 등
② 과도한 기대감
③ 비현실적인 요구
④ 수술중독증
⑤ 체변형장애(body dysmorphic disorder)
⑥ 의심이 많거나 라포 형성이 어려운 환자
⑦ 자신의 열등감을 수술로 해결할 수 있다고 믿는 환자
⑧ 이전의 코성형으로 인해 소송에 관련된 환자
⑨ 자아도취 또는 강박증 환자
⑩ 수술 전의 모양으로 똑같게 만들어 달라고 하는 재수술환자

수술자는 정신과적인 문제에 전문가가 아니므로, 환자들의 정신병을 찾아내고 진단할 수는 없다. 그러나, 환자와의 대화를 통해서, 수술 후 좋은 결과에 대해서 과도한 불만을 제기할 가능성이 있는 환자를 찾아내고, 그들에 대한 수술을 자제할 수 있어야 한다.

경험 많은 수술자는, 감당하기 어려운 케이스를 무리해서 수술해서 불만을 만드는 것보다는 감당할 수 있는 케이스에서 좋은 결과를 얻는 것이 최선이라는 것을 안다. 그것이 수술자의 스트레스를 줄이고, 좋은 평판을 유지하도록 하는 데 필요하다. 자신의 능력을 벗어나는 어려운 케이스를 도전적으로 수술하는 것에서 오는 낮은 확률의 성공이 주는 기회보다는, 높은 확률의 실패에서 오는 손실이 훨씬 크다는 것을 알아야 한다.

수술 전 안면과 코의 검사

안면 평가

코성형을 계획하더라도 코만 보지 말고, 얼굴 전체를 봐야 한다. 안면 비대칭과 안면 마비가 있는지 체크해야 한다. 코와 얼굴의 비율도 체크한다. 아시아인에게 흔한 융비술에서는 얼굴 다른 부위와의 조화가 중요하다.

무턱(retruded chin)을 가진 환자는 코끝 융비술 후에 무턱이 더 악화되어 보일 수 있으므로, 턱끝 확대술을 같이 권하는 것이 필요하다(**Fig. 2-1**). 코성형의 좋은 결과가 얼굴의 다른 부위와 조화롭지 못해서 오히려 나쁜 평가를 받는 일을 피해야 한다

두 눈 사이 거리가 짧은 환자는 비배부 융비술 후에 눈 사이 거리가 더 가까워 보이는 현상이 생기므로 주의해야 한다.

편평한 이마를 가진 환자는 비배부 융비술 시에, 볼록한 이마를 가진 환자에 비해서 radix 부위를 더 낮게 해야 한다.

중안면부가 긴 환자는 융비술이나 짧은 코 교정 얼굴이 더 길어 보이는 착시현상이 발생할 수 있다.

편편하고 넓은 얼굴을 가진 아시아인은 융비술 얼굴 중심부위에 입체감이 생김으로써, 얼굴이 덜 넓어 보이고 작아 보이는 효과를 얻을 수 있는데, 이러한 점은 아시아인들이 관심을 많이 갖는 현상이다.

상순이 짧고 드러난 잇몸을 가진 환자는 비주 지주 이식(columella strut graft)으로 코끝 융비술 후에 상순이 더 위로 당겨져 보이는 현상이 발생할 수 있다.

코의 진찰

피부와 피하조직

얇은 피부는 보형물과 이식 연골이 피부를 통해서 비쳐 보일 가능성이 있고, 두터운 피부는 약간의 굴곡은 가려지고, 보형물이 비쳐 보일 가능성은 적으나 뭉툭한 코끝의 교정 시에는 결과가 불만스러울 수 있다. 두텁고 단단한 피부를 가진 환자는 짧은 코 교정 시에, 피부가 충분히 잘 늘어나지 않기 때문에, 이를 보완하기 위해서 비배부 박리를 넓게 할 필요가 있다.

피부의 홍조나 비쳐 보이는 정맥은은 융비술에 의해서 악화될 수 있다.

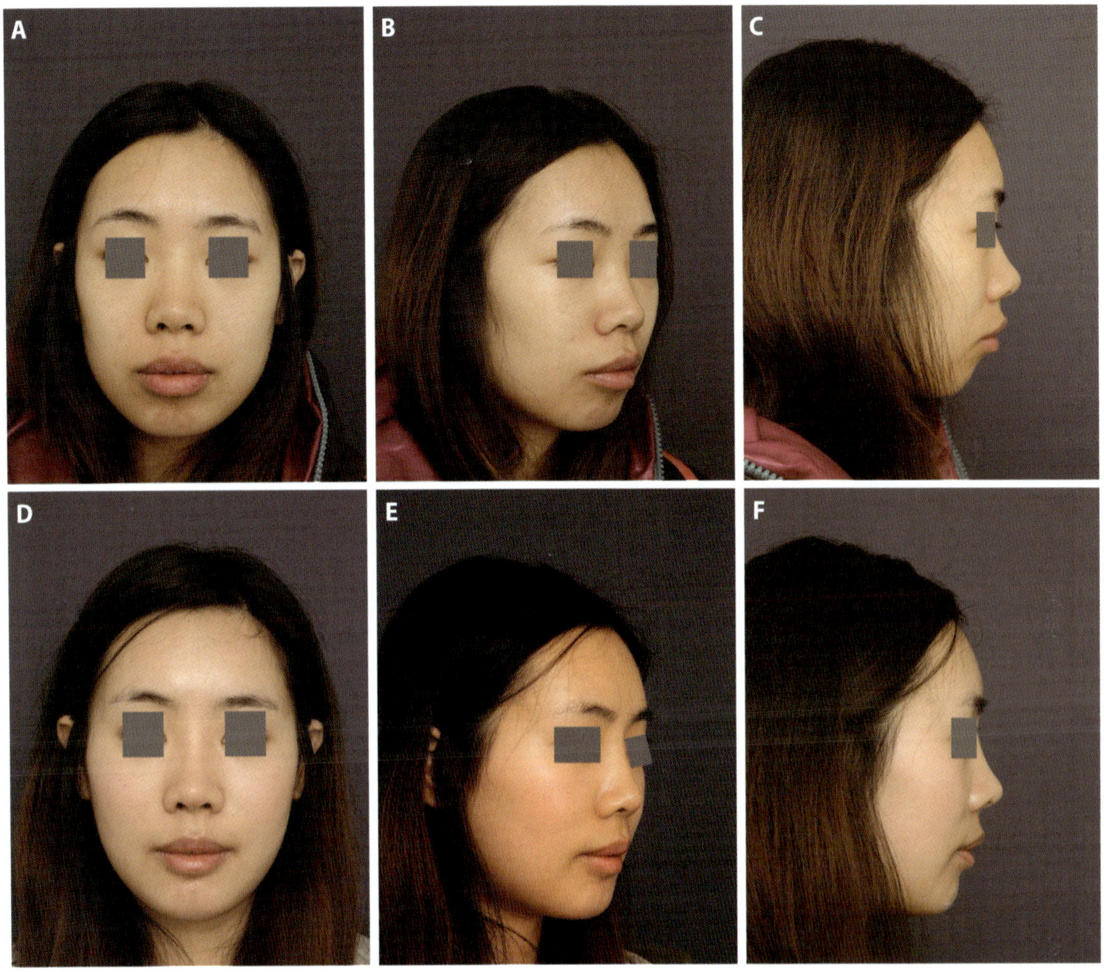

Fig 2-1. 융비술과 무턱 수술을 동시에 시행한 환자. A, B, C. 낮은 코와 무턱을 가진 환자 D, E, F. 융비술(실리콘 보형물을 이용한 비배부 융비술과 귀연골을 이용한 코끝 융비술)과 실리콘 보형물을 이용한 무턱 교정술을 시행한 후의 결과. 만약 이 환자가 무턱 교정을 시행하지 않았다면, 융비술로 인해 측면에서 보이는 뒤로 들어간 턱의 모습이 더욱 두드러졌을 것이다.

비배부(코뼈 & 상외측 연골)

굴곡이나 변위가 있는지를 체크한다. 과거 수술로 인한 역V자 변형이나 내비밸브 문제가 있는지도 확인해야 한다.

큰 연골성 매부리를 가진 환자는 caudal dorsum을 낮추면서 코끝이 처질 수 있음을 염두에 두고, 이에 대한 교정을 계획해야 한다.

코끝

코끝의 볼륨, projection 정도, 비대칭 유무, smiling tip 여부 등을 체크한다.

아시아인의 뭉툭한 코끝은 단순히 하외측 연골만의 문제가 아니므로, 원인으로 하외측 연골의 크기와 domal separation 외에도, 피부와 연부조직의 문제를 체크하는 것이 중요하다(Fig. 2-2).

낮은 코끝에서는 코끝을 손가락 끝으로 눌러보아서, 내측각(medial crus)의 안정성을 체크해야 한다. 내측각이 약한 환자에서는 연골 중첩이식(cartilage onlay graft)만으로는 코끝 융비술의 장기 결과가 좋지 못하므로, 비주 지주 이식(columella strut graft)이 필요하다.

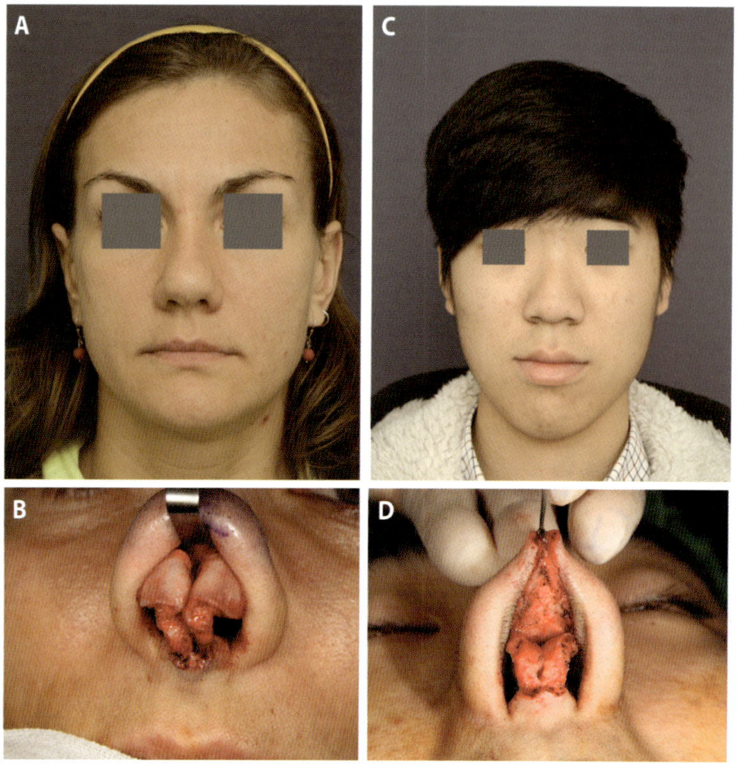

Fig 2-2. 뭉툭한 코끝. A, B. 연골 기원의 뭉툭한 코끝 C, D. 연부조직 기원의 뭉툭한 코끝

하외측 연골의 cephalic mal-positioning이 있는지도 체크해야 한다.

코의 기저부

비익 기저부의 넓이를 체크한다. 이상적으로는 눈 사이 거리와 같거나, 1-2 mm 정도 더 넓어야 한다(32-35 mm).

비주의 두께와 변위 여부를 체크한다. 비주 변위는 대부분 비중격 하단부 변위를 동반한다. 비주의 위치는 비익연보다 2-3 mm가량 아래쪽에 위치하여야 한다.

비공의 비대칭은 비주 변위에 의한 경우가 많지만, 비공의 정점의 높이가 좌우 달라서 발생하는 경우도 있다.

비익 측벽의 두께 및 모양을 체크한다. 아시아인에서는 경한 비익 후퇴가 드물지 않고, 이는 하외측 연골에 시행하는 봉합 기법에 의해서 악화되기 쉬우므로, 주의해야 한다.

외비 밸브 부전은 단순한 관찰로는 보이지 않는 경우가 있고, 강제 흡기에 의해서 명확해진다(Fig. 1-55). 외비 밸브의 문제를 인지하지 못하고 코끝성형을 시행하게 되면, 수술 후에 기능적인 문제가 악화될 수 있다.

Foot plate의 모양과 돌출 정도를 체크한다. Foot plate 돌출이 심한이 많은 환자는 처진 비주 교정 후에 돌출이 더 심해질 수 있다.

상순과의 관계

Nasolabial angle, 상순의 길이, gummy smile의 존재 등을 확인한다.

내비 진찰

비중격의 변위, 천공, 유착 등이 있는지 체크한다.

비갑개의 크기와 색깔을 확인하고, 내비 밸브의 함몰이나 유착이 있는지 확인한다.

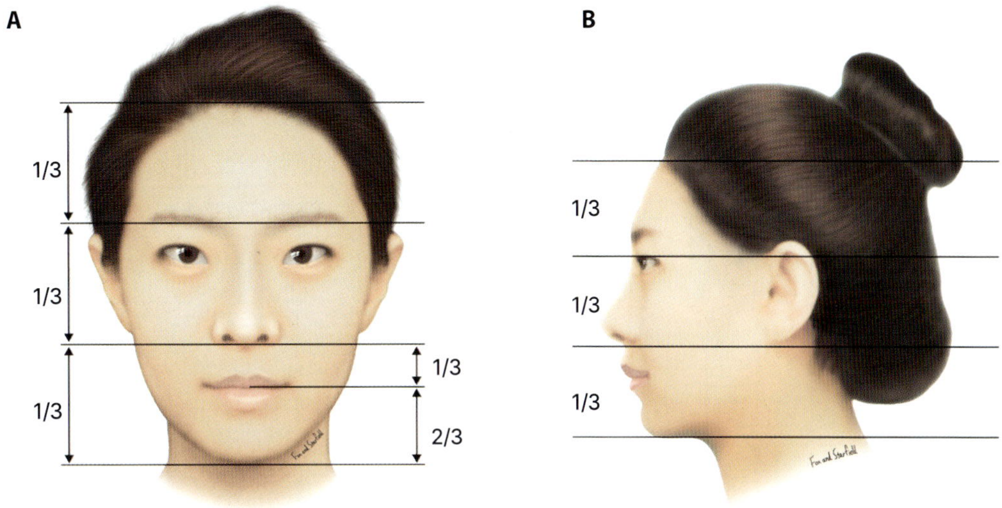

Fig 2-3. 얼굴은 상, 중, 하 안면부의 세로 길이가 각각 1/3씩 동일하다. 각 수평선은 헤어라인, 겉눈썹, 코의 기저부 그리고 턱끝을 지나는 선이다. 하안면부는 비익 기저부에서 턱끝까지이고, 두 부위로 나뉜다.

수술 전 기기 검사

코성형 전에 시행되는 방사선 검사는 주로 비중격 만곡증 확인을 위해 시행된다. Nasal bone view와 Waters' view가 주로 시행되며, cone beam CT도 이용되고 있다.

내시경 검사는 비중격, 비갑개, 점막에 관한 더 많은 정보를 제공하며, 코막힘의 객관적인 측정을 위해서 rhinometry를 시행할 수 있다.

전면 모습

Fig. 2-3에서 보는 것처럼, 얼굴은 상, 중, 하안면부의 세로 길이가 각각 1/3씩 동일하다. 각 수평성은 헤어라인, 겉눈썹, 코

코의 분석(Nasal Analysis)

코성형의 최선의 결과를 얻기 위해서는, 수술 전 정확한 분석과 최적의 수술계획이 필요하다. 각 인종은 얼굴의 비율에 대한 이상적인 기준이 있다. 수술자는 코의 각 부위에 대한 수술 전 계측(높이, 폭, 각도, 비율 등)을 시행하고 분석하여, 이상적인 기준과 비교할 수 있어야 한다. 아시아인 얼굴의 미적 기준은 시대에 따라서 변해왔으나, 인종 정체성을 보존하는 것이 중요하다. 서양인 기준을 그대로 아시아인에게 적용할 수는 없다. 서양인의 계측치와 아시아인의 계측치는 분명히 다르므로, 아시아인 코성형을 다루는 수술자는 아시아인의 계측에 대한 평균수치와 이상적인 수치를 잘 이해해야 한다.

물론, 코성형은 이상적인 수치에 고집스럽게 집착하는 것이 아니라, 최종적으로는 얼굴과 조화되고 아름답게 보이게 하는 것이 중요하므로, 분석 자체도 의미가 있으나, 수술자의 직관도 중요하다. 그러나, 꾸준히 좋은 결과를 내려면, 모양에 대한 객관적 데이터화가 중요하다.

아시아인의 코의 이상적인 기준에 대해서는 보고된 문헌이 매우 적고, 저자들에 따라서 차이가 있으며 통일된 의견의 일치가 되어 있지는 않다.

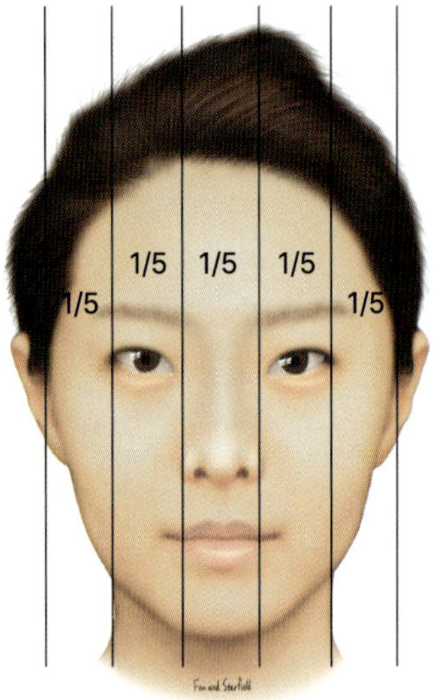

Fig 2-4. 얼굴은 외안간과 내안각을 지나는 수직선에 의해서 5등분된 다.

의 기저부, 그리고, 턱끝을 지나는 선이다. 하안면부는 비익 기저부에서 턱끝까지이고, 두 부위로 나뉜다.

얼굴은 외안각과 내안각을 지나는 수직선에 의해서 5등분 된다(Fig. 2-4).

코의 폭과 길이

내안각 사이의 거리는 눈의 가로 길이와 같다. 내측 각막윤부(medial limbus)를 지나는 수직선은 입꼬리(oral commissure)를 지난다(Fig. 2-5).

서양인의 양측 내안각 사이 거리는 31-33 mm이며, 아시아인의 평균은 남성에서 37 mm, 여성에서는 36 mm로서 더 넓다.

서양인의 비익 기저부 넓이는 얼굴 폭의 1/5 정도가 되는 것이 이상적이며, 내안각 사이 거리와 같거나 2 mm 정도 더 넓다. 한국인의 비익 기저부 넓이는 남성에서 평균 4.0 cm, 여성에서 3.6 cm으로 서양인에 비해서 더 넓으며, 동아시아인에 비해서 동남 아시아인은 훨씬 더 넓다.

코의 길이는 nasion에서 코끝까지의 길이이다. 이상적인 코의 길이에 대해서는 서양인과 아시아인에서 차이가 있을 것이다. 여러 저자들에 의해서 코의 길이에 대한 보고가 있다. Byrd는 중안면부 길이(glabella to subnasale)의 2/3이어야 한다고 제안하였다. 다른 방법은 서양인에서 코의 길이와 코끝 높이의 이상적인 비율을 1:0.67로 보았다(Fig. 2-6). 그러나, 이상적인 코의 길이는, 아시아인과 서양인에 차이가 있

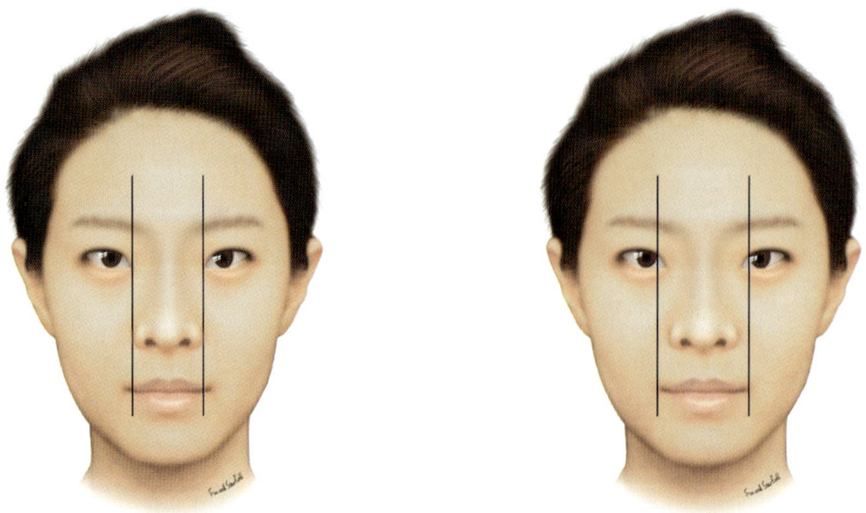

Fig 2-5. 내안각 사이 거리는 눈의 가로 폭과 같다. 내측 각막윤부(medial limbus)를 지나는 수직선은 입꼬리(oral commissure)를 지난다.

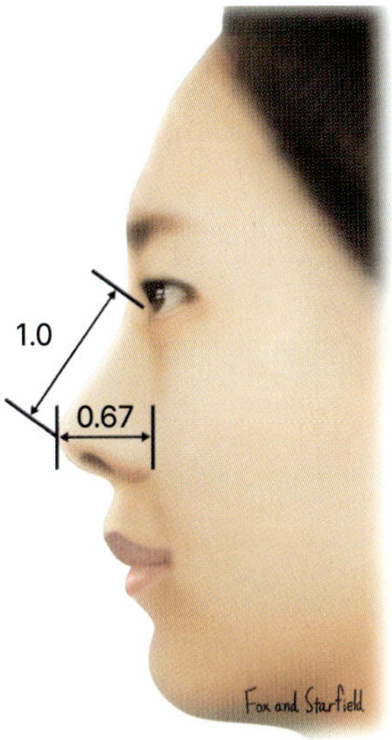

Fig 2-6. 코의 길이는 nasion에서 코끝까지의 길이이다.

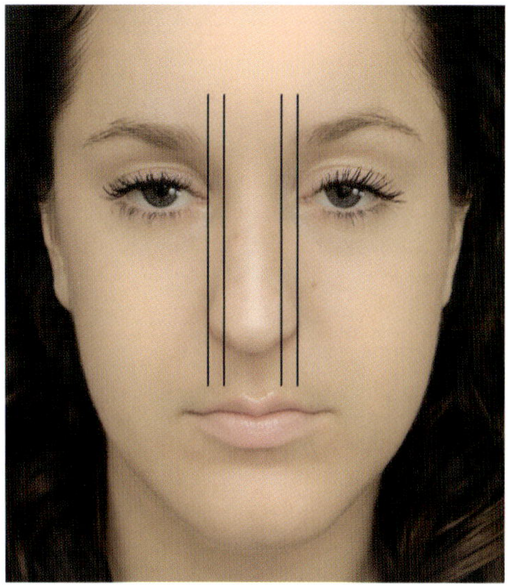

Fig 2-7. 서양인에서 코뼈의 폭은 비익 기저부 폭의 80%가 이상적이다.

고, 다분히 주관적이다. 개인별 얼굴의 길이와 폭, 턱, 입술 등의 모양에 따라서도 이상적인 코의 길이는 달리 정의될 수 있다. 그러므로, 위에 언급된 기준은 수술의 목적이 될 수는 없으며, 환자의 선호에 따라서 결정되어야 한다.

서양인에서 코뼈의 폭은 비익 기저부 폭의 80% 정도이지만, 아시아인에서는 2/3 정도가 이상적이다**(Fig. 2-7)**.

Dorsal Aesthetic Lines

Dorsal aesthetic line은 겉눈썹의 내측-비배부-tip defining point로 이어지는 라인으로**(Fig. 2-8)**, 위쪽에서는 넓고, 아래쪽으로 가면서 좁아지며, septal angle을 지나면서 다시 약간 넓어지면서 코끝의 돔으로 이어진다. 여성 아시아인에게서는 서양인에 비해서 뚜렷하지 않다.

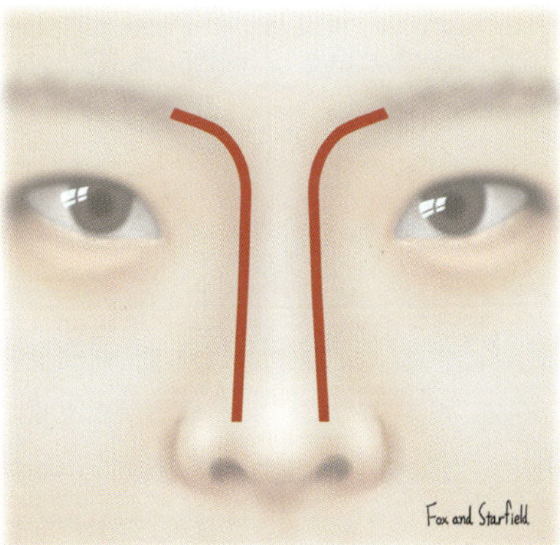

Fig 2-8. Dorsal aesthetic lines

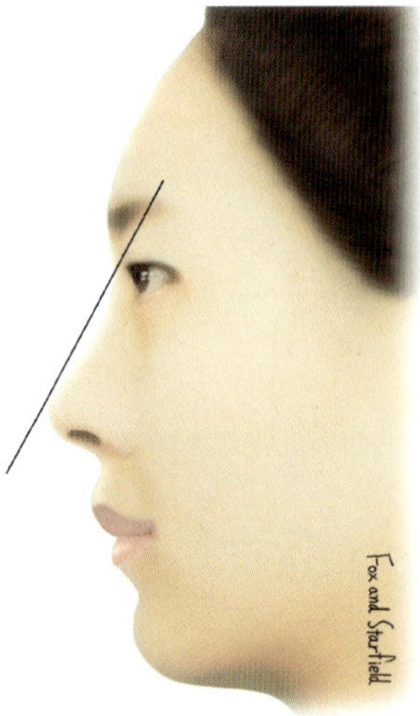

Fig 2-9. Dorsal line은 radix에서 코끝까지 잇는 직선보다 약간 아래에 위치한다.

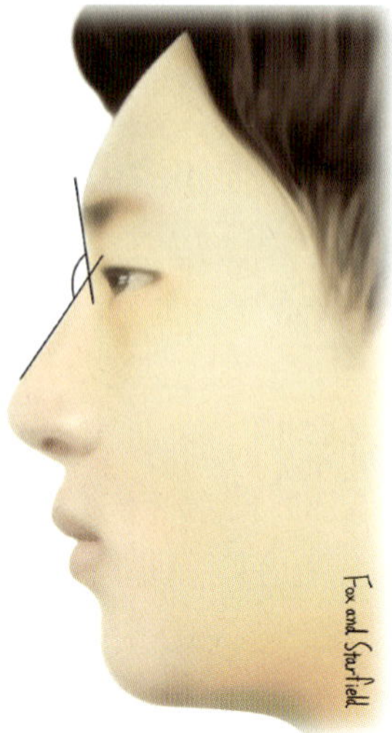

Fig 2-10. Nasofrontal angle은 비배부와 glabella가 이루는 각도이다.

측면 모습

Radix

서양인에서 radix는 속눈썹 라인과 쌍꺼풀 주름 사이에 위치한다. Radix의 높이가 코의 프로필을 결정하는데, 아시아인에서는 서양인에 비해 낮다. 아시아인의 경우, radix가 너무 높지 않아야 자연스럽게 보인다. 아시아인에서 높은 radix는 코가 길어 보이고 강한 인상을 주며, 너무 낮은 radix는 코가 짧다는 착각을 준다.

Radix에서부터 코끝까지 직선을 그었을 때, dorsal line은 이 선보다 약간 아래에 위치하는 약간의 곡선이여야 한다 **(Fig. 2-9)**. 그러나, 대부분의 남성 아시아인은 이러한 곡선을 원하지 않는다.

비전두각(Nasofrontal Angle)

비전두각은 비배부와 glabella가 이루는 각도이다 **(Fig. 2-10)**.

서양인 남성에서는 120-130°, 여성에서는 115-125°가 이상적이며, 여성 한국인의 이상적인 각도는 137-139°이다.

평균 또는 이상적인 값보다 낮은 비전두각은 깊어 보이는 radix로서, 옆모습에서 코가 짧아 보이게 된다. 반대로, 비전두각이 더 큰 경우에는 상황에 따라 코가 지나치게 길어 보일 수 있다.

코의 길이

코의 길이는 radix에서 코끝까지의 길이를 말한다 **(Fig. 2-6)**.

한국인은 남성의 경우 평균 38-47 mm의 길이를 가지며 서양인에 비해서 짧고, 여성은 남성보다 다소 더 짧다.

Supratip Break

Supratip break은 코끝 높이와 caudal mid-vault의 높이 사이의 관계에 의해 결정된다.

즉, 코끝이 비배부보다 더 높이 돌출되어 있을 때 자연스럽게 supratip break가 형성되며, 이는 코 옆모습에서의 곡선미를 강조하는 중요한 요소로 작용한다.

Supratip break는 nasal tip defining point보다 약간 두

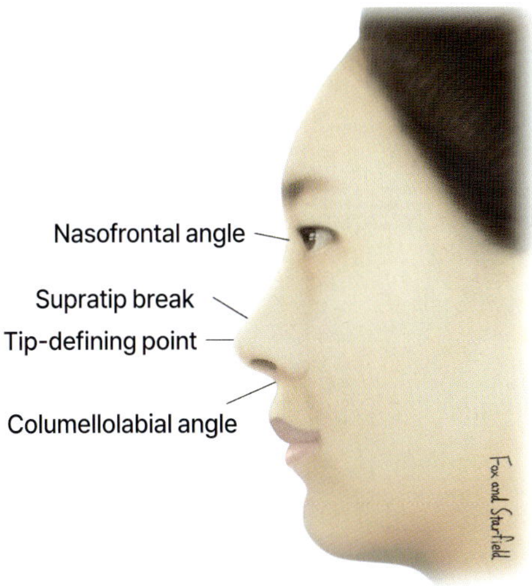

Fig 2-11. Supratip break은 코끝 높이와 미측 mid-vault의 높이 사이의 관계에 의해 결정된다.

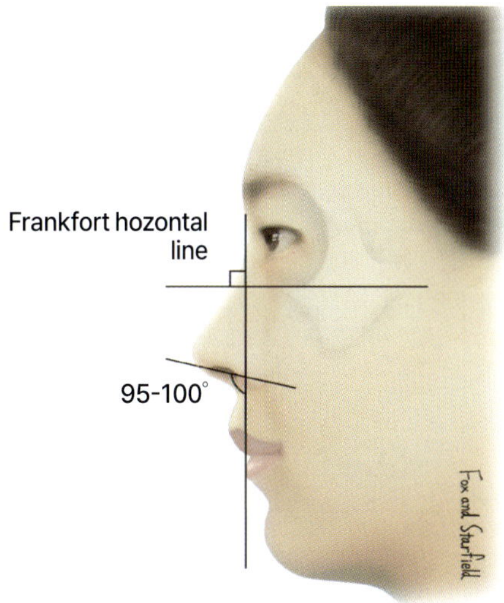

Fig 2-12. Nasolabial angle은 안면 수직선과 nostril의 anterior와 posterior 끝을 연결하는 선이 이루는 각도이다.

측에 위치하고, radix로부터 코끝을 잇는 직선으로부터 2-3 mm 밑쪽에 위치한다(Fig. 2-11). 옆모습에서 약간 곡선형의 dorsal line을 선호하는 아시아 여성들은 이 supratip break가 있어야 한다. 그러나, 남성 아시아인에서는 supratip break을 원하지 않는 경우가 대부분이고, 여성 아시아인의 경우에도 너무 깊은 supratip break는 불만의 원인이 된다.

비순각(Nasolabial Angle)

Nasolabial angle은 안면 수직선(vertical facial line)과 비공의 anterior와 posterior 끝을 연결하는 선이 이루는 각도이다(Fig. 2-12).

서양인의 nasolabial angle은 여성에서 95-100°, 남성에서는 90-95°이나, 동아시아인은 서양인보다 작아서 90-93°이다.

작은 nasolabial angle을 가진 아시아인의 경우, subnasal point가 움푹 들어가 있어 입이 돌출된 것처럼 더 두드러져 보일 수 있다. 이러한 경우, 단순히 융비술만으로는 입 돌출을 보상하기에 충분한 결과를 가져오지 못할 수 있다. 따라서 비주 돌출을 동시에 시행하거나 ANS 돌출을 통해 nasolabial angle을 증가시키는 것이 필요하다.

Columellar-labial angle은 nasolabial angle과 혼동되어 사용되기도 하지만, 엄밀하게는 다른 것이다. Columellar-labial angle은 윗입술과 columella에 의해서 형성되는 각도이고 (Fig. 2-13), 윗입술의 돌출이나 비중격 하단부 돌출에 의해서 영향을 받을 수 있다. 이상적인 columellar-labial angle은 한국 여성에서 95.2°로 알려져 있고, 서양인에서는 이보다 더 크다.

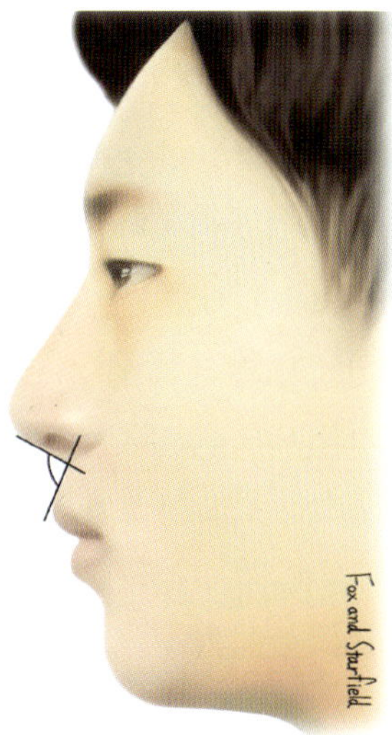

Fig 2-13. Columellar-labial angle은 상순과 비주가 이루는 각도이다.

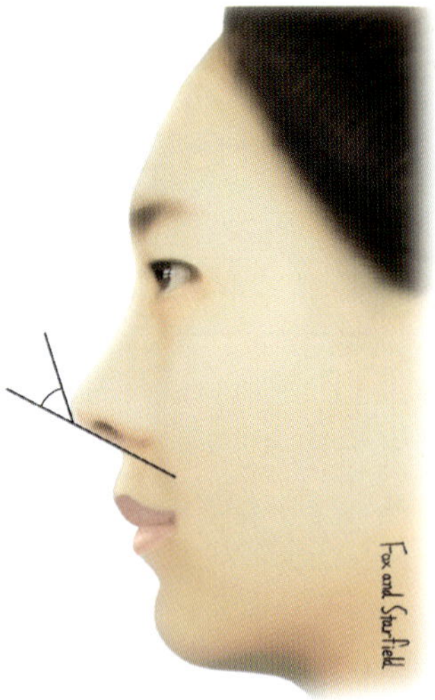

Fig 2-14. Columellar-lobular angle은 비주와 infratip lobule 사이의 각도이다.

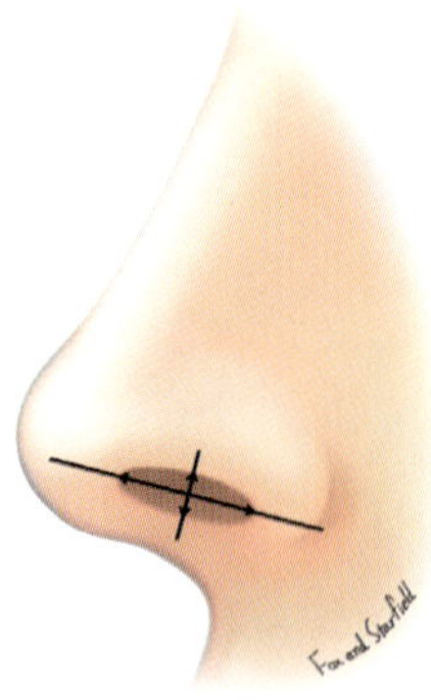

Fig 2-15. 정상적인 비익-비주 관계. 측면에서 비공의 장축을 따라 선을 그렸을 때, 그 선에서 비익연까지의 거리는 그 선에서 비주의 하부 표면까지의 거리와 동일하다.

Columellar-Lobular Angle

Columellar-lobular angle은 비주와 infratip lobule이 이루는 각도이며, 내측각과 중간각의 접합부를 나타낸다**(Fig. 2-14)**. 서양인 여성의 경우 30-45°이다.

Columellar Show (Alar-Columellar Relationship)

측면에서 비공의 장축을 따라 선을 그렸을 때, 그 선에서 비익연까지의 거리는 그 선에서 비주의 하부 표면까지의 거리와 동일하다**(Fig. 2-15)**. 서양인에서 이상적으로는 비주의 하부표면은 alar rim으로부터 약 3-4 mm 아래에 위치하며, 한국인의 평균은 남성에서 4.9 mm, 여성에서 4.3 mm이다.

코끝 돌출(Tip Projection)

서양인에 비해 아시아인은 코끝이 덜 오똑하고, 윤곽이 뚜렷하지 않은 경우가 많다.

Tip projection은 alar crease로부터 코끝까지의 수평거리이다**(Fig. 2-16)**. 한국인의 평균은 남성에서 2.7 cm, 여성에서 2.4 cm이다.

코끝 돌출은 두 가지 방법으로 평가한다.

첫째, 코 길이와 코끝 돌출 비율을 평가한다**(Fig. 2-16A)**. 코 길이와 코끝 돌출 비율이 0.67 이하인 경우, 코끝이 덜 돌출된 것으로 간주할 수 있다.

둘째, 코끝 돌출은 윗입술과의 관계에서 평가한다. 코끝 돌출 길이는 윗입술의 가장 앞점에서 그어진 선에 의해 전방부와 후방부로

있다. 이상적으로, 전방부는 전체 코끝 돌출의 50-60%를 차지해야 한다. 이 전방부가 60%를 초과하면 코끝이 과돌출된 것으로 보며, 반대로 전방부가 코끝 돌출의 50% 이하를 차지하면 코끝이 덜 돌출된 것으로 본다.

기저면 모습

기저면에서는 코끝 높이, 콧구멍 모양, 비익 모양과 폭을 평가한다**(Fig. 2-17)**. 비익 기저부의 폭은 양쪽 비익-안면 고랑

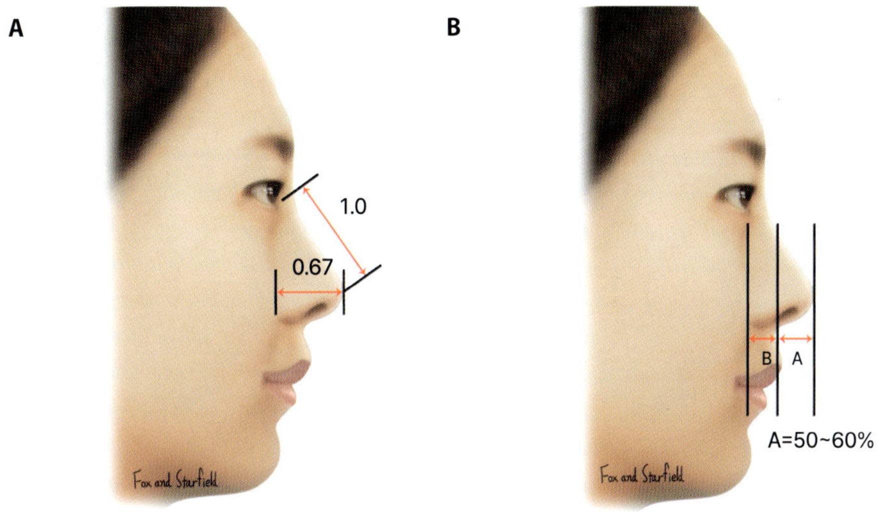

Fig 2-16. 코끝 돌출은 alar crease로부터 코끝까지의 수평거리이며, 두 가지 방법으로 평가한다.

(ala-facial groove) 사이의 거리로 측정하며, 이상적으로 양쪽 고랑 간 거리는 내안각 거리와 같아야 한다. Alar flare는 비익-안면 고랑 위의 비익이 볼록한 부위로, 일반적으로 고랑보다 2 mm 이상 나가서는 안 된다. 기저면에서 코는 정삼각형 모양이고, Infratip lobule의 높이는 비익 기저부부터 코끝까지 거리의 1/3이어야 한다.

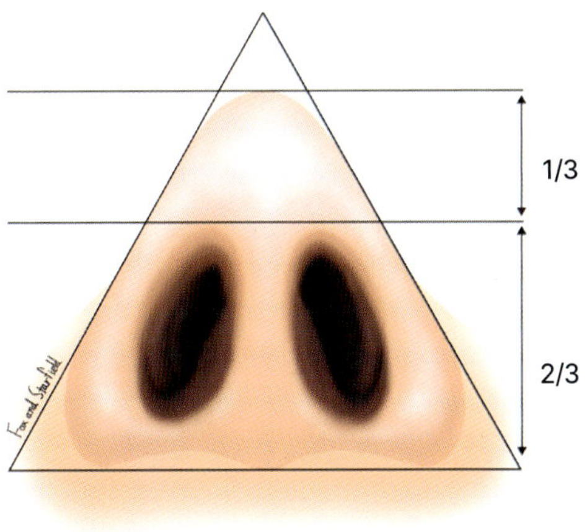

Fig 2-17. 기저부 모습에서 코는 정삼각형 모양이고, infratip lobule의 높이는 비익 기저부부터 코끝까지 거리의 1/3이어야 한다.

Chapter 03

Perioperative Medications & Instructions

수술 전 준비 및 마취

수술 2주전부터는 NSAIDs, 아스피린, 항응고제, 한약, 비타민 E의 복용을 금한다. 고혈압약, 당뇨약, 갑상선 호르몬제 등은 수술당일에도 복용하도록 한다. 정맥 진정 마취(IV sedation)를 위한 금식은 수술 4시간 전부터, 전신마취의 경우 수술 8시간 전부터 시행해야 한다. 불안이 심한 환자에게는 수술 전에 항불안제를 투여할 수 있다.

저자는 대부분의 코성형 수술을 정맥 진정 마취하에 시행하며, 5시간 이상 소요되는 수술, 늑연골 채취가 필요한 남성, 기타 특별한 경우에만 전신마취를 선택한다. IV 진정 마취에 사용되는 약물은 midazolam, ketamine, propofol, fentanyl의 조합이다. 마취과 전문의의 관리하에 혈압, 심전도, 산소포화도 등 주요 활력징후를 모니터링해야 한다. IV 진정 마취에 사용되는 약물은 midazolam, ketamine, propofol, fentanyl의 조합이다.

IV 진정 마취가 적절히 이루어진 후에는 수술 부위에 국소마취제를 주입한다. 이를 위해 2% 리도카인과 0.5% 부피바카인, 1:100,000 에피네프린을 동량 혼합하여 사용한다. 부피바카인은 지속시간을 늘리기 위해 포함된다. 전신마취 시에는 장시간 작용형 국소마취제가 필요하지 않다.

수술 전 및 수술 중 약물

미용 목적의 코성형에서 예방적 항생제 사용의 필요성은 논란이 있으며, 특정 가이드라인은 없다. 몇몇 메타분석에 따르면, 감염 위험이 있는 코성형이나 비중격 수술에서는 예방적 항생제가 감염률을 유의미하게 감소시킨다고 보고되었다. 임상적으로 예방적 항생제의 사용은 시간이 지날수록 증가하고 있으며, 저자 역시 IV 항생제를 사용한다.

비강 내 정상균총은 *S. epidermidis, S. aureus* 등의 그람 양성균이며, 이들에 대한 예방으로는 1세대 세팔로스포린이 적절하다. 의료 환경에서 일하는 환자는 pseudomonas, enterobacter에 노출되기 쉬우므로 ciprofloxacin 투여가 권장된다.

수술 후 부기와 멍을 줄이기 위해서는 IV dexamethasone 10 mg을 금기사항이 없다면 투여할 수 있다. 이 약물은 수술 후 메스꺼움에도 도움이 된다.

코성형 수술에서는 출혈을 최소화하는 것이 매우 중요하다. 출혈과 부종은 결과에 큰 영향을 미치며, 아시아인의 두꺼운 피부와 연부조직에서는 출혈과 부종이 더 심한 경향이 있다. 과도한 출혈과 부종은 섬유화로 이어져 뭉툭한 코끝 교정 시 큰 문제가 된다. 이를 최소화하기 위해 절개 전 500 mg, 수술 중 추가로 500 mg의 tranexamic acid를 정맥 투여한다. 항응고제를 복용 중이거나 혈전 색전증 병력이 있는 환자에게는 금기다.

또 다른 출혈 감소 약제로는 desmopressin (DDAVP)이 있다. 이는 항이뇨 호르몬의 합성 유사체로, tPA 및 endothelial factor VIII을 증가시켜 응고능을 증가시키고 aPTT 및 출혈시간(BT)을 감소시킨다. Von Willebrand 병과 같은 응고질환에 쓰일 수 있으며, aspirin이나 NSAIDs 복용자에게도 효과가 있다. 정상 응고 기능을 가진 환자에게도 출혈을 줄이는 데 사용될 수 있다.

Guyuron 등은 악안면 수술과 비출혈 치료에서 desmopressin의 사용을 권장했고, 0.3 μg/kg을 수술 최소 20분 전에 투여하도록 했다. Gruber 등은 0.1 μg/kg의 저용량을 반복적으로 투여하여 멍과 부종을 줄이는 데 사용했다고 보고했다.

수술자는 desmopressin 사용 시 출혈이 줄고 수술 시간이 단축되며 술자의 스트레스도 감소한다고 느낀다. 하지만 수술 중 출혈이 줄었다고 해서 반드시 부기나 멍이 감소하는지는 추가 연구가 필요하다. 부작용으로는 안면 홍조, 따가움, 두통, 열감, 빈맥 등이 있으며, 희귀하지만 수분 섭취 과다 시 희석성 저나트륨혈증이 발생할 수 있다. 오심, 두통, 정신 혼미와 같은 증상이 나타나면 저나트륨혈증을 의심해야 한다. 금기사항은 관상동맥질환이며, 고령자에서는 관찰이 필요하다.

수술 중 출혈과 부종을 줄이는 또 다른 방법은 혈압을 적절히 조절하여 수축기 혈압이 120 mmHg를 크게 넘지 않도록 유지하는 것이다. 수술 부위 주변의 혈관 수축을 유도하기 위해 코 위에 차가운 거즈를 올려두는 것도 도움이 될 수 있다.

수술 후 약물 및 주의사항

수술 후 처방되는 약물에는 항생제와 진통제가 포함된다. 경우에 따라서는 항구토제, 트라넥삼산(tranexamic acid), 몬테루카스트(montelukast)가 도움이 될 수 있다.

수술 후 예방적 항생제의 필요성과 그 기간에 대해서는 논란이 있다. 일부 저자들은 수술 전 1회 투여만으로 충분하고, 장기간의 항생제 투여는 효과가 없다고 보고했다. 그러나 저자는 아시아인의 코성형에서는 감염의 위험이 높고 보형물을 자주 사용하는 점을 고려해, 항생제 투여가 타당하다고 본다. 일반적으로 3-5일간 경구 ciprofloxacin을 처방한다.

수술 후 환자가 마취의 부작용이나 삼킨 혈액으로 인해 메스꺼움을 느끼는 경우가 흔하다. 구역질은 혈압을 상승시켜 지연성 비출혈 및 부종 증가를 유발할 수 있으므로, 환자의 구역질 호소는 중요하게 다뤄야 한다. 수분 상태를 점검한 후, 구역질이 있는 경우에는 IV metoclopramide 10 mg을 투여할 수 있다. 구토가 심한 경우에는 5-HT3 수용체 길항제인 IV ondansetron으로 관리하며, 환자가 경구 복용이 가능하면 경구 항구토제를 처방할 수 있다.

트라넥삼산(tranexamic acid)은 모든 환자에게 처방되는 것은 아니며, 출혈 위험이 높은 환자에게 하루 3 g을 2-5일간 복용하게 한다.

수술 직후 며칠간 부종이 심한 경우에는 IV 또는 IM dexamethasone이 부종 감소에 효과적이며, 단기간의 경구 prednisolone도 도움이 될 수 있다.

Montelukast는 두꺼운 피부 및 연부조직을 가진 환자, 반흔조직이 많은 환자, 구축된 코의 교정 수술을 받은 환자에서 섬유화 및 구축을 예방하기 위해 처방할 수 있다. 일반적인 용량은 하루 10 mg을 2-3개월간 복용한다.

염증성 사이토카인인 leukotriene은 염증 및 평활근 수축을 유도하고, 혈관투과성 증가를 통해 중성구 및 림프구 유입을 증가시킨다. 이러한 염증 반응은 천식 및 피막구축의 병태생리에 중요한 역할을 하는 것으로 알려져 있다. Montelukast는 유방 보형물 수술 후 피막구축 예방에 널리 사용되고 있으며, 코성형 수술 후의 사용은 흔하지 않지만, 저자는 구축 코의 재건이나 두꺼운 피막이 있는 환자, 두꺼운 피부의 코끝 성형 후에는 섬유화와 구축 예방 차원에서 필요하다고 본다. 부작용으로는 두통, 기침, 복통, 소화불량, 간 효소 상승, 간염 등이 보고되어 있다.

비타민 K 크림의 국소 도포는 수술 직후 멍이 생기는 것을 줄이는 데 효과가 있을 수 있다.

수술 후 부종은 처음 2-3일간 점차 증가하는 경향이 있다. 이를 줄이기 위해, 눈과 뺨 부위에 냉찜질을 적용하고, 수술 후 1주일간 머리를 높여 자는 것이 좋다. 부종은 2주째에 약 80%가 가라앉고, 2개월째에 약 5% 정도가 남으며, 나머지 부기는 6-12개월에 걸쳐 서서히 사라진다.

피부가 두꺼운 아시아인은 피부가 얇은 백인보다 출혈과 부종이 더 심하다. 이로 인해 섬유화가 유발되고 수술 결과가 나빠질 수 있다. 따라서 술자는 수술 중 출혈과 부종을 유발하는 요인을 최대한 줄이기 위해 노력하고, 수술 후에도 지속적인 부종 억제를 위해 가능한 모든 방법을 사용해야 한다.

코끝의 부종이 심한 경우, 환자에게 코끝에 압박 테이프를 붙이고 수술 후 2개월간 압박 유지하도록 교육한다**(Fig. 3-1)**. 또한, 코끝의 supratip 부종을 줄이기 위해 triamcinolone 주사도 사용할 수 있다. 이 약물은 수술 후 1-2주 사이에 부종이 심한 부위에 0.1-0.3 cc(농도 10 mg/ml)를 피하층에 주입한다. 진피층이나 연골 내에는 주사하지 않는다.

수술 후 이틀째부터 가벼운 산책은 가능하지만, 수술 후 첫 한 달간은 달리기나 격렬한 운동은 피해야 한다. 이는 운동에 의해 유발되는 부종을 줄이기 위한 것이다. 또한, 더운 지역 여행이나 사우나 사용은 부종을 유발할 수 있으므로 약 한 달간은 피하는 것이 좋다. 짠 음식, 술, 담배도 같은 주의가 필요하다.

멍이 가라앉기 전까지는 자외선 노출을 피해야 하며, 야외 활동 시 자외선 차단제를 사용하도록 한다.

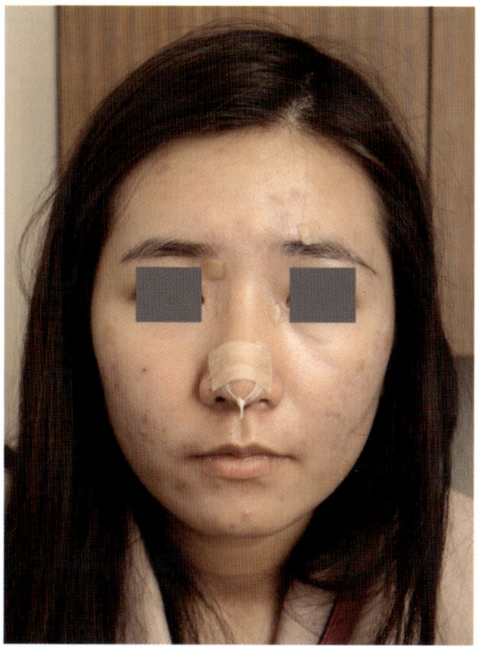

Fig 3-1. 코끝 부종 감소를 위한 드레싱

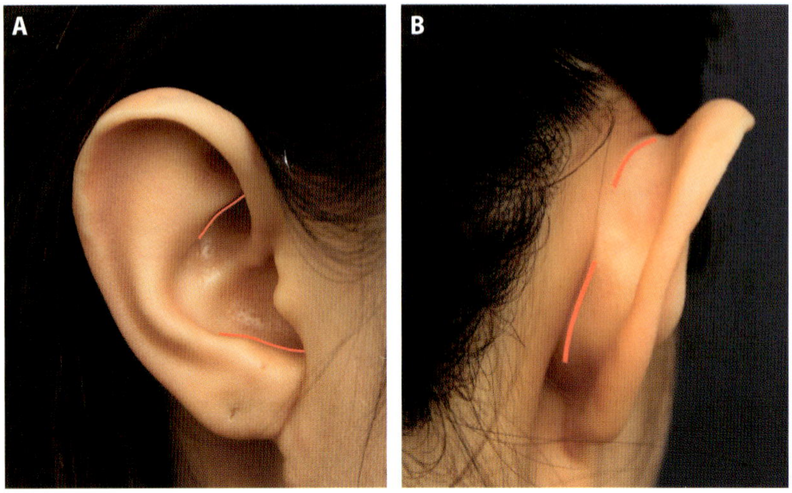

Fig 4-2. 이개 연골 채취를 위한 절개. A. 전방 접근 B. 후방 접근

국소마취제 주사

1:100,000 epinephrine이 포함된 국소마취제를 30게이지 바늘을 가진 1 mL 주사기를 사용하여 주사한다. 대개 연골막을 연골에 붙여서 채취하기 때문에 두 가지 사항을 준수해야 한다. 첫째, 주사 바늘의 끝을 연골막과 피부 사이에 위치시킨 후에 주사한다. 둘째, 바늘의 경사면(bevel)이 피부 쪽을 향해야 한다. 그렇게 하지 않으면, 국소마취가 자칫 연골막 아래층에 행해짐으로써 hydrodissection에 의해서 연골막이 연골로부터 떨어지게 된다.

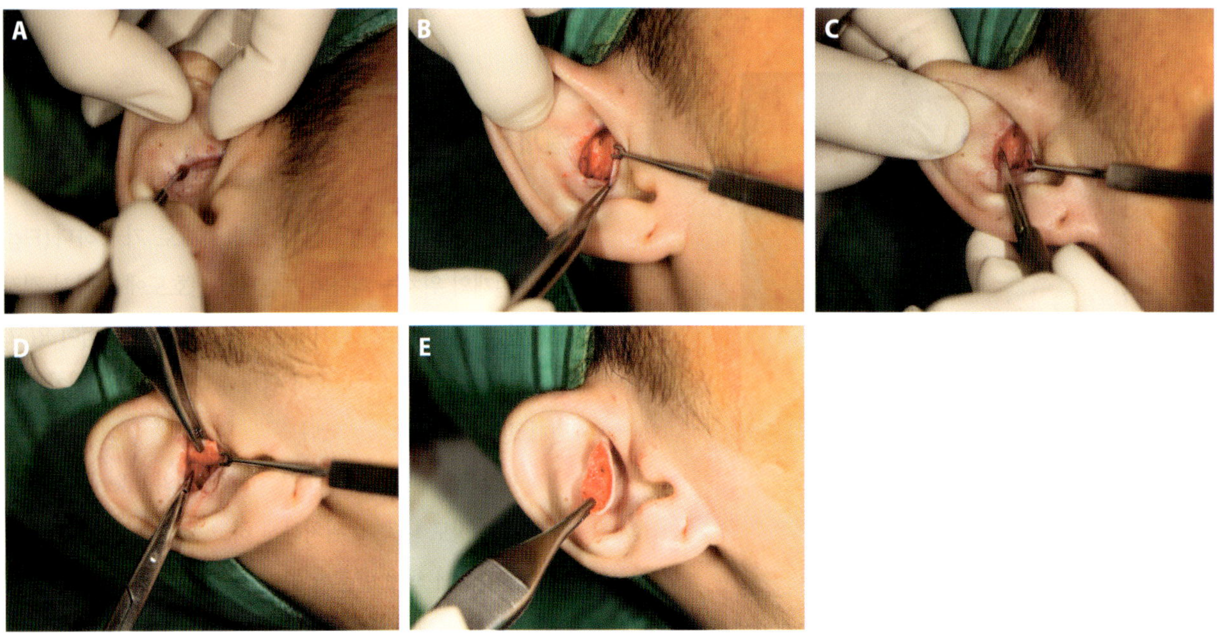

Fig 4-3. Cymba concha에서의 연골 채취를 위한 전방 접근법. A. 절개는 anti-helix의 inferior crus보다 2 mm 정도 안쪽에 위치한다. B. 피부 피판의 거상 C. 연골에 절개하는 모습 D, E. 최대한 크게 연골을 채취하는 모습

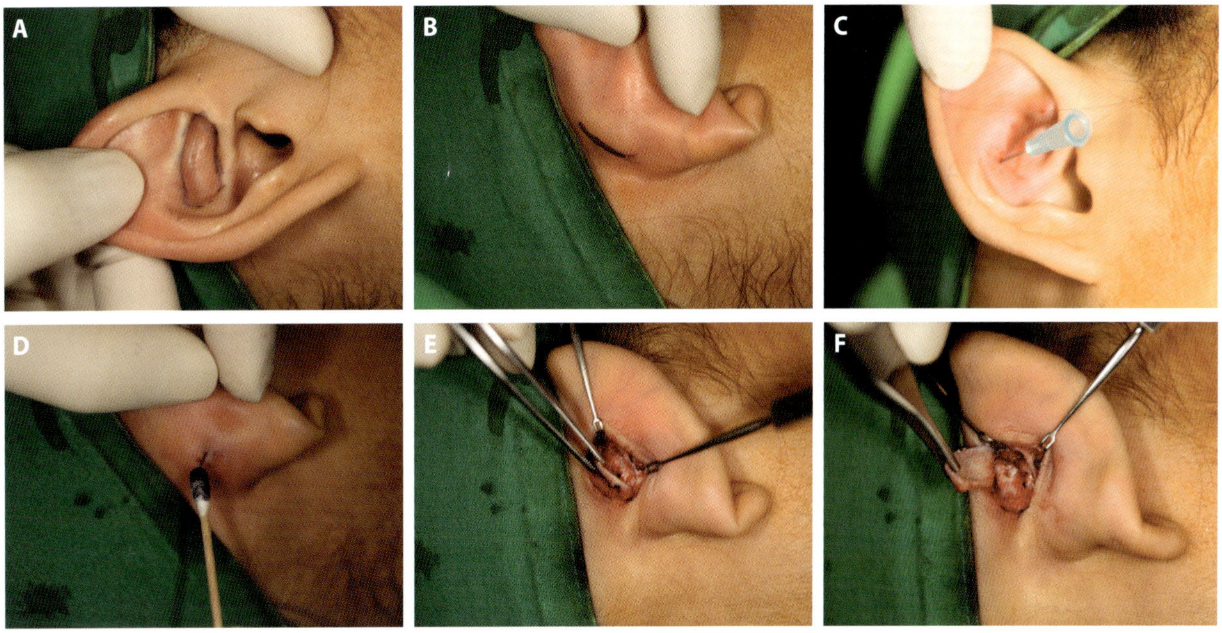

Fig 4-4. Cymba concha에서의 연골 채취를 위한 후방 접근법. A. Conchal fossa의 경계를 표시하였다. B. 절개의 위치는 sulcus보다 2-3 mm 정도 anterior에 위치한다(술자에 따라서는 채취할 연골의 가장 바깥쪽 가장자리에 위치시킨다). C, D. 마킹의 바깥쪽 선을 따라서 25guage 주사기로 이개 전체 두께가 관통되도록 찔러서, 이개 후면으로 나온 바늘 끝에 Gentian violet을 묻힌 후에 바늘을 다시 이개 앞쪽에서 빼내어 연골의 후면 부위에 마킹이 되도록 한다. E. 피부 절개 후에 GV에 의해 이미 마킹된 연골의 표시 부위를 따라서 절개한다. F. 원하는 크기의 연골을 채취한다.

연골막을 포함하여 연골을 채취할 경우, 연골이 잘 부스러지지 않고, 부피와 강도 면에서 유리하고 흡수율이 적어진다. 그러나, 연골막을 귀에 남길 경우, 새로운 연골이 형성될 수 있다. 저자는 코끝 중첩 이식이나 방패 이식과 같은 비지지 이식(non-supporting graft)을 위해서 연골을 채취할 경우에는 연골의 한쪽면만 연골막을 포함하여 채취하고, 비주 지주 이식이나 derotation graf와 같은 구조적인 지지 이식(supporting structural graft)에는 연골의 양쪽면에 연골막을 모두 붙여서 채취하는 것을 권한다.

연골의 채취

전방 접근에서는 연골의 노출이 쉽고, helix의 crus와, antihelix의 inferior crus와 같은 보존하여야 할 구조가 잘 확인이 되므로, 채취에 어려움이 없다. Anti-helix의 inferior crus보다 2 mm 정도 안쪽에 절개하여 피부 피판을 거상한 후에 원하는 크기의 연골을 채취한다. 비주 지주 이식이나 derotation graft를 위해 채취하는 경우에는 cymba concha 전체 길이의 연골을 채취하도록 한다(Fig. 4-3).

후방 접근에서는 보존할 연골부위와 채취할 연골의 구분이 어려우므로, 귀의 앞쪽면에서 채취할 부위를 마킹하고, 귀 뒤쪽에서 절개와 피부 피판을 거상한 후에, 앞쪽 마킹 선

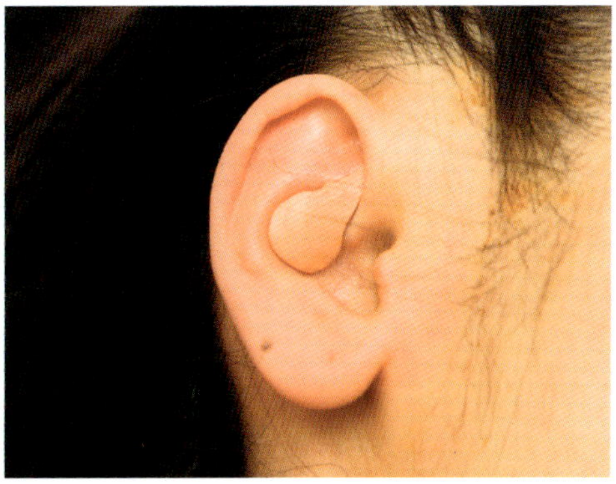

Fig 4-5. Cymba concha에서 연골 채취 후의 귀 몰드

을 따라서 25게이지 바늘로 찔러서, 귀 뒤쪽면의 연골에 채취할 범위가 표시되도록 한다.

연골 채취 후에는 출혈로 인한 혈종 가능성이 있으므로 반드시 잘 지혈해야 하고, tie-over 드레싱이나 압박 드레싱을 시행한다. Cymba concha에서 많은 양의 연골을 채취한 한 후에는 2개월 정도 몰드를 착용하도록 한다(Fig. 4-5). 몰드는 첫 한달은 항상 착용하고, 그 이후에는 저녁에만 착용하도록 한다.

이개 연골 채취 부작용

이개 연골 채취의 부작용은 혈종, 이개 변형, 켈로이드 등이 있다.

혈종이 발견된 경우에는, 절재를 통해서 혈종을 제거하고 압박 드레싱을 다시 시행한다. 출혈이 있는 경우에는 절개를 열고 지혈을 시행한다. 혈종을 철저히 해결하지 않으면, 섬유화로 인해 cauliflower 이개 변형을 야기할 수 있다.

비중격 연골

비중격 연골은 유리연골(hyaline cartilage)이다. 비중격 연골은 코성형과 동일한 수술 부위로서 쉽게 접근하여 채취할 수 있고, 비교적 단단하고, 곡면이 없는 평편하고 큰 연골로 채취가 가능하므로, 코끝 중첩 이식, 비주 지주 이식, 펼침 이식(spreader graft), 비중격 연장 이식(septal extension graft) 등 다양한 용도로 사용될 수 있다.

국소마취제 주사

비중격 연골 채취 시 국소마취제 주사는 마취의 목적뿐만 아니라, 점막연골막의 hydrodissection의 역할을 한다.

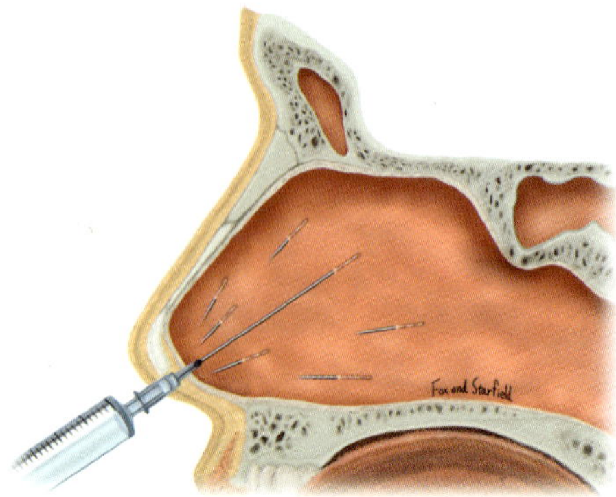

Fig 4-6. 비중격의 국소마취 주사. 1:100,000 epinephrine이 함유된 2% lidocaine을 비중격 하단부에서부터 주사해서 두측으로 진행한다. 주사를 통한 hydrodissection을 통해서 점막연골막이 연골로부터 분리되도록 하는 것이 중요하다.

덴탈 주사기를 이용해서, 1:100,000 epinephrine이 함유된 2% lidocaine을 점막연골막 아래층(submucoperichondrial plane) 내에 주사한다(Fig. 4-6). 주사는 비중격 하단에서 시작하여 두측으로 옮겨가면서 주사한다. 이때 점막연골막 아래에 주사하여, 비중격 점막이 하얗게 창백화(blanching)가 생기면서 hydrodissection이 이루어지는 것을 눈으로 확인할 수 있어야 한다. 비중격의 caudal과 floor 쪽을 제외한 거의 대부분의 점막연골막은 hydrodissection만으로도 연골로부터 분리가 되도록 하여야 한다. 이를 위해 덴탈 주사기의 바늘 경사면(bevel)이 연골면에 접하게 하여 주사한다.

접근(Approaches)

비중격 연골 채취를 위한 4가지 접근법이 있다(Fig. 4-7). Killian approach, transfixion incision approach, dorsal approach, medial crural(intercrural) approach.

Transfixion approach와 Killian approach는 비내 접근법이며, dorsal approach와 medial crural approach는 개방형 절개를 통한 접근법이다.

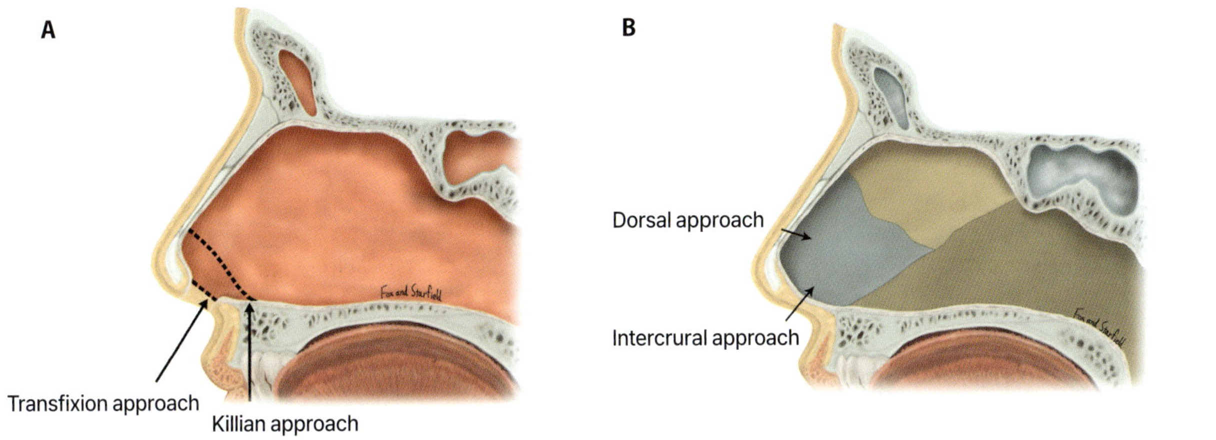

Fig 4-7. 비중격에 대한 4가지 접근법. A. 비내 접근: Killian approach와 transfixion approach B. 개방형 접근: dorsal approach와 medial crural (intercrural) approach

Killian 접근법

이것은 연골성 비중격의 하부 경계에서 2-5 mm 위쪽에 절개를 만들어 비중격에 접근하는 방법이다. 하지만, 정확한 위치는 술자에 따라서, 또는 비중격 변형의 위치에 따라서 다르다. 수술의 과정은 다음과 같다**(Fig. 4-8)**.

비중격 하단부에서 2-5 mm 위쪽에 15번 블레이드를 사용하여 수직 절개를 시행한다. 양쪽 비강 중에서 어느 쪽에 절개를 할지는 시술자마다 차이가 있겠지만, 대개는 비중격의 오목한 면이 있는 쪽에 하는 것이 점막연골막 박리에 편리하다.

수직절개는 연골막까지 포함되게 하고, 연골에는 절개가 가해지지 않게 주의해야 한다. 점막연골막의 들어 올리기는 freer 또는 cottle elevator를 사용하여 두측으로 시행된다. 이때 double hook으로 점막연골막을 젖혀주거나, 중간 크기 비경의 블레이드를 연골과 점막연골막 사이에 넣어서 벌려주면서 시행하면 공간확보가 용이하다.

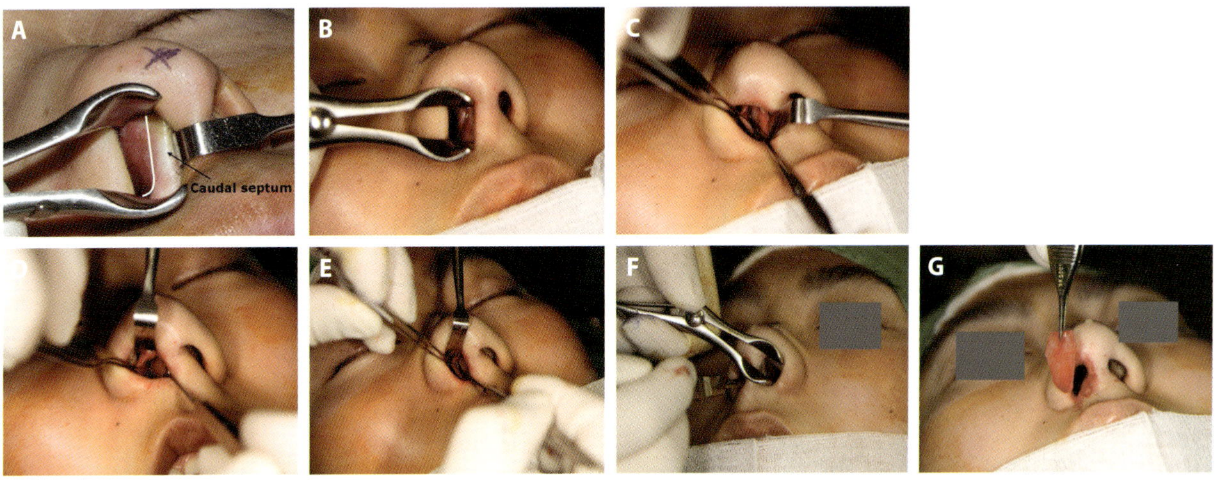

Fig 4-8. Killian 절개를 통한 비중격 연골 채취. A, B. 수직 절개는 비중격 하부에서 수 밀리미터 위쪽에 가한다. C. 점막연골막은 우측에서 거상한다. D. 연골에 15번 블레이드로 연골 두께 절반 깊이로 수직 절개를 가한다. 절개는 비중격 하부에서 10-15 mm 뒤쪽에 위치한다. E. D-나이프가 반두께 연골 절개를 통해 삽입되어 나머지 비중격 연골 두께를 관통하여, 반대편 점막연골막 아래층(submucoperichondrial)으로 들어간다. F. 반대편에서 점막연골막을 거상한다. G. 비중격 연골을 채취한다.

수술 시야가 좁기 때문에, 절개부위에 찢어짐이 흔히 발생될 수 있는데, 이를 방지하기 위해서는 절개를 비강 바닥까지 연장할 수도 있다. 이 경우, 바닥 쪽의 점막은 maxillary crest와 매우 강하게 부착되어 있으므로, 주의 깊게 시행하여야 한다.

한쪽의 점막연골막 거상이 끝난 후, 반대쪽 거상을 진행하기 위해서, 비중격 하단부 경계로부터 10-15 mm가량 posterior 쪽 연골에 15번 블레이드로 연골 두께 절반 깊이로 수직 절개를 가한 후, 그 연골 절개선에 무딘 엣지를 가진 D-knife를 넣어서 남은 절반 두께의 연골을 완전히 관통하여 반대쪽 점막연골막 아래층으로 들어간다. Freer elevator를 사용하여 반대쪽 점막연골막을 거상한다.

이후 연골의 채취 과정은 다음과 같다. 비중격 연골의 하단 부위는 10-15 mm의 strut을 남긴 채로 이미 연골이 절개된 상태이므로, 나머지 부위의 연골을 절개하여 채취한다. 상단 부위는 최소 10-15 mm의 strut을 남긴 채로 날카로운 metzenbaum scissor로 연골을 자르고, 바닥과 두측은 freer elevator를 사용하여, 연골-뼈 접합부로부터 연골을 탈구시킨다.

연골채취 후에, 점막연골막 절개는 vicryl 봉합사로 봉합하거나, 배액을 위해서 봉합하지 않고, 그냥 둘 수도 있다.

관통절개 접근법(Transfixion Incision Approach)

관통절개는 막성 비중격(membranous septum)의 양쪽을 통해서 시행된다. 이 접근법은 비중격 하단부 만곡증의 교정에 유용하다.

수직 절개는 연골성 비중격의 하단 가장자리를 따라서, septal angle로부터 nasal spine까지 가한다. 절개 후에 양쪽 점막연골막을 거상한 후에 필요한 양의 연골을 채취할 수 있고, 비중격 하단부 만곡증에 대한 교정도 할 수 있다.

반관통 절개접근법(Hemi-transfixion Incision)

절개는 막성비중격의 한쪽에서 이루어지며, 이 절개를 통해 양쪽의 점막연골막이 들어 올려진다(Fig. 4-9).

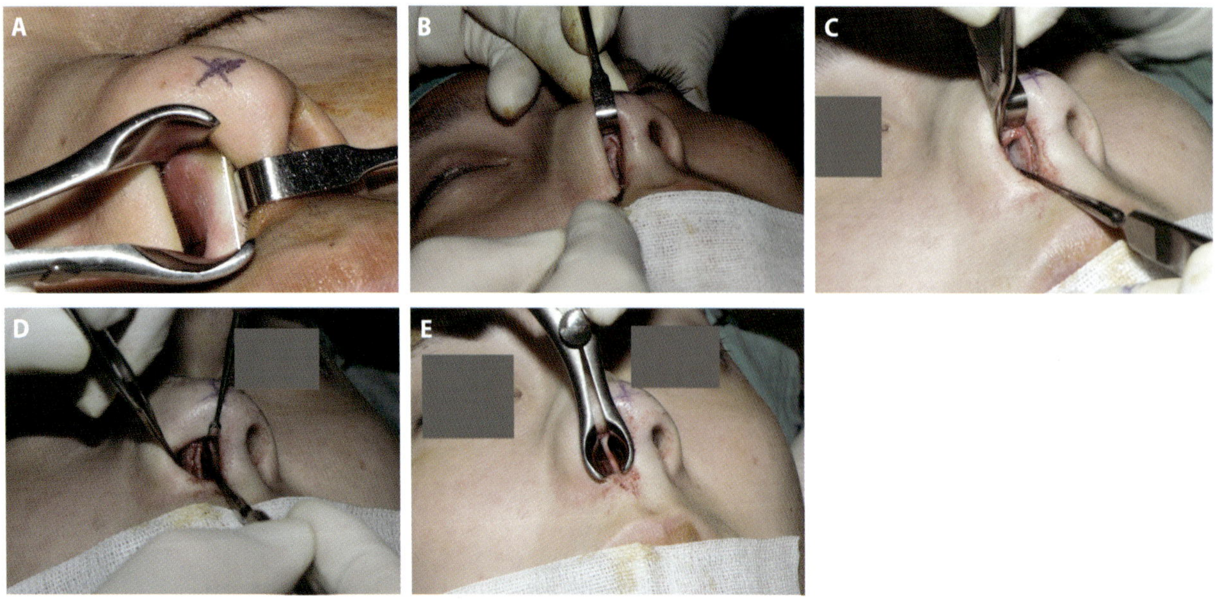

Fig 4-9. Hemi-transfixion incision approach. A, B. 비중격 하단부 경계를 따라 오른쪽에서 수직 절개가 시행된다. C. 오른쪽에서 점막연골막이 들어 올려지고 있다. D, E. 반대쪽에서도 점막연골막이 들어 올려진다.

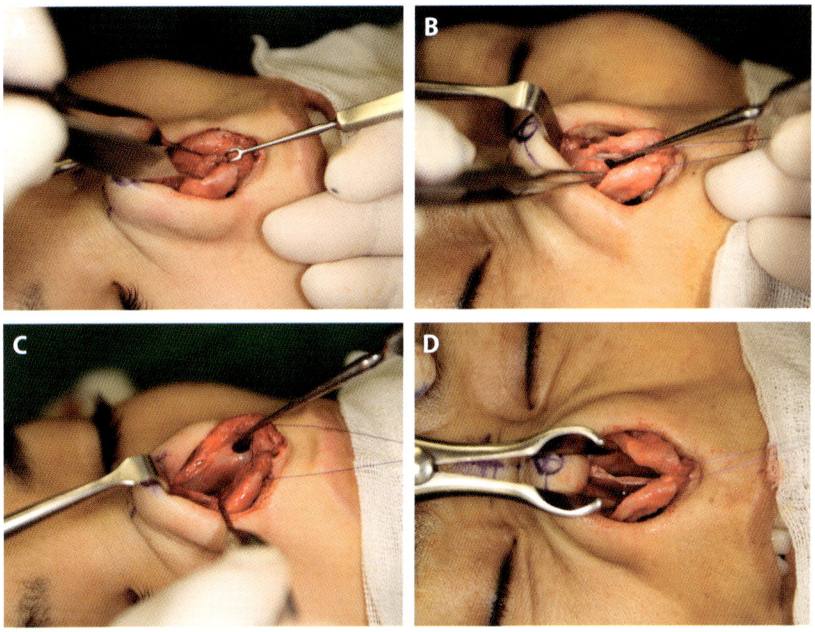

Fig 4-10. Dorsal approach. A. 하외측 연골을 아래쪽으로 당겨 septal angle 부위를 노출시킨다. B. 점막연골막 거상을 caudal dorsal septum에서 시작하여 두측으로 진행한다. C. 상외측 연골이 비중격 상단에서 분리되며, 점막연골막 거상을 두측으로 그리고 비중격 중앙 부위와 posterior 쪽 비중격으로 계속해서 진행한다. D. 왼쪽에서도 동일한 방식으로 점막연골막 거상이 진행된다.

등쪽 접근법(Dorsal Approach)

Dorsal approach는, 개방형 절개에 의해서 시행되는데, septal angle에서 시작하여, 비중격의 상단과 상외측 연골사이로 접근하는 방법이다.

하외측 연골의 내측각 사이와 비중격 하단을 박리하지 않기 때문에, 코끝 지지하는 연부조직을 손상시키지 않는 장점이 있다. 또한 비중격 연골의 노출이 매우 뛰어나다. 비중격 하단부위에 대한 수술이 요구되지 않는 개방형 코성형 시에, 비중격 연골의 채취가 필요하다면 가장 추천되는 접근법으로 수술과정은 다음과 같다(**Fig. 4-10**).

하외측 연골을 미측으로 당긴 상태에서, septal angle을 노출하여 박리를 시작한다. 비중격의 하단 및 상단이 만나는 부위에서 시작하여 두측으로 점막연골막 거상을 진행한다. 시작부위에서는 연골막 매우 단단하게 부착되어 있으므로, 주의 깊게 시작해야 하지만, 더 두측으로 진행되면 연골막이 느슨하게 붙어 있다. 이렇게 비중격의 상단을 따라서 더 두측으로 올라가면서 점막연골막을 거상하면서, 상외측 연골을 비중격 상단에서 분리시킨다. 그 이후의 점막연골막 거상 순서는 **Fig. 4-11**에서 보듯이, 연골막이 덜 단단하게 붙어있는 1,2,3 부위를 먼저하고, 그 이후 미측 방향으로 향해서 단단하게 붙어있는 쪽(4 부위)으로 진행하면 점막의 찢어짐 없이 수술이 가능하다.

Dorsal approach는 과거 비중격 연골을 이미 채취한 경력

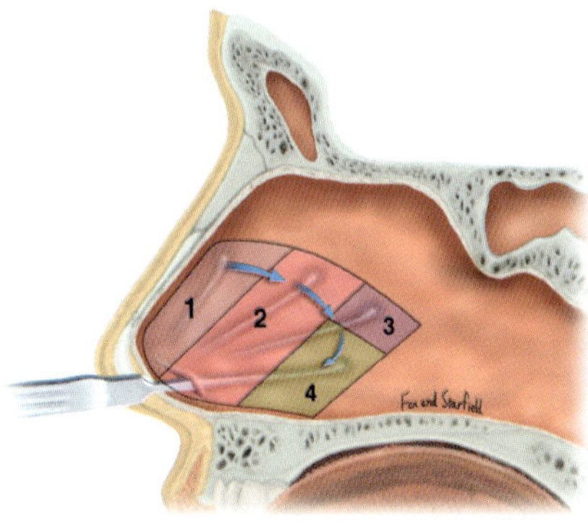

Fig 4-11. 점막연골막 거상 순서

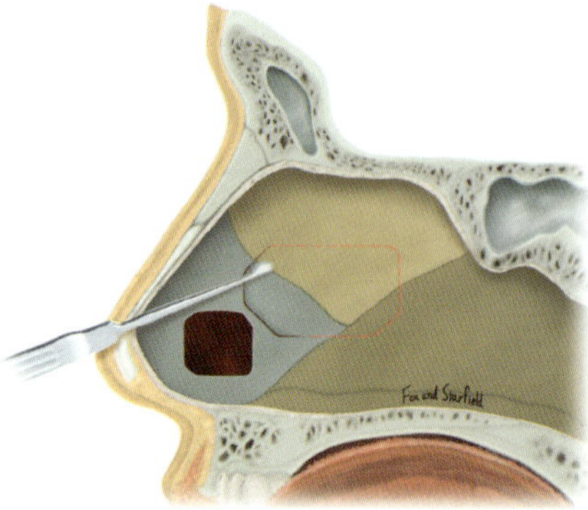

Fig 4-12. Dorsal approach는 과거 비중격 연골을 이미 채취한 경력이 있는 환자에게서 골성비중격에 대한 수술을 할 경우에 유용한 접근법이다.

이 있는 환자에게서 추가로 연골채취가 필요하거나 골성비중격(bony septum)에 대한 수술을 할 경우에 유용한 접근법이다. 과거 채취한 부위의 박리를 피해서 더 두측 위치로의 우회 접근이 가능하기 때문이다(Fig. 4-12).

내측각 접근법(Medial Crural Approach, Intercrural Approach)

이 방법은 개방형 절개 후에 막성 비중격을 통해서 내측각 사이로 접근하는 방법이다(Fig. 4-13).

이 접근법은 내측각 사이의 코끝 지지에 관여하는 연부조직 부착들을 훼손하여 코끝 처짐을 유발할 수 있으므로, 짧은 코, 비주 퇴축, 긴 코 교정 등에서 제한적으로 사용하는 것이 좋다. 코끝 처짐을 최소화하기 위해서, 가능하면, 내측각의 footplate와 비중격의 연결부위는 훼손시키지 않도록 한다.

점막연골막 박리에 관한 요령

① 양쪽 점막연골막 중에서 가급적 쉬운 쪽을 먼저 찢어짐 없이 박리하는 것이 중요하다(예를 들면, 오목한 쪽이나 변형 없는 정상적인 쪽). 그런 후에 반대쪽으로 넘어가는 것이 좋다. 한쪽 박리가 찢어짐 없이 잘 되었다면, 반대쪽의 박리는 두려워할 이유가 없다. 비중격 천공은 양쪽 점막 찢어진 부위가 서로 마주쳤을 때 발생한다.

② 찢어진 점막을 봉합하려는 시도는 성공하기 어렵고, 더 많은 찢어짐을 유발할 수 있다. 한쪽만 찢어진 경우 봉합할 필요가 없다. 양쪽 찢어짐도 양쪽 찢어진 부위가 서로 마주하지 않으면, 비중격 천공으로 이어질 가능성이 거의 없으므로 봉합할 필요가 없다. 그러나, 양쪽 찢어진 부위가 서로 맞닿는 경우에는 천공의 가능성이 크다. 비중격 연골이나 ethmoid bony segment, 또는 PDS plate를 찢어진 점막 사이에 넣고, 실리콘 시트를 양쪽에 대어서 2-3주 유지하여 힐링을 기다린다.

③ 박리 중에 점막 찢어짐이 발생하면, 쉬운 곳으로 우회하여 좋은 층을 찾아 되돌아오는 것이 편리하다.

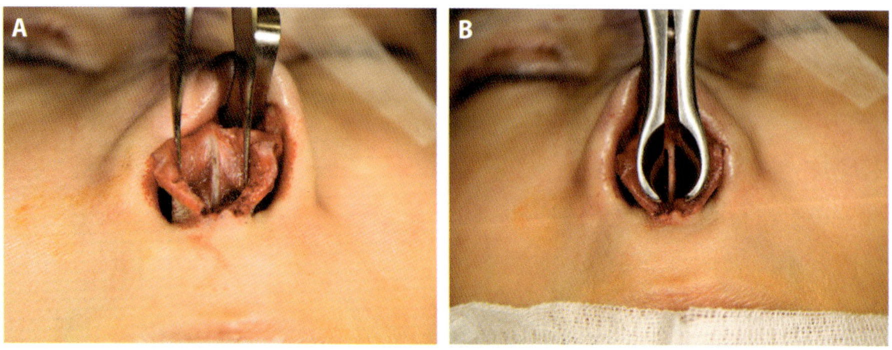

Fig 4-13. Medial crural approach (intercrural approach)

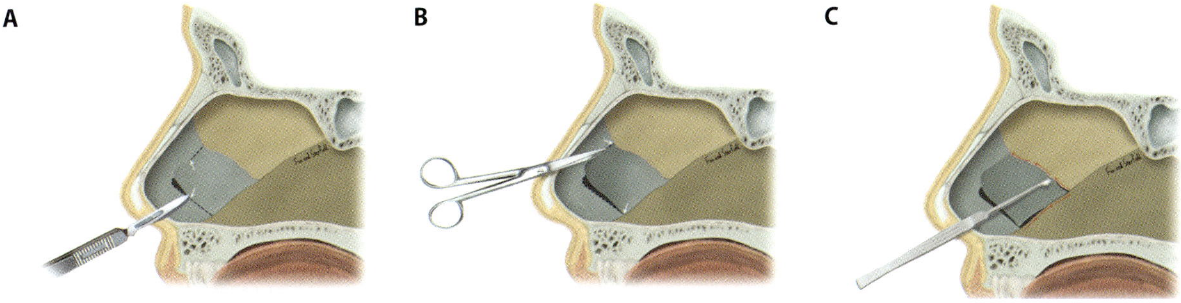

Fig 4-14. 비중격 연골의 채취. A. 비중격 연골의 상단과 하단 부위가 만나는 부위에서 곡선을 가진 L자형의 절개를 가한다. B. L자형 절개는 sharp Metzenbaum scissors를 이용해서 두측과 미측 방향으로 연장된다. C. 비중격 연골을 perpendicular plate, vomer 그리고 maxillary crest에서 분리한다.

연골의 채취

Qudriangular cartilage와 perpendicular plate and vomer는 end-to-end로 연결되어 있어서 쉽게 분리가 되나, qudriangular cartilge와 maxillary crest는 tongue-and-groove articulation을 가지며, 이 부위에서의 연골 분리는 좀 더 어렵다.

먼저 비중격 연골의 dorsum과 caudal 부위가 만나는 부위에서 곡선을 가진 L자형의 절개를 가한다(Fig. 4-14).

이 L자형 절개는 sharp Metzenbaum scissors를 이용해서 cephalic과 caudal 방향으로 연장된다. 비중격 연골과 vomer의 수직판은 end-to-end로 연결되어 있어서, D-knife나 septal elevator로 연골에 살짝 힘을 가하면 쉽게 분리가 된다. 그러나, 비중격 연골과 maxillary crest는 tongue-and-groove articulation 형태로 연결되기 때문에 이 부위에서의 연골 분리는 좀더 어렵지만, 주의 깊게 같은 기구를 사용해서 분리할 수 있다. Swivel knife를 사용하여 연골을 채취하는 것은 피해야 한다. 왜냐하면, 일부 연골이 채취되지 않고 남을 수 있는데, 연골의 크기가 작은 아시아인에게서는 필요한 연골을 충분히 채취해야 하기 때문이다. 특히, 비중격 연골의 posterocephalic 부위의 연골을 최대한 길게 채취하도록 노력하면, 두껍고 긴 연골을 얻을 수 있다(Fig. 4-15).

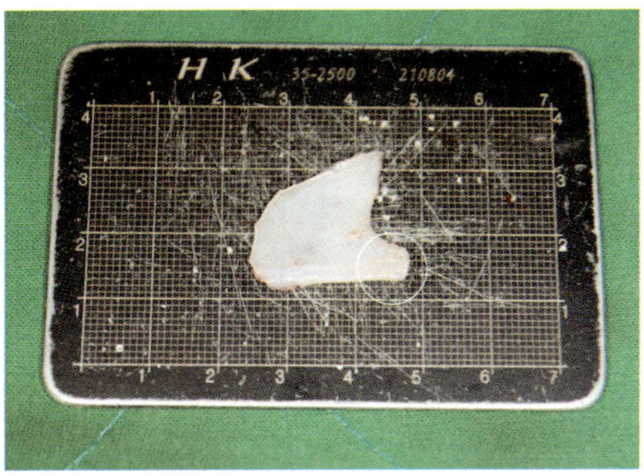

Fig 4-15. 비중격의 posterocephalic 부위의 연골을 최대한 길게 채취하도록 노력하면, 두껍고 긴 연골을 얻을 수 있다.

연골 채취 시에는 비중격의 상단과 하단 쪽에 최소 10-15 mm 이상의 연골을 L-strut 형태로 남겨두어야 말안장코 변형(saddle nose deformity)을 방지할 수 있다. 비중격 하단의 폭보다는 비중격 상단의 폭이 더 중요하다. 충분한 연골 L-strut 남기지 않으면 수술 중에는 문제가 없어 보이더라도, 수술 후에 시간이 지나면서 서서히 말안장코 변형이 발생하는 경우가 드물지 않다. 또는 사소한 외부 충격에 의해 상단 부위가 주저 앉을 수 있다. 그러므로, 실제로 아시아인에서 충분한 양의 L-strut을 남기면서 채취할 수 있는 비중격 연골의 양은 제한적이다.

비중격 연골과 ethmoid bone을 동시에 채취

비중격 연골의 크기가 작은 경우에는 비중격 연골과 ethmoid bone을 하나로 크게 채취하여 사용할 수 있다(Fig. 4-16). L-strut을 남기고, 비중격 연골의 중심부위를 maxillay crest

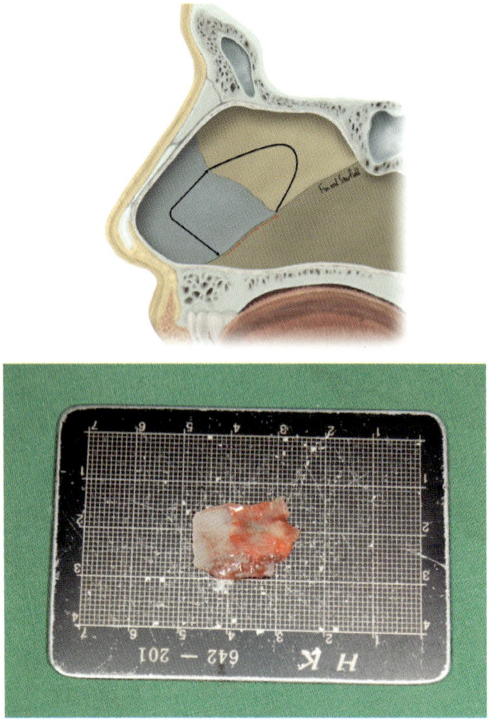

Fig 4-16. 비중격 연골과 뼈를 en bloc으로 동시에 채취

와 vomer로 부터 분리하여 연골이 ethmoid의 perpendicular plate와만 연결된 상태로 만든 후에 septal scissor를 넣어서 ethmoid를 자른다. 잘 잘리지 않으면 절골도나 saw를 사용할 수 있다. 채취 후 뼈부위에 작은 구멍을 여러 개 뚫어서 봉합사가 지나는 통로로 사용한다. 그러나, 실제로 이렇게 채취된 이식물의 연골과 뼈의 접합부위가 일정 각도로 구부러져 있는 경우가 드물지 않고, 비중격 붕괴의 가능성을 높일 수 있으므로, 저자는 선호하지 않는다.

비강내 패킹과 스플린트

비중격 연골 채취 후에는 비중격 혈종을 예방하기 위해서 다음과 같은 세 가지 방법을 적용한다.

단순한 연골 채취 후에 출혈이 심한 경우가 아니라면, 비중격 점막연골막에 대한 봉합만으로도 충분하다. 흡수성 봉합사를 사용한 1-2개의 누빔봉합(quilting suture) 또는 연속 매트리스봉합을 시행할 수 있다.

그러나, 다음과 같은 경우에는 패킹과 스플린트의 사용이 권장된다.

① 비중격 출혈의 가능성이 있는 경우
② 비중격 만곡증의 교정 또는 재건술 후
③ 비갑개 수술 후
④ 절골술 후 절골된 코뼈를 지지해야 할 필요가 있는 경우

항생제 연고를 표면에 바른 부드러운 실리콘 시트를 비중격 양쪽에 대고 매트리스 봉합으로 느슨하게 고정한다. 시트 제거 시기는 시술자마다 다르지만, 대개 2-7일 정도에 제거하면 된다. 단순한 연골 채취 후에는 2일 정도 후에 제거하면 된다. 그러나, 비중격 만곡증 교정이나 좀더 광범위한 비중격 수술 후에는 1주일 이상 지속할 수도 있다.

비강내 패킹은 환자가 호흡의 불편을 갖게 하므로, 최근에는 사용이 매우 감소하였다.

그러나, 절골된 코뼈를 지지해줄 필요가 있는 경우에는 사용될 수 있다.

Toxic shock syndrome을 예방하기 위해서, 스플린트나 패킹하는 동안에는 항생제를 투여하도록 한다.

비중격 연골 채취 부작용

충분한 폭의 상단과 하단의 L-strut을 남기지 않으면, 말안장코 변형이 발생한다. 이것은 수술 후에 바로 나타나지 않고, 몇 개월 또는 몇 년에 걸쳐서 서서히 발생할 수 있다. 아시아인에서는 채취할 수 있는 연골의 양이 적은 경우가 흔하다. 그런 경우에는 L-strut을 적게 남기면서 더 많은 양의 연골을 채취하려는 유혹을 받기 쉽지만, 반드시 10-12 mm 이상의 연골을 남겨야 한다는 원칙을 지켜야 한다.

그 외에, 다른 부작용으로는 혈종, 비중격 천공, 감염, 점막 협착(mucosal synechiae) 등이 있다.

늑연골

늑연골은 유리연골(hyaline cartilage)이다.

늑연골은 양이 많고 여러 번 채취가 가능하며, 흡수가 거의 없다. 따라서 귀연골이나 비중격 연골이 부족하거나 이들을 이미 사용하여 채취가 어려운 경우의 재수술에 유용하게 쓸 수 있다. 하지만 연골이 단단하고, 와핑 현상이 있고, 흉부에 반흔을 남기고, 채취 시간이 더 오래 걸린다는 단점이 있다.

늑연골의 해부학

1번부터 7번 늑연골은 흉골과 직접 연결되어 있고, 이들을 true rib이라 부른다**(Fig. 4-17)**. 8번부터 10번 연골은 그 위쪽의 늑연골을 통해서 흉골에 간접적으로 연결되며, 이들을 false rib이라고 부른다. 6번과 7번 늑연골은 서로 연결되어 있다. 11번과 12번 연골은 흉골과 연결되지 않으며, floating rib이라 불린다.

늑연골 채취 시에 만나게 되는 근육은 external oblique muscle과 rectus abdominis muscle, 그리고 가끔 pectoralis major muscle이다**(Fig. 4-18)**. 6번과 7번 늑연골은 external oblique muscle과 rectus abdominis muscle 아래에 위치하고 있다.

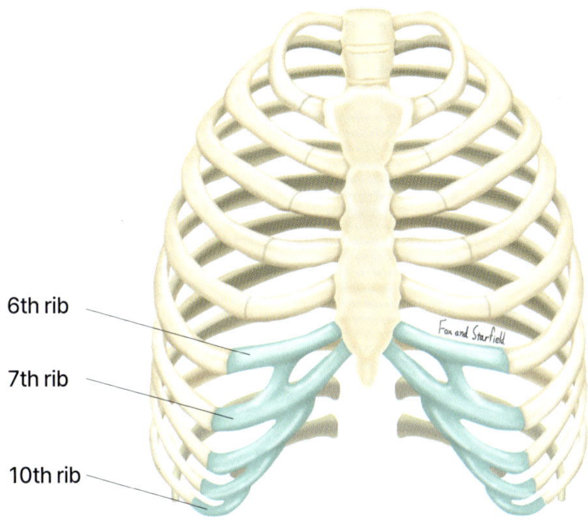

Fig 4-17. 늑연골의 해부학

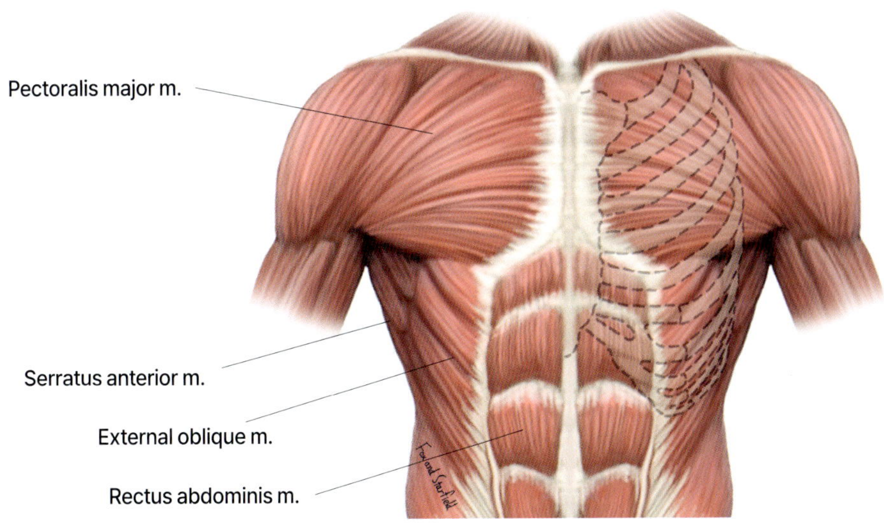

Fig 4-18. 흉곽과 상복부의 근육

수술 전 평가

수술 전 환자와의 면담을 통해 유방확대술, 과거 늑연골 채취 여부 및 흉부 손상 과거력을 파악해야 하며, 흉부 X-ray를 통해서 늑골/늑연골의 과거 골절 여부와 석회화나 골화 여부를 확인해야 한다. 늑연골 석회화는 30대 중반부터 발생하며, 환자가 고령일수록 더 흔하다(Fig. 4-19).

젊은 환자에서도 늑연골의 석회화 또는 골화의 경우가 있으므로, 수술 전에 미리 확인하여야 한다(Fig. 4-20).

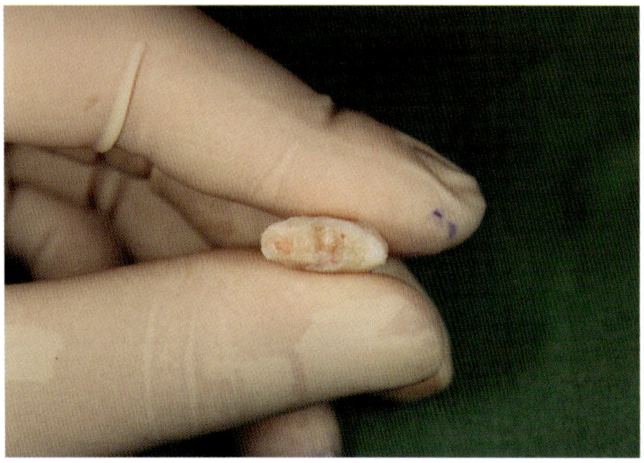

Fig 4-19. 석회화된 늑연골

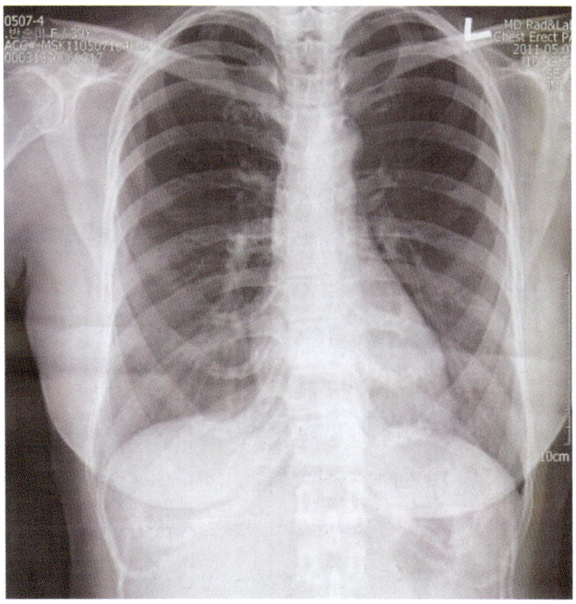

Fig 4-20. 늑연골의 골화

디자인

늑연골 채취는 5-9번 늑연골에서 가능하며, 대부분 6번이나 7번에서 채취하는 경우가 흔하다. 적은 양의 연골이 필요할 때는 floating rib에서도 채취가 가능하다. 주로 환자의 우측 흉곽에서 채취한다. 수술자가 수술하기에 더 용이하고, 수술 후에 흉통이 심장 유래 통증과 혼동되는 것을 피하기 위해서이다.

5-7번 늑연골 채취

절개 위치는 늑연골의 위치, 환자의 성별, 필요한 연골의 길이 등을 고려하여 결정한다.

• 여성

여성의 경우 절개를 유방하 주름선(inframammary fold, IMF)에 위치시켜서 반흔이 가려지게 하는 것이 좋으나, 아시아인에서는 반흔을 가릴 만큼 충분한 볼륨의 가슴과 명확한 IMF를 갖는 경우는 드물다.

환자를 앉힌 상태에서 유두로부터 수직으로 그은 선과 IMF가 만나는 지점에서 1 cm 정도 약간 내측부위로부터 2.5-3 cm 정도 길이의 절개선을 표시한다(Fig. 4-21). 이 절개로 5번과 6번 늑연골 접근이 가장 용이하고, 간혹 7번 늑연골도 채취 가능하다.

7-9번 늑연골은 IMF에서는 채취하기 어려우므로, 직접 해당 늑연골 위의 피부에 절개한다. 이 level에서의 늑연골은, 늑연골과 벽쪽 흉막사이에 결제조직이 다소 더 많기 때문에, 더 위쪽 level의 늑연골에 비해서 기흉의 가능성이 더 적고, 초심자에게도 수술하기 더 쉬운 절개위치이다. 구부러진 6번 늑연골과는 달리, 7번 늑연골은 더 길고 반듯한 편이다. 골-연골 이식편이 필요한 경우에도, 주로 8번과 9번 늑연골이 사용된다.

IMF 절개를 통해 유방확대술을 받은 환자에서는 그 절개선을 그대로 이용할 수 있다. 이때, 보형물의 파열에 주의해야 한다.

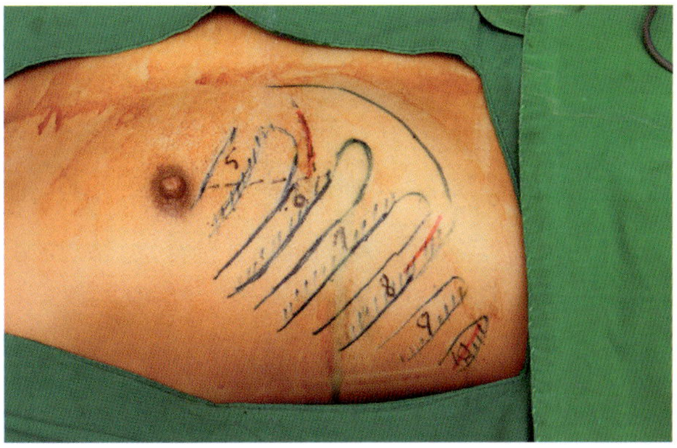

Fig 4-21. 늑연골 채취 시 절개의 위치. 5번과 6번 늑연골 채취는 유방하 절개를 통해 가능하고, 7번에서 10번 늑연골 채취는 연골 위치에 직접 절개를 가하여 진행된다.

• **남성**

남성의 경우 절개는 채취하고자 하는 6번 또는 7번 늑연골 바로 위에 하면 된다.

아시아인에서 흉부는 비후성 반흔이 잘 생기는 곳이므로 지나치게 긴 절개선은 눈에 띌 수가 있다. 반대로 지나치게 짧은 절개는 나쁜 시야로 인해 오히려 혈관 손상이나 기흉 등의 합병증을 유발할 수 있고, 또한 retractor에 의한 피부의 당겨짐과 마세레이션(maceration)으로 오히려 반흔이 더 잘 보일 수 있다.

Floating Rib 채취(11, 12번 늑연골)

11번과 12번 늑연골은 흉골과 연결되어 있지 않고 그 크기가 작기 때문에 채취 시에 큰 절개선은 필요치 않고, 1-1.5 cm 길이로 충분하다. Costo-chondral junction에서부터 floating rib의 끝쪽 방향으로 나아가면서 채취할 수도 있고, 반대로 끝쪽에서 costo-chondral junction 방향으로 향해 가면서 채취할 수도 있다. 어떤 방향으로 채취하느냐에 따라 절개 위치가 달라진다.

수술과정

마취

늑연골 채취는 정맥 진정과 국소 마취제를 이용하여 가능하지만, 늑연골을 이용한 코 성형수술은 대개 상당한 수술 시간이 소요되므로, 수술자와 환자 모두가 편안하게 느낄 수 있는 전신 마취가 권장된다.

국소마취제 주사

국소마취제 주사 전에, 늑연골접합부(늑골과 늑연골 연결부)의 위치와 석회화의 정도를 확인하기 위해서, 25게이지 바늘로 피부를 통해서 채취할 늑연골 몇 군데를 찔러서 위, 아래, 내외측 방향으로 확인해본다. 석회화가 심하면 위, 아래의 다른 늑연골로 옮겨간다. 비록, 한개의 늑연골이 많이 석회화 되었더라도 다른 늑연골은 덜 석회화 된 경우가 흔하다.

절개선과 수술 부위는 1:200,000 epinephrine이 함유된 1% lidocaine을 주사한다. 수술 중 출혈을 최소화하기 위해 피하조직, 근육, 연골막을 포함한 모든 층에 주사한다.

절개와 박리

피부와 피하조직의 절개를 통하여 복부의 표층 근막(scarpa's fascia)을 노출시킨다. 근막을 절개하면 복부 근육이 노출된다. 절개 위치에 따라 external oblique muscle, rectus abdominis muscle 그리고 종종 pectoralis major muscle을 접하게 된다. 늑연골에 접근하는 가장 이상적인 방법은 rectus abdominis muscle과 external oblique muscle 사이로 근섬유를 절단하지 않고 접근하는 것이지만, 항상 가능한 것은 아니다. 만약 근육을 통과해야 한다면, 근섬유를 절단하기보다는 분리하는 것이 수술 중 출혈과 수술 후 통증을 줄이고 근육 repair를 용이하게 하기 위해 권장된다. 늑연골을 덮고 있는 조직은 충분히 박리하여 늑연골막을 완전히 노출시키고, 늑연골 접합부를 확인한다. 늑연골 접합부는 대부분 시각적으로 확인할 수 있지만, 접합부가 확인되지 않는 경우에는 바늘을 사용하여 확인해야 한다. 이제, 연골에 여러 지점에 가는 바늘을 찔러서 석회화의 존재와 범위를 확인한다.

연골 채취

채취할 연골의 연골막에 십자가 모양(H-자 모양)의 절개를 가한다(Fig. 4-22). 이 연골막 절개는 늑연골 앞면 중앙선을 따라서 외측으로는 연골 접합부로, 내측으로는 늑골-흉골 접합부까지 연장되어 연골의 외측과 내측 접합부 부위에 십자 형태의 절개가 생기게 한다. 연골막 절개가 너무 얕으면, 연골막을 쉽게 떼어낼 수 없다. Freer elevator를 사용하여 연골막을 신중하게 늑연골의 앞면에서 들어 올리되, 위아래 가장 자리 방향으로 또한 내측과 외측 접합부 방향으로 시행한다. 연골막의 내측 및 외측 끝 부분은 연골에 더 강하게 붙어 있어, elevator로 들어 올릴 때 연골막이 쉽게 찢어질 수 있다. 후방 연골막이 찢어지면 흉막 손상이 발생할 수 있으므로 모든 예방 조치를 취해야 한다. 앞쪽 연골막을 들어 올린 후에는 후방 연골막을 들어 올린다. 후방 연골막은 늑연골 접합부 부위에서 시작하는데, 처음에는 가시성이 좋지 않기 때문에 연골막과 흉막을 손상시키지 않도록 특별히 주의해야 한다. 대부분의 흉막 손상과 기흉은 이 과정 중에 발생한다. 후방 연골막을 늑연골 접합부에서 들어 올린 후, 연골과 들어 올린 후방 연골막 사이에 protector를 삽입하여 연골막과 흉막을 보호한 상태에서 scalpel blade를 사용하여 늑연골 접합부를 절단하고 분리한다. 절단은 전층으로 하지 않고, 늑연골 접합부의 3/4 두께를 먼저 절단하고, 이후에는 elevator를 초기 절단으로 생긴 틈에 삽입한 후, elevator를 비틀어 늑연골 접합부 후방 1/4 두께를 골절시킨다. 이 방법은 전층 절단을 칼날로 하는 것에 비해 흉막 손상을 예방하는 데 유용하다. 그런 다음 절단된 표면을 들어 올리면서, 후방 연골막 박리와 후방 표면에서의 연골막을 들어 올리는 작업을 내측방향을 향해서 진행한다. 연골은 늑골-흉골 접합부에서 절단하거나, 필요한 길이에 따라 늑골-흉골 접합부보다 더 외측에서 절단한다. 연골막 이식이 필요한 경우에는 연골막을 채취할 수 있으나, 신경혈관 다발과 흉막 손상을 방지하기 위해 최대한 주의해야 한다. 8-10번 늑연골은 내측에서 서로 합쳐져 있기 때문에, 합쳐진 부위에서는 연골을 다른 연골로부터 잘라서 분리해야 한다.

Floating rib의 채취는, 연골의 끝부위에서부터 박리하는 경우 연골막을 벗기지 않고 통째로 채취하는 것이 오히려 간편하다. 반면에, 연골접합부 쪽에서부터 채취하는 경우 6, 7, 8번 늑연골 채취 과정과 같은 방법으로 시행된다.

Valsalva법

상처 봉합 전에 수술 부위를 항생제가 포함된 생리식염주로 채운 후, 마취과 의사에게 최대한 폐를 팽창시키기 위해 Valsalva 조작을 시행하도록 요청한 후, 수술 부위에 공기 방울이 있는지 확인하여, 흉막 손상 여부를 검증한다.

상처 봉합

연골막은 반드시 봉합할 필요는 없지만, 저자는 이를 흡수성 봉합사로 봉합한다. 근육, Scarpa's fascia, 피하층 및 피부층을 층별로 봉합한다. Retractor 사용으로 인해 심각한 피부 maceration이 발생한 경우, 피부 가장자리를 절제하여 복원하면 반흔 형성을 줄이는 데 도움이 된다. 배액관은 필요하지 않으며, 압박 드레싱은 하루 동안 시행한다.

늑연골 채취 부작용

늑연골 채취와 관련된 부작용으로는 기흉, 혈흉, 장액종, 혈종, 이식편 골절, 반흔 등이 있다.

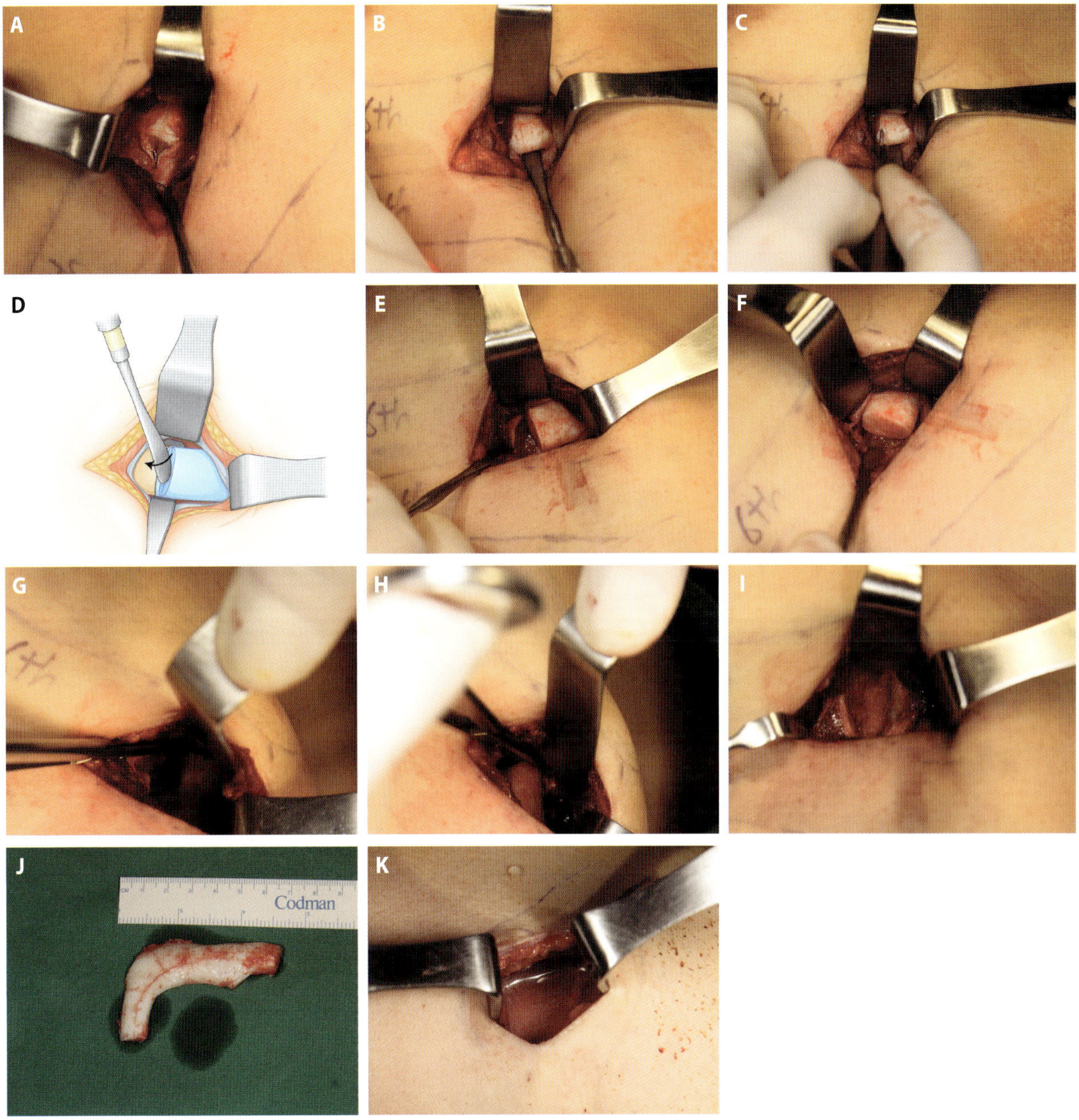

Fig 4-22. 늑연골 채취. A. 외측 늑연골 접합부와 내측 늑골-흉골 접합부의 연골막에 십자 모양의 절개를 가한다. 절개선은 연골의 중앙선을 따라서 연결된다. B. 연골막을 늑연골 앞면으로부터 들어 올린 후에 연골접합부 후면으로부터 조심스럽게 들어 올린다. C. 연골접합부 후면 연골막과 연골 사이에 protector를 삽입하여 연골막과 흉막을 보호한 후, scalpel blade를 사용하여 늑연골 접합부의 약 3/4 두께를 절단한다. D, E. 둔한 elevator를 절개로 생긴 틈에 삽입하고, elevator를 비틀어 아직 절단되지 않은 늑연골 접합부의 후방 1/4 두께를 골절시키면, 연골이 완전히 분리된다. F. 절단된 표면을 들어 올리면서 후방 연골막을 박리하여 들어 올리면 내측으로 진행한다. G, H. 연골을 늑골-흉골 접합부보다 약간 외측에서 절단하여 채취한다. I. 연골을 채취한 후, 후방 연골막은 찢어지지 않고 온전한 상태임을 확인한다. J. 채취된 늑연골(7번 늑연골). K. Valsalva 법을 시행하여 공기 누출이 없음을 확인한다.

기흉

주요 공여부 합병증은 흉막 손상으로 인한 기흉이다. 기흉을 예방하기 위해 가장 중요한 것은 채취 과정에서 늑연골의 두측과 미측 경계 및 후방면에서 연골막이 찢어지는 것을 피하는 것이다. 만약 폐 실질 손상 없이 벽측 흉막 손상이 감지될 경우, 손상 부위를 통해 고무 카테터를 흉강 내에 삽입한다. 카테터는 음압을 유지하기 위해 벽면 흡인기에 연결한 후 상처를 봉합한 후, 마취과 의사가 폐를 완전히 팽창시킨 상태에서 고무 카테터를 제거하고 최종 피부 봉합을 시행하고, waterproof 드레싱을 시행한다. 흉막 봉합은 필요하지 않다. 가능하다면 수술실에서 이동식 X선을 사용하여 상체를 세운 상태로 흉부 X선을 촬영한다. 이 절차만으로도 흉강 내 공기를 대부분 제거할 수 있어 흉관 삽입이 필요 없게 된다. 수술 중 인지하지 못한 흉막 손상으로 인해 수술 후 흉부 X선에서 미세 기흉이 발견될 수 있다. 이러한 경우 고농도 산소 치료를 통해 자연적으로 해결될 수 있지만, 경과 추적이 필요하다.

장액종 및 혈종

공여부의 장액종이나 혈종은 흔하지 않고, 연골 채취 후에 배액관도 필요하지 않다. 그러나, 비만 환자에서는 필요시 음압 배액관을 사용할 수 있다. 장액종이나 혈종 발견 시에는 흡인과 압박으로 대부분 해결된다. 장액종은 여러 번의 흡인이 필요하다.

이식편 골절

늑연골 채취 시에 이식편 골절은 흔하지 않으나, 석회화를 동반하는 연골에서는 골절이 발생할 수 있으므로 주의해야 한다.

반흔

흉부는 비후성 반흔이나 켈로이드가 발생할 수 있는 부위이므로, 이에 대해서 수술 전에 환자에게 설명하는 것이 필요하다.

진피지방

진피지방은 상피가 제거된 진피와 피하지방으로 구성되며, 다음과 같은 상황에서 사용될 수 있다.

- 얇은 피부를 가진 환자에서 비배부 융비술이 필요할 때
- 얇은 코 끝 피부를 위한 연조직 패딩
- 비배부, 코끝/비익 부위의 굴곡 교정
- 보형물로 인한 비배부 피부의 발적 교정
- 주입된 액체 이물질 제거 후 조직 개선
- 감염이 있는 경우 즉각적인 비배부 융비술이 요구될 때

진피의 두께는 sacrococcygeal 부위에서 가장 두텁고 단단하기 때문에, 이 부위가 공여부로 가장 추천된다. 중앙부 엉덩이 주름에서 2-3 mm 정도 바깥쪽의 한쪽 엉덩이 부위에서 세로 절개를 통해서 채취한다(Fig. 4-23). 진피지방은 채취하자마자 수축하기 때문에, 필요한 길이보다 약간 길게 절개할 필요가 있다. 항문에 가까울수록 흉터가 가려지는 효과가 크지만, 너무 가까우면 항문누공의 위험이 있고, 진피의 성질이 좋지 않기 때문에, 항문에서 2-3 cm 이상 떨어지는 것이 좋다. 피부를 15번 블레이드를 사용하여 절개하되, 피하 지방은 노출되지 않도록 한 후에, 10번 블레이드를 사용하여 상피를 벗겨낸다. 상피가 불완전하게 제거되면 이식 부위에 표피 낭종이 발생할 수 있으므로 상피를 완전히

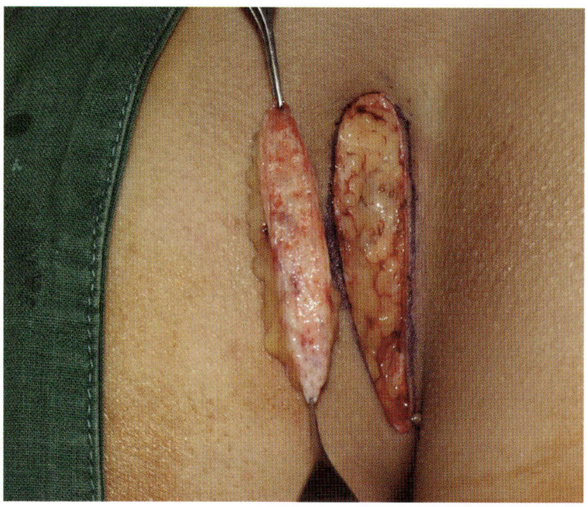

Fig 4-23. 진피지방 채취

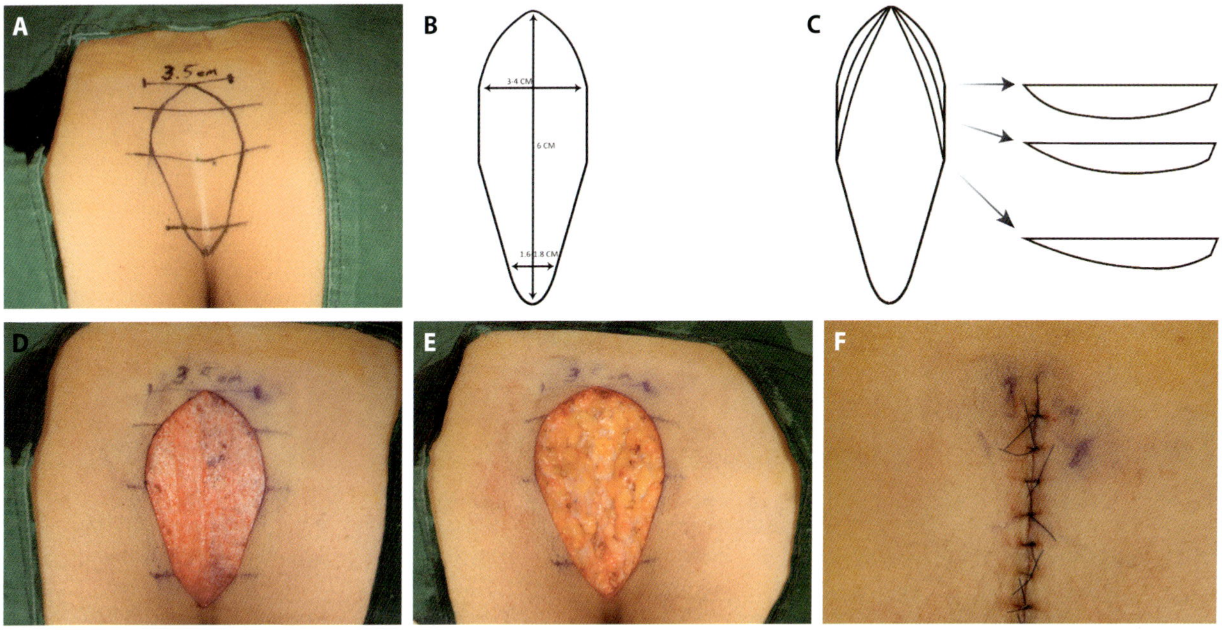

Fig 4-24. 수직으로 접힌 진피이식을 위한 채취(Vertically oriented folded dermal graft). A, B. 이식편은 sacrococcygeal area의 중앙에 위치하며, 이식편의 하단은 미추에서 2 cm 위에 위치한다. 이식편의 길이는 6 cm이며, 상단의 너비는 3-4 cm, 하단의 너비는 1.6-1.8 cm이다. C. 원하는 radix 높이가 높을수록, 이식편의 상단 부위 너비를 더 넓게 디자인해야 한다. D. 절개 및 상피 제거 E. 진피와 지방층이 채취된 후의 모습 F. 피부 봉합

제거하는 것이 중요하다. 상피 제거가 완료되면, 진피 절개를 피하 조직까지 이어서 진행하여, 전체 이식편을 한 덩어리로 채취한다.

진피지방은 지방의 흡수율이 높기 때문에, 비배부 융비술 후에 심한 높이 저하로 인해서 환자의 불만족도가 높은 편이다. 저자는 비배부 융비술에 진피지방 보다는 수직으로 접힌 진피이식(vertically oriented folded dermal graft)을 선호한다.

접힌 진피 이식편(Folded Dermal Graft) 채취

비배부 융비술을 위한 수직으로 접힌 진피이식(vertically oriented folded dermal graft) 채취는 다음과 같다.

환자의 sacrococcygeal area에 **Fig. 4-24A**에 보는 것처럼 디자인한다. 디자인된 이식편의 가장 아래부위는 coccyx로부터 2 cm 상방에 위치한다. 디자인의 자세한 크기는 **Fig. 4-24B**에 표시되어 있다.

Radix부위를 얼마나 높게 하느냐에 따라서 디자인의 위쪽 부위 모양이 달라진다**(Fig. 4-24C)**. Radix를 높게 하기를 원할수록, 이식편의 상단 부위의 폭을 넓게 디자인한다.

채취방법은 위에 언급한 진피지방의 채취와 같으나, 지방을 최소한으로 포함되게 한다.

공여부 봉합 시에 skin undermining은 시행하지 않는 것이 좋다. 그 이유는 피부의 괴사 위험성을 피하기 위해서이다. 배액관은 필요하지 않다.

이식편의 제작(Fabrication of the graft): 이식편을 수직으로 접어서 여러 개의 봉합을 이식편에 시행함으로써, 이식편의 폭을 좁고 컴팩트하게 하며, 이식편의 높이를 높게 형성할 수 있다**(Fig. 4-25)**.

먼저, 이식편의 양쪽 끝 부위를 핀으로 두꺼운 종이판에 고정한 후에, 진피와 최소한의 지방층을 포함해서 약 4 mm 두께가 되도록 트리밍 한다. 이식편의 중앙과 그 양측에 직선 라인을 표시한다. 그 두 개의 직선 라인을 따라서 5군데에 봉합을 하여서(6-0 nylon), 이식편을 중앙을 기준으로 접

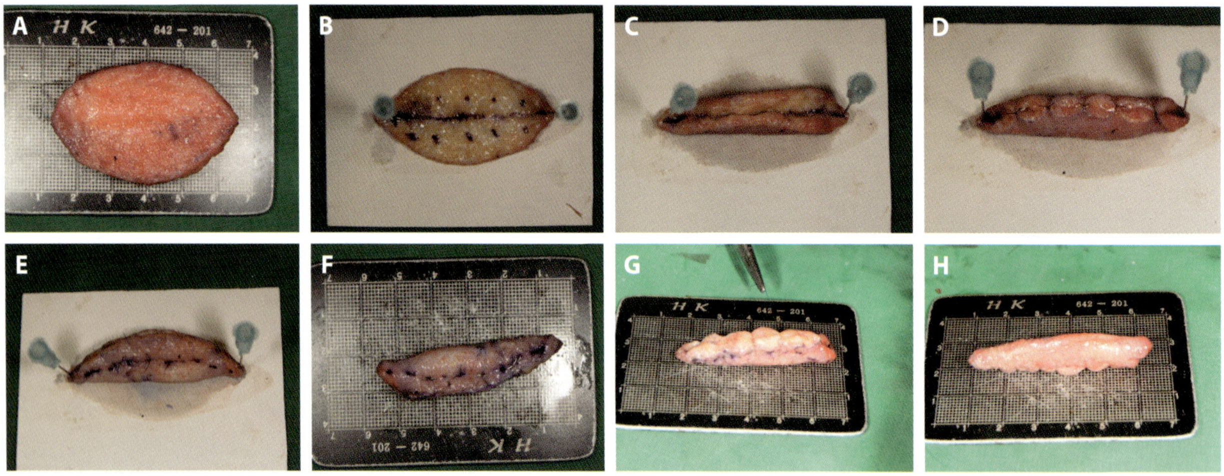

Fig 4-25. 이식편의 제작(Fabrication of a graft). A. 최소한의 지방층을 포함하여 채취된 이식편 B. 이식편의 중앙과 그 양측에 직선 라인과 내부 봉합할 부위를 표시한다. C. 5군데의 내부 봉합을 시행하여 이식편을 접는다. D. 이식편의 기저부에 4군데 정도 봉합한다. E. 이식편의 바깥쪽에 여러 개의 수평봉합을 시행하여 이식편을 컴팩트하게 만든다. F. 수평봉합에 의해 이식편의 기저부가 불룩해지면, 기저부를 트리밍한다. G. 기저부에 outer circular suture를 시행한다. H. 이식편이 최종적으로 수직으로 바르게 서 있게 된다.

는다. 접힌 이식편의 기저부에 4군데 정도 봉합을 한다(5-0 nylon). 그 다음에 이식편의 양쪽 겉면에 봉합하여 이식편을 더 컴팩트하게 하고(5-0 nylon), 이로 인해서 이식편의 기저부가 불룩해지면, 기저부를 트리밍 한다. 그 다음에 기저부에 outer circular suture를 한다(5-0 nylon). 이렇게 봉합한 한 후에 이식편은 **Fig. 4-25H**처럼 수직으로 서 있어야 하고 손으로 눌렀을 때도 옆으로 넘어지지 않는 모습을 유지해야 한다. 이렇게 형성된 최종적인 이식편의 높이는 10-12 mm가 된다.

측두근막(Temporal Fascia)

근막(fascia)은 섬유아세포(fibroblast), 콜라겐 섬유(collagen fiber), 탄력 섬유(elastic fiber)로 구성되어 있으며, 인체의 다양한 부위에서 채취할 수 있다. 코성형에 사용되는 근막은 대퇴근막(fascia lata)과 측두근막(temporal fascia)이다. 측두근막의 장점으로는 1) 기증 부위와 코성형 수술 부위가 동일하고, 2) 이식편을 채취하는 절차가 간단하며, 3) 기증 부위의 합병증이 현저히 낮다는 점이 있다. 최근에는 사체 유래의 동종진피나 동종근막의 활용이 보편화되어서 자가 측두근막의 사용이 줄어들기는 했으나, 여전히 유용한 자가조직 중의 하나이다. 측두근막은 일반적으로 다이스 연골(diced cartilage)을 감싸거나 연골 이식편을 덮는 데 사용된다. 또한 얇은 피부를 가진 환자들에게는 비치는 뼈-연골 구조를 가리기 위한 목적에도 활용된다. 측두근막 이식편 자체가 작은 변화를 위한 비배부 융비술을 위해 사용될 수도 있다.

측두근막의 해부학

두개골을 덮고 있는 연부조직층은은 피부, 피하지방층, galea aponeurosis, subgaleal loose areolar tissue, 그리고 골막으로 구성된다**(Fig. 4-26)**.

측두근막은 측두근을 덮고 있는 두텁고 질긴 근막으로, superficial layer와 deep layer 두개의 층으로 되어 있다**(Fig. 4-27)**. 천측두근막(superficial temporal fascia)은 SMAS의 연장으로, 앞쪽으로는 frontalis muscle과 연결되며, 위쪽으로는 galea aponeurosis와 이어져 두개골의 거의 전체 측면을

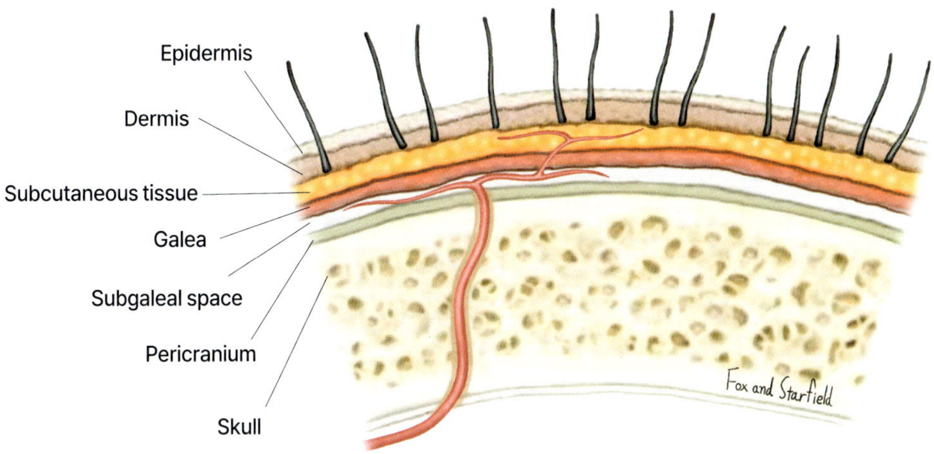

Fig 4-26. 두개골을 덮고 있는 연부조직 피부, 피하지방층, galea aponeurosis, subgaleal loose areolar tissue 그리고 골막으로 구성된다.

덮는다. 깊은 심측두근막(deep temporal fascia)은 두개골의 periosteum과 연속되며 정확히 측두근(temporalis muscle)을 덮고, 크기는 10 x 12 cm이다. 천측두근막과 심측두근막은 두께 차이를 제외하고는 조직학적으로 동일한 조직이다. 코성형에서는 두께가 더 두터운 심측두근막이 선호된다.

측두근막 채취 과정 중에 만나게 되는 혈관은 천측두동맥과 정맥(superficial temporal artery and vein)이다.

천측두동맥은 외이도 앞쪽(preauricular region)에서 나오며, zygomatic process의 posterior root 위를 지나며, 약 1 cm 정도 tragus 앞쪽을 지나간다. 이 동맥은 천측두근막 내를 지나며, 대부분 zygomatic arch 위쪽에서 frontal branch와 parietal branch로 분지한다**(Fig. 4-28)**.

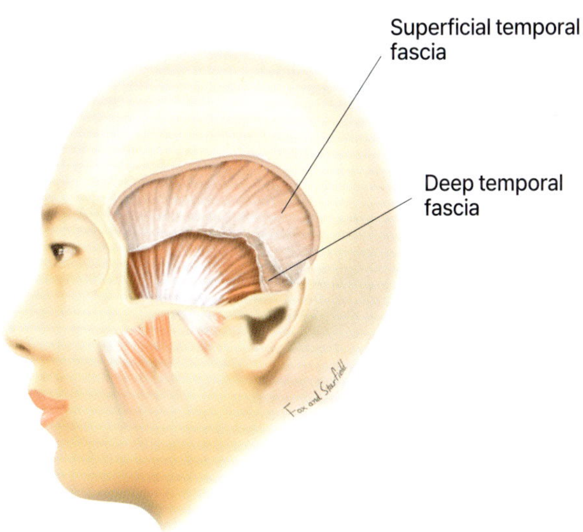

Fig 4-27. 측두근막은 superficial layer와 deep layer 두개의 층으로 되어 있다.

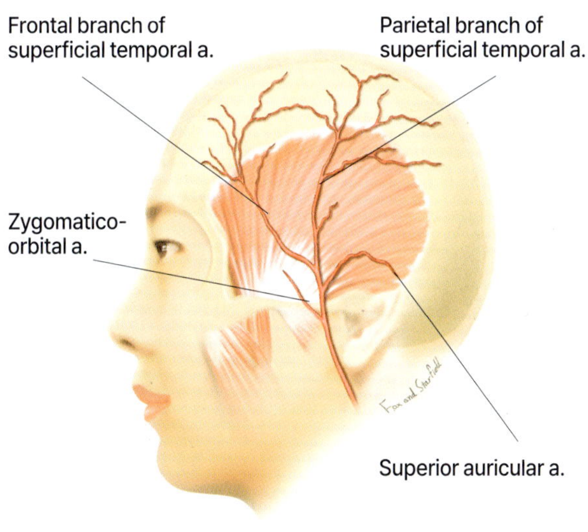

Fig 4-28. 천측두혈관

채취 방법

측두근막은 국소마취로 쉽게 채취가 가능하며, temporal crest와 귀 외각의 상부뿌리(superior root of ear helix) 사이에서 채취한다.

귀 외각의 상부 뿌리에서 1 cm 앞쪽, 3 cm 위쪽에 3-4 cm의 피부절개를 가한다(**Fig. 4-29**). 절개는 피하조직을 통과하여 진행된다. 모낭에 대한 손상을 최소화하기 위해, 절개부위의 가장자리는 폭이 좁은 retractor나 hook retractor를 사용하여 당기며, 최소한의 힘만 가해야 한다. 지혈을 위해 전기응고기를 사용할 때, 전극 끝이 모낭에 가까이 가지 않도록 해야 하며, 지나치게 많은 열이 가해지면 절개 흉터 주변에 탈모가 발생할 수 있다. 외경동맥에서 나오는 천측두동맥과 정맥은 귀 앞쪽을 지나며, 동맥은 비교적 쉽게 촉지할 수 있다. 동맥은 천측두근막 깊은 곳을 지나고, 정맥은 동맥의 표면을 따라 지난다. 수술자는 이 혈관들을 실수로 손상시키지 않도록 주의해야 하며, 필요한 경우 혈관을 결찰할 수 있다.

천측두근막을 열고 당기면, 반짝이는 막이 보이는데, 그것이 심측두근막(deep temporal fascia)이다. 심측두근막을 절개하여 측두근에서 분리한다. 근막을 가능한 한 큰 크기(최대 5 x 4 cm)로 채취하는 것이 중요하다.

측두근막을 채취한 후 혈종이 형성될 수 있으므로, 지혈에 주의를 기울이고 압박 드레싱을 적용한다. 대부분의 경우 배액은 필요하지 않다.

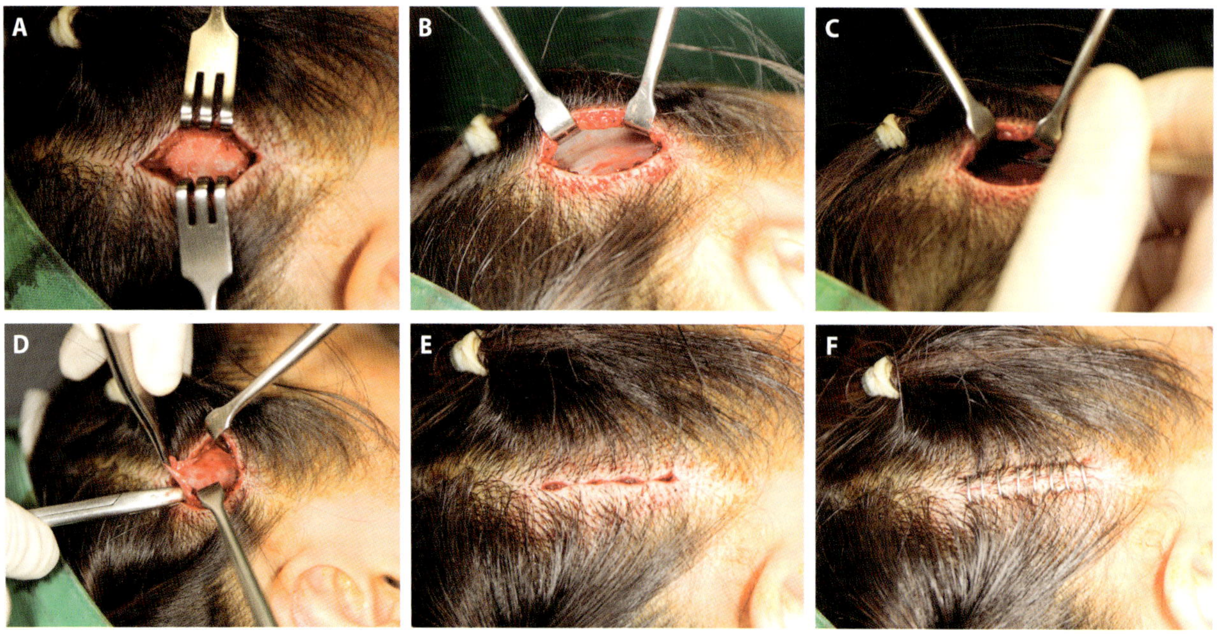

Fig 4-29. 심측두근막의 채취. A. 두피에 3 cm의 수직 절개를 가하며, 이때 표면 측두혈관을 손상시키지 않도록 주의한다. B. 천측두근막을 들어 올린 후 심측두근막을 노출시킨다. 박리는 가능한 한 넓은 근막을 노출할 수 있도록 근막 상층 평면에서 충분히 넓게 해야 한다. C. 심측두근막에 절개를 가한다. D. 심측두근막을 채취한다. E. No. 4-0 vicryl 흡수성 봉합사를 사용하여 상처를 봉합한다. F. 피부 스테이플러를 사용하여 피부를 봉합한다.

Chapter

05 보형물을 이용한 비배부 융비술

낮은 비배부는 아시아인 코에서 매우 흔한 특징이다. 이로 인해 비배부 융비술은 아시아인 코성형에서 가장 자주 시행되는 수술 중 하나이다.

비배부 융비술에 사용되는 재료에 대한 선호도는 아시아 국가의 의사들과 서구 국가의 의사들 사이에서 뚜렷한 차이가 있다.

보형물에 비해 자가 조직이 부작용 측면에서 우수하다는 것은 의심의 여지가 없다. 그러나 자가 조직은 1) 미적인 측면에서 만족도가 다소 낮고, 2) 공여 부위의 부작용, 3) 이식된 조직의 흡수로 인한 높이 감소나 굴곡, 4) 보다 복잡한 수술 절차 등 단점이 있다. 이러한 이유로 보형물은 아시아에서 비배부 융비술에 흔히 사용되고 있다.

두꺼운 연조직 외피 덕분에 아시아인 환자에게는 보형물 윤곽이 보이는 문제가 덜하다. 두터운 피부를 가진 아시아인에게 적절한 위치에 고품질의 보형물을 정확한 수술 기법으로 사용하면 부작용의 빈도를 최소화하고 미학적으로 만족스러운 결과를 얻을 수 있다.

그러나, 얇은 비배부 피부의 경우에는 자가 조직이 권장되며, 여기에는 자가진피, 측두근막으로 감싼 잘게 썬 입자 연골(diced cartilage wrapped in fasica) 또는 글루드 입자 연골(glued diced cartilage) 등이 포함된다.

수술 전 평가와 계획

수술 전에 다음 사항들을 평가하여야 한다.

① 안면비대칭 여부
② 휜코 여부
③ 코끝과 비공의 비대칭
④ 비배부 피부의 특성(피부 텍스쳐, 색깔, 정맥 비침이나 모세혈관 확장과 같은 피부 병변)

수술 전 평가 시에 코만 보지 말고, 얼굴 전체를 봐야 한다. 얼굴 비대칭과 안면마비가 있는지 체크하고, 코와 얼굴의 비율을 체크한다.

휜코에서는 비배부 융비술 후에 휜코가 더 심해 보이는 현상이 생길 수 있다. 수술 전 평가에서 휜코 정도가 무시할 만한 정도인지, 위장기법수술(camouflage)이나 비교정수술을 필요로 하는지 결정해야 한다.

휜코는 아니지만, 코뼈의 중심부위를 기준으로 좌우 높이가 다른 경우에 그 위에 올려진 보형물이 한쪽으로 미끄러지면서 변위되기 쉬우므로, 보형물 삽입 전에 코뼈에 대한 rasping으로 비대칭 교정을 하거나, 보형물의 밑면쪽을 비대칭적으로 제작할 필요가 발생한다.

내안각거리(눈사이 거리)가 짧은 환자는 비배부 융비술 후에 눈 사이 거리가 더 가까워 보이는 현상이 생기므로 주의해야 한다. 편편한 이마를 가진 환자는 비배부 융비술 시에, 볼록한 이마를 가진 환자에 비해서 radix 부위를 더 낮게 해야 한다. 중안면부가 긴 환자는 융비술 후에 얼굴이 더 길어 보이는 착시가 발생할 수 있다. 넓은 얼굴을 가진 아시아인은 비배부 융비술 후에 얼굴 중앙부위에 입체감이 생김으로써, 얼굴이 작아 보이고, 입과 턱이 덜 돌출되어 보이는데, 이러한 점은 아시아인들이 관심을 많이 갖는 현상이다.

비배부의 피부를 통해서 비쳐보이는 정맥이나 붉은 피부색은 보형물의 사용으로 악화될 수 있다.

아시아인의 융비술 시행할 때, 아름답고 자연스러운 모양을 위해서는, radix와 supratip 부위의 모양이 중요하다. 아시아인의 radix는 너무 높으면 안 되고, supratip break는 너무 과장되게 보여서는 안 된다. 여성의 경우, 측면에서 보면, 비배부에서 코끝으로 이어지는 약간의 곡선을 선호하고, 남성의 경우에는 supratip break이나 곡선을 선호하지 않는다 (Fig. 5-1).

보형물

아시아인 비배부 융비술에 흔히 사용되는 보형물은 silicone과 e-PTFE이며, 이 중에서 silicone이 더 자주 사용되고 있다.

Silicone 보형물

Silicone 보형물은 규소(silicon (Si))와 다른 첨가물의 혼합체인 polydimethylsiloxane이다.

Silicone 보형물은 시간이 지나도 보형물 높이에 변화가 없다는 점이 중요한 장점 중 하나이다. 캡슐 형성 및 석회화는 실리콘 보형물의 특징 중 일부이다(Fig. 5-2).

e-PTFE 보형물

Teflon이란 브랜드로 잘 알려진, 합성 resin인, polytetra fluoroethylene (PTFE) powder를 두 개의 롤러 사이에 통과시켜서 두께 약 0.01 mm 정도의 얇은 막으로 만든 후에, 이 얇은 막을 열과 기계적 힘을 이용하여 팽창시키면, 내부에 벌집 모양의 미세기공(micropores)이 형성되는데, 이를 expanded PTFE (e-PTFE)라고 부른다. 현미경으로 보면, 내부 구조는 nodule과 fibril로 구성된다(Fig. 5-3). Fibril의 방향이 팽창시킨 방향과 일치한다. 얇은 e-PTFE 막 100-200겹을 겹친 후에 열을 가하면서 압착하면 약 1-1.5 mm 두께의 sheet가 형성된다. 이 과정을 reinforcement라고 한다. Sheet

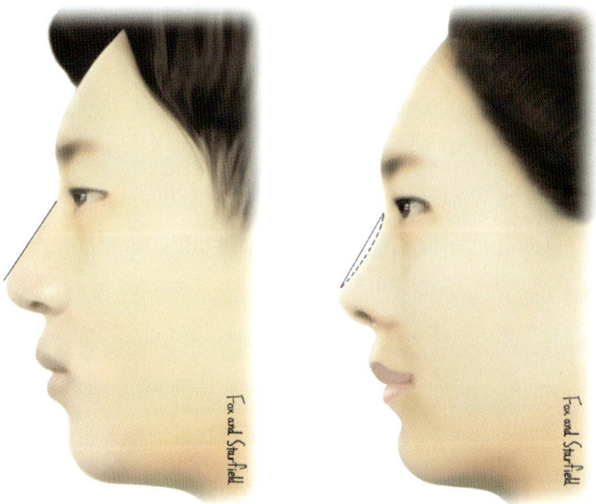

Fig 5-1. 아시아인 여성의 경우, 측면에서 보면, 비배부에서 코끝으로 이어지는 약간의 곡선을 선호하고, 남성은 직선을 선호한다.

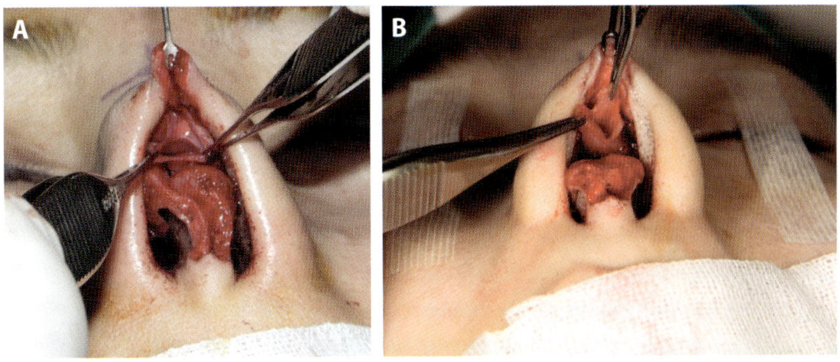

Fig 5-2. 실리콘 캡슐. A. 얇은 두께의 정상적인 캡슐 B. 비후된 캡슐

10겹 정도를 겹쳐서(laminated) 높이 10 mm 정도의 block을 완성하며, 이 block이 보형물로서 공급된다. 최근에는 공장에서 이 block을 nasal implant의 형태로 carving 한 후에 병원에 공급하기도 한다. "Reinforcement" 과정을 하는 이유는, 만일, laminate 하지 않고, 두꺼운 한 개의 층으로 팽창하여 제조한다면, 한쪽 방향(fibril 방향)으로 아코디언처럼 무너질 것이다. 팽창된 얇은 막을 여러 겹으로 하여 두꺼운 block을 제조함으로써 이러한 현상을 피할 수 있다.

제조과정에서 bidirectional expansion 한 제품은 기술적으로 훨씬 어려워서 일부 회사에서만 제조가 가능하다. e-PTFE 제품 중에 가장 널리 알려진 제품이 고어텍스(Gore-Tex®)이다.

e-PTFE의 nodule 사이의 거리(pore size)는 10-40 μm이다. 미세기공 안으로 주변 조직이 자라 들어갈 수 있다는 것

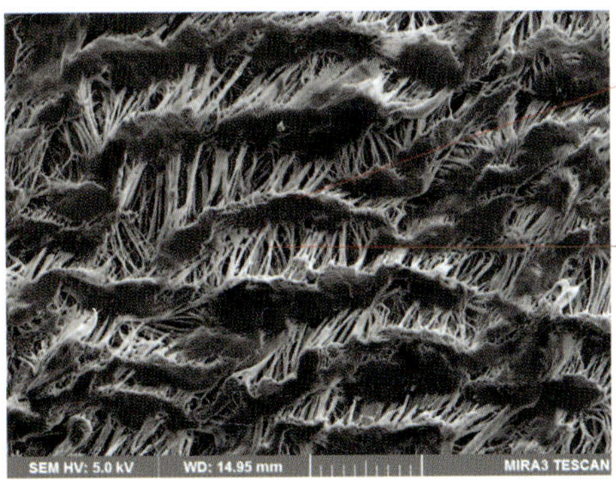

Fig 5-3. e-PTFE의 전자현미경 소견(CleolineOR, L&C Bio Co, Seoul, Korea)

이 중요한 특징이고, 이로 인해 보형물의 움직임이 적고, 캡슐 형성이 없어으므로, 실리콘에 비해 캡슐 구축 발생 가능성이 적고, 석회화도 현저히 적다.

그러나 e-PTFE 보형물의 높이는 시간이 지나면서 약 5-20% 정도 감소한다. 이에 따라 높이에 대한 예측성이 떨어지고, 조직이 보형물 내부로 자라 들어가기 때문에, 실리콘 보형물과 보형물을 제거하기가 더 어렵다.

최근 10여 년부터 아시아 국가들에서 고어텍스의 사용은 현저히 감소하였고, 지금은 실리콘이 다시 가장 선호되는 보형물이 되었다.

실리콘 보형물 수술법

수술 전 디자인

보형물의 위쪽 시작점과 아래쪽 끝점을 비배부의 중앙선에 표시한다(**Fig. 5-4**). 시작점은 대개 속눈썹 선과 쌍꺼풀 주름 사이에 표시된다. 이 시작점은 돌출된 이마를 가진 환자에게는 더 위쪽에, 평평한 이마나 긴 코를 가진 환자에게는 더 아래쪽에 표시한다. 보형물의 사용은 비배부 자체에만 국한되어야 하며, 코끝 부위는 다양한 코끝 성형 기법을 사용해서 높여야 한다(**Fig. 5-5**). 긴 보형물이나 L자형 보형물을 코끝을 높일 목적으로 사용해서는 안 된다. 왜냐하면 보형물의

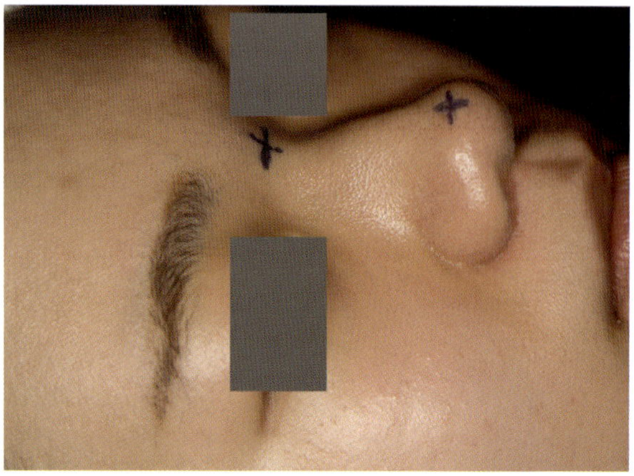

Fig 5-4. 보형물의 시작점과 끝점의 표시

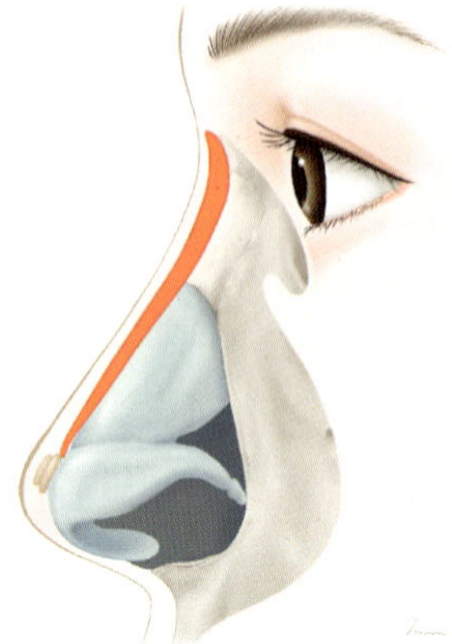

Fig 5-5. 보형물의 아래쪽 끝부위는 코끝의 이식연골 직전에 끝난다.

끝부위가 코끝 피부를 얇게 만들거나 붉어지게 하고, 결국 코끝 피부가 파열되어 보형물이 노출될 수 있기 때문이다. 보형물의 아래쪽 끝부위는 supratip break을 2-3 mm가량 더 지나고, 전체 임플란트 길이는 35 mm에서 45 mm 사이가 된다.

절개와 박리

단순히 비배부를 높이는 경우에는 내비강 접근법으로 충분하며, 이 경우 inframarginal incision이 적용된다**(Fig. 5-6)**. 절개는 처음에 비주 중간 부위에서 시작하는데, 비주 경계에

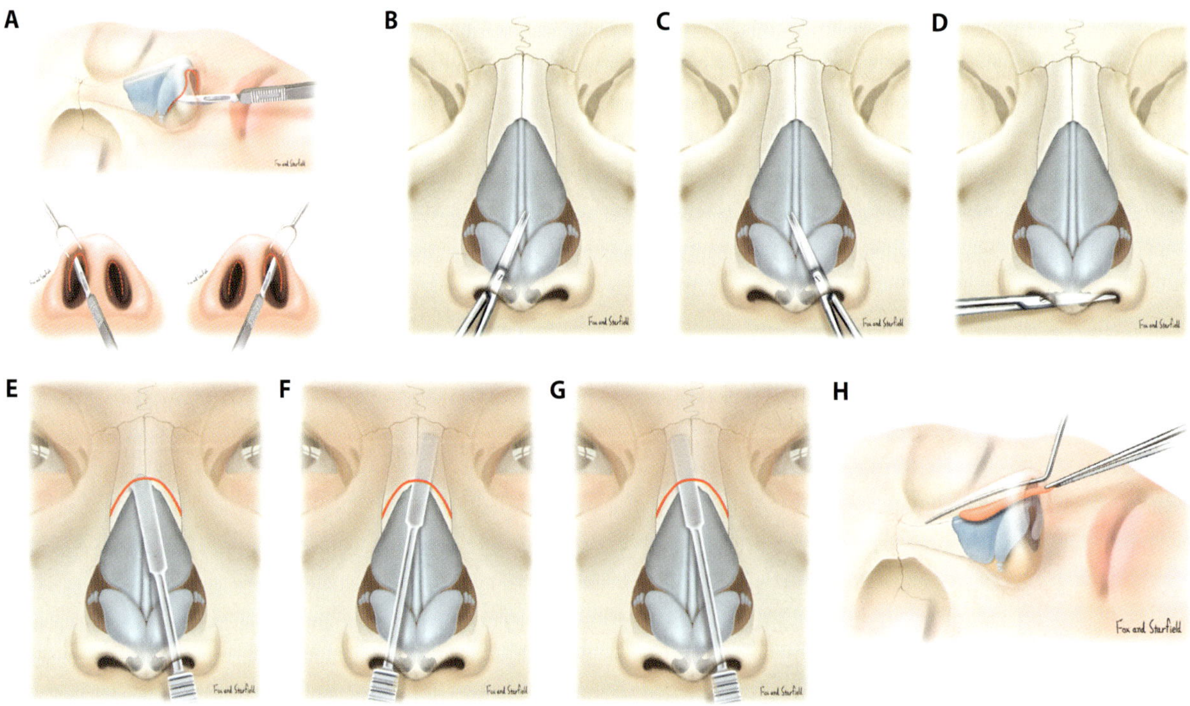

Fig 5-6. 절개와 포켓 형성. A. Inframarginal incision을 양쪽에 가한다. B, C, D. 코끝과 상외측 연골 부위에서의 박리와 포켓 형성 E, F, G. 골막 거상 H. 보형물의 삽입

서 2-3 mm 안쪽인, 내측각의 하부 경계를 따라 시작하여 위쪽 방향으로 올라가서, 돔 근처에서는 외측각의 하부 경계를 따라 외측으로 진행된다. 외측각의 하부 경계는 비익연을 바깥으로 뒤집어 시각적으로 확인할 수 있는데, 대개 콧털이 난 부위와 나지 않은 부위의 경계선에 해당한다.

보형물 포켓은 보형물이 위치할 공간을 의미하며, 이 포켓을 대칭적으로 만드는 것이 가장 중요하고, 비대칭적인 포켓 형성을 방지하기 위해, 포켓 박리는 양측 내비강 절개를 통해 시행한다. 다양한 코끝 성형이 필요한 경우에는 개방 접근법이 필요하다.

박리는 상·하외측 연골 부위에서는 연골막 위 층에서 시행하고, 코뼈 부위에서는 보형물의 움직임을 방지하고, 보형물의 윤곽이 비쳐 보이는 것을 줄이기 위해 골막 아래에 포켓이 형성되어야 한다. Metzenbaum scissors를 사용하여 연골 위쪽의 박리를 시행하되, 연부조직을 최대한 피부쪽에 붙여서 보존한다. 그 후 조셉 엘리베이터를 사용하여 골막을 들어 올린다.

저자는 보형물의 너비보다 약간 더 큰 포켓 크기를 권장한다.

포켓 세척

항생제가 포함된 포비돈 용액으로 포켓을 세척하여 감염을 예방하도록 한다.

보형물의 카빙

다양한 형태의 보형물 중에서 환자가 원하는 옆모습 라인과 원하는 높이에 가장 잘 맞는 것을 선택한 후, 보형물을 다음처럼 단계적으로 조각한다(Fig. 5-7).

① 보형물의 위쪽 끝부위를 radix 부위에 표시된 시작점에 맞춰 놓는다.

② 보형물의 아래쪽 끝을 표시한다.

③ 보형물의 끝점에 표시된 길이로 자른 후, 끝부분을 얇게 조각한다.

④ 보형물의 바닥 쪽을 조각하여 비배부의 굴곡에 맞게 다듬는다.

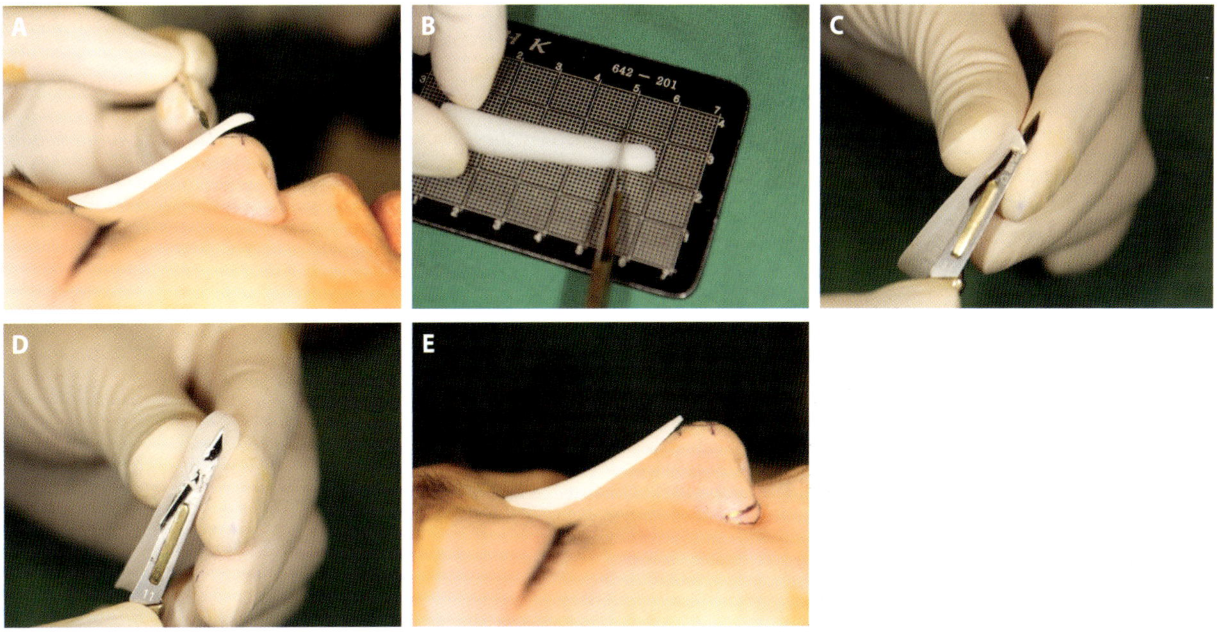

Fig 5-7. 실리콘 보형물의 카빙. A. 보형물의 두측 시작부위를 디자인에 맞춰 비배부에 올려 놓고 보형물의 미측 끝 부위를 표시한다. B. 보형물의 미측 끝 표시 부위를 자른다. C. 보형물의 미측 끝을 얇게 카빙한다. D. 비배부의 굴곡에 맞게 보형물의 바닥면을 카빙한다. E. 최종 모습

비배부의 피부/연부조직의 두께가 부위별로 일정하지 않기 때문에, 조각한 보형물을 실제로 포켓에 삽입했을 때, 보형물이 골격 구조와 일치하지 않을 수 있다. 이 때문에 보형물이 원하는 등 형태를 완성할 때까지 수차례 다시 조각해야 한다.

보형물의 삽입

Aufrict retractor를 사용하여 비배부 연부조직과 골막을 제낀 상태에서 보형물을 포켓 내에 삽입한다. 이때 보형물이 포켓내에서 변위 없이 중앙에 위치하는지 확인해야 한다. 보형물의 끝 부위를 고정할 필요는 없으나, 수술자가 변위에 대한 불안감이 있으면 보형물의 아래쪽 부위를 septal angle 부위에 고정할 수 있다.

절개 봉합과 드레싱

흡수성 봉합사를 사용하여 비강 내 절개를 봉합한다. 드레인은 필요하지 않다.

조셉 드레싱을 적용하여 비배부와 코끝을 고정시킨다(Fig. 5-8). 저자는 아쿠아 스플린트(thermosplint)를 사용하여 수술부위를 지긋이 압박하며, 이는 수술 후 부기를 최소화하는 데 도움이 된다.

아쿠아 스플린트와 조셉 드레싱은 수술 5-7일 후에 제거한다. 수술 후 첫 2주 동안, 보형물의 변위가 있는지 면밀히 모니터링해야 한다. 이 기간 동안 보형물의 변위는 외부에서 보형물을 손으로 밀어서 교정할 수 있다. Fig. 5-9는 남성 환자에서 실리콘 보형물을 사용한 비배부 융비술을 시행한 사례를 보여준다.

피부가 얇은 환자에서 비배부 융비술

노화가 진행되면 코 피부가 얇아져 보형물이 더 눈에 띄게 될 수 있다. 일반적으로 얇은 피부를 가진 환자에게는 보형물을 사용하지 않는 것이 원칙이지만, 얇은 피부를 가진 환자에게 보형물이 필요한 경우, 보형물은 일반적으로 사용되는 보형물보다 높이가 낮은 것이 안전하고, 보형물을 심측두근막이나 피부 동종이식편으로 덮어주면 보형물이 피부를 통해 보일 위험을 줄일 수 있다(Fig. 5-10).

3D 프린팅 보형물을 이용한 비배부 융비술

기성 실리콘 보형물은 정교한 조각에도 불구하고 비배부의 윤곽에 완벽하게 맞지 않는 경우가 있어, 보형물 아래에 빈 공간이 형성되는 일이 드물지 않으며, 이로 인해 장액종 형성, 염증 반응 및 두꺼운 캡슐 형성으로 이어져 구축을 일으킬 수 있다(Fig. 5-11).

3D 의료 영상 및 3D 프린팅 기술의 빠른 발전은 성형외

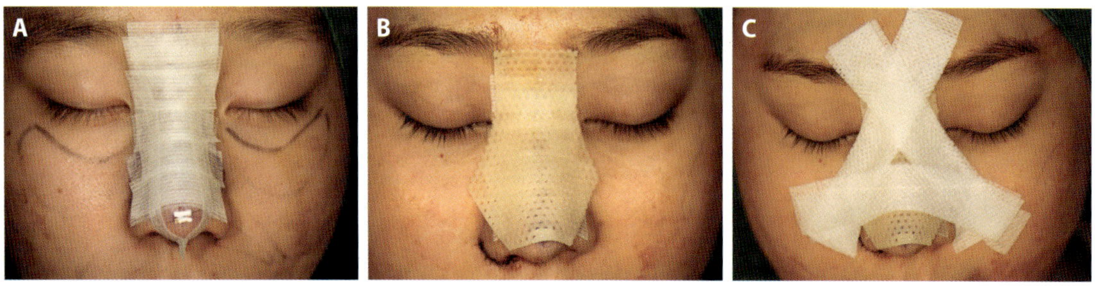

Fig 5-8. 조셉 드레싱과 아쿠아 스플린트

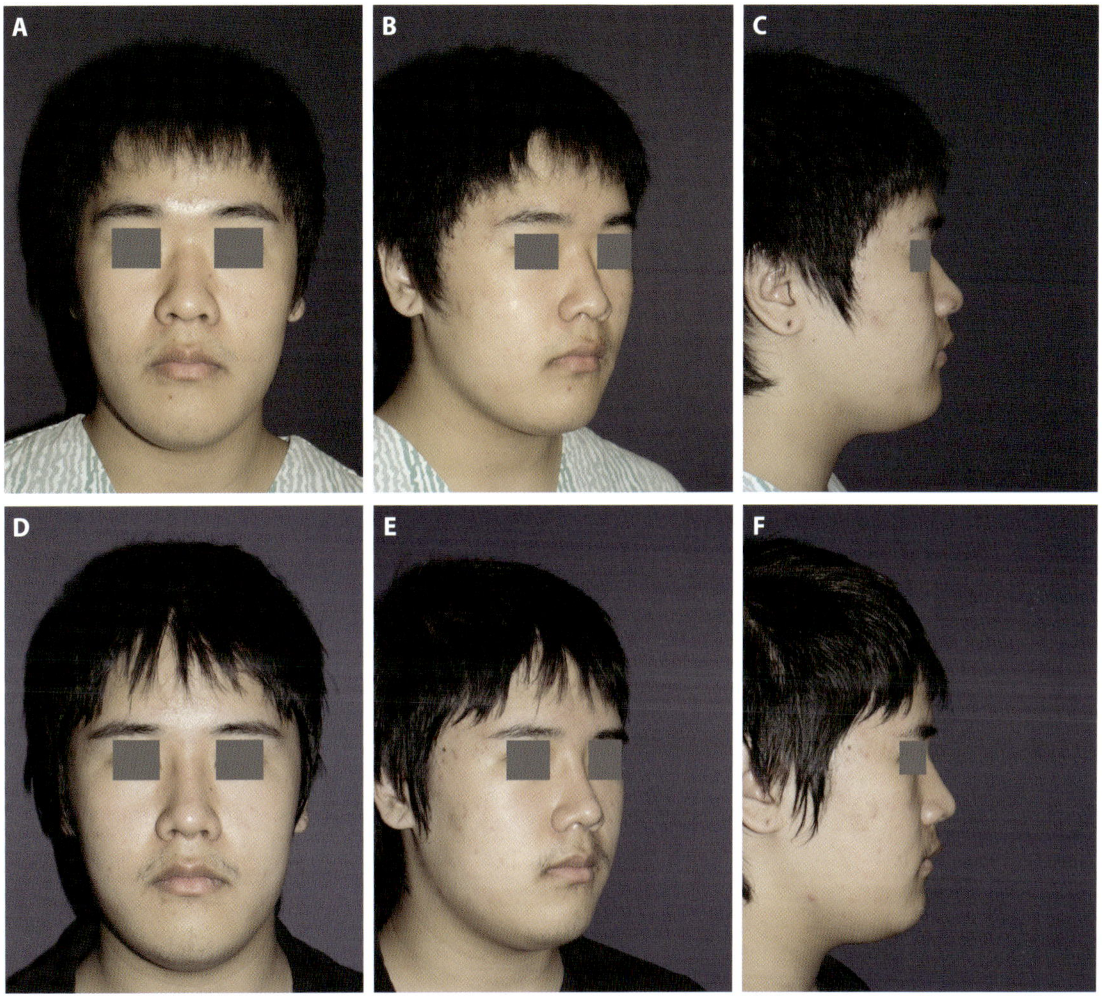

Fig 5-9. 실리콘 보형물(3 mm 높이)을 이용한 비배부 융비술과 코끝 중첩이식(이개 연골)을 이용한 코끝 융비술 (비내절개). A, B, C. 수술 전 D, E, F. 수술 후

과에서 환자 맞춤형 치료의 패러다임 전환을 이끌고 있으며, 환자 맞춤형 수술 계획 및 보형물의 제조가 가능해졌고, 저자는 기성 보형물에서 3D 프린팅 보형물로의 전환을 이루고 있다.

3D 프린팅 보형물은 코뼈와 상외측연골의 표면 구조에 정확하게 맞을 뿐만 아니라, 시뮬레이션을 통해 환자가 원하는 높이와 윤곽선 라인을 정밀하게 구현할 수 있다. 또한, 3D 프린팅 보형물은 코뼈와 상외측연골의 비대칭과 굴곡을 정확하게 반영한다. 환자들은 수술 전에 시뮬레이션 애플리케이션을 통해 원하는 높이와 윤곽선을 결정하는 데 참여할 수 있어 만족도가 높으며, 이는 수술자와 환자 간의 소통을 원활하게 하고, 원하는 모양에 대한 구체적인 합의를 이루는 데 도움을 준다.

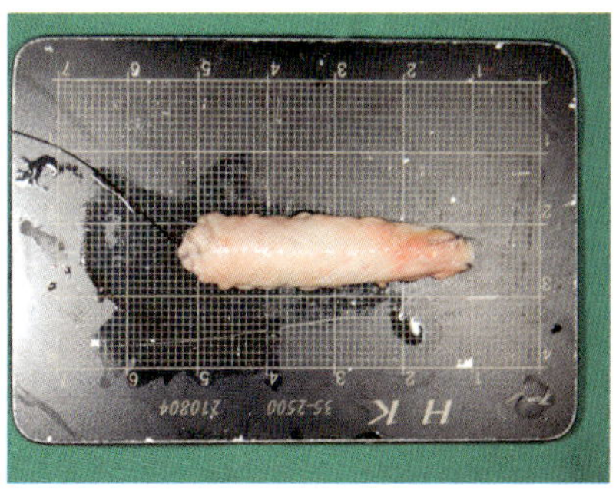

Fig 5-10. 측두근막으로 덮은 보형물

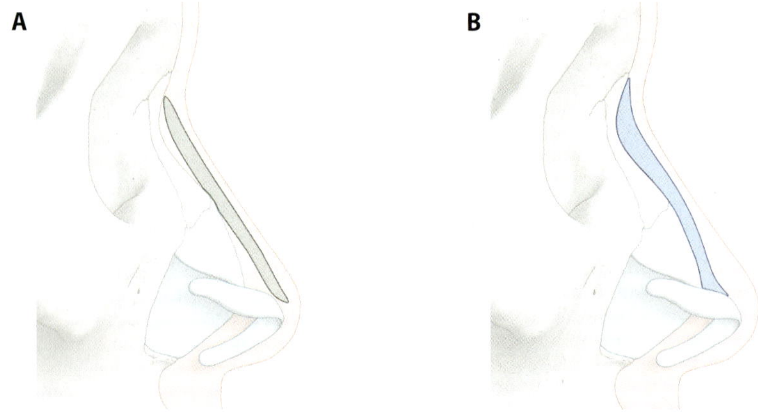

Fig 5-11. A. 기성 코 보형물 B. 환자 맞춤형 3D 프린팅 코 보형물(innofit®)

디자인과 제작 과정

환자 맞춤형 3D 프린팅 보형물은 환자, 수술자, 제조업체 간의 소통을 통해 제작된다.

A. 환자는 3D 의료 이미지를 기반으로 한 가상 성형수술 소프트웨어를 통해 수술 계획에 참여할 수 있다(Fig. 5-12).

- 환자는 원하는 비배부 높이와 프로파일 라인의 형태를 반영한 수술 후 모습을 3D로 확인할 수 있다.
- 수술자는 환자의 원하는 모양을 체크하고, 수정한 후에 다시 환자의 컨펌을 받고, 이러한 결과를 반영하여 수술 계획을 잡는다.
- 제조업체는 전달받은 데이터를 기반으로 보형물의 모양을 디자인하고 의사의 컨펌을 받는다.

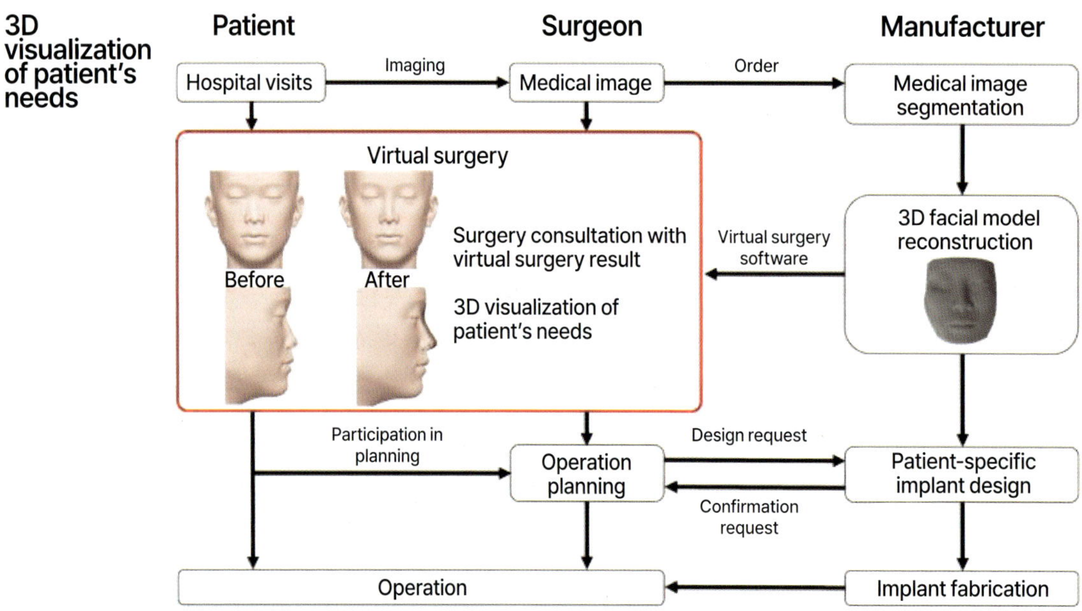

Fig 5-12. 3D 프린팅 보형물 사용을 위한 일련의 과정

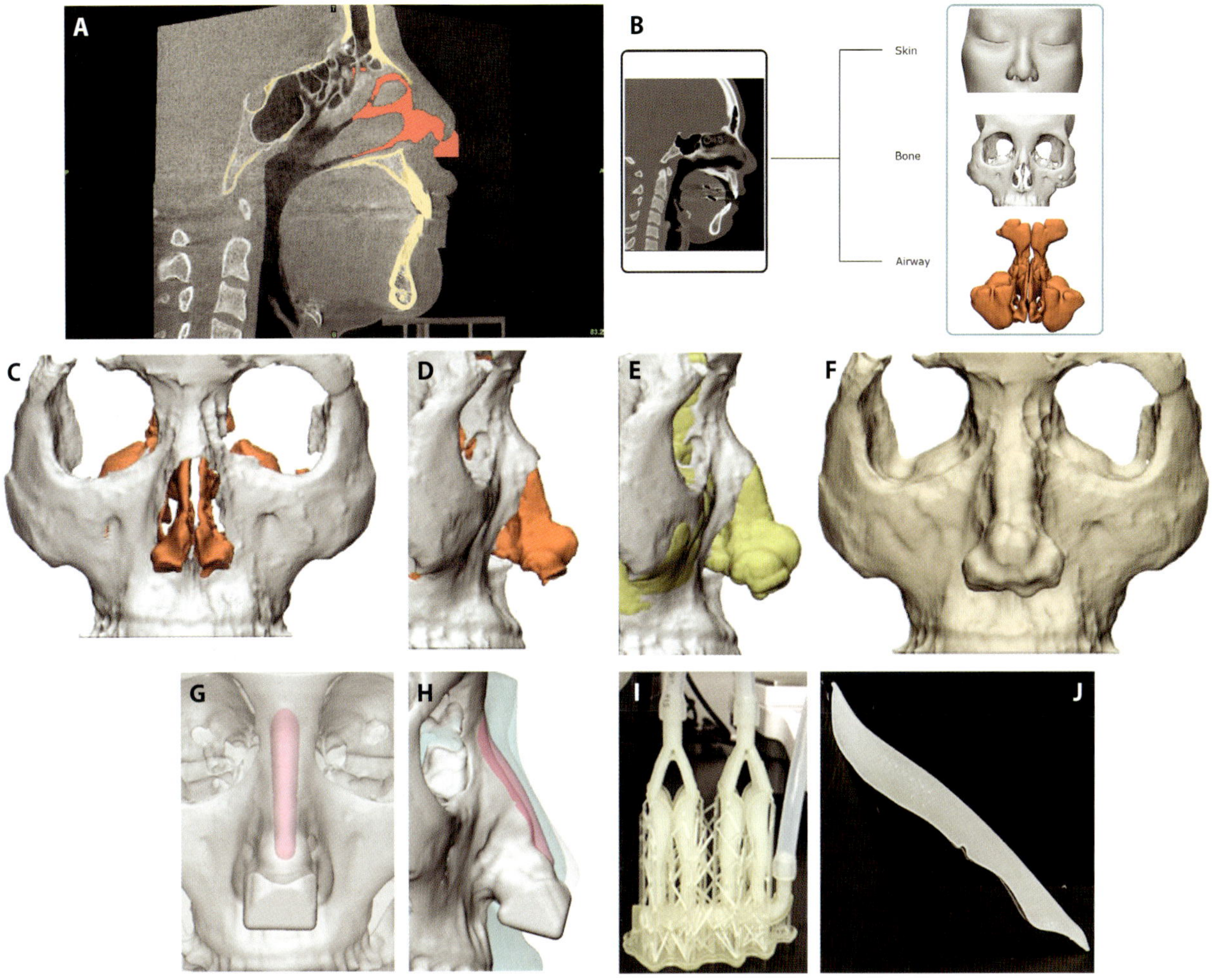

Fig 5-13. 3D 프린팅 보형물의 제조과정. A. Cone beam CT와 같은 의료 이미지를 사용하여 환자의 코의 골격구조에 대한 3D 정보를 얻는다. B. 코의 피부, 뼈 및 기도(airway)를 분할(segmentation)이라 불리는 과정을 통해 분리한다. C, D. 기도(airway)는 코뼈와 합쳐진다(merge). E. 연골 구조가 이 정렬을 바탕으로 재구성된다. F. 상외측연골 및 하외측 연골의 표면은 merge 및 wrapping 과정을 통해 재구성된다. G, H. 수술 계획과 환자 및 수술자가 요구하는 모양을 반영한 보형물의 디자인 I. 3D 프린터를 사용하여 보형물을 제작한다. J. 최종 결과물

B. 환자 맞춤형 3D 프린팅 보형물의 제작과정은 다음과 같다**(Fig. 5-13)**.

- Cone beam CT와 같은 의료 이미지를 사용하여 환자의 코의 골격구조에 대한 3D 정보를 얻는다.
- 코의 피부, 뼈 및 기도(airway)를 분할(segmentation)이라 불리는 과정을 통해 분리한다. 분할은 기술자가 수작업으로 처리하거나 geodesic active contour algorithm과 같은 자동화 방법을 통해 처리할 수 있고, 요즘은 하이브리드 U-net 컨볼루션 신경망 및 웨이브렛 기반 신경망과 같은 인공지능 신경망 기술이 자동 이미지 분할에 적용되고 있다. 기도는 코뼈와 합쳐진다(merge). 이어서, 연골 구조가 이 정렬을 바탕으로 재구성된다. 그 후, 상외측연골 및 하외측연골의 표면은 merge 및 wrapping 과정을 통해 재구성된다.
- 수술 계획과 환자 및 수술자가 요구하는 모양을 반영한 보형물의 디자인: 보형물은 계산 결과, 수술 계획 및 요청받은 조건(예: 코끝 성형의 디테일한 계획)을 고려하여 설계된다.
- 3D 프린터를 사용하여 보형물을 제작한다.

Fig. 5-14는 환자맞춤형 3D 프린팅 보형물을 이용한 사례이다.

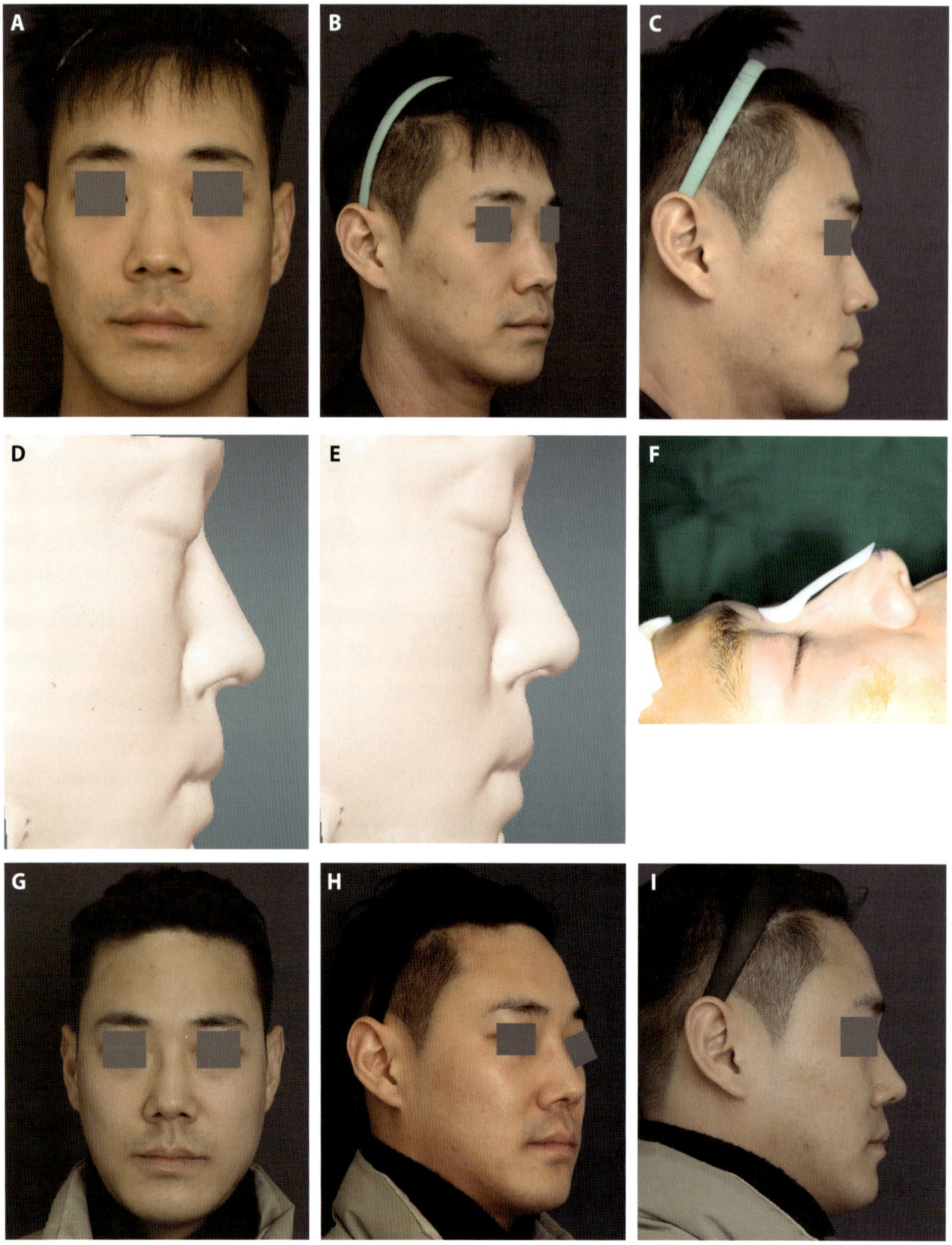

Fig 5-14. 환자 맞춤형 3D 프린팅 보형물을 이용한 비배부 융비술. A, B, C. 낮은 비배부를 가진 환자 D. 시뮬레이션 전 E. 시뮬레이션 후 F. 시뮬레이션 결과를 기반으로 제작된 보형물의 형태 G, H, I. 3D 프린팅 보형물을 사용하여 비배부 융비술을 시행하였고, 이개 연골을 사용하여 코끝 중첩 이식을 시행하였으며, 수술 후 6개월의 결과는 시뮬레이션의 프로필 라인을 잘 구현하고 있다.

3-D 프린팅 보형물의 장단점

3D 프린팅을 이용한 환자 맞춤형 코보형물의 장점은 다음과 같다.

첫째, 비배부는 직선이 아니며 굴곡과 비대칭이 항상 존재하므로, 이러한 윤곽에 정확히 맞는 보형물을 손으로 조각하는 것은 불가능하다. 3D 프린팅 보형물은 이러한 윤곽에 맞도록 제작되어 보형물의 변위와 dead space를 방지할 수 있다.

둘째, 기성 보형물에 비해 수술 중 보형물을 조각하는 데 드는 시간과 노력이 필요 없거나, 현저하게 줄어든다.

셋째, 환자가 시뮬레이션을 통해서 비배부 높이와 프로파일 라인을 결정하는 데 참여하여 자신의 의도를 정확히 반영할 수 있기 때문에 환자의 만족도가 높고, 주관적인 불만의 가능성을 크게 줄일 수 있다.

넷째, 많은 아시아 남성 환자들은 비배부 융비술을 통해서 너무 반듯한 라인보다는 자연스러운 비배부의 매부리 모양 형성을 원하기도 하고, brow-dorsal aesthetic line을 원하는 경우가 드물지 않다. 이는 기성 보형물로는 불가능하지만, 3D 프린팅 보형물로는 가능하다. 그럼에도 불구하고, 단점으로는 더 많은 비용이 들 수 있다는 점이 있다.

Chapter

06 자가조직을 이용한 비배부 융비술

보형물에 비해서 자가조직을 이용한 비배부 융비술은 감염, 피부 얇아짐과 홍조, 캡슐 구축, 보형물의 비침과 같은 부작용을 피하거나 최소화할 수 있기 때문에, 여전히 미용성형외과 의사들의 궁극적인 지향점이다. 그러나, 매우 낮은 비배부를 다루는 아시아 국가들의 성형외과 의사들에게는 자가조직의 흡수로 인해 원하는 높이에 이르지 못하거나, 높이에 대한 예측성이 떨어지고, 불규칙한 흡수로 인한 굴곡과 공여부 부작용 등이 문제점으로 다가온다.

어떠한 재료이든지 장단점이 있으므로, 비배부 융비술을 위한 완벽한 자가조직은 아직 없을지도 모른다. 그럼에도 불구하고, 자가조직을 이용한 융비술은 비배부의 피부가 매우 얇은 사람에게, 또는 보형물의 부작용을 해결하기 위해 반드시 습득하여야 할 술기이다. 술자들이 자가조직에 관심을 더 기울이고, 경험이 더욱 쌓일수록 궁극적으로는 더욱 효과적인 방법이 나타날 것으로 기대한다.

다음과 같은 경우에는 자가조직을 이용한 비배부 융비술이 필요하다.

① 비배부 피부가 얇은 경우

② 보형물과 관련된 부작용을 교정해야 하는 경우: 비배부 피부 얇아짐, 변색, 캡슐 구축 등

③ 환자가 보형물 사용을 원하지 않는 경우

측두근막을 이용한 비근부 융비술

채취할 수 있는 측두근막의 양은 제한적이고, 이식 후 흡수율이 상대적으로 높아 비배부 전체를 높이기는 어렵고, 주로 radix 부위만 높이거나 비배부의 국소적인 굴곡이나 함몰을 교정하는 데 사용된다.

수술법

측두근막의 채취방법은 4장에 잘 기술되어 있다.

원하는 길이를 결정한 후, 근막을 롤케이크처럼 말아서 원하는 볼륨(높이)으로 만든다(Fig. 6-1). 근막은 많은 수분을 포함하고 있으므로, 꽉 짜서 수분의 양을 최대한 줄인 후에 말아야 부정확한 높이 계측을 최소화할 수 있다. 흡수율을 고려한 과교정이 필요하다.

측두근막 이식에서는 비쳐 보임, 감염 또는 피부 발적이 전혀 없으며, 장기적인 부작용으로 인한 재수술률도 매우 낮다. 그럼에도 불구하고, 높은 흡수율이 주요 단점으로 남아 있고, 30% 이상의 최소 흡수율을 고려할 때, 적어도 30%의 과교정이 필요하다. Fig. 6-2는 측두근막 이식을 이용한 비근부 융비술의 예시를 보여준다.

자가진피를 이용한 비배부 융비술

원래 진피지방은 진피와 피하지방을 함께 채취하여 이식하는 수술이다. 그러나, 지방의 높은 흡수율로 인해서 비배부가 원하는 높이에 이르지 못해서 환자들의 불만족이 높기

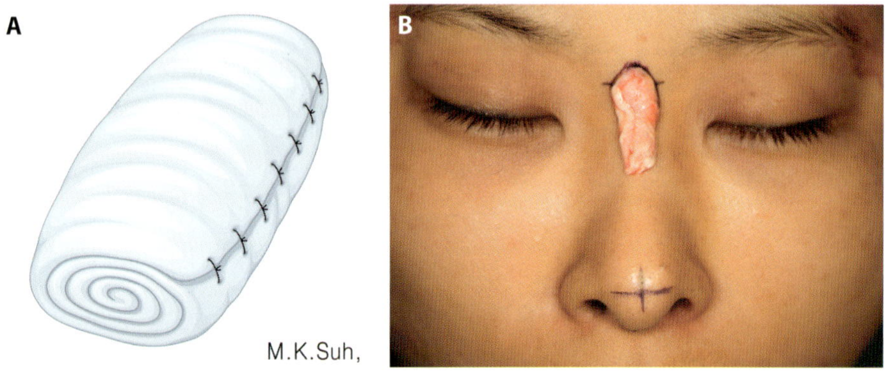

Fig 6-1. 측두근막을 이용한 비근부 융비술. A. 근막을 롤케이크처럼 말아서 원하는 볼륨을 만든다. B. 준비된 근막을 비근부에 올린 모습

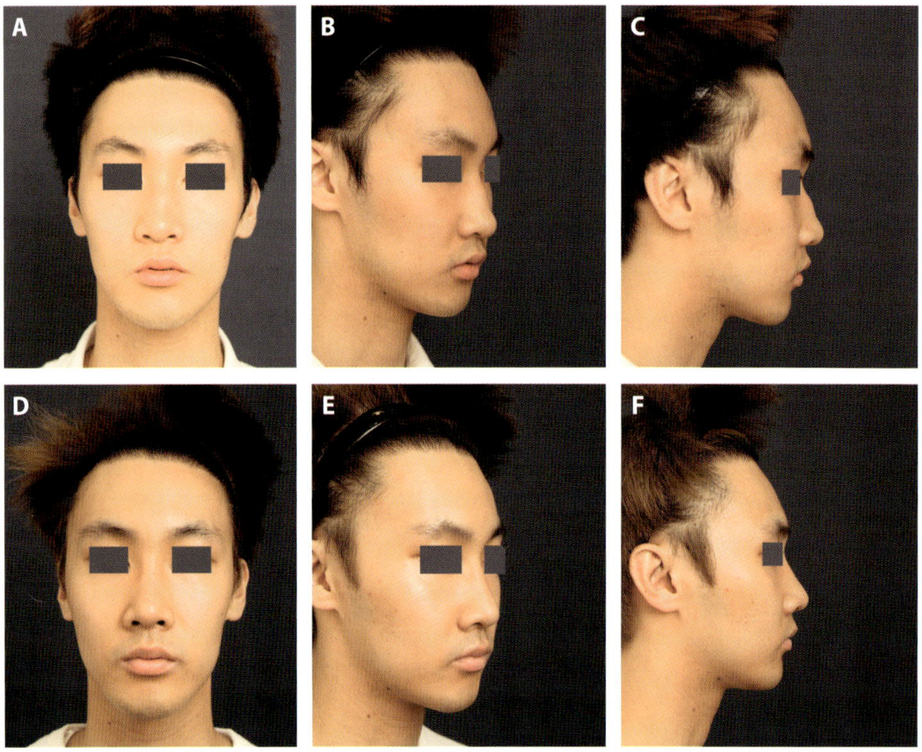

Fig 6-2. 측두근막을 이용한 비근부 융비술. A, B, C. 이 남성 환자는 낮은 radix와 말안장코 변형으로 인한 supratip 함몰이 있다. D, E, F. 말린 측두근막을 이용한 비근부 융비술과, supratip 부위에 대한 연골 이식, 그리고 코끝은 비주 지주 이식과 코끝 중첩이식을 시행 후 3개월째 모습

때문에, 최근에는 진피지방의 사용은 현저히 감소하였다.

자가진피의 높은 흡수율을 극복하기 위해서 개발된 방법이 수직으로 접힌 진피이식이다.

수직으로 접힌 진피이식(Vertically-Oriented Folded Dermal Graft Technique)

진피지방의 흡수는 진피층과 지방층에서 모두 발생하지만, 지방층의 흡수가 훨씬 많은 비율을 차지한다. 그러므로, 융비술의 높이를 최대한으로 유지하기 위해서는 이식편의 지

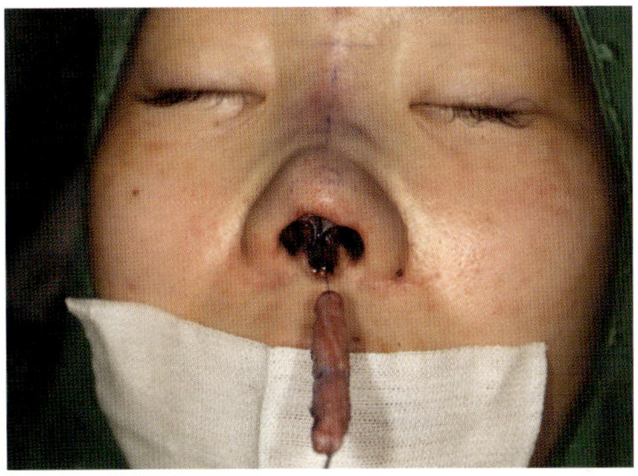

Fig 6-3. 접힌 진피이식의 삽입과 고정을 위한 pull-out suture

방층의 두께를 최소화하고 진피의 두께를 높게 형성하는 것이 중요하다. 그러나, 인체의 진피 두께는 한계가 있으므로, 이를 극복하기 위한 방법이 수직으로 접힌 진피이식이다.

이 방법은 이식편 내에 지방은 최소한으로 포함하고, 주로 진피를 이용한 방법이다. 많은 양의 진피를 얻는 방법과 얻은 진피로 최대한의 높이를 형성하도록 이식편을 제작(fabrication)하는 것이 이 수술의 중요한 키포인트이다.

진피의 채취 방법과 이식편 제작 방법은 4장에 자세히 기술되어 있다.

제작된 이식편의 위쪽 끝 부위는 pull-out suture를 이용해서 radix부위에서 고정한다(**Fig. 6-3**). 아래쪽 끝 부위는 septal angle이나 하외측 연골의 돔에 고정한다.

수직으로 접힌 진피이식은 이식편의 두께가 아니라, 세워진 높이로 비배부 높이를 형성하는 것이 기존의 진피지방과는 다른 개념이다. 그러므로, 이식편의 바닥면을 편편하게 해서 이식편이 비배부에 놓였을 때, 옆으로 넘어지지 않게 하는 것이 변위 방지에 중요하다.

또한, 4장에서 기술된 것처럼, 이식편에 다양한 봉합을 시행함으로써 이식편의 폭을 좁고 컴팩트하게 만드는 것이 중요하다. **Fig. 6-4**는 이 방법으로 시행한 케이스의 수술 결과를 보여준다.

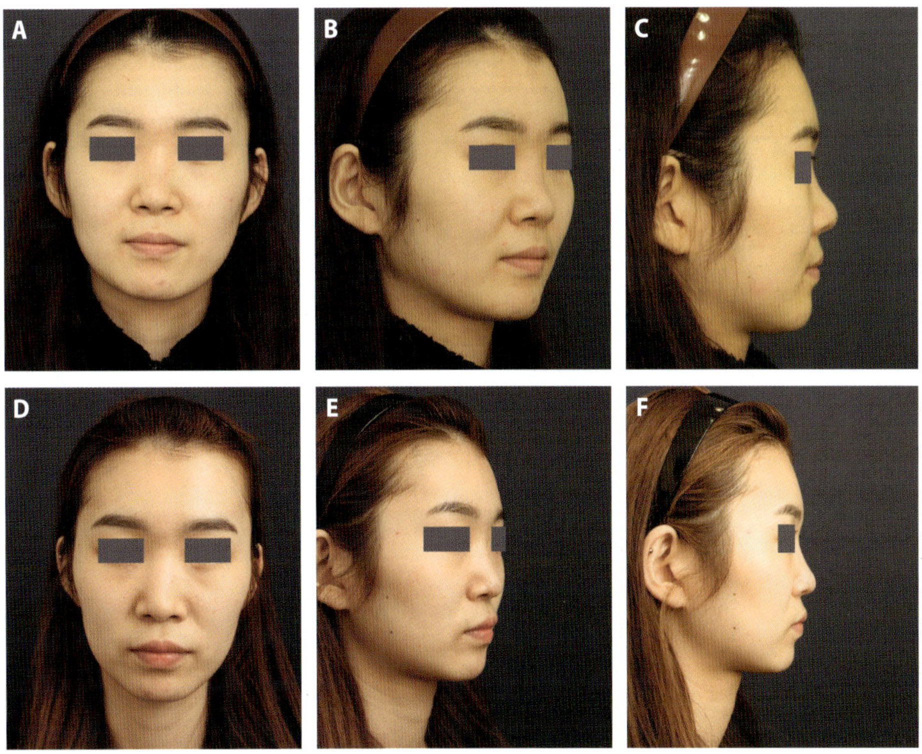

Fig 6-4. 수직으로 접힌 진피이식(vertically-oriented folded dermal graft)을 사용한 비배부 융비술. A, B, C. 수술 전 D, E, F. 수직으로 접힌 진피이식으로 비배부 융비술을 시행하고, 귀연골을 이용하여 코끝에 derotation graft를 시행한 후, 1년 경과된 모습

늑연골을 이용한 비배부 융비술

늑연골은 채취할 수 있는 양이 풍부하고, 진피에 비해서 흡수율이 매우 적어서, 비배부를 많이 높일 수 있는 장점이 있다. 하지만 이식편의 와핑 가능성, 이식편의 가장자리가 비쳐 보이는 현상, 그리고 공여부의 흉터 등이 단점이다.

솔리드 블록 늑연골 융비술(Dorsal Augmentation with Solid Block Costal Cartilage)

이 방법은 늑연골을 이용한 비배부 융비술의 가장 고전적이고 흔한 수술법이다.

비배부 융비술에는 5-6 cm의 긴 연골이 필요하다. 7번 늑연골이 더 길고 반듯하기 때문에, 가장 선호된다.

늑연골 카빙

채취한 늑연골을 정교하게 카빙하는 것은 성공적인 융비술의 가장 중요하고 어려우며 많은 시간을 요구하는 과정이다. 늑연골을 환자의 비배부 형태에 맞도록 정확하게 카빙하여, 이식편의 폭, 바닥 쪽 모양, 양쪽 경사면의 경사와 형태를 정확하게 형성하지 못하면, 이식편이 비배부에 정확하게 밀착되지 못할 뿐만 아니라, 이식편의 와핑, 휨 그리고 양쪽 가장자리가 비쳐 보이는 문제가 발생할 수 있다.

와핑은 늑연골의 가장 바깥쪽 층인 연골하층의 인장력과 안쪽 층의 팽창력 사이의 밸런스가 깨져서 발생한다. 이를 Gibson의 균형 교차 단면 원리(balanced cross section principle)라고 불린다. 늑연골의 와핑을 방지하기 위해 균형 내재 스트레스(balanced intrinsic stress)를 대칭이 되도록 이식편을 얻기 위해서는, 연골의 중심부위를 사용하거나, 이식편의 단면을 따라서 왜곡력이 균형을 이루도록 카빙 하여야 한다. 실제로 완벽하게 대칭되는 카빙을 하기는 불가능하지

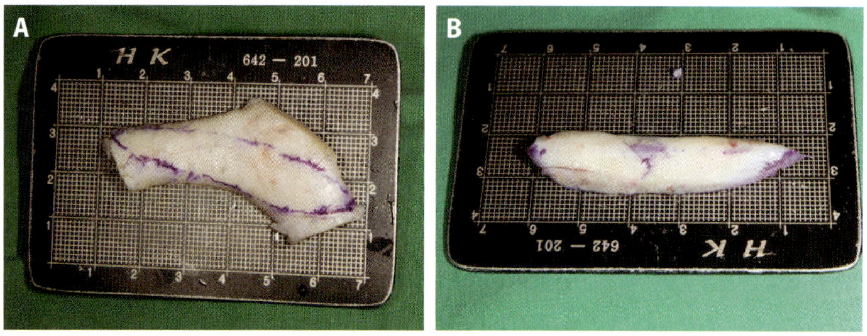

Fig 6-5. 늑연골 와핑을 최소화하기 위한 동심원적 카빙

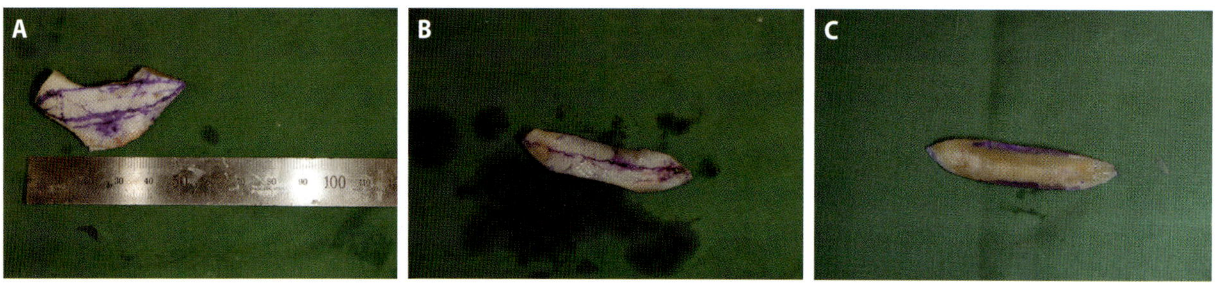

Fig 6-6. 늑연골 카빙

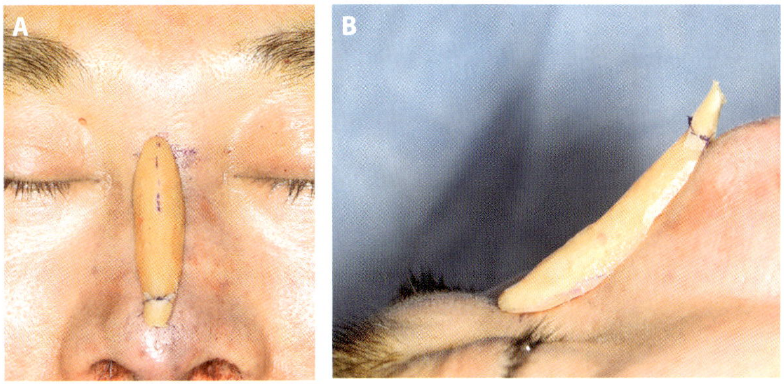

Fig 6-7. Supratip 곡선의 구현. Supratip break 부위의 부드러운 곡선이 구현되지 않을 경우에는 두 개의 조각을 서로 연결시켜서 모양을 만들 수도 있다.

만, 최대한 위에 언급한 원칙을 따라서 연골의 중심부위를 주로 사용하는 동심원적 카빙(concentric carving)을 통해서 이식편의 와핑을 최소화할 수 있다(Fig. 6-5). 이 방법으로 두터운 모양으로 카빙할 경우에는 와핑이 최소화되기 때문에, Gunter 등이 보고한, K-wire를 이식편 중심에 삽입하는 방법을 저자는 선호하지 않는다.

늑연골의 가장 중심부위를 위주로 해서 이식편의 가장 자리를 표시한다. 먼저, 디자인된 이식편의 가장자리를 10번 블레이드로 자른다. 이렇게 얻어진 블록을 블렝드와 드릴 등을 사용해서 환자의 비배부의 폭과 오목한 형태에 맞도록 카빙을 진행하는데, 시간이 오래 걸리고, 익숙해지기까지 많은 경험을 필요로 한다(Fig. 6-6). 이식편의 바닥 쪽은 환자의 비배부 윤곽에 정확히 맞도록 조각하는 것이 중요한데, 가장 어려운 과정이다. 카빙 후에 이식편은 1시간 후에 최대의 와핑에 도달하므로, 생리식염수에 한 시간 이상 담가서 기다린 후에 와핑이 일어난 상태를 확인한 후 다시 트리밍하여 사용한다.

늑연골 이식편은 미끄럽기 때문에, 비배부에 올려 놓은 후에 미끄러져서 삐뚤어지기 쉽다. 그러므로, 카빙을 매우 정교하게 해서, 해부학적으로 비배부에 일치하는 형태를 갖게 함으로써, 이식편과 비배부의 접촉면적을 최대화고 잘 밀착되도록 하는 것이 매우 중요하다. 이는 미끄러짐을 방지하는 것뿐만 아니라, 이식편 아래의 빈 공간을 최소화해서 감염을 방지하는 효과도 있다.

Supratip break 부위의 부드러운 곡선이 구현되지 않을 경우에는 두 개의 조각을 서로 연결시켜서 모양을 만들 수도 있다(Fig. 6-7).

이식편의 고정

이식편의 변위를 방지하기 위해서는 다음과 같은 몇 가지를 명심해야 한다.

첫째, 이식편이 들어가게 될 골막 아래 포켓의 크기는 보형물의 경우에 비해서 상대적으로 넓지 않아야 하고, 좁게 유지하여야 한다. 이식편을 넣었을 때에 타이트하게 잘 맞아서 움직임을 최소화하기 위해서다.

둘째, 이식편을 상외측 연골에 고정한다. 봉합사는 5번 5-0 PDS를 사용하여, 상외측 연골의 두측 부위와 미측 부위

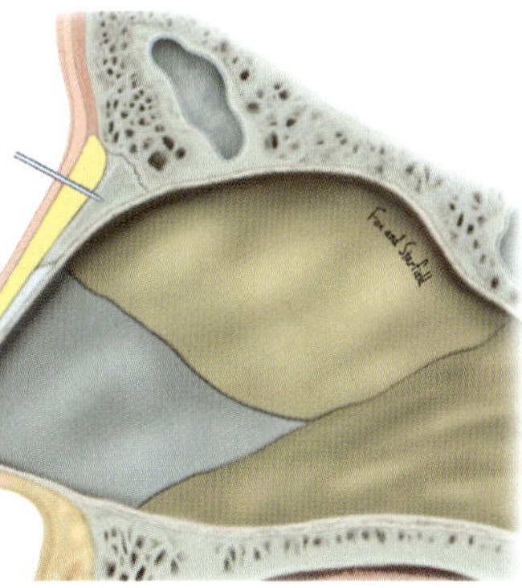

Fig 6-8. Threaded K-wire를 사용한 이식편의 고정

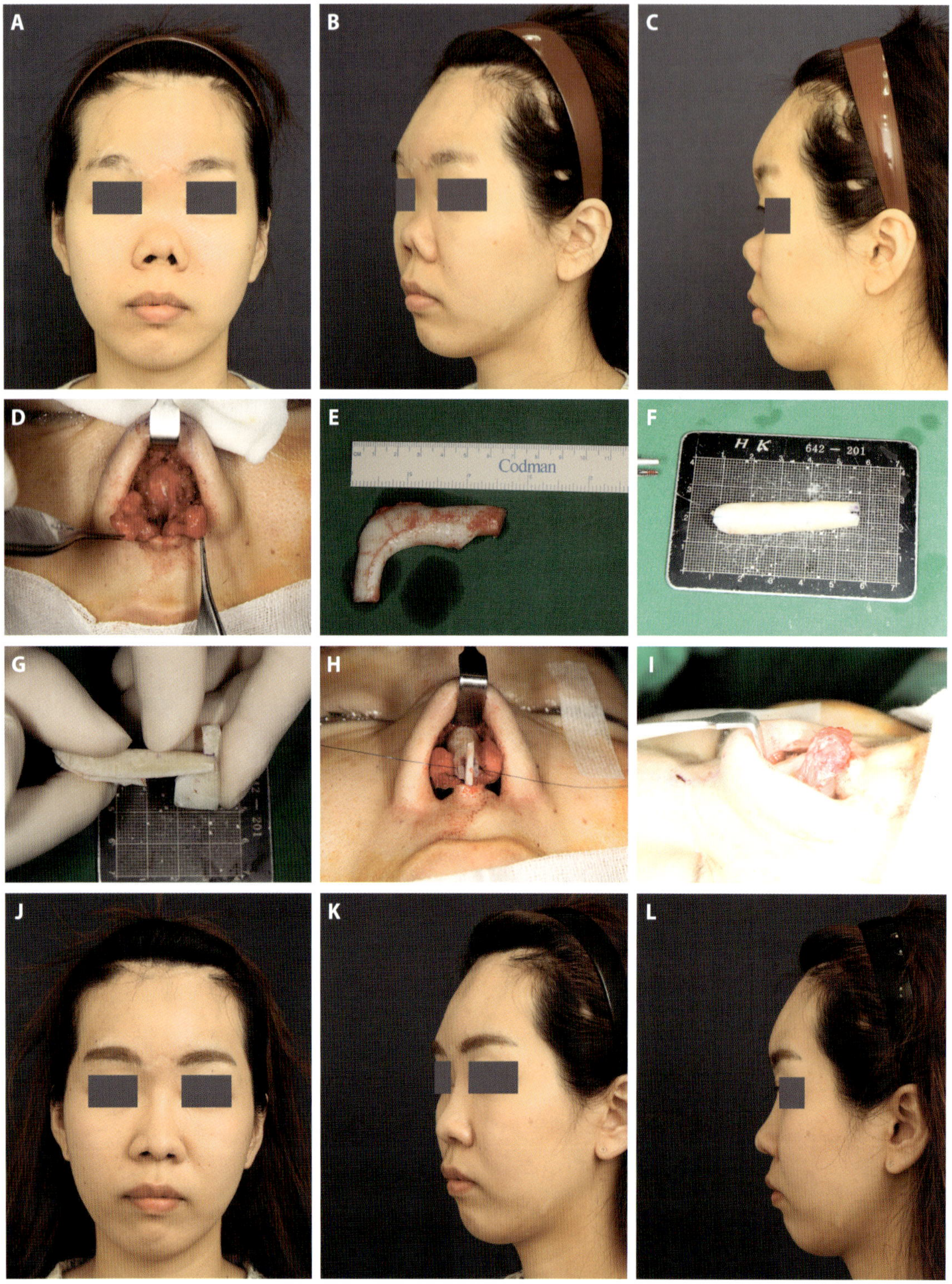

Fig 6-9. 솔리드 블록 늑연골을 이용한 비배부 융비술. A, B, C. 교통사고 후, 이 여성 환자는 말안장코 변형과 함몰된 코뼈, 그리고 들린코 변형을 보인다. D. 하외측 연골(lower lateral cartilages)을 반흔조직에서 분리하여 하방으로 회전한 모습 E. 채치한 늑연골 F. 카빙한 늑연골은 약 10 mm 높이의 비배부 융비술을 위해 준비되었다. G. 작은 늑연골 조각을 tongue-in-groove 형태로 솔리드 블록 늑연골의 아래끝 부위에 부착한 모습. 이것을 통해서 들린코 코끝을 길이 연장할 준비가 됨 H. 이식편이 제자리에 놓인 모습 I. 하외측 연골이 이식편 끝에 고정됨 J, K, L. 수술 후 2년

두 군데에 시행한다.

셋째, 골막이 느슨하여 위에 언급된 방법만으로는 이식편의 움직임과 변위의 가능성이 높은 경우에는, threaded K-wire 고정이 필요할 수도 있다. K-wire는 약 일주일 후에 제거한다(Fig. 6-8).

얇은 피부를 가진 코에서는, 이식편의 양측 가장자리가 단차로 비쳐 보이는 현상(step off)을 피하기 위해서, 다진 연골(diced cartilage)을 늑연골 이식편의 양측 경계에 느슨하게 채워 넣고 손으로 피부 바깥쪽에서 주물러서 조절한다. 측두근막 또는 늑연골막을 대신 사용할 수도 있다.

Fig. 6-9는 솔리드 블록 늑연골을 이용한 비배부 융비술의 사례이다.

다층 늑연골 융비술(Dorsal Augmentation with Multi-layered Costal Cartilage)

채취한 늑연골을 얇게 슬라이스 한 후에, 최상층이 될 슬라이스를 카빙한다(Fig. 6-10). 두 조각의 얇게 슬라이스 한 연골을 흡수성 봉합사로 모아주고, 이어서 여러 조각의 얇게 썬 연골을 원하는 높이에 맞게 쌓는다. 최종 결과물의 양쪽 가장 자리를 트리밍 해주면, 와핑 없는 윤곽을 갖는 이식물을 얻을 수 있다.

저자가 고안한 이 방법의 장점은 카빙이 쉽고, 와핑이 적으며, 이식물의 형태를 콧대의 굴곡에 맞추기 쉽다. 또한, 짧고 구부러진 늑연골에서도 긴 이식물을 만들 수 있다.

잘게 썬 입자 연골(Diced Cartilage)을 이용한 융비술

블록 늑연골을 이용한 융비술의 가장 큰 단점은 와핑과, 피부가 얇은 환자에서 이식물의 양쪽 가장 자리가 비쳐 보이는 현상이다.

이러한 단점을 극복하기 위한 방법이 잘게 썬 연골을 이용한 융비술이다.

아시아인의 낮은 비배부를 위해서는, 귀연골이나 비중격 연골은 양이 부족하기 때문에, 한 가지 연골만 사용하기보다

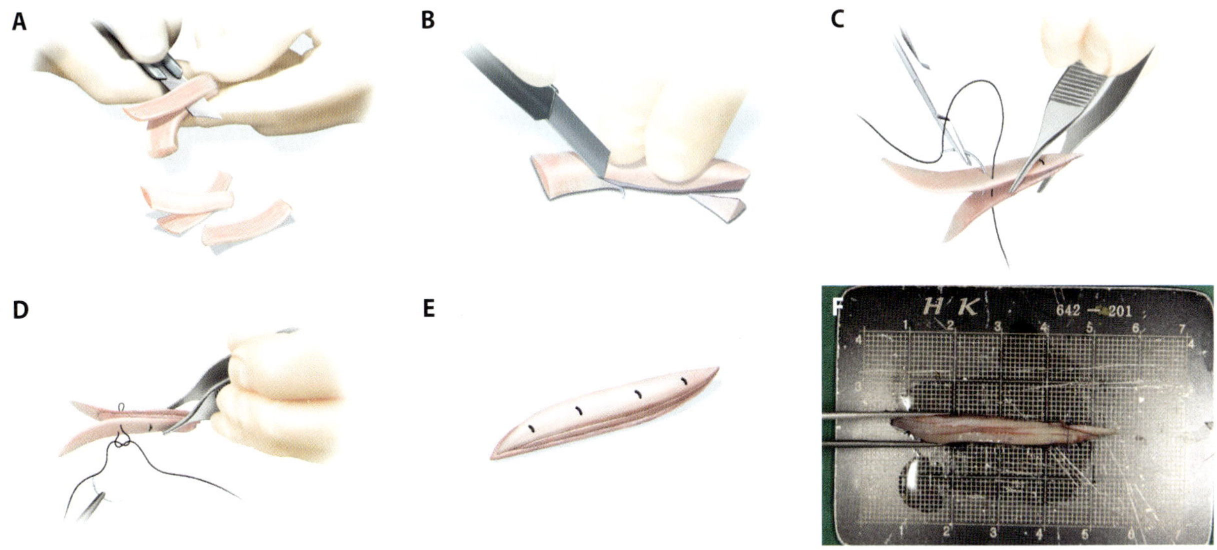

Fig 6-10. 다층 늑연골 이식을 위한 조각 및 다층 봉합. A. 채취한 늑연골을 얇게 슬라이스 한다. B. 최상층이 될 슬라이스를 카빙한다. C. 두 조각의 얇게 슬라이스 한 연골을 흡수성 봉합사로 모아준다. D. 여러 조각의 얇게 썬 연골을 원하는 높이에 맞게 쌓는다. E, F. 최종 결과물은 와핑 없이 매끄러운 윤곽을 보여준다.

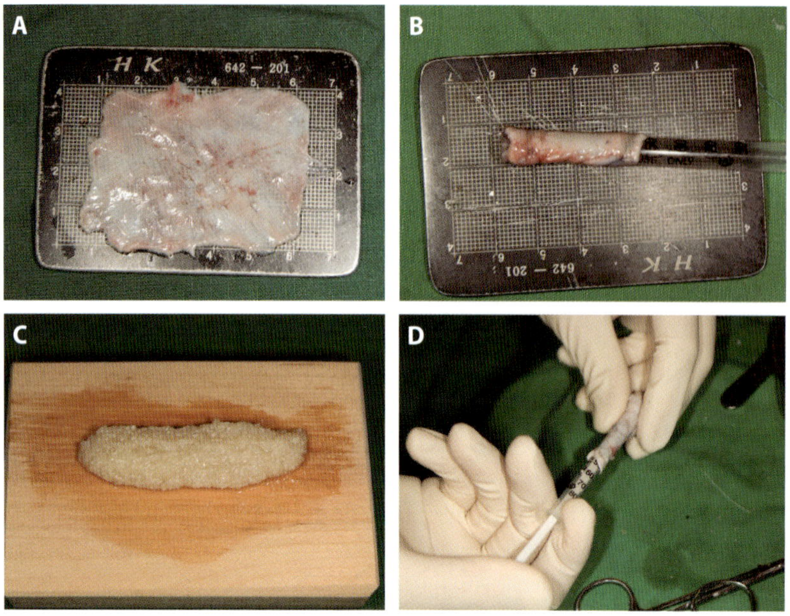

Fig 6-11. 잘게 썬 입자 연골을 측두근막으로 감싸는 방법. A. 채취한 심측두근막 B. 허브가 없는 1 cc 주사기에 측두근막을 감싸서 근막 튜브를 형성한다. C. 잘게 썬 늑연골 입자 D. 주사기 안에 채워진 잘게 썬 연골 입자를 부드럽게 천천히 주입하여 근막 튜브에 채워 넣음

는 두 가지 연골을 함께 사용하는 경우가 흔하고, 많은 양의 연골이 필요한 경우에는 늑연골이 선호된다.

잘게 썬 입자 연골을 이용한 융비술은, 연골만 사용하는 방법(free diced cartilage), 측두근막으로 싸서 사용하는 방법, 글루를 이용하는 방법 등이 있다.

측두근막으로 싼 입자 연골(Diced Cartilage Wrapped in Temporal Fascia)

2004년에 Daniel 등에 의해 보고된 이 방법은, 잘게 썬 입자 연골을 근막으로 싸서 소시지 모양으로 만드는 방법이다.

측두근막은 직사각형 모양으로으로 약 5 x 3 cm의 크기로 채취한다. 피부가 얇은 코에서는 더 크게 채취하여 잘게 썬 연골을 감싼 후에 roof 쪽에 한 겹의 근막을 더 대어서 연골 입자가 얇은 피부를 통해서 비쳐 보이는 것을 방지할 목적으로 사용되기도 한다.

잘게 썬 입자 연골을 1 cc를 인슐린 주사기 안에 넣고, 10번 블레이드로 주사기의 허브를 자른다. 근막을 편편한 판 위에 펼친 후에 입자 연골이 들어있는 주사기를 근막 위에 놓는다. 주사기의 끝쪽 근막을 흡수성 봉합사로 닫은 후에, 근막의 길이 방향 가장자리를 흡수성 봉합사로 연속 봉합법으로 닫고 주사기를 감싸면 튜브 형태가 형성된다**(Fig. 6-11)**. 주사기 안에 있는 연골 입자를 주사기 근막 튜브 안으로 서서히 조심스럽게 주사하여 튜브 안을 채운다. 연골 입자가 근막 안에 채워지는 것을 느끼면서 주사기를 천천히 근막 튜브 내에서 후퇴하면서 빼낸다. 높이고자 하는 높이에 따라서 근막 안의 연골 입자의 양을 조절한다. 연골 주입이 끝난 후에, 근막 튜브의 반대쪽도 흡수성 봉합사로 봉합하여 튜브를 닫는다.

이식물을 골막 위에 삽입하면 움직임이 있으므로, 포켓은 골막 아래에 형성한다.

이식물의 두측 부위는 pull-out suture로 고정하고, 미측 부위는 septal angle에 고정한다. 양손의 손가락으로 이식물을 만져서 몰딩하여 모양을 만든 후에 종이 테이프와 아쿠아 스플린트로 일주일간 고정한다.

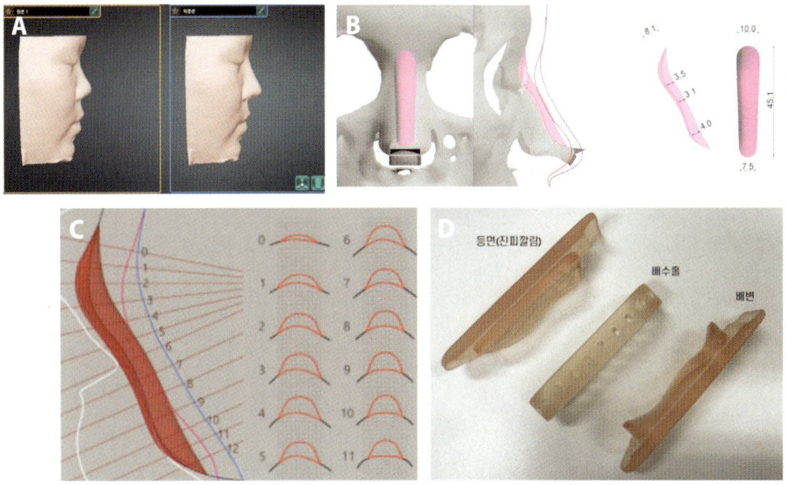

Fig 6-12 3D 프린팅 글루드 입자 연골(3D printing glued diced cartilage) 제작을 위한 몰드 제작 과정. A. 가상 성형수술 소프트웨어를 통해 환자가 원하는 비배부 높이와 프로파일 라인의 형태를 결정한다. B, C. 가상 성형 데이터를 기반으로 완성된 비배부 이식 연골의 디자인 D. 디자인된 이식 연골의 모양을 만들기 위해 제작된 연골 몰드(Anymedi Solution®)

3D 프린팅 글루드 입자 늑연골 융비술(Dorsal Augmentation with 3D Printing Glued Diced Cartilage)

글루드 입자 늑연골(glued diced cartilage)은 Tasman 등에 의해서 보고되었고, Jang 등에 의해서 아시아인에게 몰드를 이용한 방법으로 발전되었다. 저자는 이를 3D 프린팅 테크놀로지와 결합한 기술로 발전시켰고, 다양한 장점으로 인해서, 현재는 저자가 늑연골 비배부 융비술에 가장 흔히 사용하고 있다.

6장에서 3D 프린팅 보형물의 제작 과정을 설명하였는데, 이 방법과 같이, 환자는 3D 의료 이미지를 기반으로 한 가상

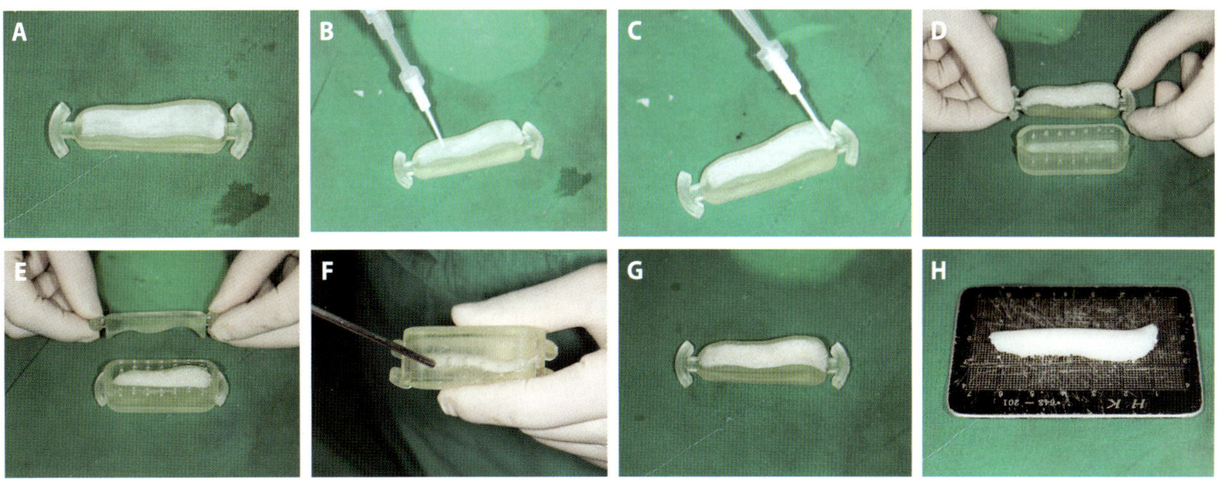

Fig 6-13. 3D 프린팅 글루드 입자 연골의 제작 과정. A. 연골 몰드에 자가 또는 동종 근막이나 진피를 덮고 B. 피브린 글루 몇 방울을 근막에 바른다. C. 그 위에 잘게 썬 연골입자를 얇게 한 층을 올려 놓고, 글루를 다시 연골 위에 떨어뜨려 바른 후에, 추가적으로 잘게 썬 연골 층을 그 위에 놓는 작업을 반복한다. D. 입자 연골이 채워진 몰드를 본체 안에 넣고 E. 기저부 압박기를 사용하여 압박을 가하여, F. 측면 벽의 작은 구멍을 통해 접착제와 액체가 배출되도록 하여 흡입한다. G, H. 몰드를 분리하여, 비배부 융비술용 3D 프린팅 글루드 입자 연골 이식편을 얻는다.

성형수술 소프트웨어를 통해 원하는 비배부 높이와 프로파일 라인의 형태를 반영한 수술 후 모습을 3D로 확인할 수 있다. 수술자는 환자의 원하는 비배부 높이와 프로파일 라인을 확인하고, 수정한 후에, 환자의 컨펌을 받고, 수술 계획을 세운다. 제조업체는 전달받은 데이터를 기반으로 연골 몰드를 제작한다(Fig. 6-12).

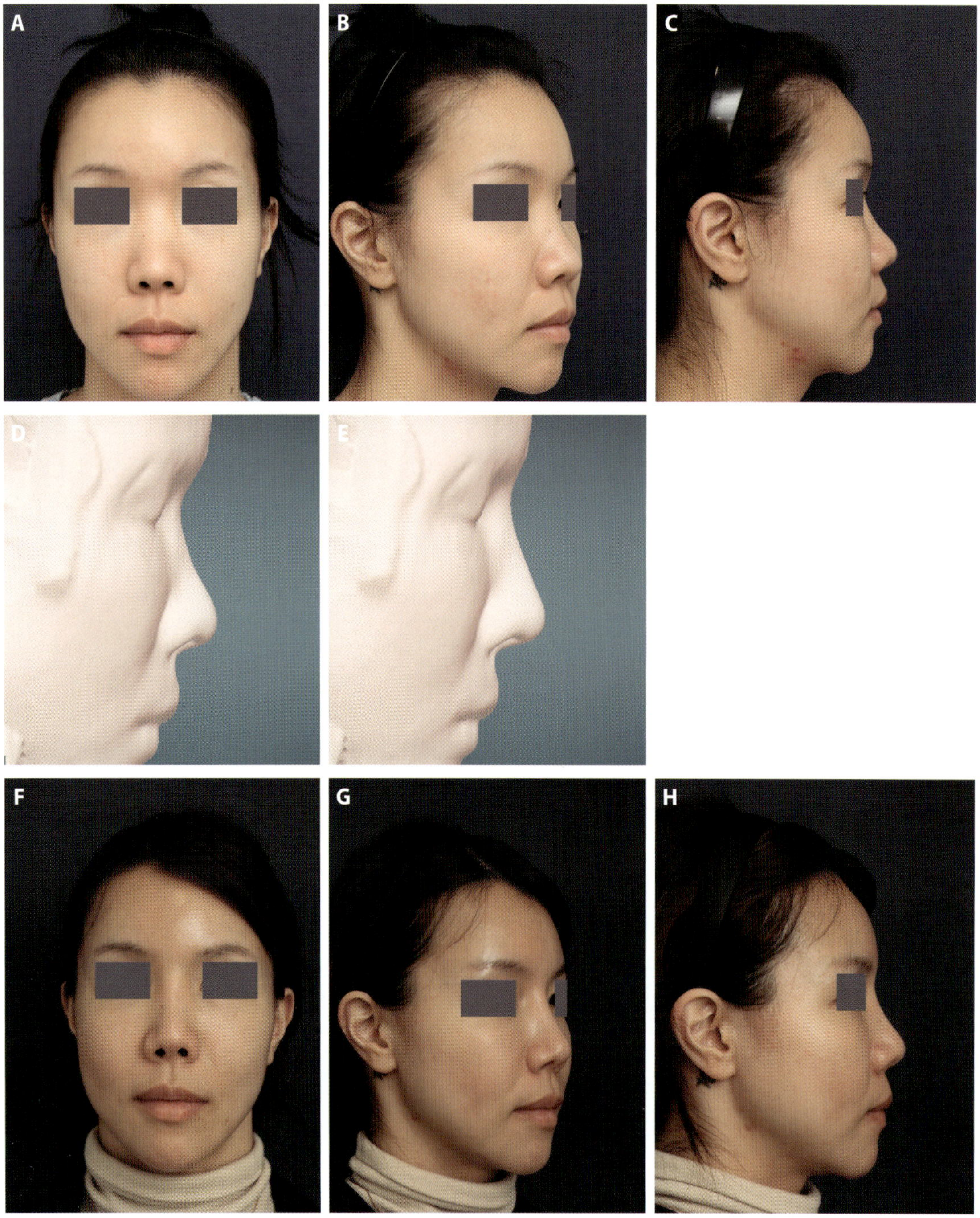

Fig 6-14. 3D 프린팅 글루드 입자 늑연골을 이용한 비배부 융비술. A, B, C. 낮은 비배부를 가진 환자 D. 시뮬레이션 전 E. 시뮬레이션 후 F, G, H. 3D 프린팅 글루드 입자 늑연골을 이용한 비배부 융비술 후 13개월째 모습으로 시뮬레이션 결과를 잘 반영하고 있다.

연골 몰드에 자가 또는 동종 근막이나 진피를 덮고, 피브린 접착제 몇 방울을 근막에 바른 후에, 그 위에 잘게 썬 연골입자를 얇게 한 층을 올려 놓는다(Fig. 6-13). 그런 다음 접착제를 다시 연골 위에 떨어뜨려 바른 후에, 추가적으로 잘게 썬 연골 층을 그 위에 놓고, 다시 접착제를 발라주는 작업을 반복한다. 그 후 연골이 채워진 몰드를 본체 안에 넣고, 기저부 압박기를 사용하여 압박을 가해서, 측면 벽의 작은 구멍을 통해 과도한 접착제와 액체가 배출되도록 하여 흡입한다. 몰드를 조심스럽게 분리한 후, 콧대 융비술용 3D 프린팅 입자 늑연골 이식편을 얻는다.

이 기술의 장점은, 환자가 원하는 높이와 프로파일 라인을 정확히 구현할 수 있고, 연골의 흡수가 최소화되고, 연골의 와핑이 없고, 이식물이 비배부 피부를 통해서 비쳐 보이거나 양쪽 가장자리 윤곽선이 보이는 현상을 피할 수 있다.

Fig. 6-14는 3D 프린팅 글루드 입자 늑연골을 이용한 비배부 융비술의 사례이다.

Chapter

07 코끝 성형: 봉합기법과 연골 이식

코성형의 다양한 분야 중에서, 매우 다양한 술기를 포함하는 중요한 분야이고, 미용적으로 코성형의 결과에 큰 영향을 미치며, 다양한 환자의 불만족이 존재하는 분야가 코끝 성형이다.

해부학적인 차이로 인해서 서양인과 아시아인의 코끝 성형은 서로 다른 접근과 술기를 요구한다.

코끝의 모양, 높이 그리고 길이를 결정하는 중요한 구조는 하외측 연골이다. 하외측 연골의 크기와 모양은 개인별, 인종별로 차이가 많다. 그러나, 코끝의 모양을 결정하는 것은 단순히 하외측 연골만은 아니다. 하외측 연골과 주변 구조(비중격, 상외측 연골)와의 관계, 그리고 코끝의 피부와 연부조직 두께도 관여된다. 아시아인 코끝 성형에서 코끝의 두터운 피부두께는 많은 경우에서 수술의 결과를 제한하는 요소로 관여한다.

아시아인에서는 하외측 연골이 작고 약한 경우가 많기 때문에, 하외측 연골의 돔(dome) 위에 여러 겹의 연골 이식으로 코끝을 높이려는 시도는 내측각의 지지력 문제로 유지되기 어려울 수 있다. 또한, 서양인의 경우와는 달리, 아시아인의 작은 하외측 연골에 시행되는 봉합기법(suture techniques)은, 매우 작은 코끝 변화를 유도한다. 그러므로, 아시아인의 코끝 성형의 기본원리 자체는 서양인의 것과 다를 것이 없지만, 술기의 디테일한 면과 수술의 예후에 관해서는, 서양인과는 다른 아이디어와 접근을 요구한다.

아시아인의 이상적인 코끝은 정면에서 볼 때 미간에서 코끝까지 양쪽 라인이 자연스럽게 연결되고, 뾰족하지 않고 약간 둥글고 자연스러운 형태가 선호되며, 과도한 비공 노출없이, 양측 비익연(alar rim)은 완만한 갈매기 모양을 띠는 것이 좋다(Fig. 7-1).

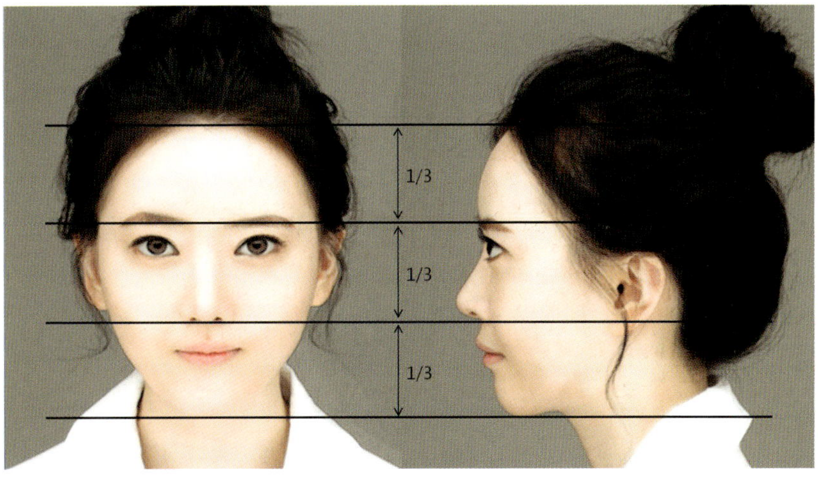

Fig 7-1. 아시아인의 이상적인 코의 모양

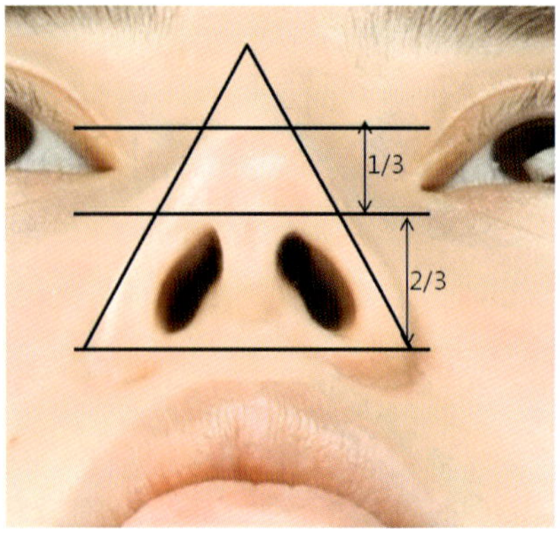

Fig 7-2. 하단에서 본 이상적인 코의 모양

측면에서는 비익연(alar rim)의 처짐이나 후퇴 없이 비익과와 비주의 위치가 조화로워야 한다. 아시아인들은 처진 비주나 비공의 노출이 많은 것에 대한 거부감이 심하다. Nasolabial angle은 90-95° 정도가 적당하며, 하단에서 보았을 때, 비익-코끝의 모양이 삼각형을 이루고, infratip lobule이 과도하게 길지 않고, 비공의 모양이 눈물 방울 형태를 이루어야 한다**(Fig. 7-2)**. 그러나, 이러한 이상적인 기준보다도 얼굴과 코 전체 모양, 특히 콧대의 높이와 잘 어울리는 자연스러운 코끝의 모양을 얻는 것이 중요하다.

아시아인의 아름다운 코끝은,

① 코끝이 뭉툭하지 않되, 뾰족하거나 날카롭지 않아야 한다.

② Infratip lobule이 과도하지 않게 존재하고

③ 코끝과 비익의 경계부위가 존재하되, 찝히면 안 되고

④ 비공의 길이와 비율이 이상적이어야 한다.

코끝 성형의 목적은 다음과 같다.

① 코끝의 높이를 높이거나 낮추기

② 코의 길이 연장과 축소

③ 코끝의 볼륨의 감소 또는 증대

④ 비대칭의 교정

이러한 목적을 달성하기 위한 코끝 성형의 기본 개념은 1966년에 제안된 앤더슨의 삼각 개념(Anderson's tripod concept)으로 설명될 수 있다. 이 개념에 따르면, 하외측 연골은 삼각으로 간주되어, 두 개의 평행한 내측 및 중간각은 하나의 하측 다리를 형성하고, 각 외측각은 나머지 두 다리를 형성한다**(Fig. 7-3)**. 이 삼각은 ANS 위에 놓여 있으며, 주변 구조들과 섬유 연결 조직에 의해 지지되고 있다. 코끝

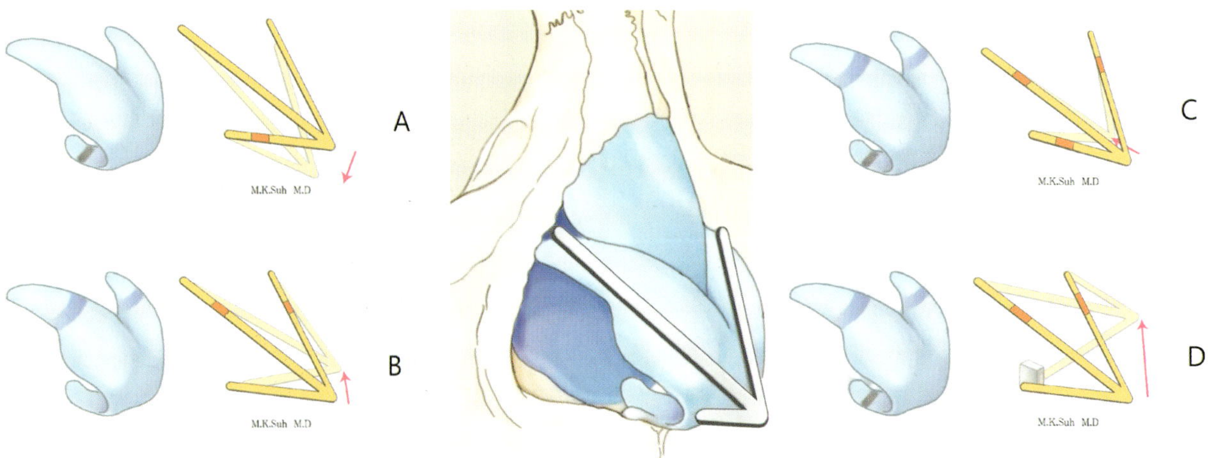

Fig 7-3. 앤더슨의 삼각 개념(Anderson's tripod concept). A. 내측각의 단축: 코끝을 미측 회전 B. 외측각의 단축: 코끝을 두측으로 회전 C. 내측각과 외측각을 모두 단축: 코끝 낮추기 D. 내측각 아래에 plumping graft와 외측각의 단축: 코끝이 더욱 많이 높아지고, 두측으로 회전

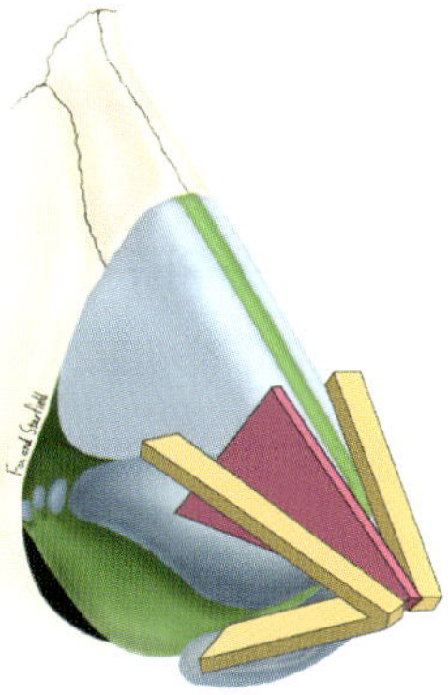

Fig 7-4. 사각 개념(Quadripod concept). Quadripod concept에서는, 내측각으로 구성되는 하측다리(lower limb)와 양측 외측각으로 구성되는 두개의 외측다리(lateral limbs) 외에, 비중격 하단의 anterior 부위가 네 번째 다리로 추가된다.

의 높임(projection)과 회전(rotation)은 각 다리의 길이를 늘리거나 줄임으로써 조정될 수 있다. 어느 쪽 다리라도 길이가 짧아지면 그 방향으로 회전이 일어나게 된다. 즉, 하측다리를 짧게 하면 코끝의 높이가 감소하고 미측으로 회전이 되고, 외측각의 단축은 코끝을 두측으로 회전시킨다. 양쪽 다리를 단축하면, 코끝 높이가 낮아진다. 하측 다리를 plumping graft을 통해서 늘리면 코끝은 높아지고 두측으로 회전한다.

이처럼 코끝의 모양과 높이를 결정하는 가장 중요한 요소는 하외측 연골이며, 코끝 성형의 여러 술기는 하외측 연골의 모양과 위치를 변화시키는 데 중점을 두고 있다. 하외측 연골의 삼각과 더불어 코끝의 모양과 지지에 중요한 또 한 가지의 요소는 비중격의 하단부(caudal portion of septum)이다. 아시아지역에서 짧고 낮은 코끝의 교정을 위해서 자주 시행되는 비중격 연장술은 코끝에 대한 비중격 지지의 중요성을 확인시켜주는 술기이다. Choi 등은 사각 개념(quadripod concept)을 제안하였으며, 이 개념에서 비중격 하단의 anterior 부위는 두 개의 외측각 및 내측각과 함께 지지 다리로 작용한다(Fig. 7-4).

코끝 성형의 접근과 절개

코끝 성형을 위한 접근과 절개에는 다양한 방법이 존재한다.

내비강 접근법(endonasal approach)을 위한 절개에는 하연절개(inframarginal incision), 연골내 절개(intracartilaginous incision), 연골간 절개(intercartilaginous incision) 그리고 횡단 절개(transfixtion incision)가 있다(Fig. 7-5).

하연절개(Inframarginal Incision)

가장 흔히 시행되는 절개이다. 절개는 비주의 중간부위 지점의 안쪽에서 시작하여, 하외측 연골의 내측각의 하연을 따라서 돔을 향해 진행하면서 절개하는데, 돔 부위에 이르러서 외측각의 하연을 따라서 계속 진행하여 외측으로 나아간

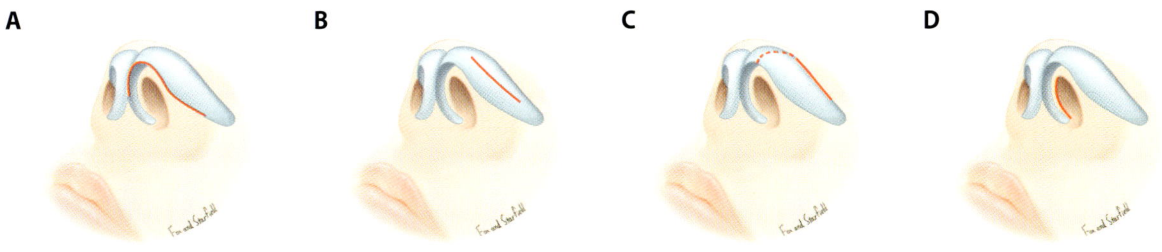

Fig 7-5. 내비강접근을 위한 절개(Incision for endonasal approach). A. 하연절개(Inframarginal incision) B. 연골내 절개(Intracartilaginous incision) C: 연골간 절개(Intercartilaginous incision) D. 횡단절개(Transfixion incision)

적응증

① 돔간 간격이 너무 먼 경우: 뭉툭한 코끝, 코끝의 돔 사이의 갈라짐이 피부를 통해 보이는 경우(clefting)
② 돔의 비대칭
③ 비주 지주 이식(columella strut graft)이나 비중격 연장 이식(septal extension graft) 시에, 이식편의 anterior 끝 부위가 노출되지 않게 하는 역할을 한다.
④ 코끝 중첩 이식(tip onlay graft) 시에 이식 연골이 두 돔 사이에 끼어들어서 높이 저하가 발생하는 것을 방지해준다(Fig. 7-10).

내측각 사이 봉합(Intercrural Suture (Medial Crural Suture))

중간각의 lobular segment 사이 또는 내측각의 columella segment 사이에 봉합하는 것으로, crura 사이의 간격을 좁히고, crura의 위치와 모양을 변화시켜준다(Fig. 7-11).

효과

① Crura 사이 거리를 감소시키므로, 비주의 폭이 넓을 경우 좁혀지는 효과가 있다. 특히, 봉합이 crura의 미측 가장자리에 시행될 때, 이 효과는 더 크다.
② 봉합이 중간각에 시행되면 돔 사이의 거리가 가까워지므로, 돔간 봉합과 비슷한 효과를 보여준다.

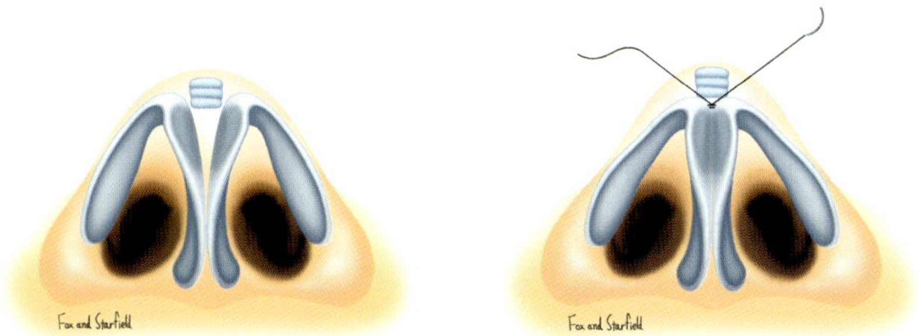

Fig 7-10. 돔간 봉합은 코끝 중첩 이식(onlay graft) 시에 이식 연골이 두 돔 사이에 끼어들어서 높이 저하가 발생하는 것을 방지해준다.

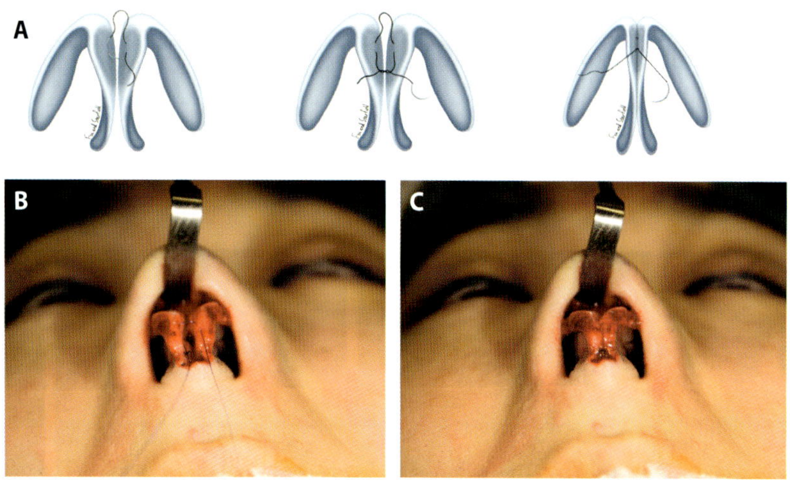

Fig 7-11. Intercrural suture (Medial crural suture)

③ 중간각 또는 내측각의 비대칭을 교정할 수 있다.

④ 내측각을 보강해줌으로써 코끝 지지 효과를 증대시킨다.

이 봉합만으로 코끝을 지지하는 힘은 매우 미약하므로, 이 봉합은 crura의 비대칭을 교정할 목적 또는 비주 지주 이식이나 비중격 연장이식 등을 시행하면서 지지력을 강화하는 부수적인 술식으로 간주하는 것이 좋겠다.

돔내 봉합(Transdomal Suture)

하외측 연골의 돔에 수평 매트리스 봉합(horizontal mattress suture)을 시행함으로써 돔 아치의 폭을 좁히는 술식으로 뭉툭한 코끝의 교정에 활용된다**(Fig. 7-12)**.

봉합은 한쪽 돔의 내측에서 시작하여 돔을 가로질러 외측으로 나가고, 다시 내측으로 돌아와 그곳에서 묶는다**(Fig. 7-13)**.

양쪽 돔의 모양이 대칭일 때는 한 개의 봉합사가 양쪽 돔에 돔내 봉합을 하여 양쪽 돔 사이에서 봉합사를 묶을 수 있다**(Fig. 7-14)**.

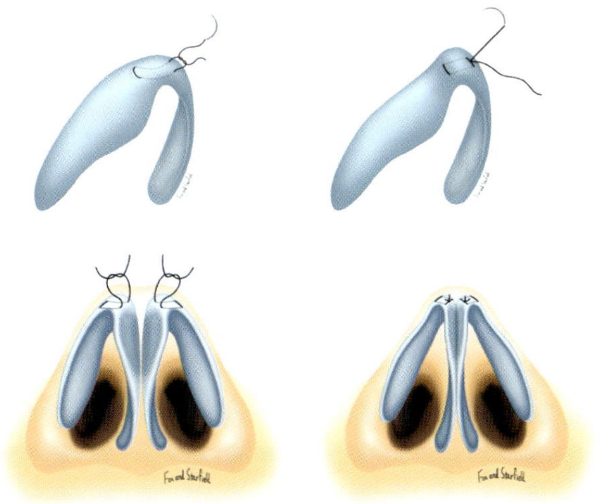

Fig 7-12. 돔내 봉합(Transdomal suture)

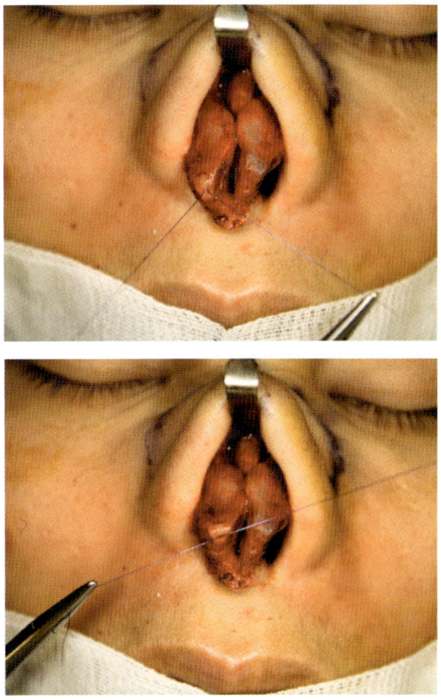

Fig 7-13. 우측 돔의 돔내 봉합

효과

① 코끝 볼륨이 줄어들어, 뭉툭한 코끝의 교정이 가능한데, 이는 domal definition angle이 감소되고, 외측각의 볼록함(lateral crural convexity)이 감소하는 효과에 의해서 발생한다**(Fig. 7-15)**.

② 코끝이 약간 높아지는 효과가 있다.

③ 봉합의 위치에 따라서 외측각이 두측 또는 미측으로 회

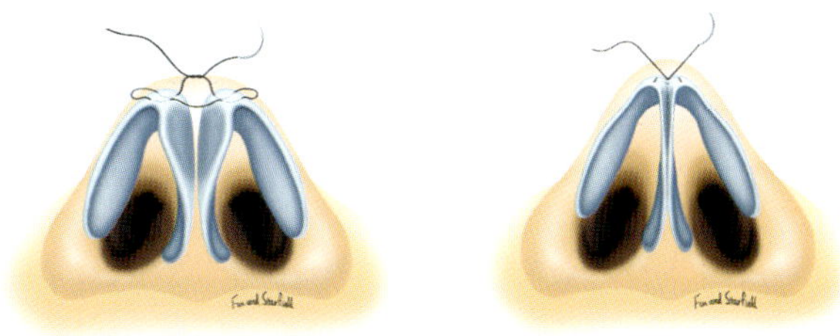

Fig 7-14. 돔내 봉합이 양쪽 돔에 동시에 시행되고 돔 사이에 묶는 위치가 생긴다.

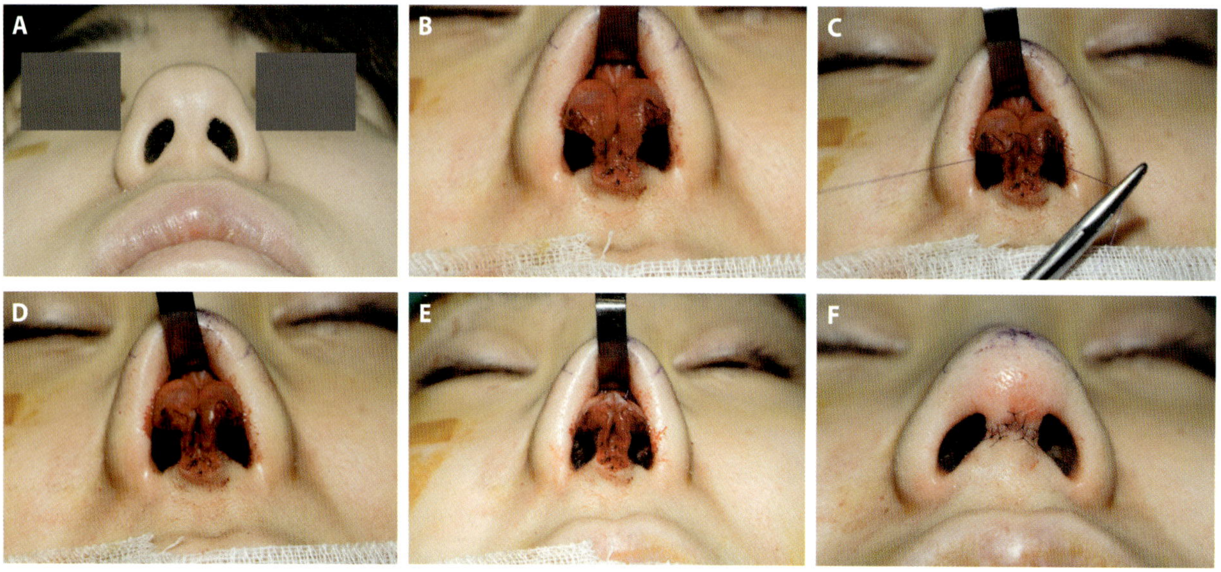

Fig 7-15. 뭉툭한 코끝 교정을 위한 돔내 봉합. A. Bulbous boxy tip B. 하외측 연골이 크며, 외측각이 볼록하고, domal divergence angle과 domal definition angle이 넓다. C. 돔간 봉합 D. 돔간 봉합 후 돔 사이 간격이 감소하였다. E. 돔내 봉합 후 domal divergence angle과 domal definition angle이 감소하고, 외측각의 볼록함이 감소하였다. F. 수술 직후 모습

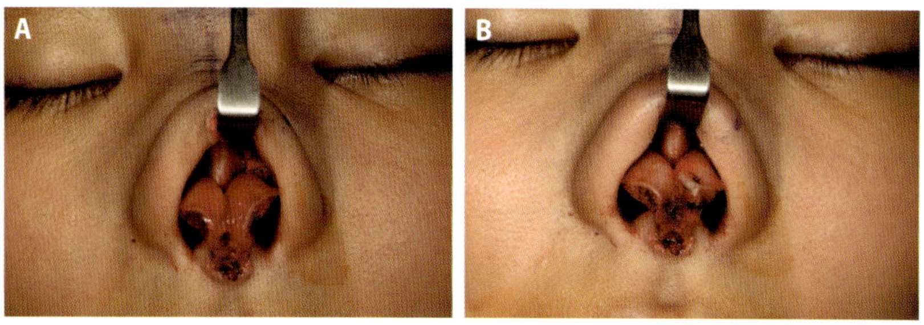

Fig 7-16. 돔내 봉합의 봉합이 돔의 미측 부위에 위치하면 외측각이 미측 방향으로 회전한다. A. 봉합 전 B. 봉합 후에 왼쪽 외측각이 미측으로 회전하고, domal definition angle이 감소하였다

전할 수 있다. 봉합이 돔의 두측 부위에 위치하면, 외측각이 두측으로 회전하고, 돔의 미측 부위에 위치하면, 미측으로 회전한다(Fig. 7-16). 봉합이 돔의 센터에 위치하면, 외측각의 회전은 발생하지 않는다.

그러나, 하외측 연골의 크기가 작은 아시아인에게서 돔내 봉합의 여러 효과는 매우 제한적이다.

Medial Crura-Septal Suture (Columella-Septal Suture)

이 봉합은 내측각과 비중격 연골 하단 사이의 봉합으로 내측각을 미측 방향으로 당겨주는 역할을 한다(Fig. 7-17).

봉합 바늘은 내측각의 두측 가장자리를 통과한 후에 비중격 연골의 하단을 지난 후 다시 반대측 내측각을 통과 후에 조여준다.

내측각과 비중격 사이의 봉합 위치에 따라서 코끝을 높이

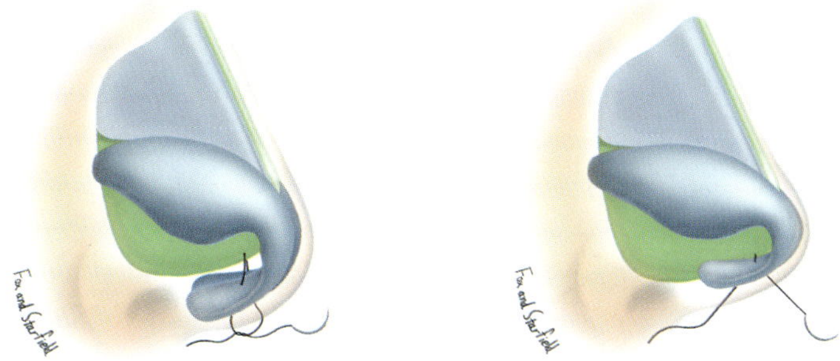

Fig 7-17. Medial crura-septal suture

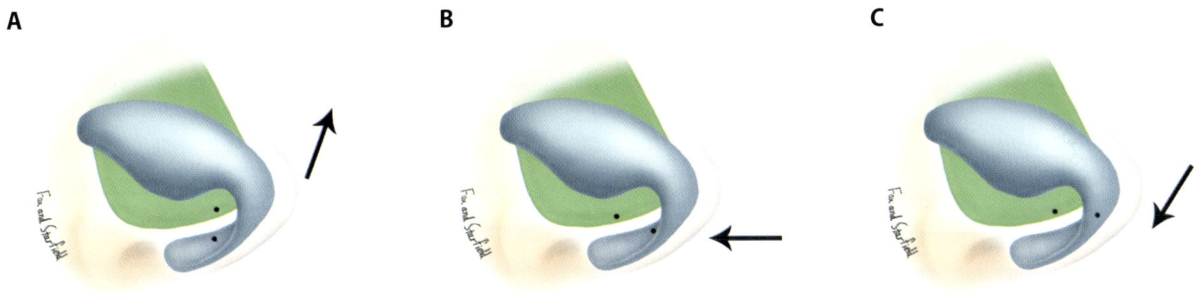

Fig 7-18. Medial crural-septal suture의 봉합 위치에 따른 코끝의 높이 변화. A. 비주의 두개 방향 이동과 높아진 코끝 B. 비주의 두개 방향 이동, 코끝의 높이 변화 없음 C. 비주의 두개 방향 이동과 낮아진 코끝

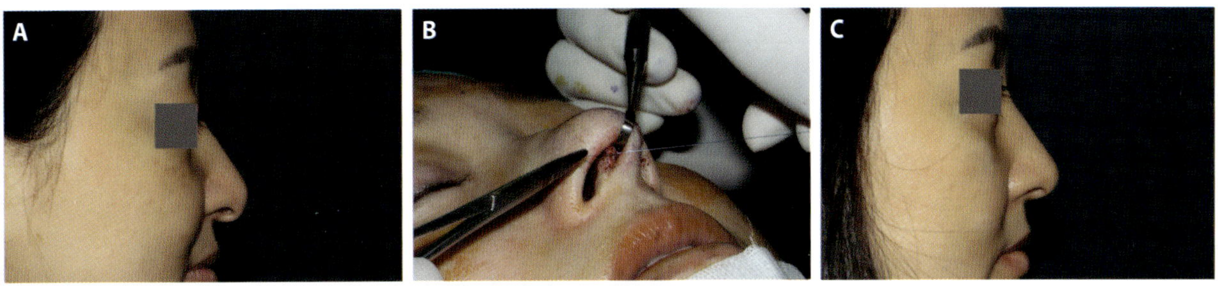

Fig 7-19. 처진 비주(Hanging columella)를 교정하기 위한 medial crura-septal suture. A. 처진 비주 B. 비내 절개를 통한 medial crural-septal suture. C. 수술 후

거나 낮출 수 있고, 높이 변화 없이 단순히 비주를 두측 방향으로 당길 수도 있다**(Fig. 7-18)**.

비주를 두측 방향으로 당기면, 긴코 교정이나 처진 비주(hanging columella) 교정 시에 효과적이다**(Fig. 7-19)**.

이 봉합의 중요한 전제조건은 비중격 연골의 하단 부위가 반듯해야 한다. 비중격 하단이 휘어 있는 코에서는 이 봉합은 비중격 교정 후에 시행해야 한다.

Tip Rotation Suture

이 봉합은 중간각(또는 내측각)과 anterior septal angle 사이

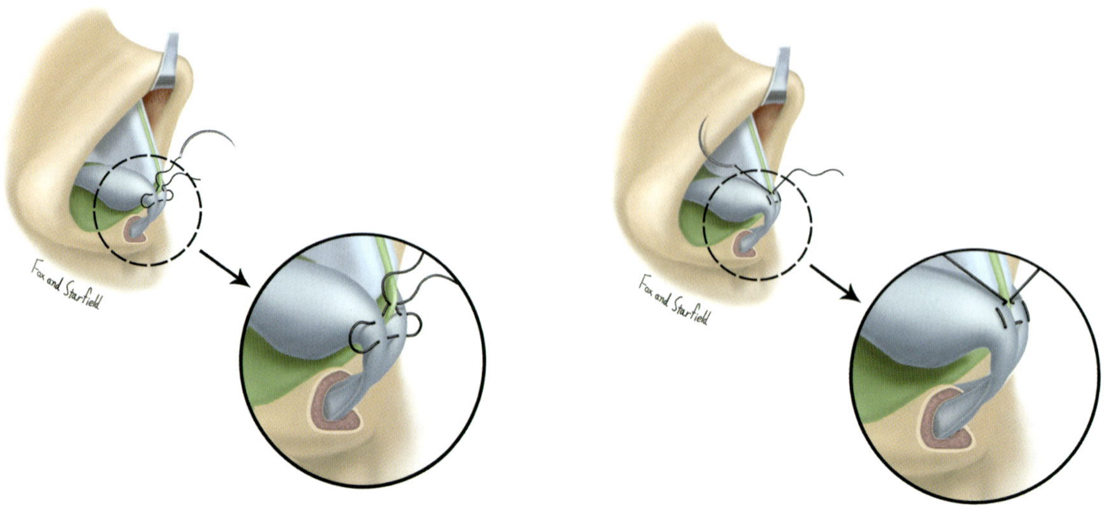

Fig 7-20. Tip rotation suture

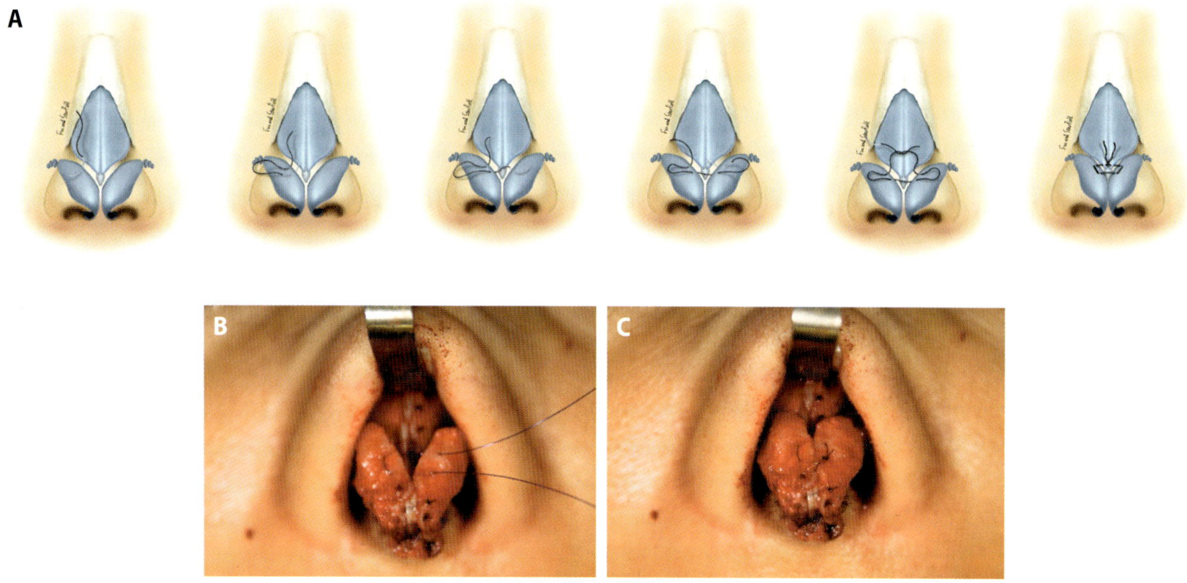

Fig 7-21. Lateral crural spanning suture. A. Lateral crural spanning suture B, C. 수술 장면

의 봉합으로 코끝을 두측 방향으로 회전시킨다(**Fig. 7-20**).

이 봉합은 medial crura-septal suture의 응용으로 비주 지주 이식과 같이 시행되는 경우가 많다.

이 봉합은 코끝을 두측으로 회전시키고(코의 길이 감소), nasolabial angle을 증가시킨다. 봉합의 위치에 따라 코끝을 높일 수도 있다.

Lateral Crural Spanning Suture

이 봉합은 양쪽 외측각 사이의 수평 매트리스 봉합으로서, 외측각 사이 거리를 감소시키고, 외측각의 볼록함(convexity)을 감소시킨다(**Fig. 7-21**). 봉합을 너무 강하게 해서 외측각에 꺾임(buckling)이 발생하지 않도록 주의해야 한다.

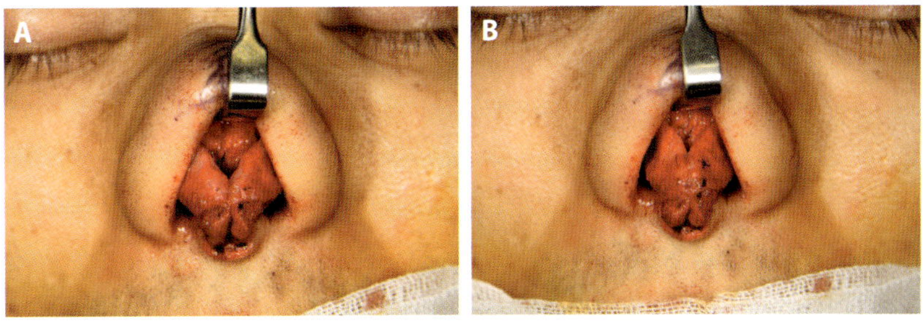

Fig 7-22. 외측각의 spanning suture에 의해서 외측각의 볼록한 정도가 감소함 A. spanning suture 전 B. 외측각의 spanning suture에 의해서, 외측각 사이의 거리가 가까워지고, 외측각의 볼록함이 감소하였다. Spanning suture에 의한 외측각의 볼록함 감소는 봉합의 위치가 외측각의 두측 가장자리보다는 외측각의 장축에 가까워질수록 더 크다.

효과

외측각 사이 거리를 감소시키고, 외측각의 볼록함을 감소시킨다(**Fig. 7-22**). 또한 돔 사이 거리가 가까워진다. 이러한 효과들은 코끝의 볼륨을 감소시키는 역할을 한다. 이 봉합 후에 돔은 미측으로 회전하고, 비익연은 두측으로 이동한다. 코끝의 미측 회전을 충분히 얻고자 하는 경우에는, scroll area나 hinge complex에서 외측각을 충분히 박리해야 한다.

Convexity Control Suture

수평 매트리스 봉합으로 연골의 볼록함을 조절할 수 있다. 이 봉합 기법은 하외측 연골의 볼록함이나 오목함을 줄일 수 있고, 휘어진 내측각이나 비중격 연골을 교정하는 데 이용될 수 있다. 봉합이 적용된 후 교정된 연골은 봉합 전보다 약 30% 더 강해진다.

봉합은 연골의 오목한 면으로 먼저 들어가서 볼록한 쪽으로 매트리스 방식으로 통과한다(**Fig. 7-23**). 봉합 루프의 폭은 3 mm, 길이는 6-8 mm이다. 봉합이 조여지면 연골의 볼

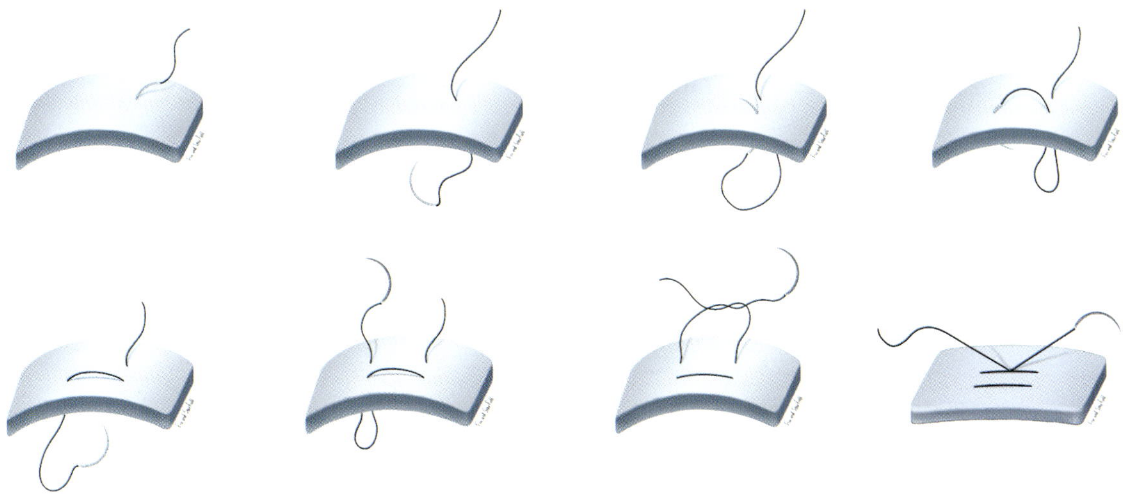

Fig 7-23. Convexity control suture. 봉합은 먼저 연골의 오목한 면을 통과한 후, 같은 연골의 볼록한 면을 매트리스 방식으로 통과한다. 봉합 루프의 폭은 3 mm, 길이는 6-8 mm이다. 봉합이 조여지면 볼록함이 감소하고 연골은 반듯해진다.

록함이 감소하고 반듯해진다. 봉합 길이가 너무 길면 연골의 꺾임이 발생할 수 있다.

봉합 바늘이 연골 밑의 점막을 관통하지 않도록 주의해야 하고, 이를 위해, 점막에 국소마취주사를 하여 점막을 부풀린 후에 시행하면 도움이 된다.

외측각에 대한 Convexity Control Suture

외측각의 최대 볼록한 부분에서 첫 번째 바늘 삽입은 외측각의 장축에 수직으로 이루어진다(**Fig. 7-24**). 바늘의 삽입과 출구는 한 번의 통과로 수행된다. 두 번째 통과 역시 장축에 수직으로 이루어지며, 첫 번째 삽입 지점에서 약 5-6 mm

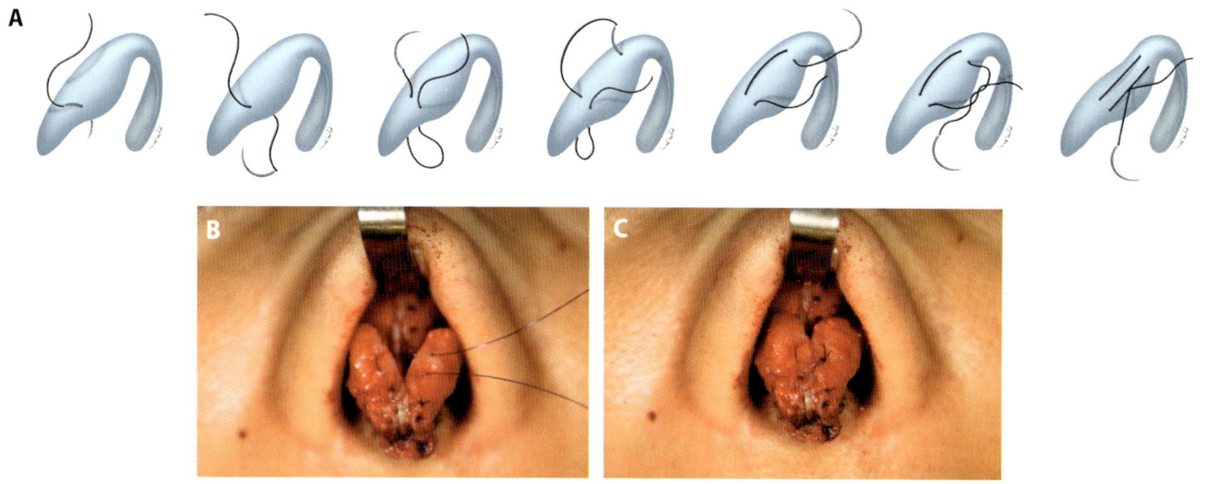

Fig 7-24. 외측각에 대한 convexity control suture A. Convexity control suture의 봉합 순서 B. 볼록한 모양의 외측각 C. Convexity control suture에 의해 외측각이 편평하게 변한 모습

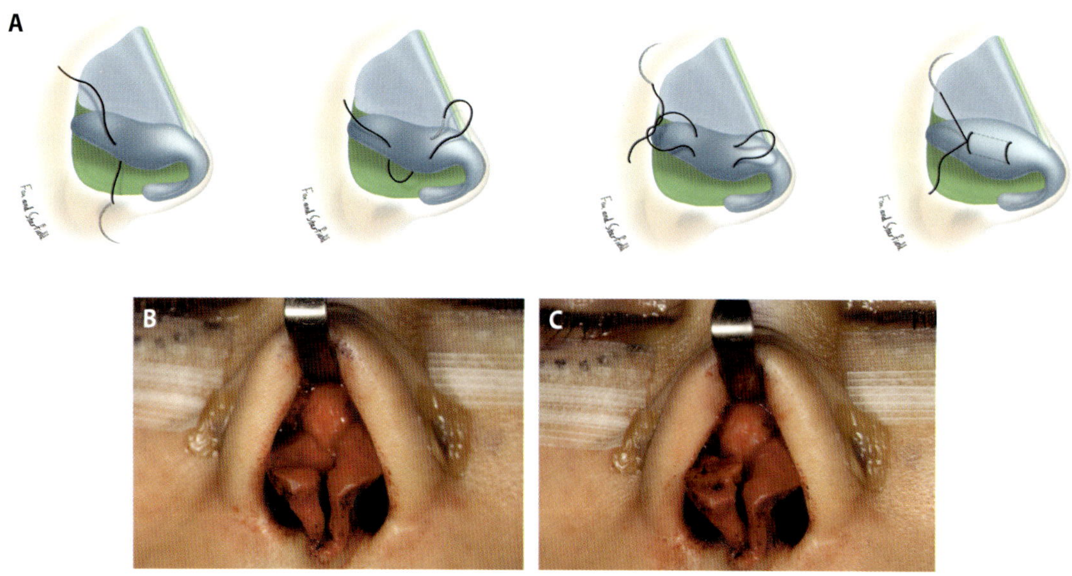

Fig 7-25. 외측각에 대한 concavity control suture. A. Concavity control suture의 봉합 순서 B. 우측 외측각이 꺾여 있는 모습 C. concavity control suture에 의해 꺾여서 꺼져 있던 외측각이 편평해진 모습

떨어진 지점에 위치한다. 이 과정에서 술자는 바늘이 하부 점막을 관통하지 않도록 주의해야 한다. 매듭을 조이면 볼록한 부분이 평평해진다. 연골의 길이와 강도에 따라 같은 연골의 다른 부위에 하나 또는 두 개의 추가 매트리스 봉합이 필요할 수 있다.

외측각에 대한 Concavity Control Suture

봉합 경로를 제외하고는 위에 기술한 볼록함 교정에 대한 방법과 동일하다. 첫 번째 바늘 삽입은 외측각에 수직이 아닌 평행하게 이루어진다**(Fig. 7-25)**. 바늘의 출구는 삽입 지점에서 약 5-6 mm 떨어진 곳에 위치한다. 그런 다음 바늘은 출구 지점에서 2 mm 떨어진 곳에 삽입되어 첫 번째 경로와 평행하게 반대 방향으로 통과된다. 매듭을 조이면 오목한 부분이 줄어든다.

Derotation Suture (Caudal Rotation Suture of the Tip, Tip Extension Suture)

Derotation suture는 lateral crural spanning suture의 응용으로, 코의 길이 연장을 위해서, 하외측 연골을 코의 길이 방향(미측 방향) 당긴 후에, lateral crural spanning suture를 시행하면서 동시에 이 봉합을 dorsal septum 또는 septal angle에 고정하는 것이다.

하외측 연골의 코의 길이 방향으로의 회전을 원활하게 하기 위해서 상·하외측 연골 사이의 scroll area를 박리한다. 하외측 연골의 회전을 더 많이 하기 위해서는 hinge complex의 accessory ligament를 자르기도 한다.

하외측 연골을 코의 길이 방향으로 이동시킨 후에, 외측각의 미측 1/4 부위에 한 개의 spanning suture를 시행한다. 이 봉합만으로도 새로운 코끝의 위치가 약간은 유지되도록 도와준다. 그러나, 더 강한 유지효과를 위해서, 더 두측의 양쪽 외측각의 두측 가장가지를 비중격 상단 또는 anterior septal angle에 봉합함으로써 길어진 새로운 코끝의 유지가 가능하다**(Fig. 7-26)**. 고정하는 봉합의 개수는 대개 한 개이지만, 필

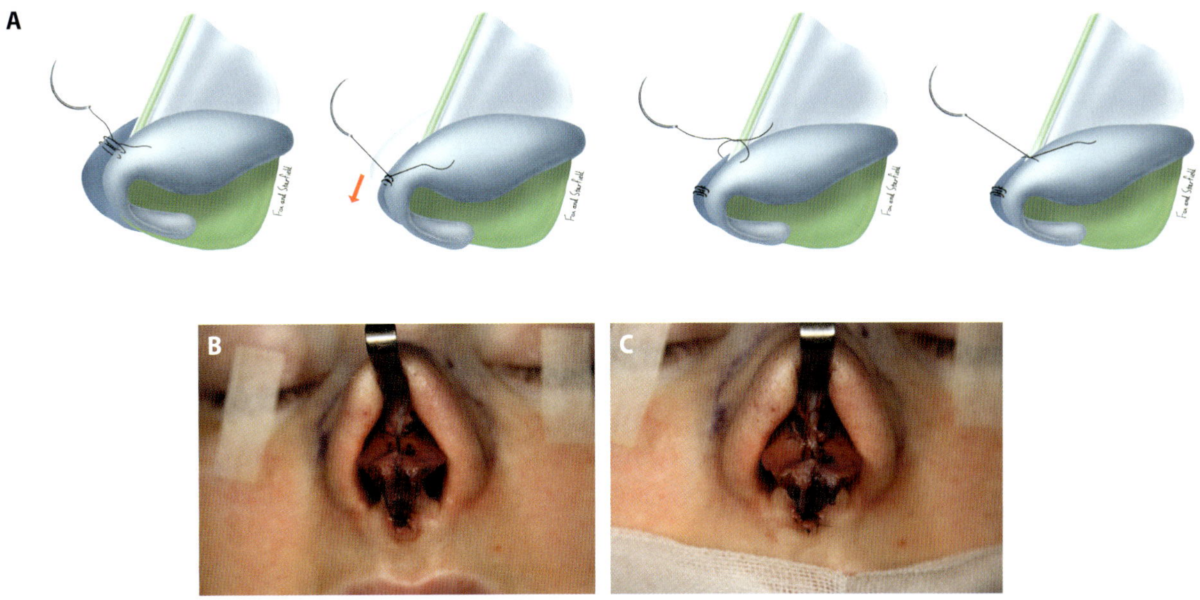

Fig 7-26. Derotation suture (caudal rotation suture of the tip). A. Derotation suture의 과정 B. 외측각의 중간 정도 부위에 spanning suture를 시행한 상태 C. 돔을 코의 길이 방향으로 당긴 상태에서 외측각의 더 두측 부위에 derotation suture를 시행하여 코의 길이 연장을 시행한 모습

요에 따라서 두 개를 할 수 있다.

Derotation suture가 효과적이기 위해서는 외측각이 충분히 튼튼해야 한다. 작고 약한 연골에 시행하면, 외측각에 꺾임 형상이 발생할 수 있다. 이런 경우에는 꺾인 부위에 연골 이식을 해서 보강하는 것이 필요하다.

이 술식은 코끝 높이를 약간 저하시키기 때문에, 이를 보완하는 술식과 함께 시행하는 것이 좋다.

Supratip Suture

Supratip suture는 supratip 쪽의 피부와 아래쪽의 연골 사이에 시행되는 봉합이다. Supratip bulging을 교정하기 위해서는 supratip 부위의 연부조직에 대한 debulking 후에, supratip 중앙부위 피부조직과 아래쪽 연골 사이의 빈 공간을 없애기 위해 supratip suture를 시행한다**(Fig. 7-27)**. 비주 절개 부위 임시로 피부 봉합을 한 개 한 후에, supratip bulging 부위를 피부쪽에 마킹을 하고, 이 부위와 접하는 아래쪽의 연골(비중격 상단)에도 마킹한다. 비주에 임시로 한 봉합을 풀고, 5-0번 vicryl 봉합사로 supratip 부위의 피하조직과 아래쪽의 비중격 연골의 상단 부위에 봉합한 후에 느슨한 강도로 봉합사를 조여서 묶는다. Supratip 부위 피부에 함몰(dimpling)이나 괴사가 발생하지 않도록 봉합사를 너무 강하게 묶지 않도록 해야 한다.

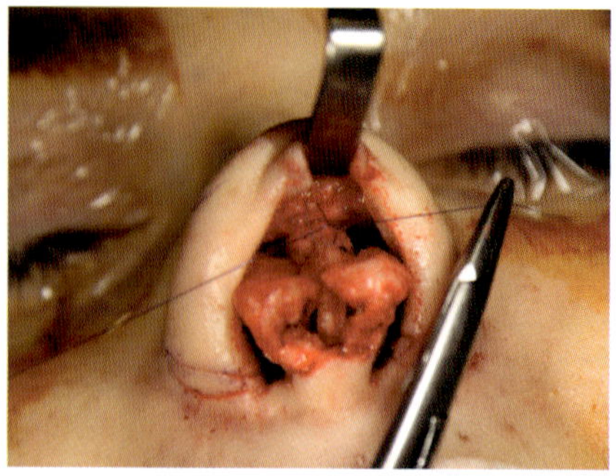

Fig 7-27. Supratip suture

외측각의 내측각화(Medialization of Lateral Crura, Lateral Crural Steal)

이 술기는 외측각을 내측각으로 변환시켜서 코끝을 높이는 봉합법이다**(Fig. 7-28)**.

양쪽 외측각의 proximal 부위를 서로 봉합해서 중앙에서 만나게 함으로써, 외측각이 내측각으로 변환된다.

콧구멍의 정점(apex)에 single hook을 대어서 양쪽 콧구멍 높이의 대칭을 유지하고 돔을 anterior 방향으로 들어 올린 상태에서, 기존 돔에서 몇 밀리미터 측면에 있는 새로운 돔 위치를 표시한다. 돔간 봉합을 돔 바로 아래에 시행하고, 양쪽의 새로운 돔에 돔내 봉합을 시행한다. 마지막으로 새로운 돔들은 돔간 봉합을 통해서 함께 연결된다. 양쪽 돔이 비대칭이 아니라면, 술자는 돔내 봉합과 돔간 봉합을 한 번의 봉합으로 시행할 수 있다**(Fig. 7-29)**.

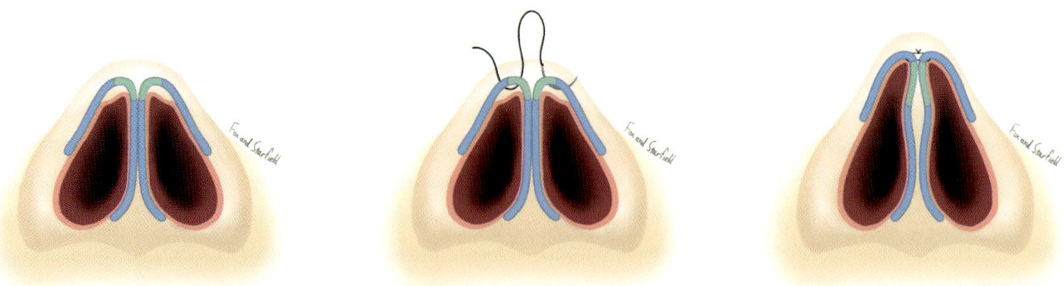

Fig 7-28. 외측각의 내측각화(lateral crural steal). 콧구멍의 정점(apex)에 single hook을 대어서 양쪽 콧구멍 높이의 대칭을 유지하고 돔을 anterior 방향으로 들어 올린 상태에서, 기존 돔에서 몇 밀리미터 측면에 있는 새로운 돔 위치를 표시한다. Intercrural suture를 돔 바로 아래에 시행하고, 양쪽의 새로운 돔에 돔내 봉합을 시행한다. 마지막으로 새로운 돔들은 돔간 봉합을 통해서 함께 연결된다.

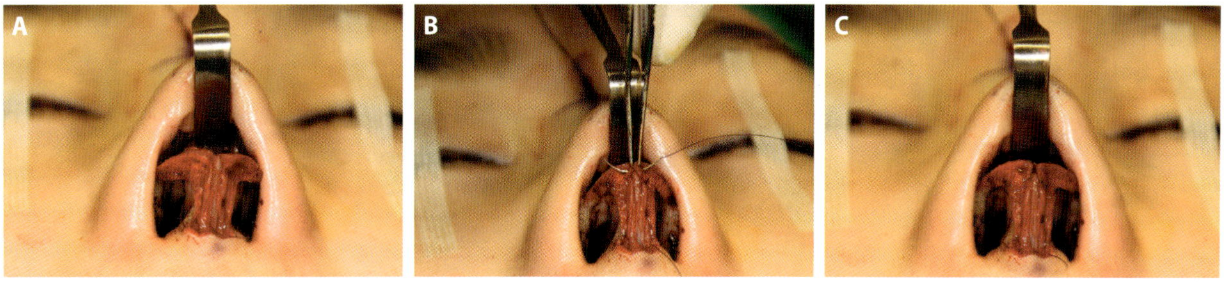

Fig 7-29. 비주 지주 이식과 외측각의 내측각화

이 봉합법을 통해 외측각의 근위부가 내측각으로 변환되어, 내측각이 길어지며, 이는 코끝이 더 높아지고, 두측 방향으로 회전한다. 동시에 외측각은 짧아진다. 또한 코끝의 볼륨이 감소하고, 비공의 모양이 더 수직방향으로 바뀌게 된다. 이 봉합법은 단독적으로 또는 비주 지주 이식이나 비중격 연장 이식과 같이 시행할 수 있다.

Interfootplate Suture

양쪽 footplate가 옆으로 퍼져서 돌출되어 있을 때, 둘 사이를 모아주는 봉합이다.

Footplate의 cephalic 쪽 가장자리를 따라서 5-8 mm 길이의 절개로 가능하다. 양쪽의 footplate를 조심스럽게 노출한 후에, no. 5-0 PDS로 서로를 봉합해준다(**Fig. 7-30**).

이 봉합 후에 비주 하방 부위가 좁아진다. 또한, subnasale가 미측 방향으로 나오는 효과가 있으나, 이 효과를 원하지 않으면, footplate의 redundant 한 부위를 트리밍 하거나, footplate 사이의 연부조직을 제거한 후에 시행한다.

코끝의 연골 이식

아시아인의 하외측 연골은 서양인에 비해, 작은 경우가 흔해서, 봉합 술기만으로는 한계가 있고, 대부분 연골 이식이 필요하다.

비첨 중첩 이식(Tip Onlay Graft)

비첨 중첩 이식은 코끝을 높이기 위해서 한 겹 이상의 이식 연골을 하외측 연골의 돔 위에 올려놓는 것이다(**Fig. 7-31**).

이개 연골이 자체의 구부러진 형태가 있으므로, 돔 위에 놓았을 때에 더 매끄럽게 곡선이 진 끝 모양을 만들기 쉽기

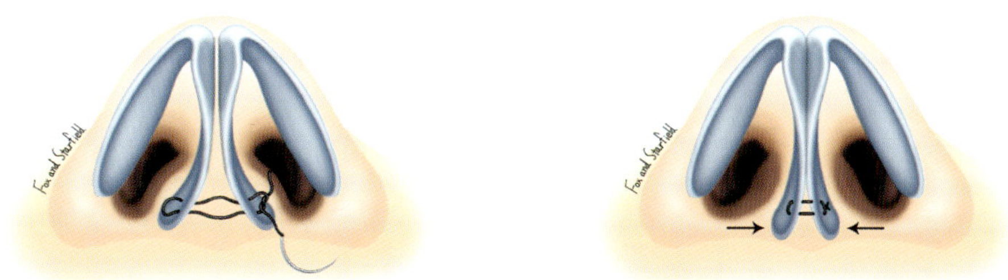

Fig 7-30. Interfootplate suture

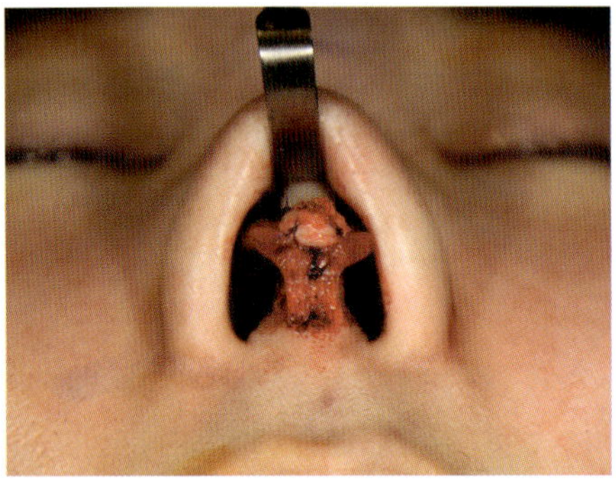

Fig 7-31. 두 겹의 이개 연골을 사용한 비첨 중첩 이식(Tip onlay graft)

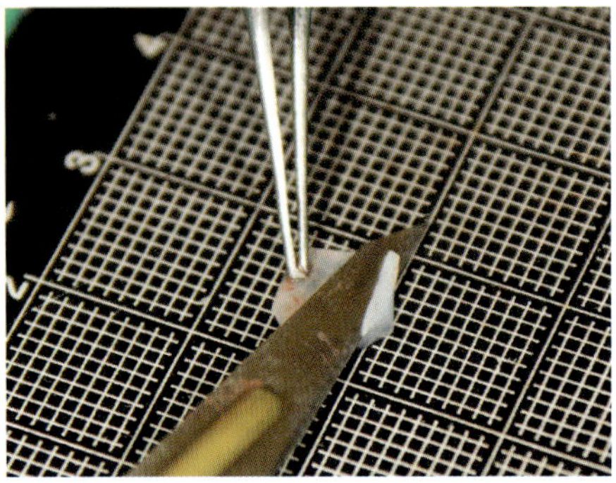

Fig 7-32. 이식 연골의 가장자리는 비스듬한 가장자리가 형성되도록 얇게 테이퍼링 해야 한다.

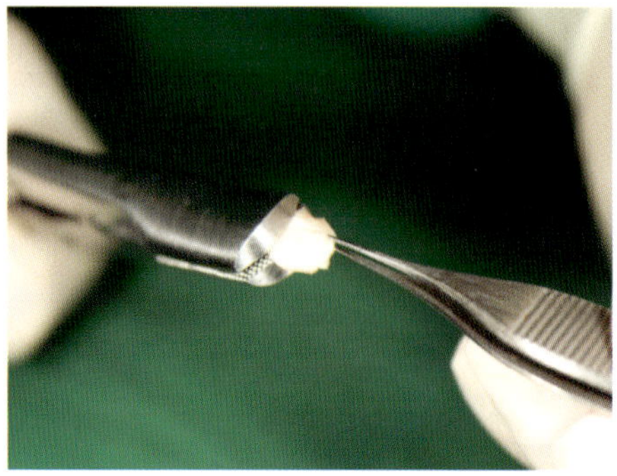

Fig 7-33. Morselizer를 이용하여 연골의 가장자리를 조금 압박하여 눌러주면 외부에서 가장자리 윤곽이 보이지 않게 되는 데 도움이 된다.

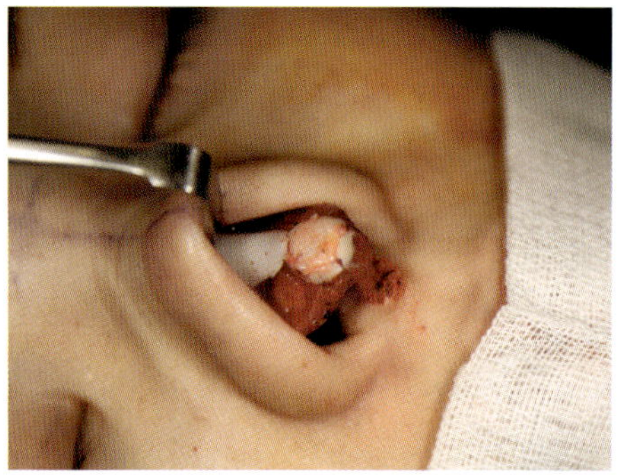

Fig 7-34. 중첩 이식 연골은 가장 자리가 피부를 통해 비쳐 보이는 것을 피하기 위해서 흡수성 봉합사를 사용해서 하부 연골에 4-6군데 꼼꼼하게 고정해야 한다.

때문에, 아시아인의 코끝 융비술에서 비중격 연골에 비해 더 선호된다.

이식 연골이 코끝 피부를 통해서 비쳐 보이지 않기 위해서는, 이식 연골의 가장자리는 비스듬한 가장자리가 형성되도록 얇게 테이퍼링 해야 한다**(Fig. 7-32)**.

연골의 가장자리를 조금 압박하여(crushing) 눌러주면 외부에서 가장자리 윤곽이 보이지 않게 되는 데 도움이 된다 **(Fig. 7-33)**.

비첨 중첩 이식은 하부 연골 구조에 매우 정밀하게 고정해야 하며, 이를 위해 5-0 또는 6-0 PDS 봉합사를 4-6군데 사용한다. 이는 피부가 얇은 환자에서 코끝 피부를 통해 이식 연골의 가장자리가 보이지 않기 위해서 중요하다**(Fig. 7-34)**.

이식물의 두께와 층 수가 코끝의 높이에 영향을 미치지만, 그보다 더 중요한 것은 하외측 연골의 내측각이 튼튼하고 안

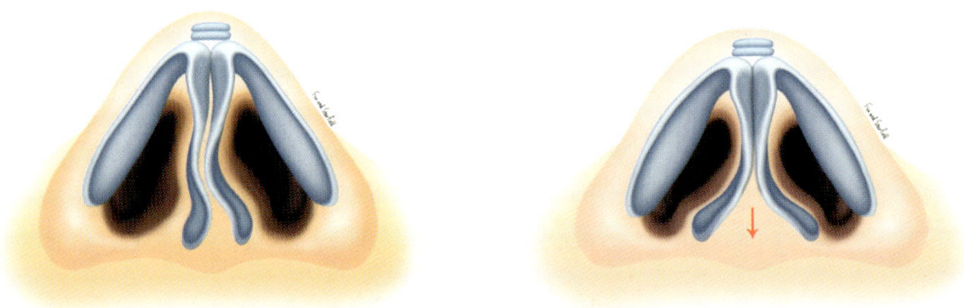

Fig 7-35. 약한 내측각 위에 올려진 중첩 이식 연골은 내측각을 휘게 하거나 눌려지게 함으로써 코끝 처짐으로 이어진다.

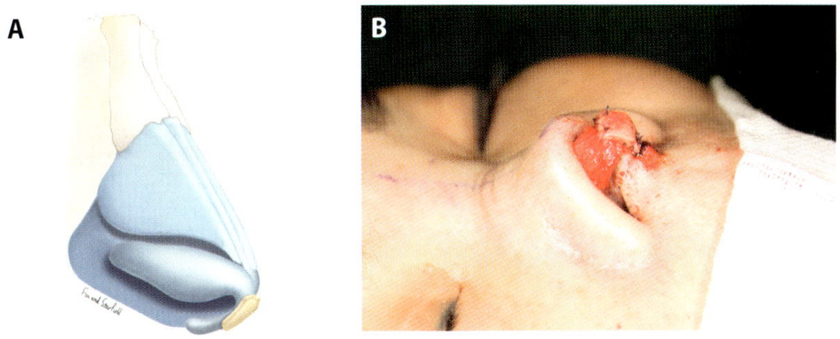

Fig 7-36. 방패 이식. A. 방패 이식은 코끝을 높임과 동시에 infratip lobule의 증강을 가져온다. B. 두 겹의 이개 연골을 이용한 방패 이식

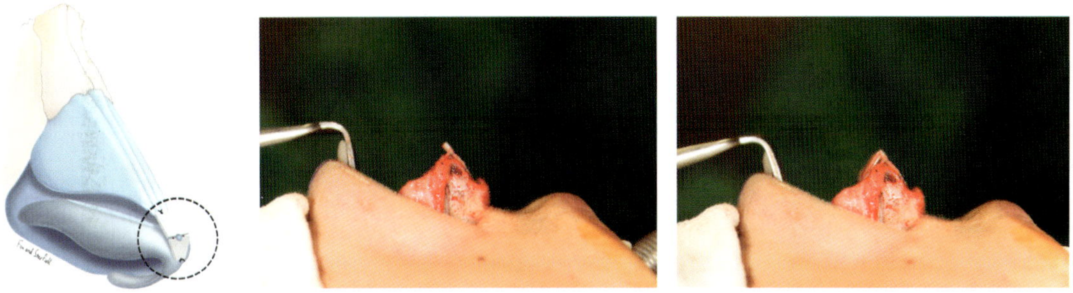

Fig 7-37. 이식 연골이 두측 방향으로 구부러지는 것을 방지하기 위해서 backing graft를 시행한다.

정적으로 유지되는 것이다(Fig. 7-35).

따라서, 매우 약한 내측각을 가진 환자에게 중첩 이식만을 사용하는 것은 적합하지 않으며, 짧은 비주를 가진 환자에게도 사용이 권장되지 않는다.

방패 이식(Shield Graft)

방패 이식은 중첩 이식과 매우 유사하지만, 주요 차이점은 방패 이식이 방패 모양을 하고 있으며, 이식연골이 돔의 미측 부분에 위치한다는 것이다. 방패 이식은 코끝을 높임과 동시에 infratip lobule의 증강을 가져온다(Fig. 7-36).

채취한 연골은 방패모양으로 조각한다. 연골의 상부는 TDP를 표현하기 위해 6-8 mm 정도의 폭을 가지고, 하부는 상부보다 좁다. 중첩 이식 때와 마찬가지로, 이식 연골의 가장자리는 비스듬한 가장자리가 형성되도록 얇게 테이퍼링하고, 하부 연골에 여러 군데 꼼꼼하게 고정하여서 피부를 통해서 비쳐 보이지 않도록 한다. 이식 연골은 코의 조건에 따라서 1-3겹으로 한다. 아시아인에서 최상의 코끝 융비술을 위해서는 이식 연골의 상부 가장 자리가 돔의 위치보다 3-4 mm 위쪽에 위치하게 한다. 이식 연골이 cephalic 방향으로 구부러지는 것을 방지하기 위해서 backing graft를 시행한다(Fig. 7-37).

연장 방패 이식(Extended Shield Graft)

연장 방패 이식은 코끝 융비술과 비주 돌출을 동시에 할 수 있는 이식이다(Fig. 7-38). 돔과 내측각 앞에 긴 방패 모양의 이식편을 위치시키는데, 비중격 연골이 가장 좋은 연골이며, 이개 연골도 사용될 수 있다.

비주 지주 이식(Columellar Strut Graft)

비주 지주 이식은 코끝을 높이기 위해서 아시아인에게서 흔히 사용되는 구조적 지지 이식(structural supporting grafts) 중의 하나이다. 채취한 연골을 반듯한 지주 모양으로 조각하여 내측각 사이에 삽입하는 술기이다**(Fig. 7-39)**.

연골 공여부로는 반듯한 모양이면서, 채취가 용이한 비중격 연골이 흔히 사용되나, 비중격 연골이 매우 작거나 채취에 제한이 있는 환자에서는 이개 연골이나 늑연골이 사용될 수 있다.

비중격 연골의 두께가 얇은 환자에서는 채취한 연골에서 가장 튼튼한 부위를 사용하는 것이 좋다. 비중격의 inferior 부위가 연골이 더 두텁기 때문에, 이 부위를 사용하는 것이 좋다**(Fig. 7-40)**. 이식 연골의 폭은 3-4 mm 정도가 적당하고, 길이는 12-25 mm 사이에서 결정된다. 이식편의 posterior 쪽 끝부위는 이식편과 ANS (anterior nasal spine) 사이의 클릭음을 최소화하기 위해 둥글게 해야 한다**(Fig. 7-41)**. Fixed

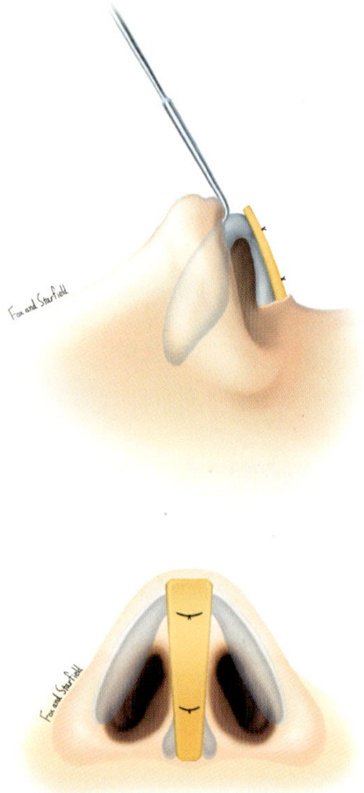

Fig 7-38. 확장된 방패 이식(Extended shield graft)

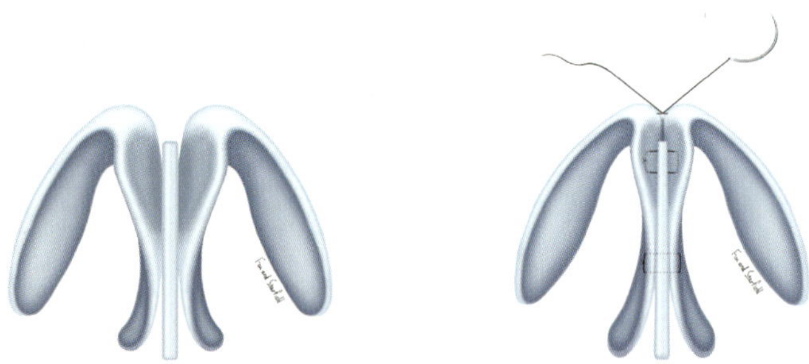

Fig 7-39. 비주 지주 이식

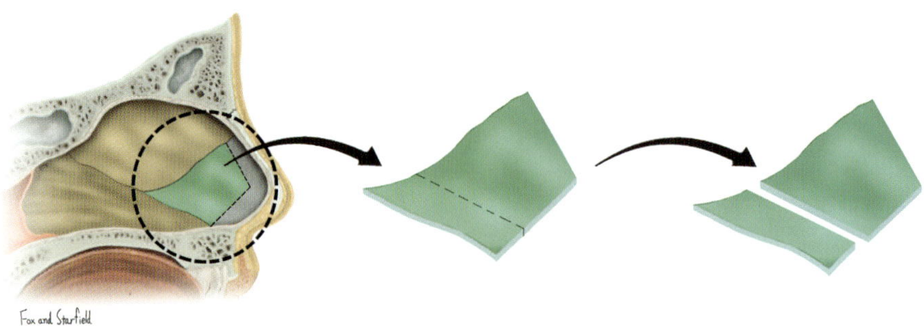

Fig 7-40. 비중격 연골의 두께가 얇은 환자에서는 비중격의 inferior 부위가 가장 두터우므로, 비주 지주 이식을 위해서 이 부위를 사용한다.

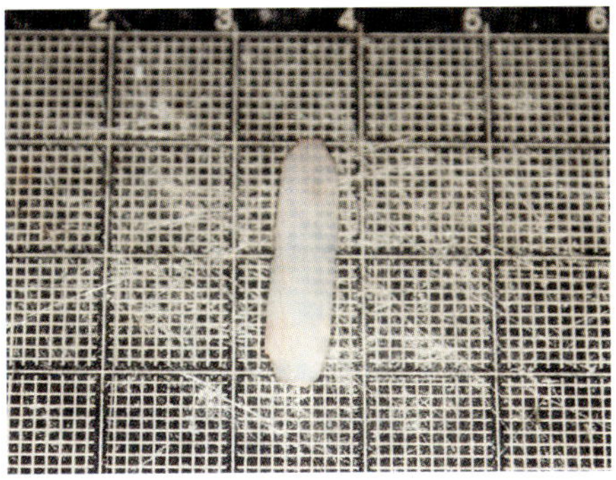

Fig 7-41. 비중격 연골을 이용한 비주 지주 이식. 이식편의 posterior 쪽 끝부위는 이식편과 ANS (anterior nasal spine) 사이의 클릭음을 최소화하기 위해 둥글게 해야 한다.

type의 지주 이식이면서 클릭음의 가능성이 크면, 지주 이식의 posterior 쪽 끝 부분을 ANS (anterior nasal spine)에 봉합할 수 있다.

이개 연골을 공여부로 사용할 경우에는, 연골에 구부러진 모양이므로, 두 겹을 서로 대칭으로 붙여서 사용한다(Fig. 7-42).

하외측 연골의 내측각 사이를 박리하여 지주 이식편이 들어갈 포켓을 형성한 후, 이식편을 medial crura 사이에 넣어 위치시킨다.

비주 지주 이식편은 이식편의 posterior 부위가 ANS에 닿게 시술하는 fixed type과 ANS로부터 떨어져 있는 floating type으로 나뉜다(Fig. 7-43). 저자는 floating type을 권한다. 그 이유는, fixed type으로 하려면 예상외로 매우 긴 연골이 필요한데, 아시아인에서 귀나 비중격에서 충분히 긴 연골을 얻기 어려운 경우가 많고, fixed type은 코끝이 딱딱하고 클릭음의 가능성이 높다.

Floating type은 이식편의 아래쪽 끝부위와 ANS 사이에

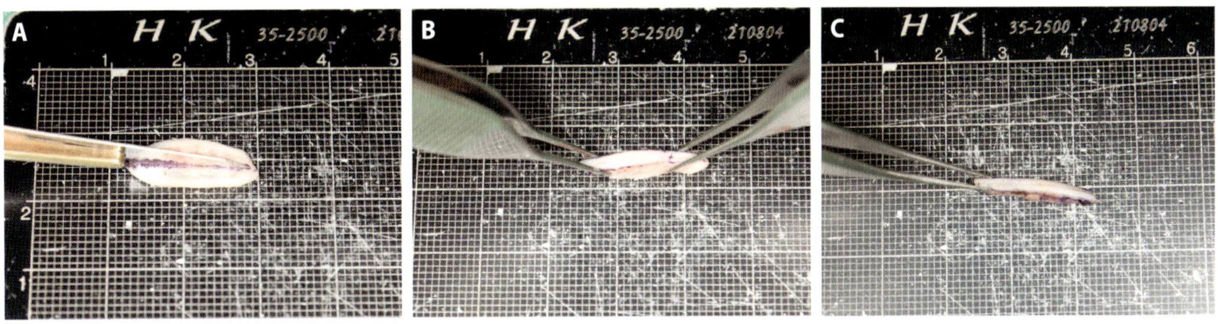

Fig 7-42. 비주 지주 이식을 위한 이개 연골. A. Cymba concha에서 채취한 이개 연골의 오목한 면의 정중앙 축을 따라서 연골 두께의 절반 정도로 커트한다. B, C. 연골을 반으로 접은 후에 몇 개의 봉합을 통해서 반듯한 지주 이식편으로 만든다.

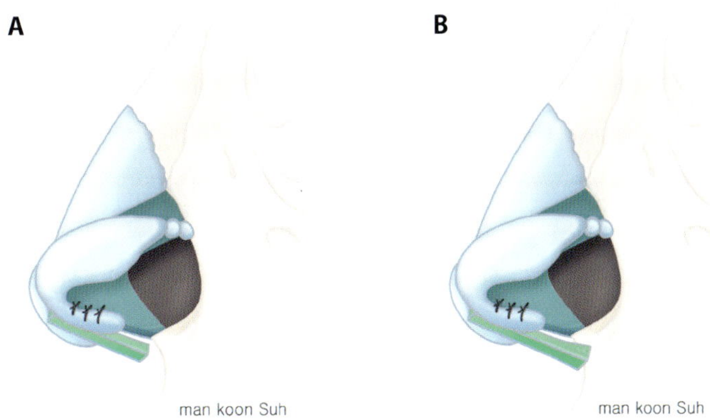

Fig 7-43. 비주 지주 이식의 두 가지 유형. A. Floating type B. Fixed type

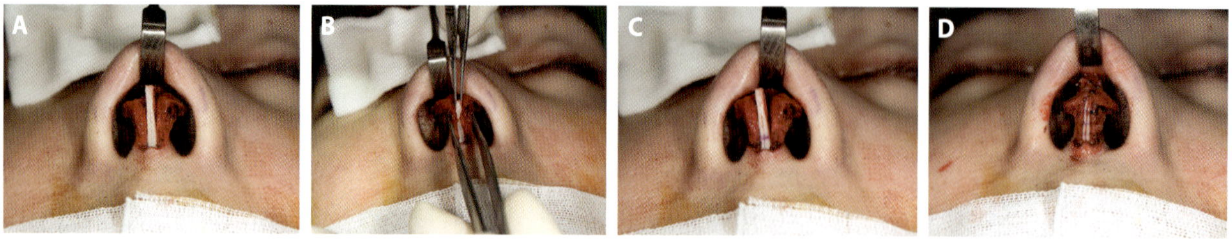

Fig 7-44 비주 지주 이식. A. 이식편을 양측의 내측각 사이에 넣고, B. 넓은 후크나 포셉의 끝부분을 양측 비공 첨부 아래에 삽입하여 돔을 위쪽으로 들어 올리고, 동시에 지주 이식편을 가볍게 아래로 누르면서, Gentian Violet을 사용하여 내측각과 이식편에 봉합 지점을 표시한다. C. 첫 번째 봉합이 비주 지주 이식편의 하단 부분에 시행되었다. D. 모든 고정 봉합이 완료된 후의 모습

연부조직을 보존하여, 코끝을 눌렀을 때 쿠션 효과가 있게 되어서, 코끝을 만졌을 때에 감촉이 부드럽고, 이 쿠션이 지주 이식을 지지하는 중요한 역할을 한다. 또한 웃을 때에 코끝이 자연스럽게 떨어지는 모양이 되어서 수술한 느낌을 주지 않기 때문에 추천되는 방법이다.

Floating type의 지주 이식편의 posterior 쪽 끝부위는 ANS에 닿지 않도록 ANS 보다 약 3-4 mm 위쪽에 위치하게 한다.

비주 지주 이식편을 내측각 사이의 포켓에 넣은 후에, 좌우 비공이 대칭이 되도록, 넓은 후크나 포셉의 끝부분을 비공 첨부아래에 넣고 돔을 위쪽으로 들어 올리면서 동시에 지주 이식편을 가볍게 아래쪽으로 눌러준 상태에서, 26게이지 바늘을 사용하여 이식편과 내측각을 임시 고정한다. 바늘 고정 대신에, 위에 기술된 것처럼 비공 첨부를 올리고, 이식편을 가볍게 누른 상태에서, 내측각과 이식편에 Gentian Violet으로 봉합할 위치를 표시하는 방법도 있다 5-0 PDS 봉합사를 사용하여 세 군데 정도를 고정한다(Fig. 7-44). 봉합의 매듭은 내측각과 이식편 사이에 위치시켜서 노출되지 않도록 하는 것이 좋다. 마지막으로 돔간 봉합을 시행해서 이식편의 위쪽 끝 부위가 돔 위로 노출되지 않도록 한다. 필요한 경우에는, 돔내 봉합이나 lateral crural steal 등의 추가적인 술식을 시행할 수 있다.

효과

① 코끝이 높아진다.
② 비주의 길이 연장 및 비공의 높이가 증가한다.
③ Nasolabial angle이 넓어진다.
④ Subnasale가 caudal 방향으로 전진한다.
⑤ 비첨중첩이식, 방패 이식, 역회전이식 등을 위한 튼튼한 기초를 제공한다.

적응증

① 가장 좋은 적응증은 짧은 비주, 후퇴된 subnasale 및 acute nasolabial angle을 동반한 낮은 코끝의 교정이다.
② 내측각, 중간각의 비대칭 교정
③ 짧은 비주의 교정
④ 내측각이 약하거나 비틀려 있어서 중첩이식/방패 이식을 지탱하기 어려운 경우 이를 보강함으로써 튼튼한 기초역할을 해주기 위해서
⑤ 강한 depressor septi nasi muscle을 가진 환자에서 코끝 처짐을 억제할 목적

비주 지주 이식에 의한 코끝의 두측 방향 회전

비주 지주 이식에 의해 코끝이 높여지면 동시에 코끝은 두측 방향으로 회전하게 된다. 이로 인해서 코가 짧아지거나, 콧

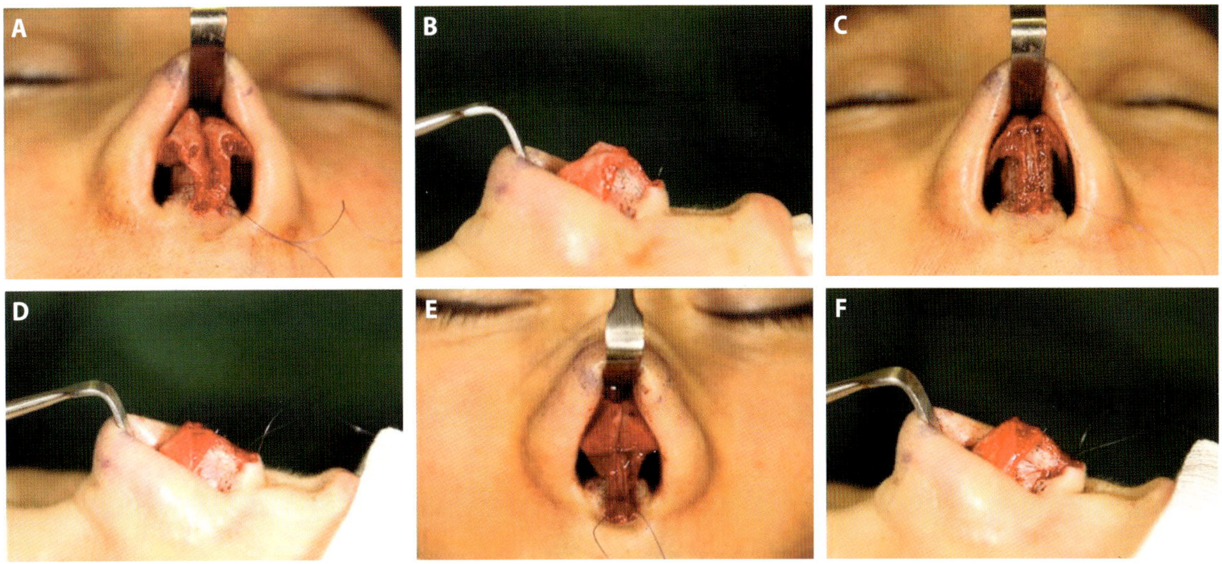

Fig 7-45. 비주 지주 이식에 의한 코끝의 두측 방향 회전을 상쇄하기 위해 외측각에 spanning suture를 사용하는 방법. A, B. 비주 지주 이식 전 C, D. 비주 지주 이식에 의해 코끝이 높아지면서 두측 방향으로 회전함 E, F. 외측각에 spanning suture를 함으로써 코끝이 미측 방향으로 회전하였음

구멍이 더 많이 보이게 되는 현상이 발생한다면, 두측 방향 회전을 억제하는 조치가 요구된다. 이러한 술식들에, 효과가 약한 순서에서 강한 순서대로 나열해보면, spanning suture of lateral crura, derotation suture, and derotation graft가 있다(Fig. 7-45).

펼침 이식(Spreader Graft)

펼침 이식은 비중격 상단과 상외측 연골의 내측 가장자리 사이에 시행되는 이식이며, 보통 양쪽에 시행되지만(Fig. 7-46), 비뚤어진 비중격 상단을 교정하는 경우에는 때때로 한쪽에만 시행되기도 한다.

펼침 이식을 위한 연골 공여부로는 비중격 연골, 이개연골, 늑연골이 사용될 수 있고, 비중격 연골이 가장 선호된다.

이식편의 양쪽 끝은 모서리를 둥글게 처리해서 비배부의 표면에서 만져지지 않게 해야 한다. 상외측 연골을 비중격 상단에서 분리한 후에, 준비된 이식편을 비중격 상단의 한쪽 또는 양쪽에 위치시킨 후에 no. 5-0 PDS 봉합사를 사용해서 고정한다. 고정이 끝난 후에는 상외측 연골을 원래 위치로 다시 가져와 고정한다(Fig. 7-47). 펼침 이식은 대개 한 겹의 연골을 사용하지만, 코의 조건과 연골의 두께에 따라서는 두

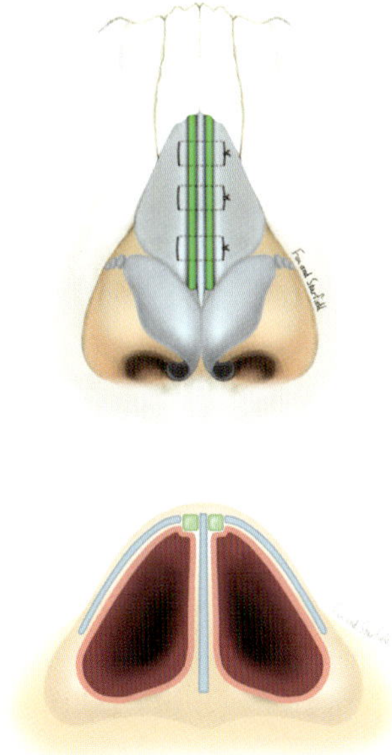

Fig 7-46. 펼침 이식(Spreader graft)

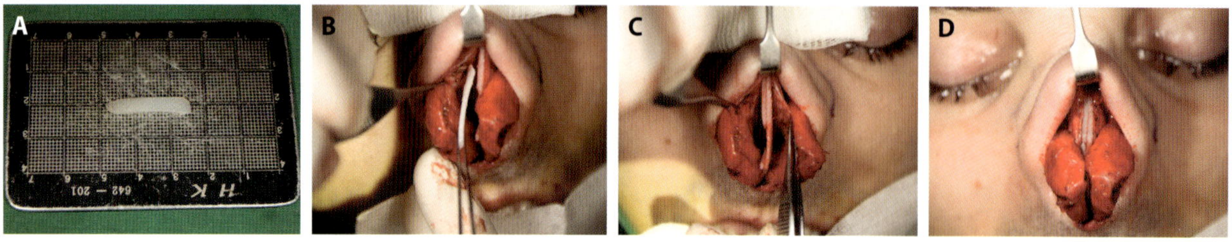

Fig 7-47. 편측 펼침 이식의 술기. A. 이식편의 가장자리가 만져지는 것을 피하기 위해 이식편의 양쪽 끝을 다듬는다. B. 상외측 연골을 비중격 상단에서 분리한 후, 펼침 이식을 그 사이에 위치시킨다. C. 이식편은 5-0 PDS 봉합사를 사용하여 dorsal septum에 고정한다. D. 상외측 연골을 원래 위치로 다시 가져와 고정한다.

겹 이상을 사용하는 경우도 있다.

비배부 피부가 얇은 경우에는 펼침 이식 후에 굴곡이 발생할 수 있는데, 이는 이식편의 양쪽 끝부위를 트리밍 하지 않아서 날카로운 모서리가 보이거나 만져져서 나타날 수 있고, 이식편이 정확한 위치보다 더 높여져서 고정되었거나, 반대로 꺼진 위치에 고정되었을 때에도 발생할 수 있다. 그러므로, 이식편의 정교한 카빙과 정확한 위치 설정이 중요하다. 매우 얇은 비배부 피부의 경우, 펼침 이식 위에 측두근막 이식을 통해(soft tissue blanket) 원하지 않는 굴곡을 최소화할 수 있다.

펼침 이식의 적응증은 다음과 같다.

① Dorsal aesthetic line을 형성할 목적
② 휘어 있는 비중격 상단 또는 상외측 연골의 교정
③ 역V자 변형의 교정
④ 내비밸브 부전의 교정
⑤ 코끝의 길이 연장(extended spreader type의 비중격 연장 이식)

비중격 연장 이식(Septal Extension Graft)

Byrd 등에 의해 처음 도입된 비중격 연장 이식은, 코의 길이 연장, 코끝 융비 및 회전에 매우 유용한 방법으로, 이식편이 비중격의 하단 또는 상단 부위에 고정되기 때문에 매우 강한 지지력을 제공할 수 있다. 따라서 이 술기는 작고 약한 하외측 연골을 가진 아시아인에게 다른 술기들에 비해 코의 길이 연장 및 코끝 융비를 위한 매우 강력하고 신뢰할 수 있는 방법으로 평가된다.

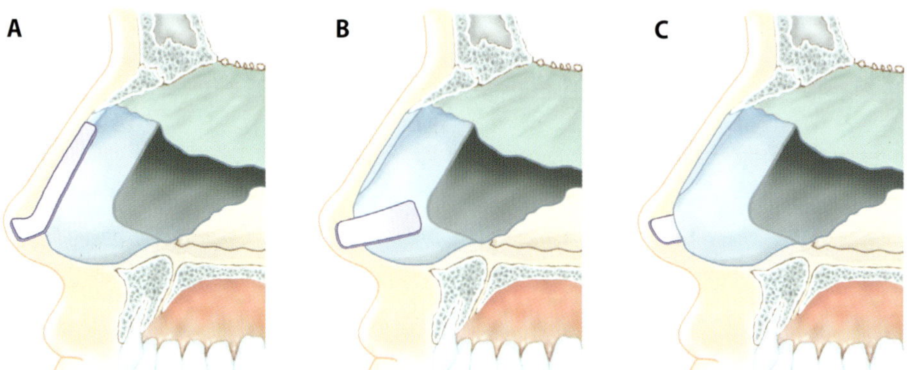

Fig 7-48. 비중격 연장 이식의 세 가지 유형. A. Extended spreader type B. Batten type C. Direct extension type

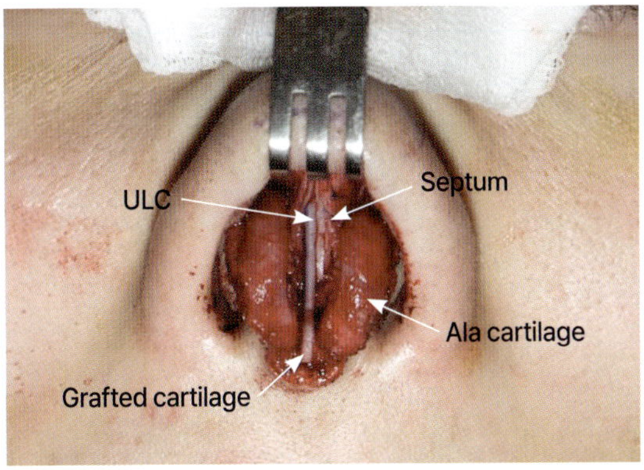

Fig 7-49. Extended spreader type의 비중격 연장 이식(편측 이식)

비중격 연장이식에는 세 가지 유형이 있다(Fig. 7-48).

① Extended spreader type

② Batten type

③ Direct extension type

Extended spreader type은 이식편을 비중격 상단과 상외측 연골 사이에 위치시키는 방법이다(Fig. 7-49).

편측 또는 양측으로 시행할 수 있다. 편측 이식은 휜코에서 오목한쪽의 상외측 연골과 비중격 상단 사이에 시행함으로써 오목한 상외측 연골을 바깥쪽으로 펼쳐주는 역할도 하게 됨으로써, 휘어 있는 상외측 연골의 교정과 짧은 코 교정을 동시에 할 수 있어 유용하다(Fig. 7-50). Extended spreader type은 이식편의 미측 끝 부위를 하외측 연골의 돔에 일치시키기 위해서 Fig. 7-51처럼 하키 스틱 모양으로 디자인하는 것이 좋다.

Batten type은 이식편의 카빙과 고정이 다른 유형에 비해 쉽고, 이식편이 더 튼튼하기 때문에 가장 흔히 사용되는 방법이다. 이식편은 비중격 하단 또는 비중격 하단-septal angle-비중격 상단에 걸쳐서 고정하는 방법으로(Fig. 7-52), 코의 길이 연장과 비주 돌출을 위한 유용한 방법이다.

Batten type에서 이식편의 미측 부위의 위치에 따라서, 코끝 높임만 유도할 수도 있고, 길이 연장을 위주로 할 수도, 또는 둘 다 가능하게 할 수도 있다(Fig. 7-53).

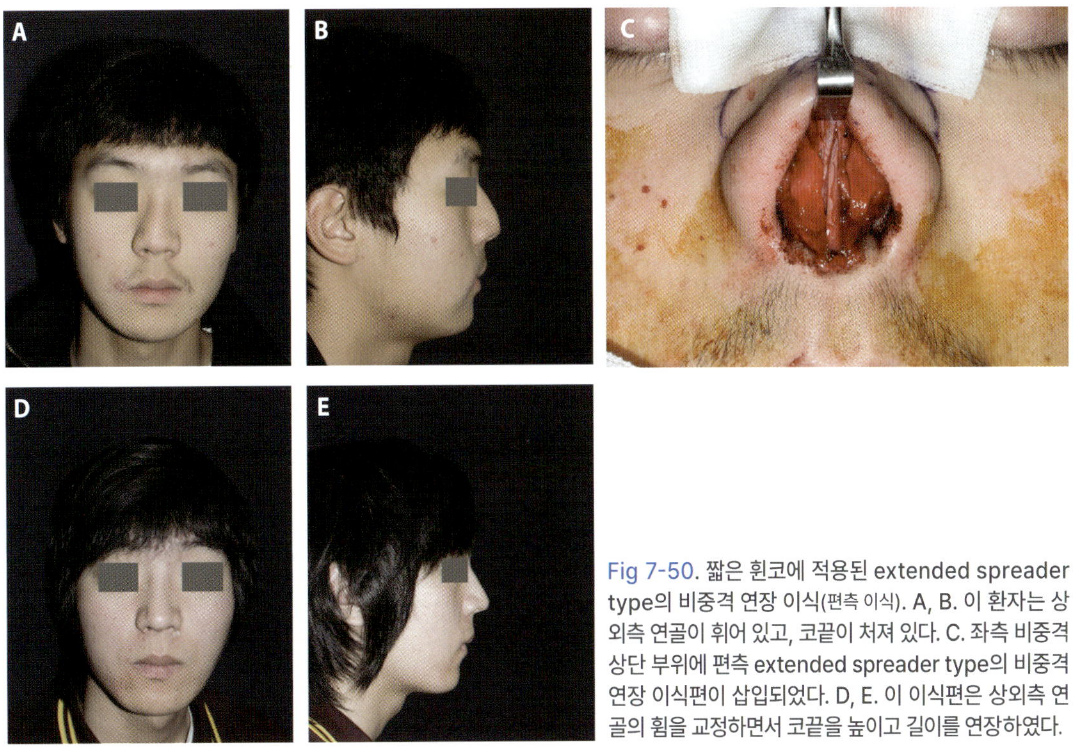

Fig 7-50. 짧은 휜코에 적용된 extended spreader type의 비중격 연장 이식(편측 이식). A, B. 이 환자는 상외측 연골이 휘어 있고, 코끝이 처져 있다. C. 좌측 비중격 상단 부위에 편측 extended spreader type의 비중격 연장 이식편이 삽입되었다. D, E. 이 이식편은 상외측 연골의 휨을 교정하면서 코끝을 높이고 길이를 연장하였다.

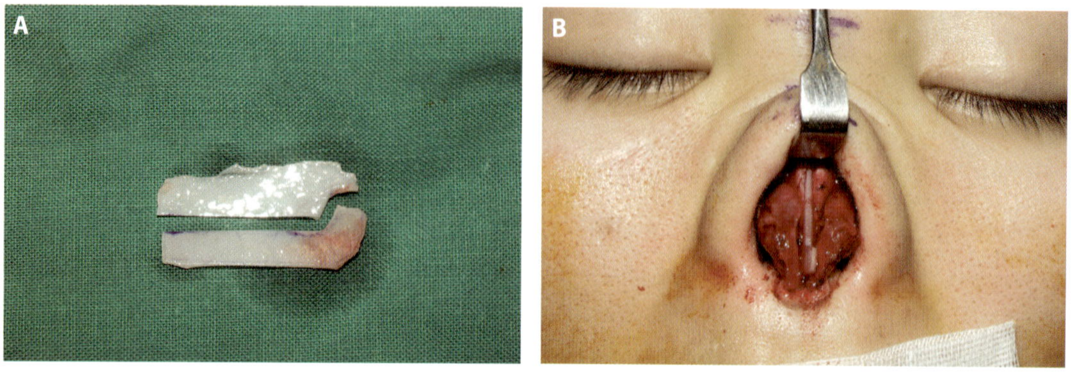

Fig 7-51. 하키 스틱 모양의 extended spreader type 이식편. A. 비중격 연골로 카빙된 하키 스틱 모양의 이식편 B. 이 이식편은 비중격 상단과 우측 상외측 연골 사이에 삽입되었다.

이처럼 Batten type은 코끝의 높이와 위치를 술자가 의도한 대로 조절하기 쉽다는 점에서 매우 편리하고 유용한 수술방법이다.

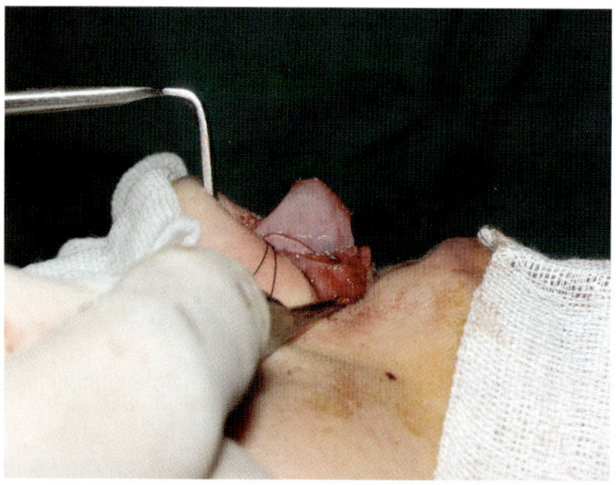

Fig 7-52. Batten type의 비중격 연장 이식

Direct extension type에서는 이식편이 수평 8자 모양의 봉합으로 비중격 하단 경계에 직접 고정된다. 이 유형은 연골의 크기가 충분하기 않은 경우에만 사용된다.

수술 방법

비중격 연골이 이식편의 공여부로 가장 선호된다. 비중격의 사용이 어려운 경우에는, 늑연골이 사용될 수 있다.

환자의 코의 조건과 원하는 모양에 따라서, 이식편의 모양과 고정 위치는 달라진다(Fig. 7-53).

Nasolabial angle이 매우 예각인 코에서 비주의 돌출이 요구될 때는, 이식편의 아래쪽 부위는 막성 비중격을 지나도록 더 길어야 한다. 그러나, 이는 더 단단하고 잘 움직이지 않는 코끝의 원인이 될 수 있다(Fig. 7-54).

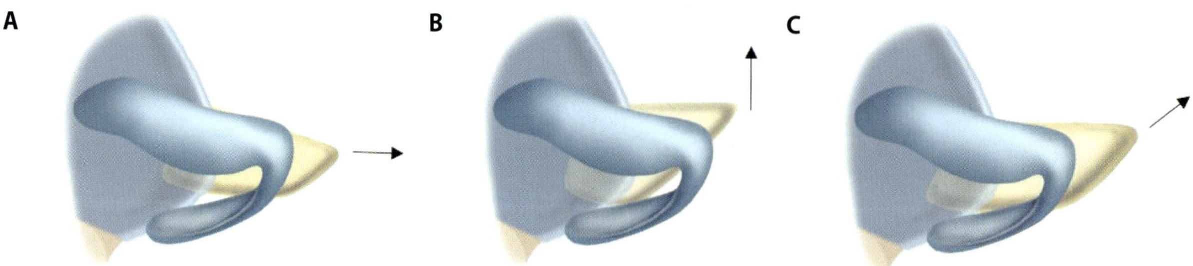

Fig 7-53. Batten type 비중격 연장 이식의 다양한 변형. A. 코의 길이 연장 B. 코끝 높임 C. 코끝 높임과 길이 연장

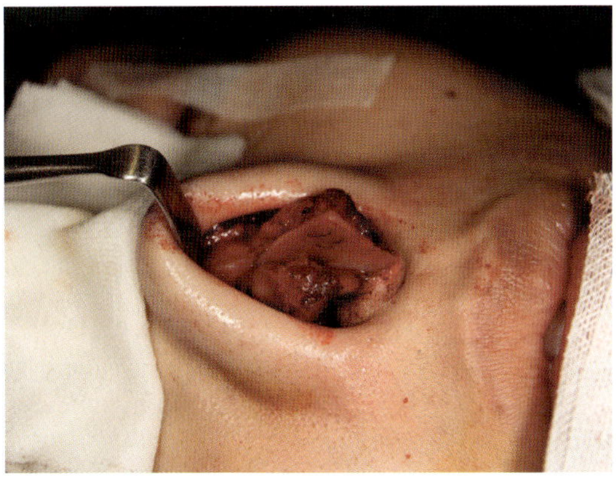

Fig 7-54. 비주 돌출을 위한 batten type의 비중격 연장 이식. 이식편의 아래쪽 부위가 더 길게 디자인되었다.

이식편은 caudal dorsal septum, anterior septal angle, 때때로 distal dorsal septum에 위치시킨다(Fig. 7-55).

이식편의 미측 부분은 비중격 상단의 중간 부분을 넘어 더 두측 방향으로 가지 않도록 하는 것이 좋은데, 비배부 중간 부위가 넓어지지 않게 하기 위해서이다. 그러나 비중격 상단 부위가 약하고 비중격 연장 이식 후에 휘어질 가능성이 있을 경우, 비중격 상단을 강화하기 위해 이식편의 위치를 더 두측 방향으로 연장할 수 있다. 이식편의 미측 부위는 비중격의 하단을 넘어 아래쪽으로 연장되는데, 코끝을 높일 목적으로는 내측각 사이에 위치하게 되고, 코의 길이를 연장하려면 내측각과 중간각을 지나서 더 길게 연장되어야 한다. 이식편이 적절한 위치에 배치되면, 첫 번째 주요 봉합은 이식편과 dorsal septum 사이에서, 두 번째 봉합은 이식편과 caudal septum 사이에서 시행된다. 이러한 주요 봉합은 피벗-잠금 봉합(pivot-locking suture)이라고 불린다(그림 7-56). 이 봉합은 이식편의 상하 움직임을 제한하여 수직 안정성을 증진시킨다. 주요 봉합 후에는 이식편의 다른 부분에서 2-4개의 추가 봉합을 시행한다. 이식편이 비중격에 견고하게 고정된 후, 이식편은 원하는 코끝의 목표 높이와 길이에 맞도록 적절한 높이와 길이를 가지도록 다듬는다. 이식편의 미측 부위가 중심선상에 수직으로 위치하는지 확인하는 것이 중요하다.

하외측 연골의 박리

하외측 연골은 세 군데의 주변구조와 섬유성 조직에 의해 연결되어 있다. 그것은 상외측 연골, pyriform aperture, 그리고 막성 비중격이다. 비중격 연장 이식으로 코의 길이 연장과 코끝 높임을 극대화하기 위해서는, 하외측 연골의 주변구조와의 섬유성 연결을 해제해야 한다(Fig. 7-57).

① 상외측 연골로부터의 박리(Scroll Area)

상외측 연결과 하외측 연골의 연결 부위는 scroll area라고 불린다. 이 부위를 박리하여 분리시켜주는 것이 코의 길이 연장을 위한 가장 중요한 술식이다. 점막을 남긴 채로 두 연골 사이의 섬유성 결체조직을 충분히 박리하여 분리시켜야 한다(Fig. 7-58).

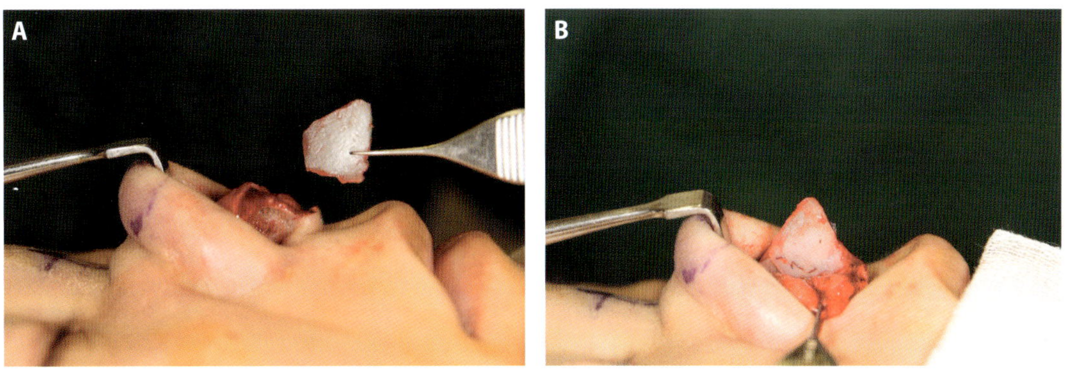

Fig 7-55. Batten type 비중격 연장 이식의 고정

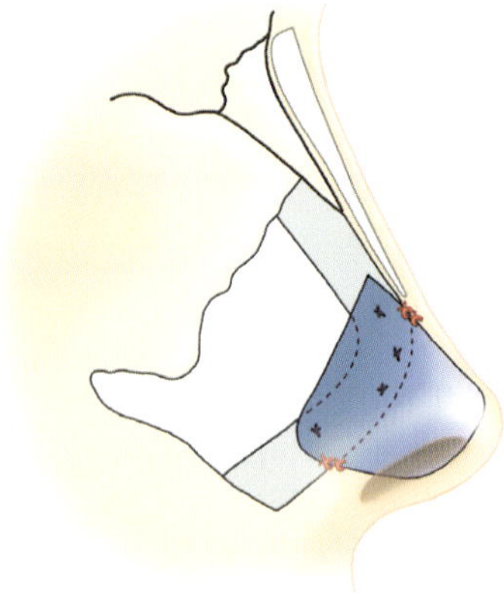

Fig 7-56. 비중격 연장 이식의 고정을 위한 pivot locking suture

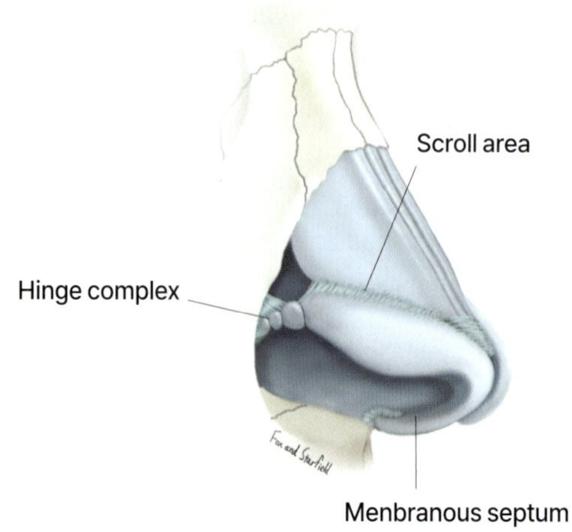

Fig 7-57. 비중격 연장 이식을 위해 하외측 연골과의 섬유성 연결이 해제되는 부위는 다음과 같다: Scroll area, hinge complex 그리고 막성 비중격(membranous septum)

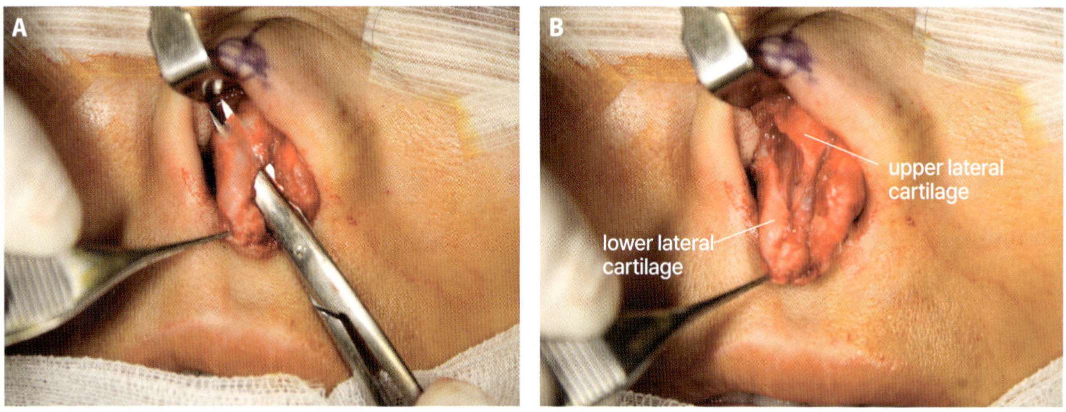

Fig 7-58. Scroll area의 연결성 결체조직의 박리와 분리

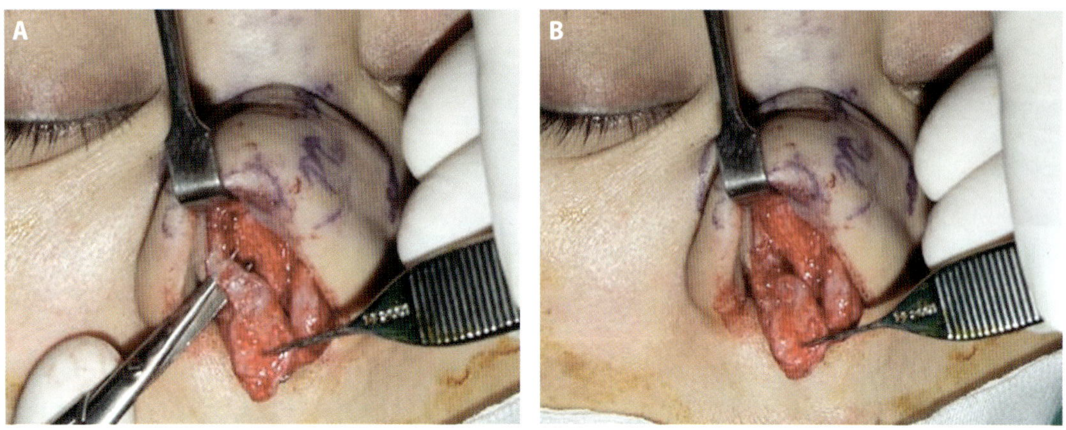

Fig 7-59. Hinge complex에서 accessory ligament를 끊는 모습

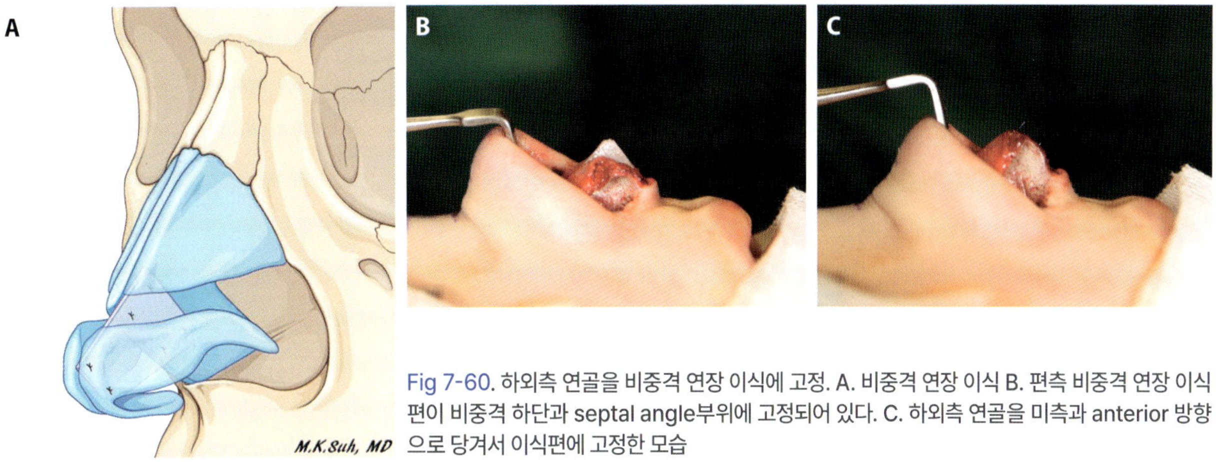

Fig 7-60. 하외측 연골을 비중격 연장 이식에 고정. A. 비중격 연장 이식 B. 편측 비중격 연장 이식편이 비중격 하단과 septal angle부위에 고정되어 있다. C. 하외측 연골을 미측과 anterior 방향으로 당겨서 이식편에 고정한 모습

② Hinge Complex 박리

Scroll area 박리만으로 하외측 연골의 미측 또는 anterior 방향으로의 이동이 충분치 않으면, hinge complex의 accessory ligament를 끊어주는 것이 도움이 될 수 있다(Fig. 7-59).

③ 막성 비중격의 박리

막성 비중격의 박리는 단순한 코끝 높임 목적이나 짧은 코의 교정에는 필요하지 않다. 오히려 이 부위에 과도한 박리를 한 후에 발생한 반흔의 구축으로 코끝이 처지는 원인이 될 수 있다. 그러나, 구축코에서 들린 코끝의 교정에는 이 부위의 반흔 조직에 대한 박리가 대부분 필요하다.

하외측 연골을 이식편에 고정하기

이식편의 고정과 하외측 연골의 박리 후에, 하외측 연골은 이식편에 고정된다(Fig. 7-60).

하외측 연골의 돔을 미측 및 anterior 방향으로 당겨서 원하는 위치에 맞추는데, 이식편의 가장 끝 부위에 해당한다. 봉합은 내측각에서 시작해서 돔 부위로 진행해간다.

돔간 봉합을 통해서, 이식편의 끝 부위가 돔 아래에 숨겨지게 해서 이식편이 노출되지 않도록 한다.

아시아인에서 비중격 연장 이식 후에 이식편 자체가 휘거나, 남아있는 비중격 L-strut의 하단과 상단 부위가 휘면서 코끝과 비주의 휨 현상, 비공의 비대칭과 코막힘이 발생하는 일이 드물지 않고(Fig. 7-61), 이것은 가장 흔한 재수술의 원인 중의 하나이다. 이를 피하기 위해서는 가급적 비중격 연장 이식을 양측으로 시행하는 것을 권한다. 아시아인에서는 비중격 연골의 크기가 크지 않기 때문에, 주요 이식편의 반대쪽의 batten graft는 작은 크기의 비중격 연골 또는 이개 연골을 사용한다(Fig. 7-62).

비중격 연장 이식을 위해서 적절한 이식편의 길이는 최소한 2 cm 이상이 필요하다. 그러므로, 수술 전 엑스레이 등의 검사를 통해서 채취할 수 있는 비중격의 크기를 확인하

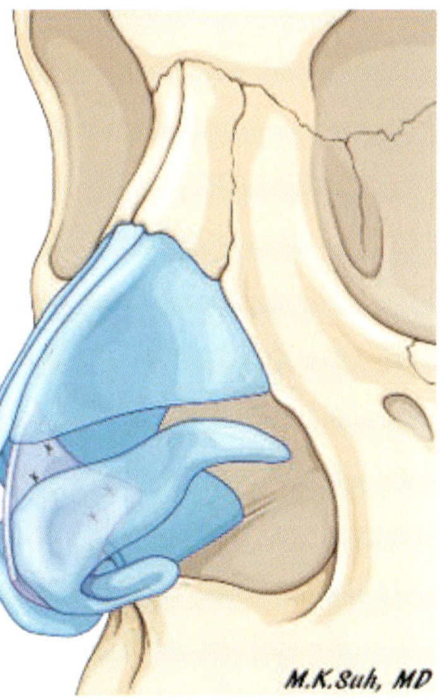

Fig 7-61. 비중격 연장 이식편과 비중격 L-strut의 휨 현상으로 인해서 코끝과 비주의 비대칭 그리고 비공의 비대칭이 발생하였다.

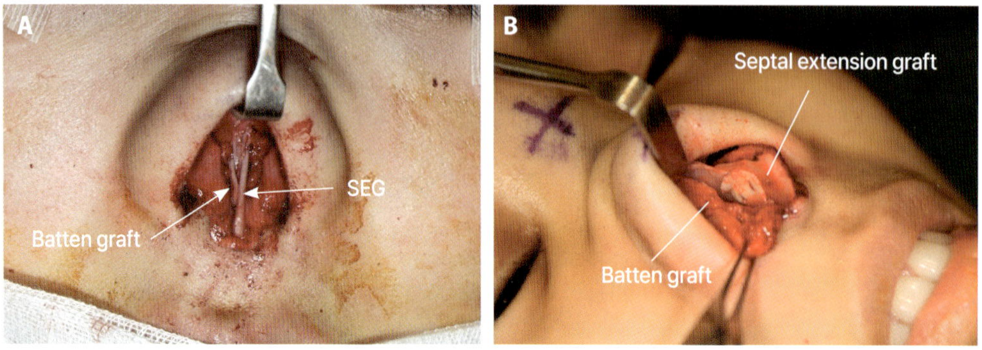

Fig 7-62. 양측 비중격 연장 이식. 작은 조각의 batten graft를 주요 이식편의 반대측에 시행함. A. 비중격 연골을 batten graft로 사용함 B. 이개 연골을 batten graft로 사용함

는 것이 필요하다. 비중격의 연골이 작은 경우에는 늑연골의 사용을 고려할 수 있다. 늑연골의 사용이 어려운 경우에는 대안으로서 하이브리드 비중격 연장 이식(hybrid septal extension graft)이 있다(Fig. 7-63). 이개 연골이나 동종 늑연골 조각을 비중격의 하단의 양측에 고정한 후에 두 개의 batten graft 사이에 채취한 작은 비중격 연골을 위치시켜 고

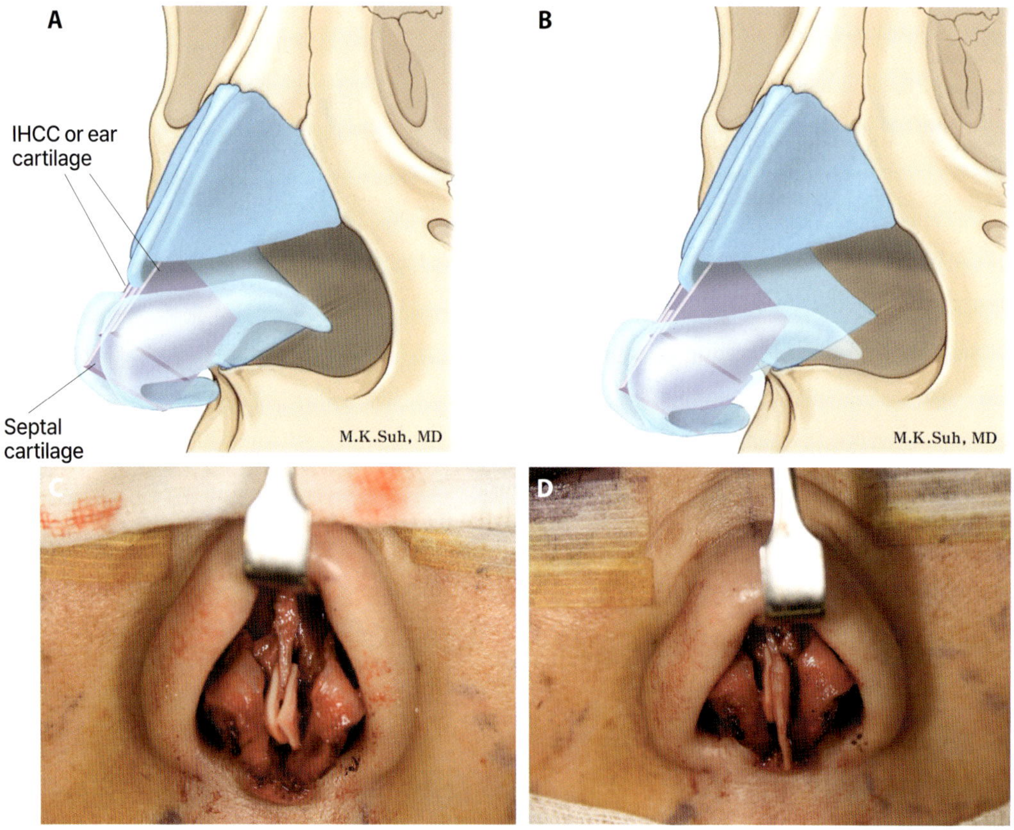

Fig 7-63. 하이브리드 비중격 연장 이식. A. 두 개의 이개 연골 또는 동종연골 batten graft가 비중격 하단에 시행된 후에, 작은 비중격 연골은 두 batten graft 사이에 삽입된다. B. 채취된 비중격 연골이 매우 작은 경우에는, batten graft 사이에 위치하는 비중격 이식편이 비중격 하단에 닿지 않도록 더 미측 방향으로 당겨 고정할 수 있다. C. 이개 연골을 비중격 하단 양측에 고정한 후, D. 비중격 연골 이식편을 이개 연골 사이에 넣고 고정하였다.

정한다. 채취된 비중격 연골이 매우 작은 경우에는, batten graft 사이에 위치하는 비중격 이식편이 비중격 하단에 닿지 않도록 더 미측 방향으로 당겨 고정할 수 있다(Fig. 7-63B).

비중격 연장 이식의 효과

① 코끝을 높이고 길이 연장의 효과가 강력해서, 하외측 연골의 크기가 작은 아시아인에게 매우 유용한 술식이다.
② 비주의 길이 연장과 비공의 높이를 증가시킨다.
③ 퇴축된 비주의 교정

비중격 연장 이식은 초심자라도 쉽게 시행할 수 있고, 술기에 숙달되기 까지의 시간이 짧다.

그러나, 코끝이 딱딱하고 잘 움직이지 않는다는 단점을 가지고 있다. 웃을 때에 코끝이 고정되어 있고, 비익저(alar base)만 위쪽으로 움직이는 현상으로 인해서 표정의 어색함(witched tip appearance)이 문제점이다. 또한, 비중격 연골이 약한 아시아인에서는, 이식편이 고정되어 있는 비중격 L-strut이 수술 직후부터 또는 서서히 휘게 되고, 이로 인해 이식편이 휘면서, 코끝과 비주의 비대칭, 비공 비대칭 및 코막힘으로 이어지는 문제가 발생하기도 한다.

회전방지 이식(역회전 이식, Derotation Graft)

비중격 연장 이식은 여전히 아시아인의 짧은 코 교정을 위해서 가장 흔히 시행되는 수술법이지만, 비중격 연장 이식과 관련된 다양한 단점으로 인해서 수년 전부터 회전방지 이식(역회전 이식)이 그 대안으로서 많은 술자들에 의해 선호되고 있다.

이 수술법은, 짧은 코 교정을 위해 하외측 연골을 박리하여 미측 방향으로 당긴 상태에서, 비중격상단에 고정한 이개 연골 이식편으로 하외측 연골을 고정해주는 술식이다(Fig. 7-64).

수술 방법

이개 연골의 채취

Cymba concha가 cavum concha에 비해서 더 길고 curvature가 덜해서 derotation graft에 더 적합하다. 연골의 채취는 후방절개로도 가능하지만, 전방절개가 더 쉽다. 전방절개의 위치는 전방절개에서 절개의 위치는 anti-helix의 inferior crus보다 2 mm 정도 내측에 위치하게 하고, 하방으로 너무 길게 연장되지 않게 해서 반흔이 눈에 보이지 않게 해야 한다.

국소마취제를 주사할 때, 가장 중요한 것은 바늘 끝이 연골막 아래로 들어가지 않도록 하는 것이다. 연골막은 연골

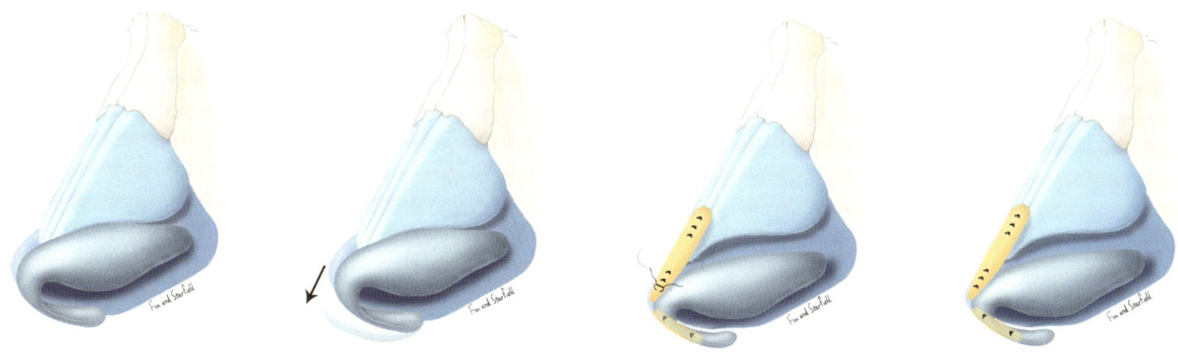

Fig 7-64. 귀연골을 사용한 비주 지주 이식과 역회전 이식(Derotation graft)

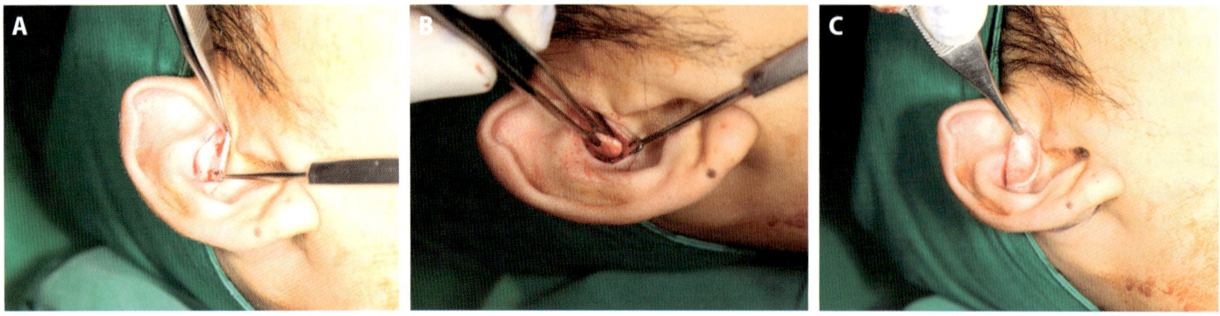

Fig 7-65. Cymba concha에서의 연골 채취

의 강도 유지에 매우 중요하다. 만일 국소마취제 주사가 연골막 아래로 시행되면, hydrodissection에 의해서 연골막이 연골로부터 떨어져서, 연골막이 부착되지 않은 연골이 채취되는데, 그러한 연골은 강도가 떨어져서 derotation graft로 사용되기 어렵다. 연골은 가급적 앞뒤면 모두 연골막이 포함된 채로 채취하는 것이 좋다. 그래서 국소마취제 주사는 진피 바로 아래층, 그리고, 연골막 위쪽으로 시행하고, 바늘의 경사면이 피부 쪽을 향하도록 해야 한다. 가능한 cymba concha의 연골 전체를 크게 채취하지만, helical root는 보존되어야 한다(**Fig. 7-65**).

이식편 제작

채취한 연골은 **Fig. 7-66A**처럼 연골의 장축 방향으로 두 개의 조각으로 나눈다. 한 조각은 비주지주 이식, 다른 한 조각은 derotation graft로 사용된다. 중첩 이식이나 방패 이식을 위한 연골은 cavum concha에서 채취한다. 두 조각 중 한 개를 골라서 이 연골의 오목 면에 절반 정도의 두께의 깊이로 컷트 한 후에, 반으로 접고 여러 개의 봉합을 사용하여 반듯한 지주 모양을 만든다(**Fig. 7-66**).

Derotation graft로 사용할 조각은 오목한 면 쪽의 가장자리를 블레이드를 사용하여 얇게 테이퍼링 하여, 보이거나 만져지는 것을 최소화한다(**Fig. 7-67**). 가장자리 테이퍼링을 할수록 이식편의 강도는 감소하고, 볼록한 면의 형태는 감소하므로, 연골이 약하고 과도하게 유연한 경우에는 테이퍼링을 시행하지 않는다.

하외측 연골의 미측 방향 이동 및 이식편의 고정

이식편이 준비되면 다음의 순서로 derotation graft를 시행한다(**Fig. 7-68**).

① 비중격 연장 이식에 기술된 것과 같이 하외측 연골을 scroll area와 hinge complex로부터 박리하고 분리하여 미측 방향으로 잘 이동될 수 있도록 한다.

② 준비된 이개 연골 이식편을 사용하여, 비주 지주 이식을 시행한다. Derotation graft는 코의 길이 연장 시에 코끝 높이를 낮추기 때문에, 이를 상쇄하기 위한 비주 지주 이식은 필수이다.

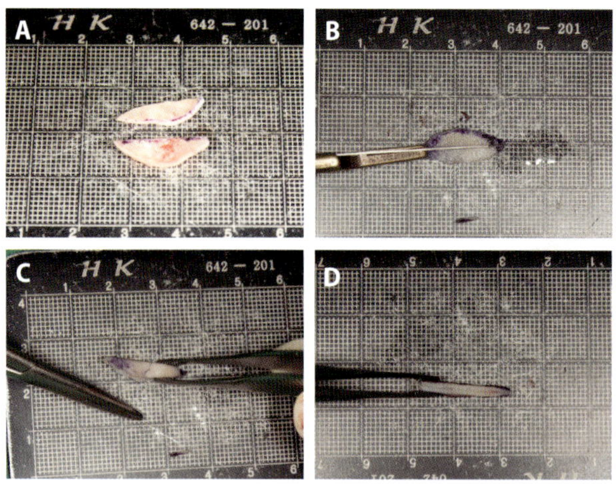

Fig 7-66. A. 채취한 cymba concha는 길이 방향으로 두 조각으로 나뉜다. 한 개는 비주 지주 이식용, 다른 한 개는 역회전 이식용 B. 비주 지주 이식을 위한 한 개의 연골 조각의 장방향을 따라서 오목한 면에 11번 blade를 사용하여 절반 두께로 컷트 한다. C, D. 연골을 장축을 따라서 반으로 접은 후 6-0 PDS 봉합사를 사용하여 반듯한 지주 형태로 만든다.

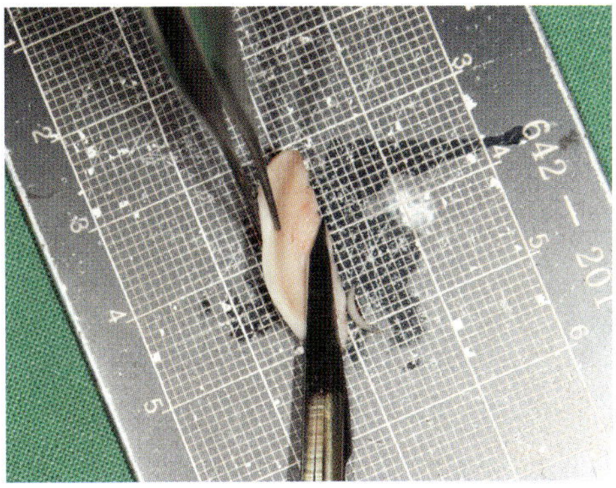

Fig 7-67. 이식편의 가장자리를 얇게 테이퍼링 하는 모습

③ 견인 봉합(traction suture)을 사용하여 하외측 연골의 돔을 원하는 길이만큼 미측 방향으로 당긴다.

④ 하외측 연골이 길이 방향으로 견인된 상태에서, derotation graft를 비중격 상단과 상외측 연골 위에 놓는다. 이식편의 오목한 면이 상외측 연골 쪽을 향하도록 한다. 이식편의 정확한 위치는 새로 형성될 돔의 위치에 따라서 조정된다.

⑤ Derotation graft를 아래쪽의 연골(비중격 연골 상단 및 상외측 연골의 내측 부위)에 고정한다. 첫 번째 고정 봉합은 이식편의 가장 cephalic 부분에서 시작하고, 그 이후 몇 개의 봉합사는 2-3 mm 간격으로 미측 방향으로 시행한다. 봉합 바늘은 이식편의 장축 중간선 약간 옆부분을 통과한 후, 상외측 연골의 내측 부분과 비중격 연골 상단을 통과하고, 그 후 이식편의 반대편 중간선 약간 옆부분을 다시 통과시킨 후에 묶는다. 이로써 묶인 부위는 이식편의 중간선에 위치하게 된다. 이식편의 두측 1/3이 비중격 상단과 상외측 연골에 봉합된 후, 미측 2/3는 이제 하외측 연골 위에 위치하게 되고, 이식편을 이제 있는 하외측 연골에 봉합하게 된다. 이식편과 하외측 연골의 봉합은 두 방법이 있다.

a. 비익 후퇴(alar retraction)가 없는 코에서는, 외측각의 미측 가장자리에 spanning suture를 먼저 시행한다. 이식편의 두측 부위를 상외측 연골과 비중격 상단에 봉합하는 방법과 같이, 이제 이식편의 미측

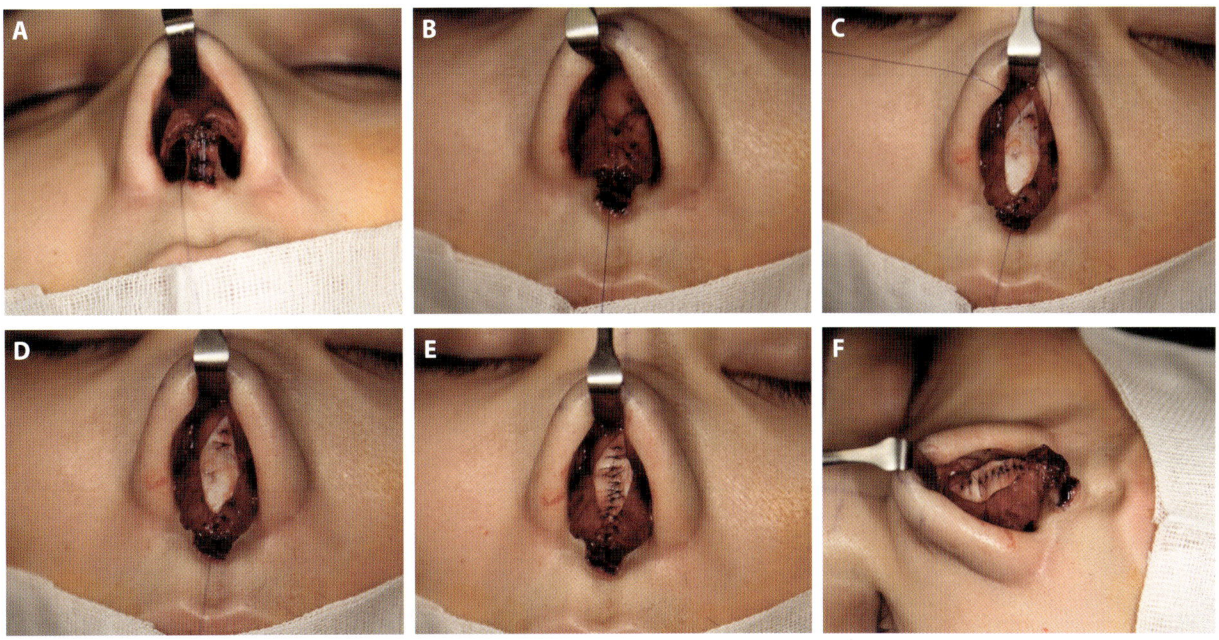

Fig 7-68. Derotation graft의 수술 방법. A. 준비된 이식편을 내측각 사이에 넣고 비주 지주 이식을 시행한다. B. 하외측 연골의 돔을 견인 봉합사를 이용해 미측 방향으로 당긴다. C. 하외측 연골이 견인된 상태에서, derotation graft를 비중격 연골 상단과 상외측 연골 위에 올려 놓는다. 첫 번째 고정 봉합사는 이식편의 가장 cephalic 쪽 부분에서 시작한다. D: 이후 봉합사들은 2-3 mm 간격으로 미측 방향으로 여러 개 더 시행한다. E, F. 이식편의 미측 2/3를 하외측 연골에 봉합한다.

부위를, 아래쪽의 외측각의 두측 가장자리 부위에 봉합한다(Fig. 7-68).

b. 비익 후퇴가 있는 코에서는 외측각의 spanning suture를 하지 않고, 대신 양쪽 외측각을 바깥으로 펼친 후에 이식편의 미측 부위가 펼쳐진 양측 외측각 사이에 끼어들게 한 후 이식편의 양쪽 가장자리와 외측각의 두측 가장 자리를 측면간 봉합한다(Fig. 7-69). 이렇게 되면, derotation graft는 코의 길이 연장뿐만 아니라, alar spreader graft의 기능도 같이 수행하게 되어 비익 후퇴의 교정에 도움이 된다.

경우에 따라서는 alar spreader graft를 먼저 시행하고, alar spreader graft 위에 derotation graft를 동시에 시행하기도 한다(Fig. 7-70).

Derotation Graft 시행에서의 다양한 어려움들의 해결

Derotation graft를 시행하면서 겪게 되는 몇 가지 어려움들은 이식편의 꺾임현상(buckling), caudal dorsal septum이 낮거나 또는 높은 경우, 비중격 하단이 짧은 경우 등이 있다.

이러한 어려움들을 극복하기 위한 요령에 대해서 설명하겠다.

이식편의 꺾임현상(Buckling of the Graft)

이식편의 강도가 단단하지 못할 경우에는 이식편의 중간 부위에 꺾임 현상이 발생하게 되어서, 코끝의 길이 연장된 상태가 잘 유지되지 못하게 된다. 이런 경우, 꺾인 이식편 위에 연골을 한 겹 더 추가하면 된다. 추가하는 연골은 꺾임이 발생한 부위의 길이보다 약간 더 길어야 한다(Fig. 7-71).

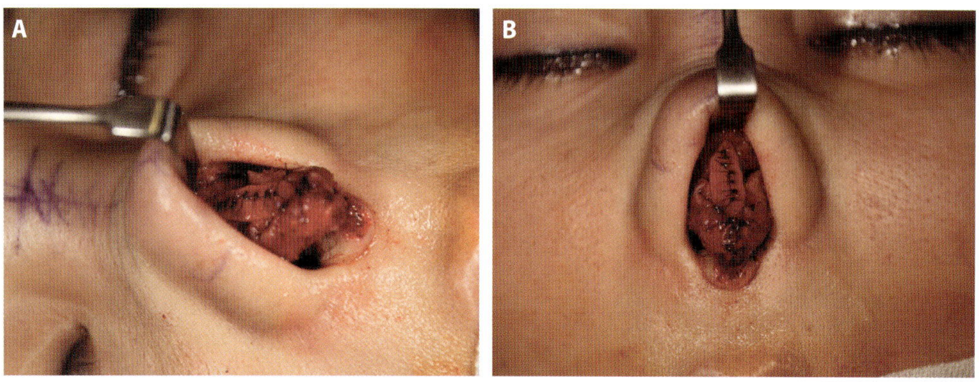

Fig 7-69. 코의 길이 연장과 동시에 외측각을 바깥으로 펼쳐주기 위한 derotation graft

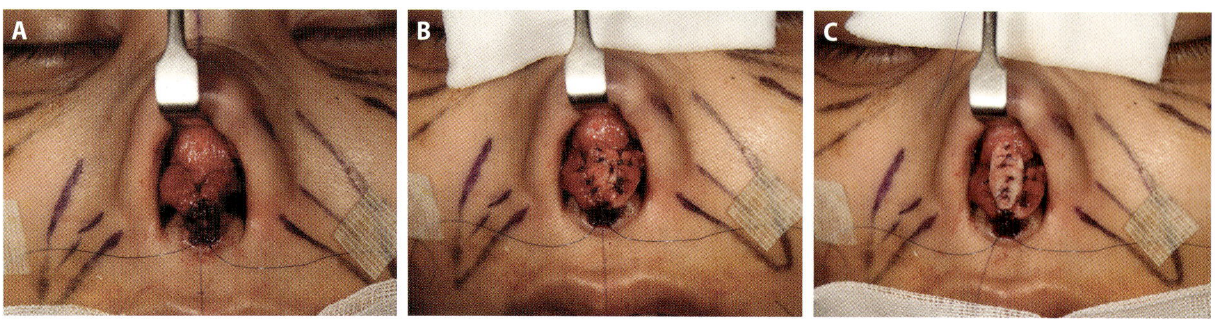

Fig 7-70. Alar spreader graft와 derotation graft를 동시에 시행한 케이스. A. 비주 지주 이식편을 시행한 상태이며, 왼쪽 외측각의 일부가 소실된 상태가 관찰됨 B. 왼쪽 외측각을 이개 연골을 사용하여 중첩 이식형태로 재건함. 동시에 alar spreader graft를 시행함 C. Derotation graft가 alar spreader graft 위에 시행됨

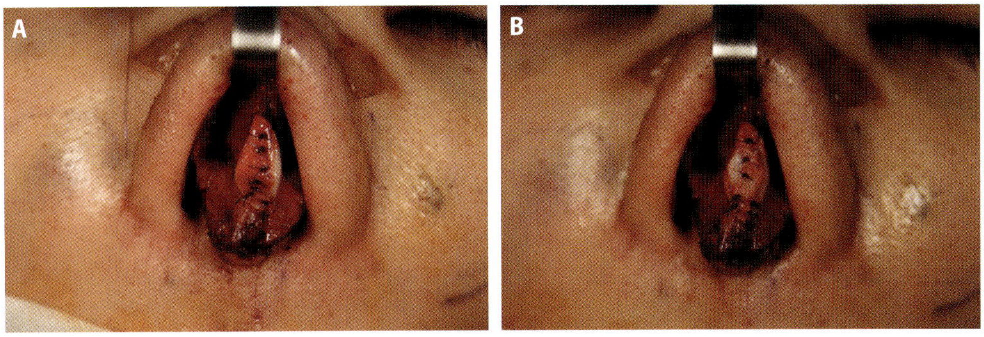

Fig 7-71. Derotation graft의 꺾임현상과 이에 대한 교정. A. Derotation graft 후에 이식편의 중간 부위에 꺾임이 발생하였다. B. 꺾인 부위 위에 이개 연골을 한 겹 더 추가하여 꺾임을 교정하였다.

Caudal dorsal septum의 높이가 낮은 경우

Caudal dorsal septum의 높이가 낮은 경우에는 derotation graft가 충분히 강하게 코끝을 미측으로 회전시키기 어려울 뿐만 아니라, 이식편 자체에 꺾임이 발생할 수도 있다. 이개 연골을 상외측 연골의 미측 및 septal angle 부위 위에 고정해서 caudal dorsal septum의 높이를 높인 후에, 그 위에 derotation graft를 시행하면 이 문제를 해결할 수 있다(Fig. 7-72).

비중격 하단이 짧은 경우

비중격 하단이 짧고 후퇴되어 있는 경우에는, derotation graft를 고정할 플랫폼 자체가 존재하지 않거나 존재하더라도 septal angle 부위에 좁은 면적만 존재하게 된다.

이런 경우, 비중격 연골이나 늑연골을 사용해서 짧은 extended spreader type의 비중격 연장 이식을 편측 또는 양측으로 시행하고, 이 이식편을 derotation graft가 올려지고 고정되는 플랫폼 구조로 사용할 수 있다(Fig. 7-73).

이식편으로 인한 코끝 바로 위쪽 부위의 불룩함 (Supratip Bulging)

Derotation graft가 caudal dorsal septum과 상외측 연골의 하방 위에 고정되기 때문에, 코끝 바로 위쪽 부위가 이식편의 두께만큼 불룩해지는 현상이 발생한다. 하외측 연골의 돔이 대개 supratip 부위보다 더 높기 때문에, 이 불룩함이 드러나지 않는 경우도 있으나, 드러나게 될 경우에는 이를 피하기 위해서 다음과 같은 방법을 적용한다.

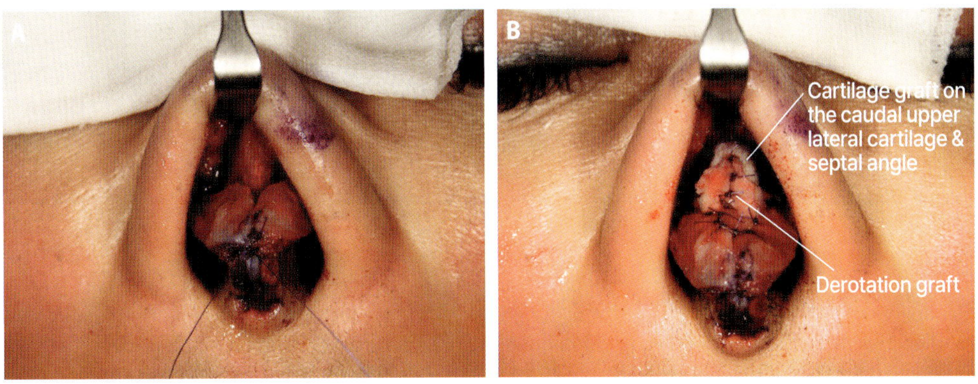

Fig 7-72. Derotation graft를 시행하기에는 caudal dorsal septum이 너무 낮은 경우. A. 비주 지주 이식을 시행한 후이며, 돔의 높이에 비해서 미측 비중격의 상단 부위 높이가 낮다. B. 미측의 비중격 상단에 이개 연골 한 겹으로 중첩 이식을 시행한 후에, 이 중첩 이식편 위에 derotation graft를 시행하였다.

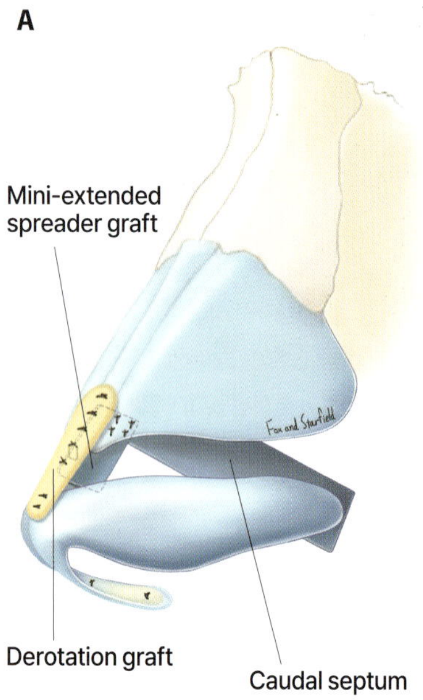

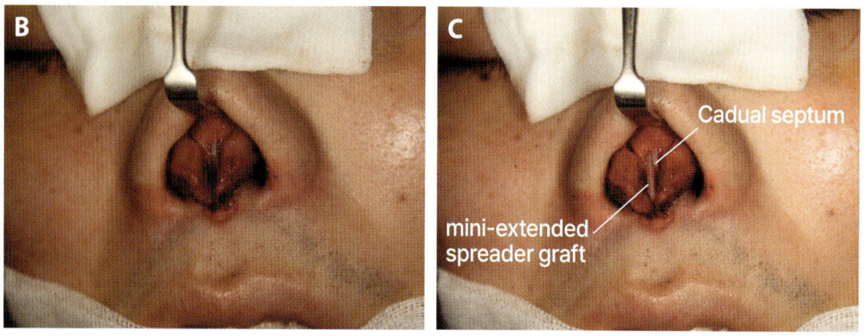

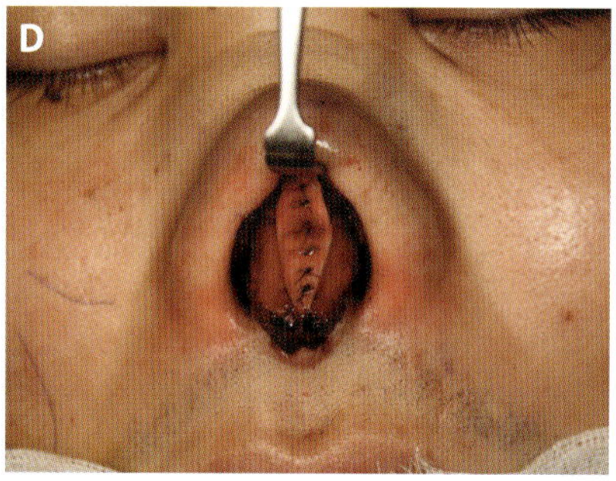

Fig 7-73. 비중격 하단의 길이가 짧은 경우. A: 짧은 비중격 하단에서의 미니 extended spreader graft와 derotation graft B. 짧은 비중격 하단을 동반한 짧은 코 C. 짧은 비중격 하단의 우측에 비중격 연골을 사용하여 미니 extended spreader graft를 시행해서 비중격의 길이를 연장하였다. D. 하외측 연골을 코의 길이 방향으로 당긴 상태에서, derotation graft의 두측 부위는 비중격 상단과 미니 spreader graft 위에 고정하였다.

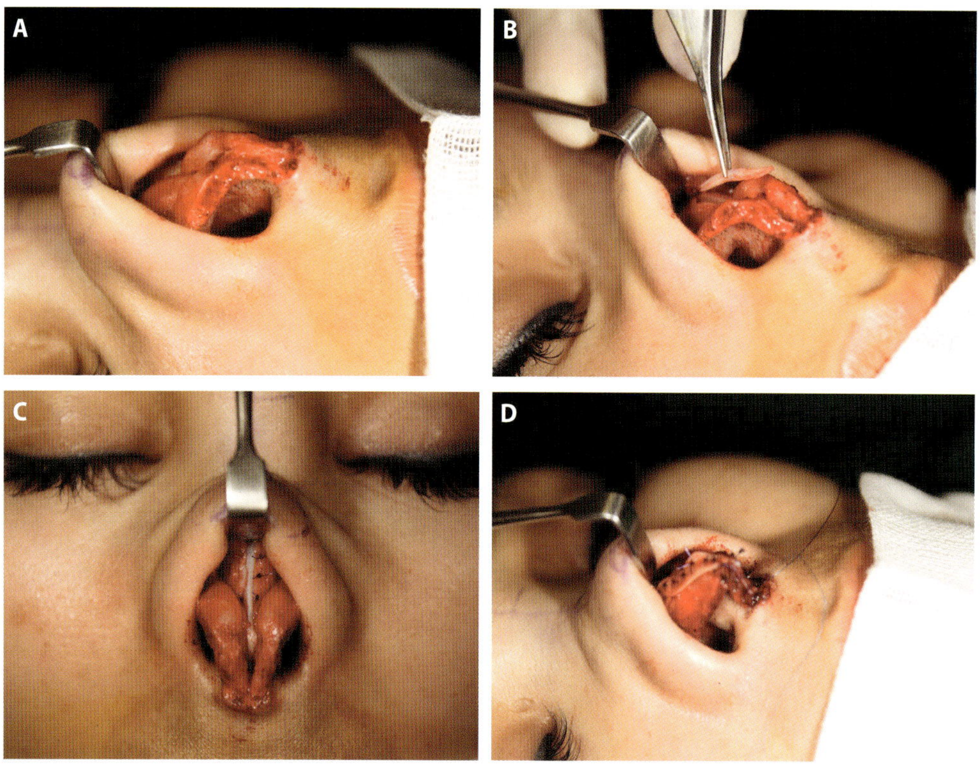

Fig. 7-74. Derotation graft를 위한 supratip 낮추기. A. Supratip 부위의 비중격 상단이 높음 B. 상외측 연골을 비중격 상담에서 분리한 후에 비중격 상담을 일부 절제해서 낮춤 C. 상외측 연골을 낮아진 비중격 상단에 봉합한 모습 D. Derotation graft를 낮아진 supratip 부위의 비중격 상단에 고정한 모습

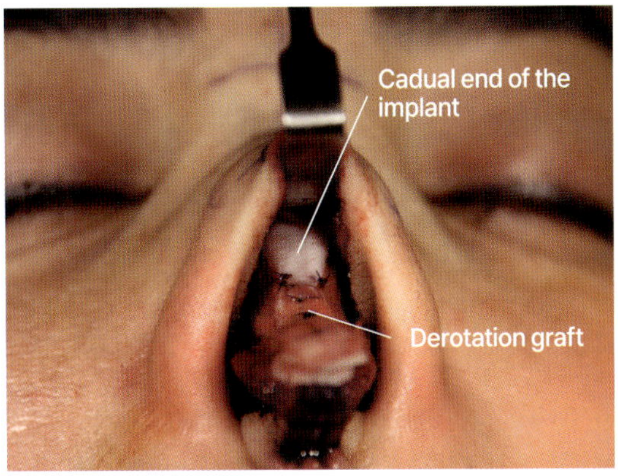

Fig 7-75. Derotation graft와 보형물. 보형물의 아래쪽 끝 부위가 이식편의 위쪽 경계에서 끝난다.

① Supratip 부위의 비중격 상단 낮추기

이식편이 위치하게 될 부위의 비중격의 상단을 이식편의 두께만큼 잘라내어 낮추는 방법이다(Fig. 7-74). 상외측 연골을 비중격 상단에서 분리한 후에 derotation graft가 위치하게 될 비중격의 상단을 이식편의 두께를 고려해서 낮춘 후에, 상외측 연골을 낮아진 비중격 상단에 다시 봉합하고, derotation graft를 시행한다.

② 비배부 융비술을 위해 보형물을 사용할 경우

이식편 위에 놓이게 되는 보형물의 바닥쪽을 얇아지게 조각하거나, 보형물의 아래쪽 끝 부위가 이식편의 위쪽 경계에서 끝나게 하는 방법을 사용할 수 있다(Fig. 7-75).

Derotation Graft의 장점

Derotation graft는 아시아인의 짧은 코 교정을 위한 매우 우수한 술기로서 다음과 같은 장점들을 가지고 있다.

① 비중격 연장 이식에 비해서 코끝이 부드럽고 잘 움직여지는 것이 이 술기의 가장 큰 장점이다.
② 비중격 연장 이식에서 드물지 않게 보이는 코끝과 비주의 휨 현상이 거의 없다.
③ 비중격의 상태와 무관하게 시행 가능하다.
④ 비익연의 후퇴(alar retraction)이 동반된 짧은 코의 교정에 유리하다.

Derotation Graft의 단점

① 비중격 연장 이식에 비해 초심자가 숙달되기까지 시간이 더 오래 걸린다.
② 후퇴된 비주의 교정에는 효과적이지 않기 때문에, 심한 비주 후퇴에는 비중격 연장 이식이 요구된다.

비익연 이식(Alar Rim Graft)

비익연 이식은 약한 비익연을 강화하기 위한 이식으로 비익연을 따라서 연골을 이식하는 술기이다(Fig. 7-76).

약한 비익을 강화하기 위한 목적의 비익연 이식편은 폭을

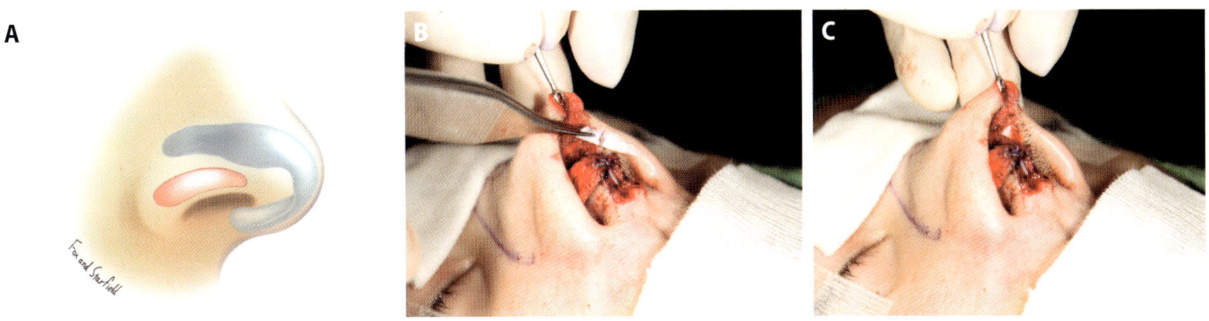

Fig 7-76. 비익연 이식

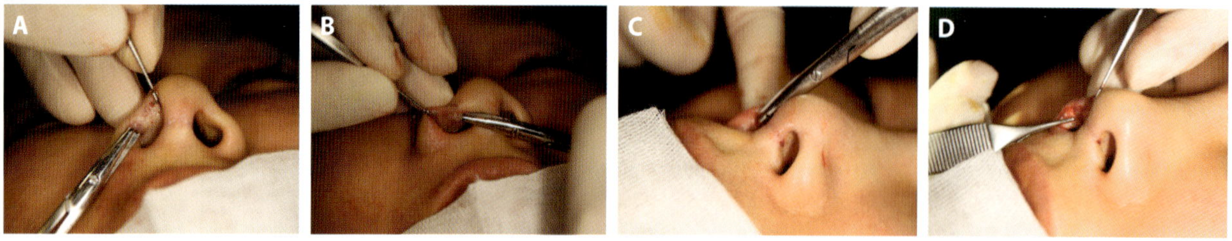

Fig 7-77. 비익연 이식을 위한 비내 접근. A, B. 이식편 포켓은 비강 내 천장의 외측과 내측에 위치한 작은 절개를 통해 형성할 수 있다. C. 외측 절개의 바깥쪽으로도 포켓을 연장해서 형성한다. D. 이식편이 외측 절개를 통해 삽입되고 있다.

크게 할 필요는 없다. 약 1.8-2 mm 정도의 폭으로도 충분하고 길이는 10-15 mm이다. 그러나, 비익 퇴축의 교정을 위해서는 최소한 2-3 mm 이상의 더 넓은 폭의 이식편이 필요하다.

가장 선호되는 공여부는 비중격 연골이며, 이식편이 피부를 통해서 비쳐 보이는 것을 피하기 위해서 비중격 중에서 연골이 얇은 부위를 사용하는 것이 좋다. 그 위에, 이개 연골이나 늑연골이 사용될 수 있다. 피부가 두터운 아시아인에서는 두꺼운 연골이 대개 문제가 되지 않으나, 피부가 얇은 환자에서는 비쳐 보이지 않도록 주의해야 한다. 이식편의 lateral 쪽 끝부위는 폭을 좁게 하고 둥글게 카빙하면, 이식편이 포켓에 쉽게 들어가는 데 도움이 된다.

이식편이 피부를 통해 보이지 않게 하고, 이식편의 포켓 형성 중 피부 천공을 피하기 위해서, 포켓은 외부 피부보다는 비강 내 피부에 더 가까이 위치해야 하며, 이식편의 가장자리는 비스듬하게 깎아야 한다. 포켓 형성은 비내 접근법으로, 비강 내 천장의 외측에 위치한 작은 절개를 통해 시행할 수 있다(Fig. 7-77).

비내의 외측 절개는 이식편의 방향에 수직으로 가하고, 내측에도 작은 절개를 가한다. 개방형 절개에서는 하연절개의 내측 부위를 통해서 포켓을 형성한다 개방형 절개에서는 하연절개의 내측 부위를 통해서 포켓을 형성한다(Fig. 7-78).

Iris scissors를 사용해서 포켓을 만드는데, 비익연에 가깝고 평행하게 해야 한다. 이식편의 내측 끝 부위가 피부를 통해서 비치거나, soft triangle을 변형시키는 일이 발생하면 내측 끝 부위를 트리밍 하거나, Adson tissue forceps으로 크러싱 하면 도움이 된다. 이식편은 고정할 필요가 없지만, 필요하다 판단되면, 주변 연부조직에 고정한다.

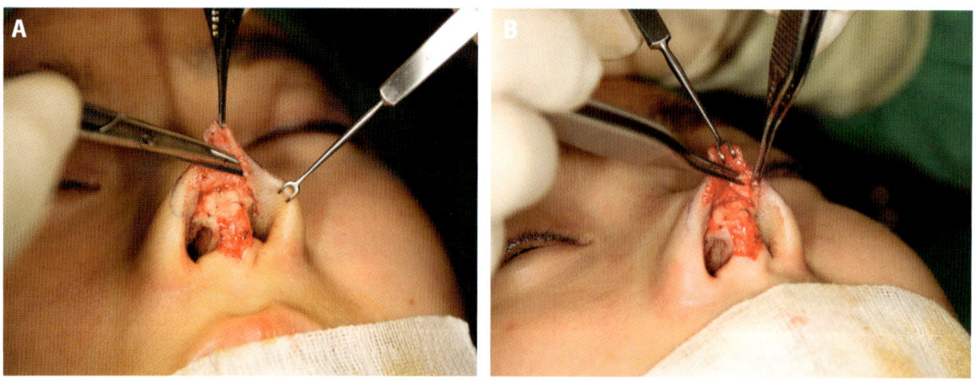

Fig 7-78. 개방형 절개에서의 비익연 이식. A. 포켓은 가능한 한 비익연 가장자리에 가깝고 평행하게 위치해야 한다. 바깥쪽 피부가 뚫리지 않도록 주의해야 한다. B. 이식편이 포켓에 삽입되고 있다.

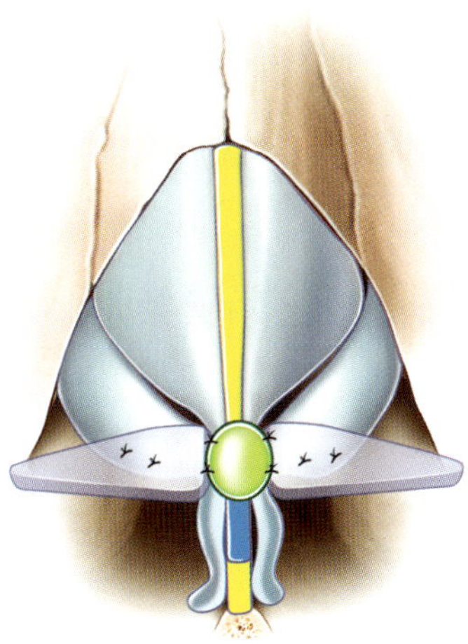

Fig 7-79. Articulated alar rim graft

비익연 이식의 효과

① 비익연을 미측 방향으로 이동시킨다.
② 비익의 볼록하거나 오목한 형태를 변화시킨다.
③ 찝힌 코끝을 교정한다.
④ 외비밸브를 보강시킨다.

Articulated Alar Rim Graft

비익연 이식의 변형이다. 비익연 이식을 코끝의 연골 복합체에 고정하여, 코끝 복합체와 구조적으로 통합된 형태를 보임으로써, 비익연을 강력하게 지지하는 cantilever 역할을 할 수 있다(Fig. 7-79). Articulated alar rim graft는 마치 새로 형성된 외측각처럼 보이지만, 45° 각도로 중심선에서 위치하는 외측각과는 달리, 비해부학적인 위치에 존재하여, 시상선에 대해 90° 위치에서 tip complex에 봉합되어 위치하면서, 직접적으로 비익연을 지지하여, 비익연의 두측 및 내측으로의 이동을 방지한다.

Articulated alar rim graft를 시행할 때는, 효과적이고 안정적인 이식편의 유지를 위해서 비중격 연장 이식 등의 강력한 구조적 이식(structural graft)과 같이 사용하는 것이 필요하다. Articulated alar rim graft만으로는, 비익연을 미측으로 강하게 밀어내는 효과가 제한적이다.

외측각 중첩 이식(Lateral Crural Onlay Graft)

외측각 중첩 이식은 약해지거나 함몰된 외측각을 강화하고, 함몰된 형태를 더 평평하거나 볼록한 형태로 변화시키기 위해 사용되는 연골 이식이다(Fig. 7-80).

이 목적을 위해 비중격 연골을 사용할 수 있지만, 이개 연골의 자연적인 볼록함이 외측각의 자연스러운 형태를 재현

A

B

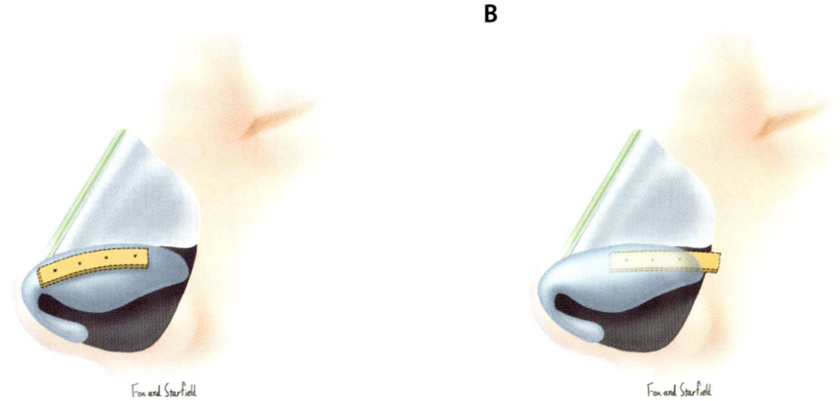

Fig 7-80. 외측각 중첩 이식과 외측각 지주 이식. A. 외측각 중첩 이식 B. 외측각 지주 이식

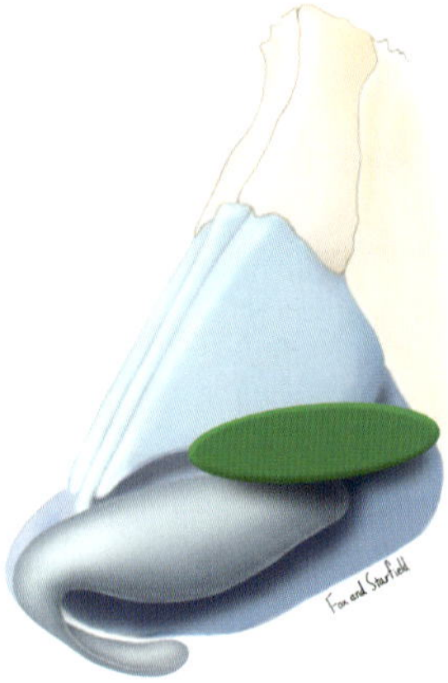

Fig 7-83. Alar batten graft

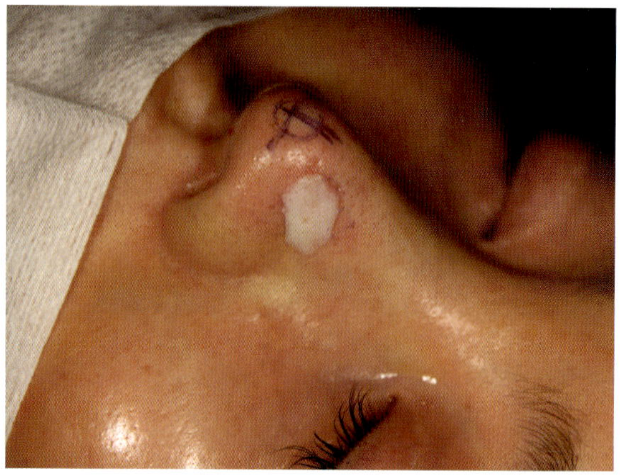

Fig 7-84. Alar batten graft

많은 피부와 연조직이 덮이도록 해야 하며, 이를 통해 이식편이 피부를 통해 드러나는 것을 방지할 수 있다. 보통 비중격 연골이 가장 선호되지만, 이개 연골도 좋은 공여부가 될 수 있다. 매우 튼튼한 연골이 요구될 때는 늑연골도 사용할 수 있다.

연골은 타원형으로 키빙하며, 길이와 폭은 비익의 약한 부위 크기에 따라서 결정된다**(Fig. 7-84)**. 이식편의 가장 자리는 경사면을 갖도록 하여서 피부를 통해서 비쳐 보이지 않도록 한다.

이식편의 길이는 대개 lateral crural graft보다 짧다. 이식편의 크기는 접혀서 함몰된 부위나 약해진 부위보다는 약간 더 커야 한다. 그러나, 포켓의 크기는 이식편의 크기보다 더 크지 않도록 해야, 이식편의 변위를 피할 수 있다. 비내 접근 시에는 이식편을 고정할 필요는 없으나, 개방형 접근 시에 이식편의 변위에 대한 우려가 있으면, lateral crura에 고정하거나, pull-out suture를 통해서 고정할 수 있다.

Alar batten graft는 약해진 ala의 외측벽을 보강해주고, 외비밸브의 함몰을 교정할 수 있다. 또한 찝힌 코끝 변형(pinched tip deformity)의 교정에도 활용될 수 있다.

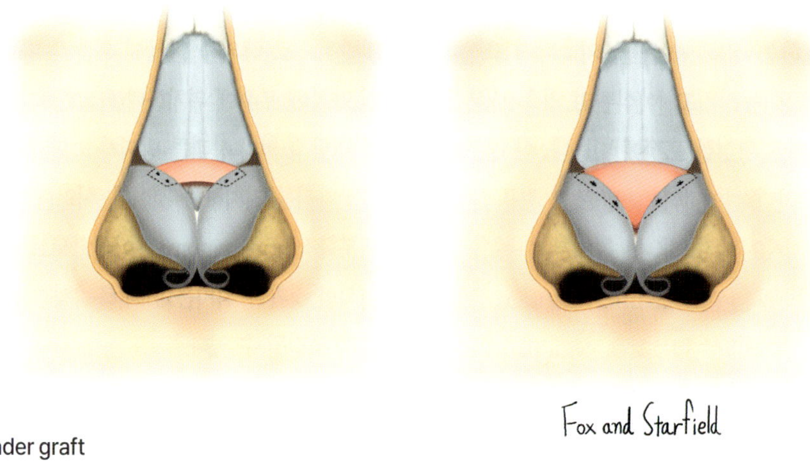

Fig 7-85. Alar spreader graft

비익 펼침 이식(Alar Spreader Graft)

비익 펼침 이식은 하외측 연골의 돔 사이에 위치시키는 이식편으로, cephalic 쪽으로 잘못 위치한 외측각을 바깥쪽으로 밀어서 펼쳐주는 역할을 한다(Fig. 7-85).

비중격 연골이 가장 좋은 재료이지만, 사용이 제한될 경우에는 이개 연골도 사용할 수 있다.

이식편은 막대형 또는 삼각형으로 제작되어 하외측 연골 사이에 위치하면서 외측각을 외측으로 펼쳐준다(Fig. 7-86). 이식편의 중간 부분에서 dorsal septum에 고정되며, 이식편의 원위부는 외측각의 두측 가장자리의 아래면에 고정된다. 이식편의 두측 가장 자리에 잘게 다진 연골을 추가하면 비배부 쪽의 굴곡을 예방할 수 있다.

비익 펼침 이식은 다음과 같은 경우에 사용될 수 있다.

① 두측 방향으로 잘못 위치한 외측각으로 인한 비익 후퇴

② 비익 함몰과 찝힌 코끝 변형(Ala collapse and pinched tip deformity)

③ 비밸브 부전

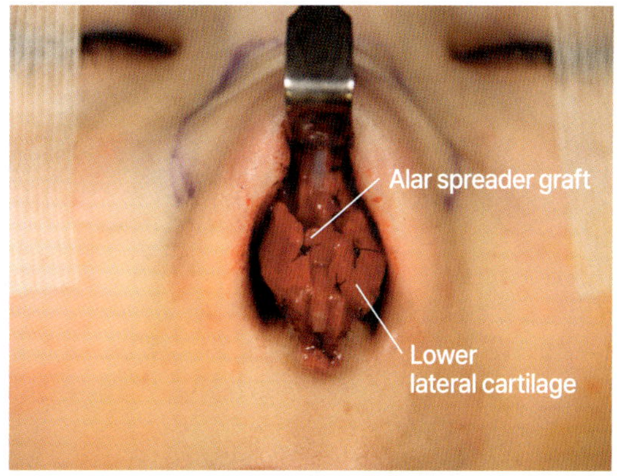

Fig 7-86. Alar spreader graft

Wing Graft

Wing graft는 돔 또는 비첨 중첩 이식편의 좌우에 시행하는 날개 모양의 연골 이식이다.

Wing graft는 돔 좌우의 soft triangle 부위에 찝힘(pinched deformity)이 있는 경우에, 이 부위의 볼륨을 증가시킬 수 있다(Fig. 7-87).

다층연골로 시행한 비첨 중첩 이식의 높이가 높은 경우, 이식편의 좌우 가장자리와 돔이 완만한 경사를 이루지 못하는 경우가 발생할 수 있다. 이는 이식편의 가장자리 비쳐 보임 또는 코끝 찝힘 현상으로 나타난다. 이러한 문제들은 중첩 이식편의 좌우 경계에 wing graft를 통해서 방지할 수 있다(Fig. 7-88).

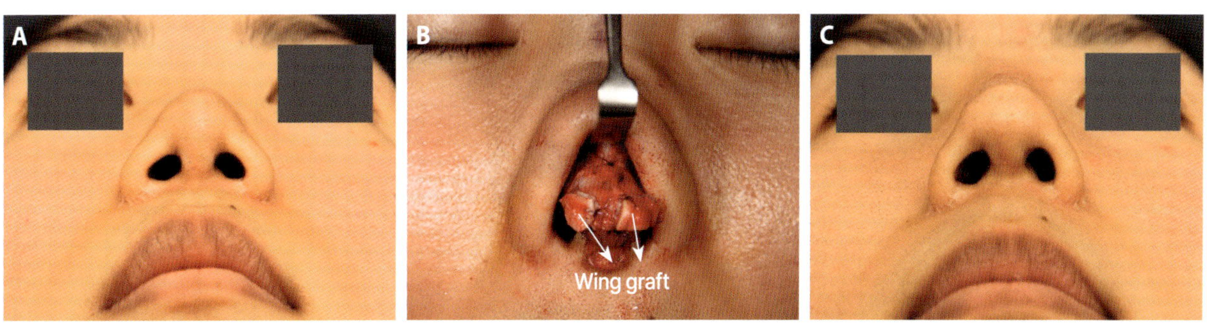

Fig 7-87. Soft triangle의 찝힘 변형의 교정을 위한 wing graft. A. 양쪽 soft triangle에 집힘 변형이 관찰된다. B. 돔 양옆에 wing graft를 시행함 C. 수술 후에 찝힘 변형이 사라짐

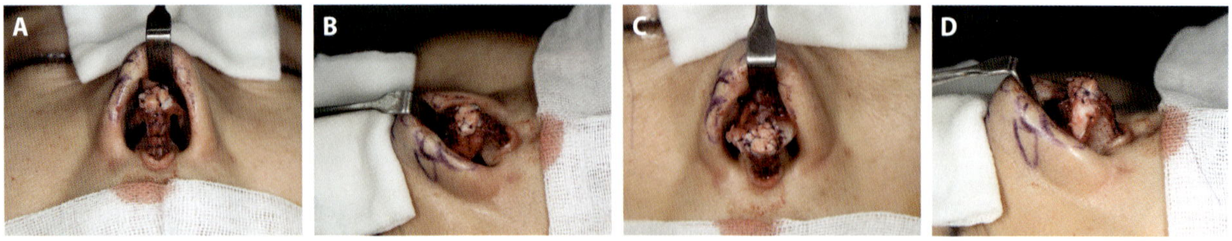

Fig 7-88. 높은 비첨 중첩 이식의 문제점 예방을 위한 wing graft. A, B. 다층 연골로 시행한 비첨 중첩 이식의 높이가 높은 경우, 이식편의 좌우 가장자리와 돔이 완만한 경사를 이루지 못하는 경우가 발생할 수 있다. 이는 이식편의 가장자리 비쳐 보임 또는 코끝 찝힘 현상으로 나타난다. C, D. 이러한 문제들은 비첨 중첩 이식 좌우에 wing graft를 시행함으로써 예방이 된다.

돔 사이 이식(Interdomal Graft)

돔 사이 이식은 돔 사이 거리를 넓혀서 좁은 코끝을 교정하는 술식이다(Fig. 7-89).

돔 밑 이식(Subdomal Graft)

돔 밑 이식은 돔과 아래쪽의 점막 사이에 포켓을 형성하고 연골을 이식하는 것이다(Fig. 7-90). 이식편은 돔을 보강하는 효과가 있고, 좁은 비공 첨부(nostril aex)를 둥글게 변화시키거나, 좁은 코끝을 교정할 수 있다.

점막을 돔의 하부로부터 분리하여 연골이 들어갈 포켓을 만든다. 1.5-3.0 x 5-8 mm 크기의 작은 연골 조각을 포켓에 삽입한 후에, 6-0 PDS 실로 돔에 고정한다.

비주저 확대이식(Plumping Graft)

비주저 확대이식은 퇴축된 columellolabial angle을 교정하기 위해서 ANS 앞에 시행하는 연골 이식이다(Fig. 7-91). 이개 연골, 비중격 연골, 늑연골 등이 사용될 수 있으며, 블록 형태, 크러쉬 형태 또는 입자 형태로 이식한다.

이식편을 ANS에 고정할 수도 있으나, 이식편의 크기에 맞는 포켓을 정확히 형성한 후에 이식편을 고정하지 않고 포켓 내에 삽입하는 방법이 주로 선호된다. 삽입하는 이식편의 두께에 비해서 실제로 columellolabial angle이 돌출되는 양은 상대적으로 적다. 또한 수술 중 환자가 supine position으로

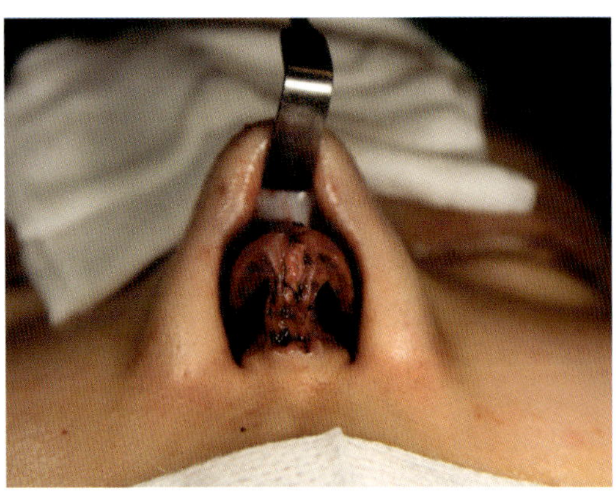

Fig 7-89. 돔 사이 이식(Interdomal graft)

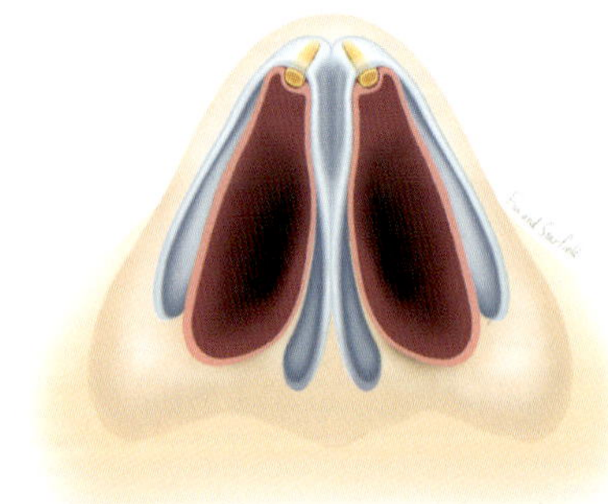

Fig 7-90. 돔 밑 이식(Subdomal graft). 연골 이식편은 돔과 아래쪽의 점막 사이의 포켓에 위치한다.

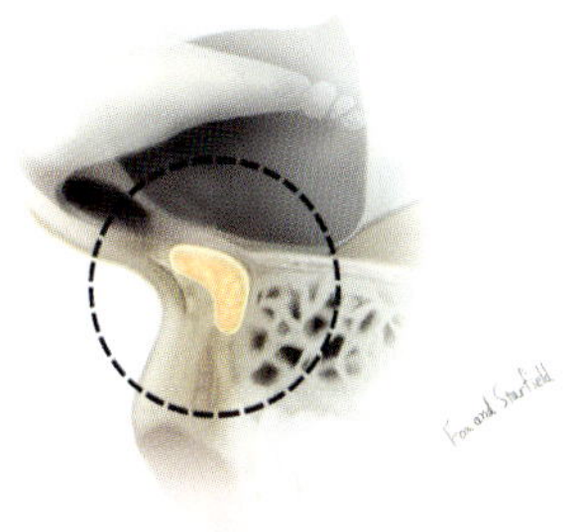

Fig 7-91. 비주저 확대이식(Plumping graft)

있고, 수술 부위에 부기가 있는 점을 고려하면, 대부분 과소 교정 되는 경향이 있으므로, 이를 감안하여 돌출 양을 결정해야 한다.

코끝까지의 수평 거리를 의미한다(Fig. 8-1). 이상적인 코끝의 높이는 저자들에 따라서 다양한 기준들이 제시되었지만, 다음의 두 가지 방법이 흔히 사용된다.

첫째, Fig. 8-1에서 윗입술의 가장 정면부에 수직으로 그은 선을 기준으로, A가 50-60%이면, 이상적인 것으로 간주하고(Goode's index), 60%보다 더 크면, 과도한 돌출, 50%보다 더 작으면 낮은 것으로 간주한다. 둘째, 코의 길이(nasion으로부터 tip defining point까지의 거리)와 코끝 높이를 비교해서, 그 비율이 0.67보다 작으면 낮은 코끝으로 판단한다.

Iinfratip lobule의 높이는 비익 기저부에서 코끝까지의 거리의 삼분의 일이 되어야 한다(Fig. 8-2).

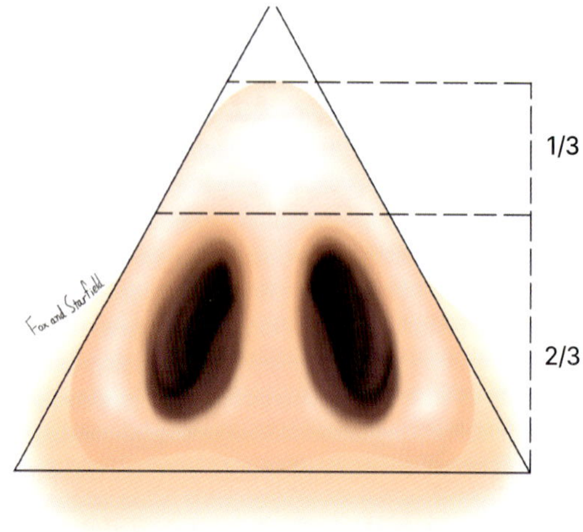

Fig 8-2. Linfratip lobule의 높이는 비익 기저부에서 코끝까지의 거리의 삼분의 일이 되어야 한다.

이것은 코끝과 비공의 조화를 위해서 중요하다. 다층의 코끝 중첩이식으로 과도하게 infratip lobule를 길게 하거나, 긴 비주 지주이식이나 비중격 연장 이식을 통해서 비공의 높이를 과도하게 높게 하면, 자연스럽지 못하게 된다(Fig. 8-3).

아시아인의 코끝은 낮으면서 동시에 짧은 경우가 드물지 않다. 그러므로, 아시아인에서는 코끝 융비술 시에, 코끝이 두측으로 회전(cephalic rotation)되지 않도록 하거나, 오히려 미측으로 회전(caudal rotation)해야 하는 경우가 흔하다.

코끝의 rotation 정도를 측정하기 위해서는 비주와 윗입술 사이의 각도, 즉, columellar-labial angle이 사용된다. 이 각도는 윗입술의 돌출이나 비중격 하단의 돌출 등에 의해서 영향을 받을 수 있으므로, 대부분의 술자들은, nasolabial angle을 더 선호한다. Nasolabial angle은 수직 안면선과 비공의 앞쪽 끝과 뒤쪽 끝을 연결한 선에 의해 형성된다(Fig. 8-4). 서양인의 nasolabial angle은 여성에서 95°-100°, 남성에서는 90°-95°이나, 동아시아인은 서양인보다 작아서 90°-93°이다. 이 각도가 넓은 코는 코끝이 과도하게 회전한 것으로 간주되며, 이 경우 정면에서 콧구멍이 더 잘 보이게 된다.

코끝의 높이와 회전은 단순히 위에 언급된 수치와 각도만을 가지고 평가해서는 안 된다. 그것들은 단순히 참고일 뿐이고, 아름다운 코끝의 기준은 각 개인의 코의 모양, 얼굴의

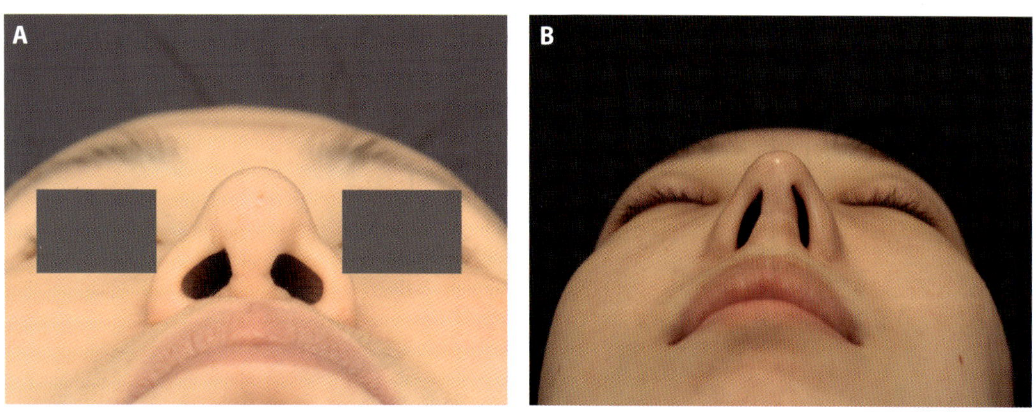

Fig 8-3. 조화롭지 못한 코끝 융비술의 결과. A. Infratip lobule이 과도하게 길다. B. 비공이 과도하게 길다.

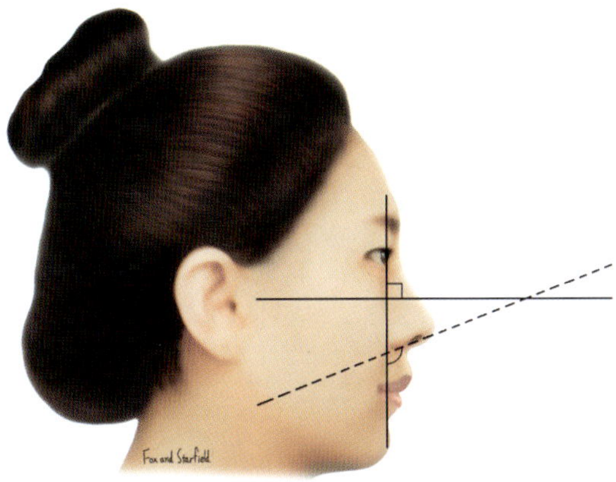

Fig 8-4. Nasolabial angle

길이와 형태에 따라서 평가되고 결정되어야 한다. 가령, 중안면부가 긴 환자는 코끝이 약간 두측으로 회전된 코를 더 선호하는 반면, nasolabial angle이 정상이면서 약간 긴 듯한 코는 나이 들어 보이게 하거나 중안면 부위가 더 길어 보이게 할 수도 있다. 또한 아시아의 각 나라들에 존재하는 문화적이거나 관습적인 면들도 고려해야 한다. 또한, 나이에 따라서도 선호하는 코끝 높이에 대한 다양한 편차가 존재한다.

코끝 융비술의 수술 기법

코끝을 높이는 수술 기법은 다음과 같다(Fig. 8-5).

① 돔 위에 연골을 올려 이식: 코끝 중첩이식/방패 이식

② 외측각을 내측각으로 변환시켜 내측각의 높이를 높이는 방법: Medialization of lateral crura (lateral crural steal)

③ 구부러지거나 뒤틀린 내측각을 바르게 하기: Double mattress suture, 비주 지주 이식, footplate suture

④ 구조적 지지 이식: 비주 지주 이식, 비중격 연장 이식

내측각이 튼튼하고 휘어 있지 않은 코의 자연스러운 코끝 융비술을 위해서는, 코끝 중첩이식으로 충분하지만, 대부분의 아시아인의 경우에는 위에 언급된 여러 가지 수술기법들을 조합하여 수술하게 된다.

코끝 중첩/방패 이식

공여부로는 이개 연골이 가장 선호된다. 더 두터운 연골을 가진 cavum concha에서 채취하지만, cymba concha나 비중

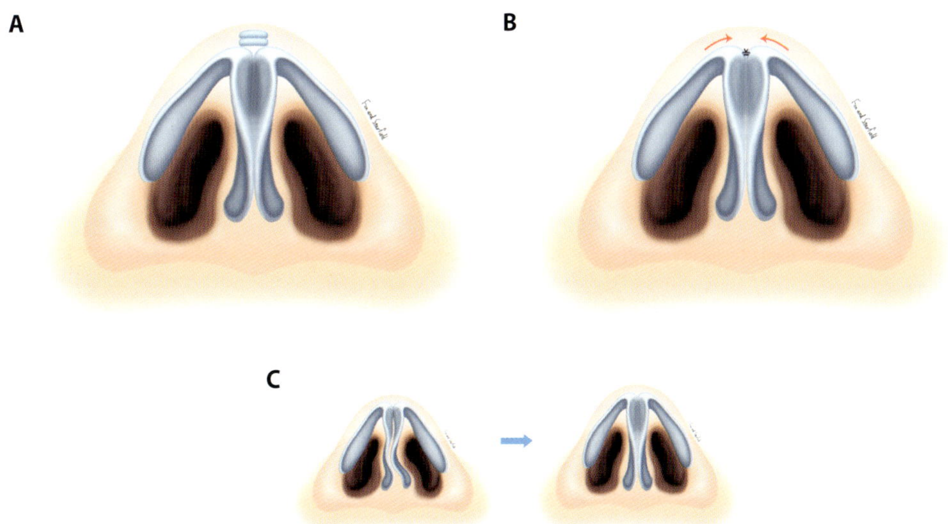

Fig 8-5. 코끝 융비술의 술식들. A. 코끝 중첩/방패 이식 B. 외측각의 내측각화를 통해서 내측각의 길이 연장 C. 구부러진 내측각을 똑바르게 교정

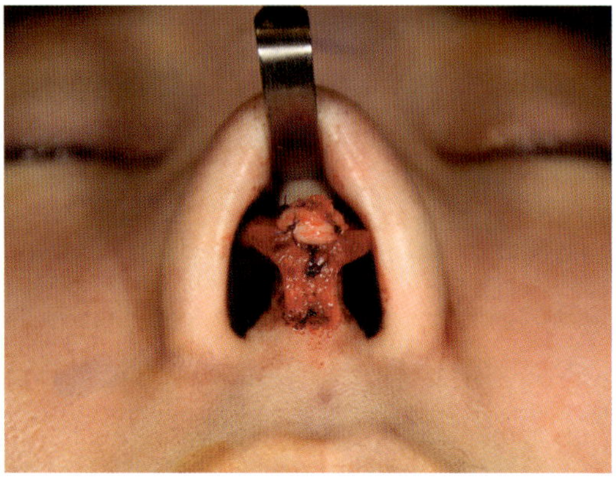

Fig 8-6. 비스듬한 가장자리를 가진 세 층의 연골 이식편이 하외측 연골 위에 고정되었다.

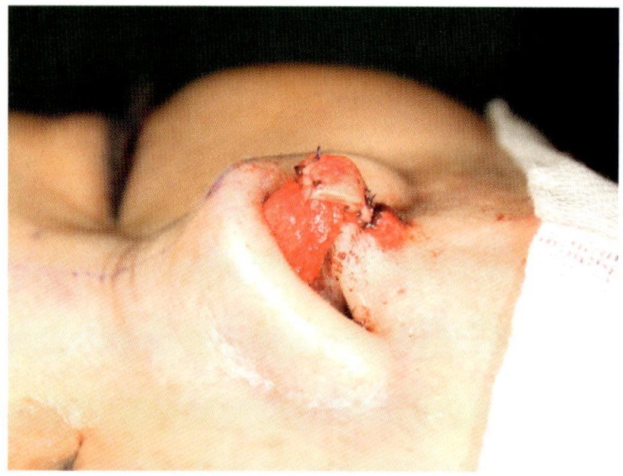

Fig 8-7. 이개 연골을 이용한 방패 이식

격에서도 얻을 수 있다.

6-8 mm 크기의 연골 조각을 하외측 연골의 돔 위에 올려놓는데, 경우에 따라 하나 이상의 연골 이식층을 사용할 수 있다. 이식편의 가장자리가 피부를 통해서 비쳐 보이지 않게 하기 위해서 다음과 같은 술식들이 필요하다.

① 이식편의 경계를 비스듬한 가장자리를 만들기 위해 얇게 테이퍼링 한다.

② 이식편의 가장자리를 morselize 한다.

③ 이식편은 하외측 연골의 돔에 매우 꼼꼼하게 고정해야 한다. 이를 위해 4군데 이상의 봉합이 필요하다**(Fig. 8-6)**.

코끝 피부가 얇은 경우에는 측두근막이나 동종진피로 이식편을 덮어주면, 이식편의 비침 현상을 최소화할 수 있다.

방패 이식은 코끝을 높이는 것뿐만 아니라 infratip lobule을 caudal 방향으로 더 돌출되게 할 수 있다. 수술 기법은 중첩 이식과 동일하지만, 연골을 방패 모양으로 카빙 하고, 그것이 돔의 아래쪽 부분에서 중간각(middle crura)까지 위치한다는 점이 다르다**(Fig. 8-7)**.

이식편의 위치에 따라 코끝은 실제보다 두측이나 미측으로 회전한 것처럼 보일 수 있다. 이식편이 돔에서 미측으로(caudal 방향) 위치하면 코는 더 길어 보이게 되고, 이식편이 돔에서 더 두측으로(cephalic 방향) 위치하면 코끝은 두측으로 회전한 것처럼 보이고, 코는 더 짧아 보이게 된다**(Fig. 8-8)**.

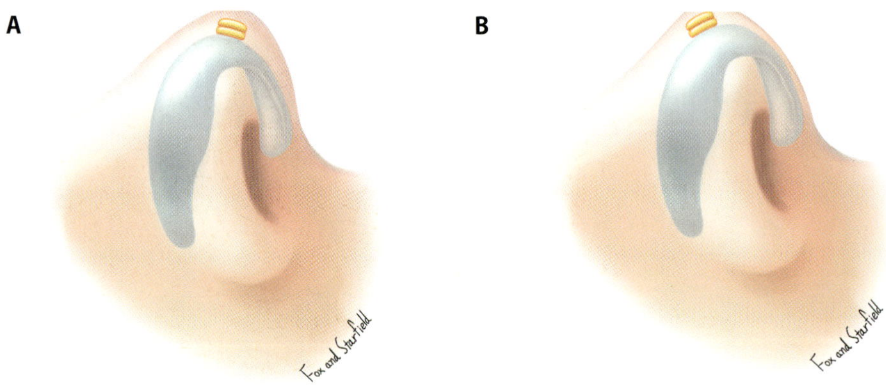

Fig 8-8. 이식편의 위치. A. 돔에서 미측에 위치한 이식편은 코를 더 길어 보이게 만든다. B. 돔에서 두측에 위치한 이식편은 코끝이 두측으로 회전한 것처럼 보이게 하며, 코는 더 짧아 보이게 된다.

코끝 중첩 이식은 이식편의 두께와 이식편의 중첩된 층의 수에 따라 코끝의 높이를 증가시킬 수 있다. 하지만 성공적인 결과를 얻기 위한 더 중요한 요소는 하외측 연골의 내측각의 안정성이다. 일반적으로 약한 내측각, 짧은 비주, 또는 퇴축된 비주를 가진 코에서는 단순히 코끝 중첩 이식만 시행하게 되면 좋은 결과를 얻기 어렵다. 아시아인의 코에서는 내측각이 작고 약한 경우가 흔하다. 약한 내측각은 이식편의 압력으로 인해 비틀리거나 눌려서, 높여진 코끝이 다시 처지게 된다(Fig. 8-9).

그러므로, 약한 내측각을 가진 아시아인의 코는 코끝 융비술을 위해서 비주 지주 이식과 코끝 중첩 이식을 같이 시행하는 것을 권한다. 또한, 낮은 코끝을 가진 아시아 환자에서는 내측각이 비틀린 경우를 자주 접할 수 있습니다. 비주 지주 이식을 통해 구부러지고 비틀린 내측각을 펴주면 그 자체로도 코끝의 높이를 3-4 mm 증가시킬 수 있다(그림 8-10).

코끝 중첩 이식을 여러 겹의 이식편을 사용해서 하게 될 경우에는 이식편의 가장 자리가 보이거나, 찝힌 코끝의 형태가 발생하는 경우가 있다. 이는 이식편 가장자리와 외측각의 이어지는 부위가 원활하지 않아서 발생한다. 이때, 비익연 이식(alar rim graft)은 근위부 비익연이 비공쪽으로 함몰되는 것을 방지함으로써 비익-코끝의 윤곽이 집힘 없이 자연스럽게 형성되도록 도와주는 효과가 있으므로, 이를 적용할 수 있고, 다른 방법으로는, wing graft도 좋은 결과를 얻을 수 있다(Fig. 7-88).

외측각의 내측각화(Medialization of Lateral Crura, Lateral Crural Steal)

코끝 중첩 이식 및 비주 지주 이식을 시행하면서, 외측각의

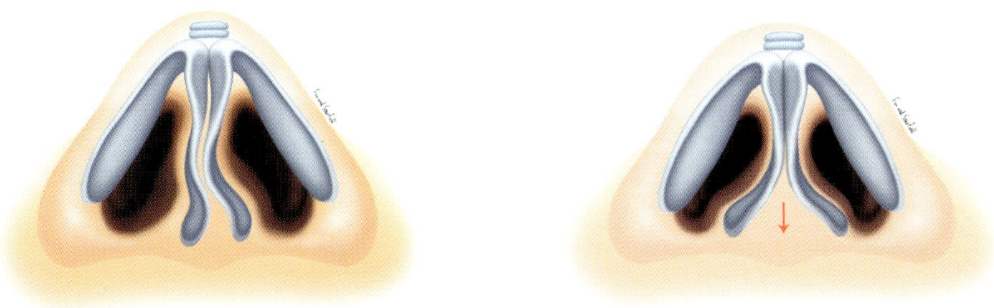

Fig 8-9. 약한 내측각은 코끝 중첩 이식 후의 코끝 처짐의 원인이 된다.

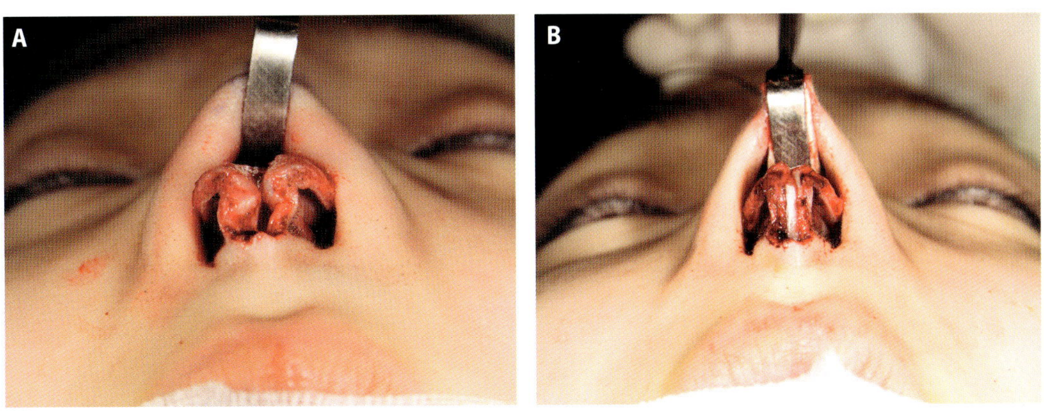

Fig 8-10. 뒤틀린 내측각의 교정. A. 낮은 코끝에서의 뒤틀린 내측각 B. 비주 지주 이식을 통해서 뒤틀리고 구부러지고 뒤틀린 내측각을 펴주면 그 자체로도 코끝을 3-4 mm 정도 더 높일 수 있다.

내측각화는 대부분 함께 시행한다(Fig. 8-11). 효과적으로 외측각을 내측각으로 변환시켜주면, 약 2-3 mm 정도 더 추가적으로 코끝을 높일 수 있다.

비주 지주 이식(Columellar Strut Graft)

위에서 기술하였듯이, 비주 지주 이식은 아시아인의 코끝 융비술에 코끝 중첩 이식과 동반하여 가장 흔히 사용되는 수술 기법이다. 특히, 비주가 짧고 퇴축된 코에서 더욱 필요하다.

비주 지주 이식이 코끝을 높일 수 있는 메커니즘은 다음과 같이 설명할 수 있다:

① 비틀어진 내측각을 곧게 펴서, 내측각의 숨겨진 길이를 코끝 높이로 복원하는 것에 기여한다(Fig. 8-12).

② 약한 내측각을 강화하고 코끝 융비를 위한 튼튼한 기초를 제공한다. 봉합 술기와 코끝 중첩 이식의 코끝 융비술 효과는 비주 지주 이식에 의해 강화되고 유지될 수 있다.

비주 지주 이식편은 fixed type과 floating type으로 나뉘는데, 7장에서 기술되었듯이, 저자는 floating type을 권한다. Floating type은 이식편의 아래쪽 끝 부위와 ANS 사이에 연부조직을 보존하여, 코끝을 눌렀을 때 쿠션 효과가 있게 되어서, 코끝을 만졌을 때에 감촉이 부드럽고, 이 쿠션이 지주 이식을 지지하는 중요한 역할을 한다(Fig. 8-13). 또한 웃을 때에 코끝이 자연스럽게 떨어지는 모양이 되어서 수술한 느낌을 주지 않기 때문에 추천되는 방법이다. Floating type의 비주 지주 이식에 대한 자세한 술기는 7장을 참고하기 바란다.

외측각이 약하고 작은 아시아인의 코에서는 비주 지주 이식에 의한 코끝의 두측 방향 회전이 쉽게 일어나고, 이를 방지하는 것이 중요하다. 방법으로는 외측각의 spanning suture, derotation suture, derotation graft 등이 있다.

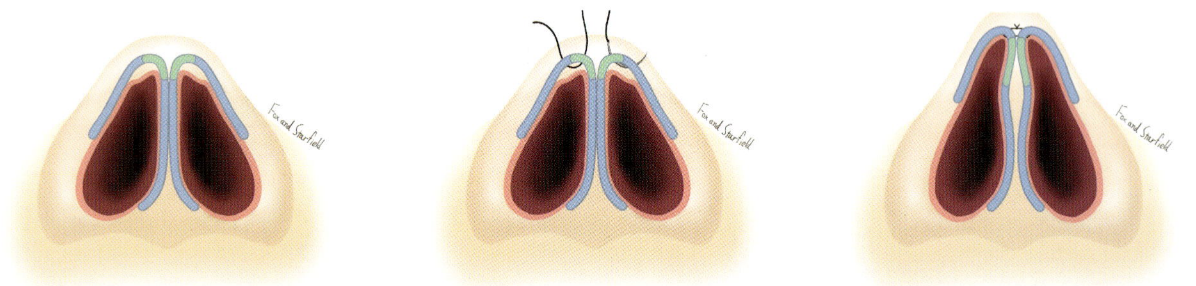

Fig 8-11. 외측각의 내측각화는 효과적으로 시행되면 약 2-3 mm 정도 더 코끝을 높일 수 있다.

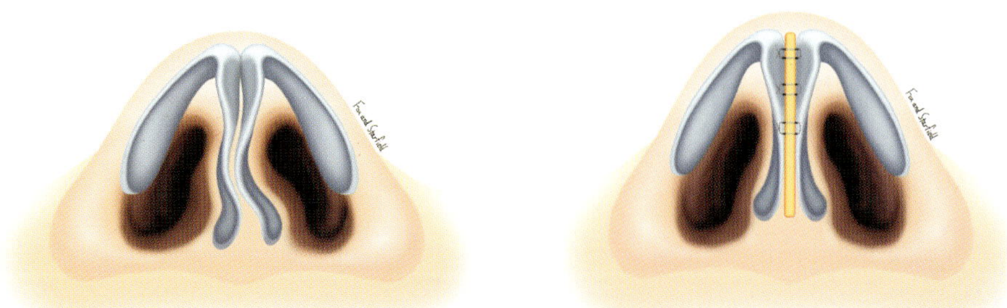

Fig 8-12. 구부러지고 뒤틀린 내측각이 비주 지주 이식에 의해 바르게 펴짐

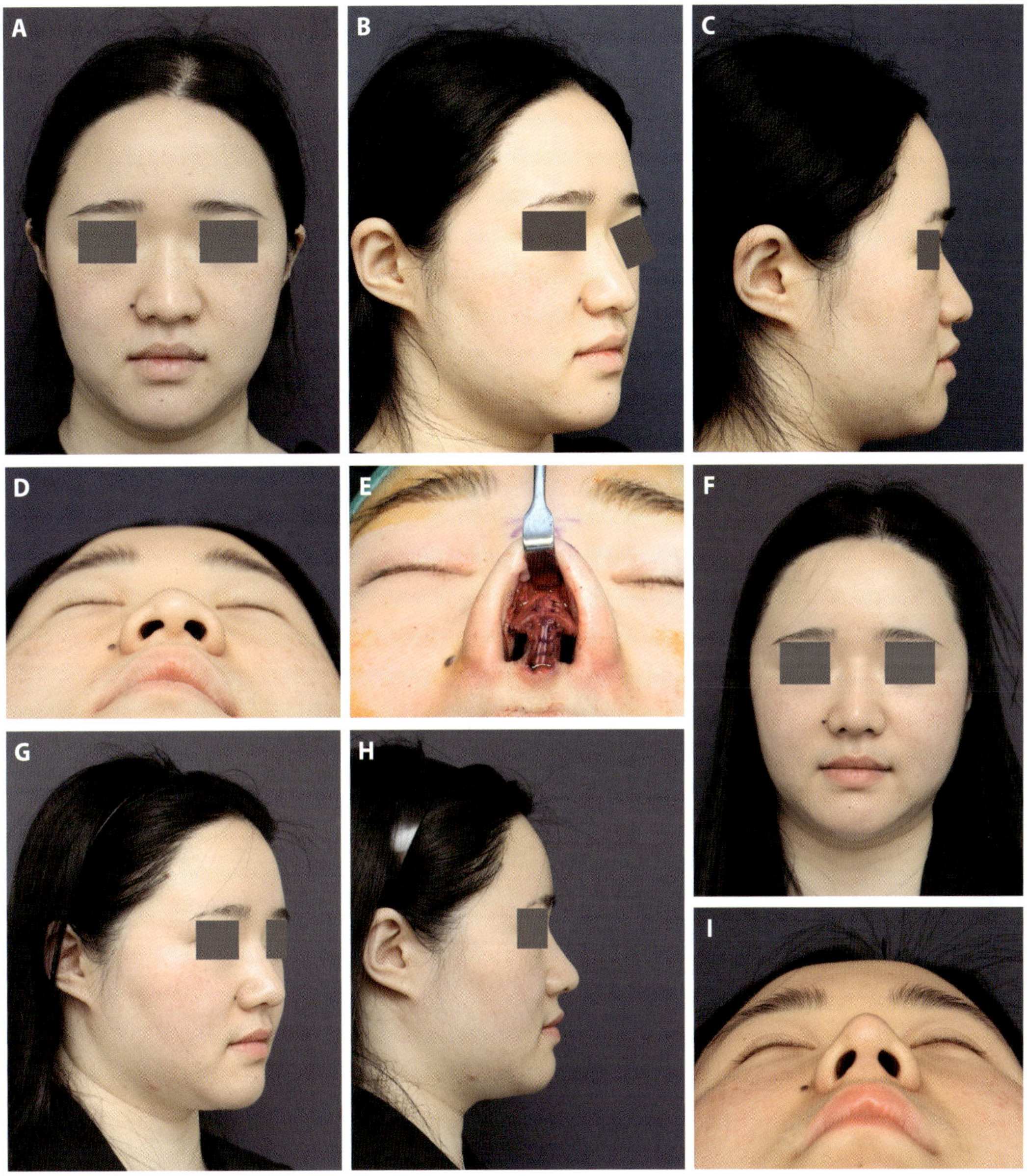

Fig 8-13. 비주 지주 이식을 이용한 코끝 융비술. A, B, C. 낮은 비배부와 코끝을 가진 환자 D. 비주 지주 이식의 수술 장면 E, F, G. 이 환자는 비중격 연골을 사용하여 비주 지주 이식을 이용한 코끝 융비술과, 3D 프린팅 맞춤형 보형물(Innofit®)을 이용한 비배부 융비술을 시행하였으며, 수술 후 15개월째의 모습이다.

Footplate Suture

양측 footplates를 모아주면 subnasale를 미측으로 나오게 하고 코끝을 약간 높이는 효과가 있다. 그러므로, 이 봉합은 단순히 코끝 융비술만을 위해서 시행하는 것보다는, 코끝이 낮고, 비주 하부가 퇴축되어 있으면서, 비주의 폭이 넓은 경우에 제한적으로 시행된다.

비중격 연장 이식(Septal Extension Graft)

코끝 피부가 두터우면서 비주가 짧고 퇴축된 코에서는 비중격 연장 이식이 매우 효과적인 코끝 융비술 중의 하나이다. 특히, 하외측 연골 자체가 매우 작은 경우에는 비주 지주 이식으로는 코끝을 충분히 높이기 어려운데, 비중격 연장 이식이 가장 적합한 수술법이다.

공여부로는 비중격 연골이 가장 선호되고, 연골의 크기가 충분히 크고 튼튼해야 한다. 술자가 이식편의 강도에 대해서 확신하지 못하면, 비록 수술 직후 코끝의 상태가 괜찮더라도 시간이 지나면서 이식편이 일부 흡수되고, 반흔 구축에 의해서 이식편이 함몰되면서 코끝의 높이 저하가 발생하게 된다. 비중격이 공여부로 적당하지 않으면, 늑연골을 고려할 수 있다.

튼튼한 연골에 의한 비중격 연장 이식은 코끝이 단단하다는 단점을 가지지만, 장기적인 코끝의 높이 유지면에서는 매우 유리하다**(Fig. 8-14)**.

코끝 융비술의 장기적인 안정성

코끝 융비술의 장기적인 안정성은 코끝을 높이는 벡터와 낮추는 벡터의 균형에 의해서 결정된다**(Fig. 8-15)**.

코끝을 높이는 쪽으로 기여하는 벡터로는 내측각의 강도

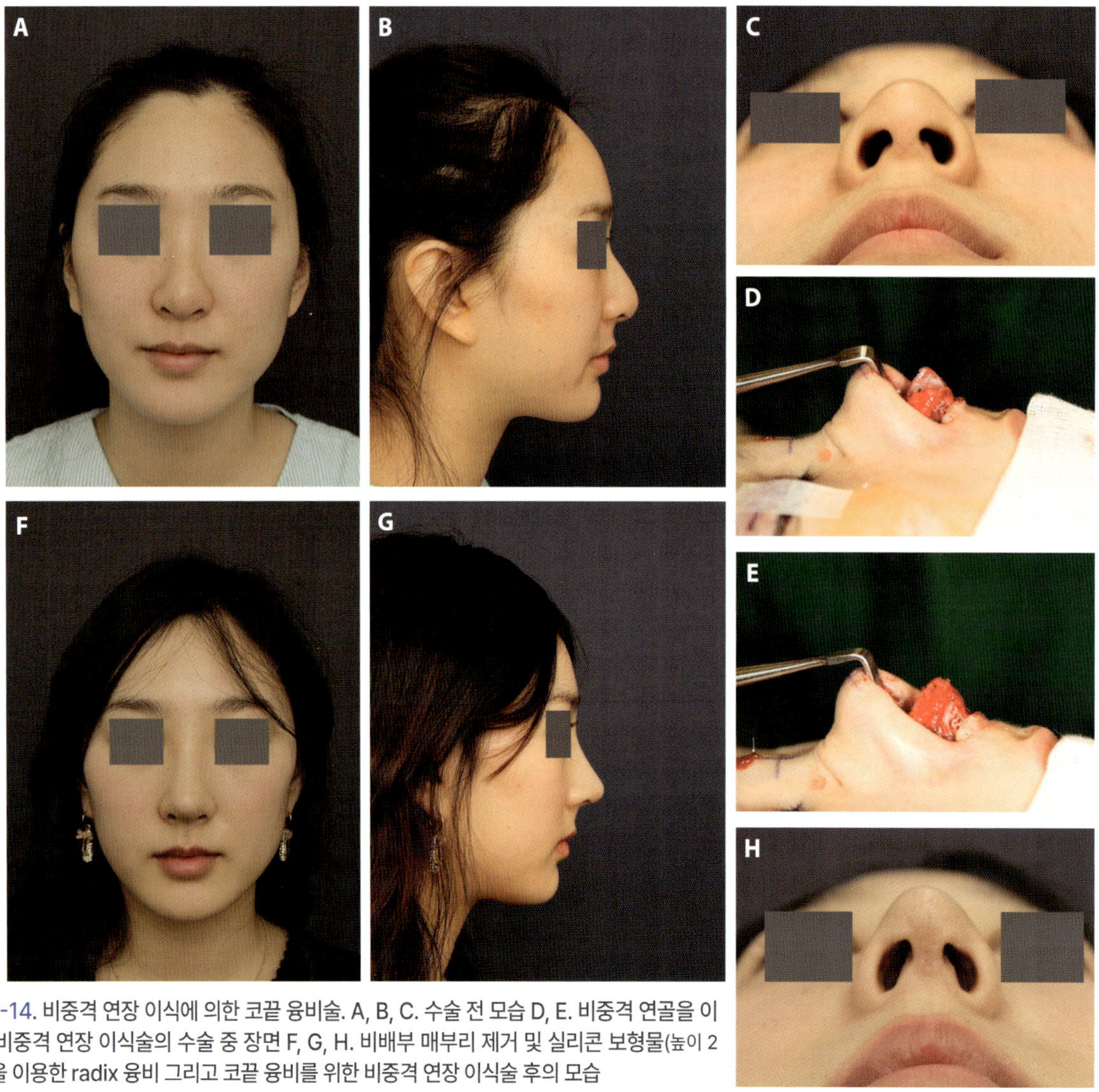

Fig 8-14. 비중격 연장 이식에 의한 코끝 융비술. A, B, C. 수술 전 모습 D, E. 비중격 연골을 이용한 비중격 연장 이식술의 수술 중 장면 F, G, H. 비배부 매부리 제거 및 실리콘 보형물(높이 2 mm)을 이용한 radix 융비 그리고 코끝 융비를 위한 비중격 연장 이식술 후의 모습

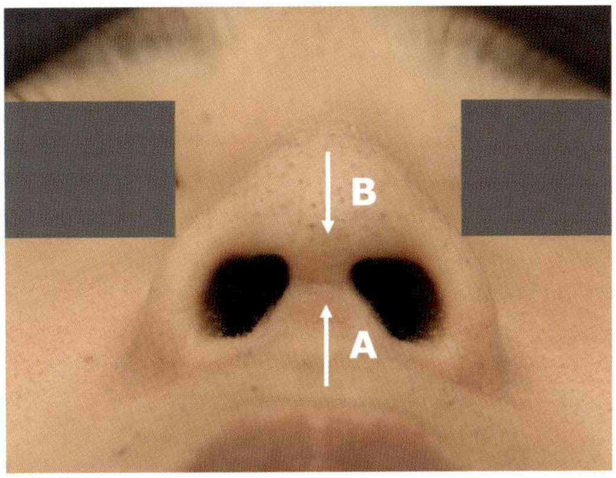

Fig 8-15. 코끝에 작용해서 코끝을 높이는 힘과 낮추는 힘의 벡터. A. 코끝을 높이는 벡터로는 내측각의 강도 및 비주 지주 이식편 또는 비중격 연장 이식편의 강도가 관여한다. B. 코끝을 낮추는 벡터로는, 비주와 subnasale로부터의 반흔 구축, 비첨 중첩 이식의 무게, 코끝 피부의 두께, DSN muscle의 힘 등이 관여한다.

및 구조적 지지 이식편(비주 지주 이식편 또는 비중격 연장 이식편)의 강도가 관여한다. 코끝을 낮추는 힘으로 작용하는 벡터로는, 비주와 subnasale로부터의 반흔 구축, 비첨 중첩 이식의 무게, 코끝 피부의 두께, DSN muscle의 힘 등이 관련된다. 두터운 피부를 가진 아시아인의 코는 반흔 구축이 서양인에 비해서 더 흔하고 강하다는 것을 무시해서는 안 된다.

아시아인의 코끝 융비술 후에 시간이 지나면서 코끝이 다시 처지는 일은 드물지 않다. 이는 환자나 의사 모두에게 큰 스트레스를 준다. 노화의 과정으로서 코끝이 다소 처지는 것은 자연스럽고 피할 수 없는 일이며, 이는 정상적인 것으로 간주된다. 그러나, 수술 후 1-2년 이내에 발생하는 코끝 처짐은 방지되어야 한다. 아시아인의 코에서 코끝 처짐에 관여하는 요인들을 수술 전에 인지하고 수술의 과정에서 이들을 해결해주는 것이 중요하다. 그것들은 짧고 퇴축된 비주, 처진 비주(hanging columella), 두텁고 타이트한 코끝 피부, DSN (depressor septi nasi) muscle의 과활동 등이다.

두터운 피부를 가진 코

코끝 피부가 두터우면, 구조적 지지 이식편(비주 지주 이식이나 비중격 연장 이식)에 대한 저항이 크고, 구축의 경향도 크다. 또한 두터운 피부로부터의 텐션과 압력으로 인해서 외측각에 꺾임이 발생하고, 이로 인해서 코끝의 돔이 두측으로 회전하기도 하고, 이로 인해서 infratip이 무더지고, 들린 코가 된다. 이를 방지하기 위해서는 비주 지주 이식과 함께, lateral crural onlay graft 또는 derotation graft가 필요할 수도 있다.

매우 두터운 피부를 가진 코에서는 비주 지주 이식보다는 튼튼한 비중격 연골을 사용한 비중격 연장 이식, 또는 비중격 연장 이식과 비주 지주 이식을 동시에 시행하는 것이 대안이 될 수 있다(Fig. 8-16). 비중격 연장 이식을 위한 비중격 연골은 충분히 튼튼해야 한다. 약한 비중격 연골을 사용한 비중격 연장 이식편은 시간이 지나면서 연골의 일부 흡수로 인해 약해지면서, 두터운 피부의 압박과 반흔 구축에 의해서 쉽게 붕괴되어 코끝 처짐의 원인이 된다. 그러나, 튼튼

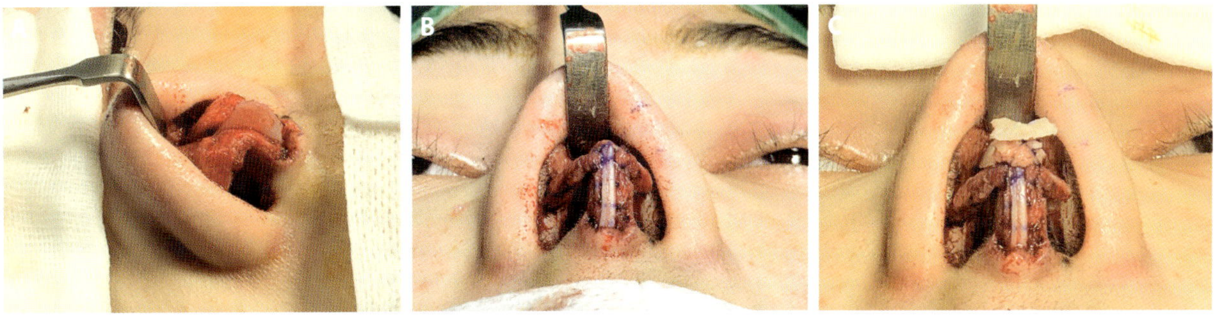

Fig 8-16. 비중격 연장 이식과 비주 지주 이식을 동시에 시행한 경우. A. 두터운 피부를 가진 환자에서 먼저 비중격 연골을 이용하여 비중격 연장 이식을 시행함 B. 비주 지주 이식을 이개 연골로 시행한 후 돔부위를 비중격 연장 이식의 anterior 끝 위에 올림 C. 돔위에 중첩 이식을 시행함

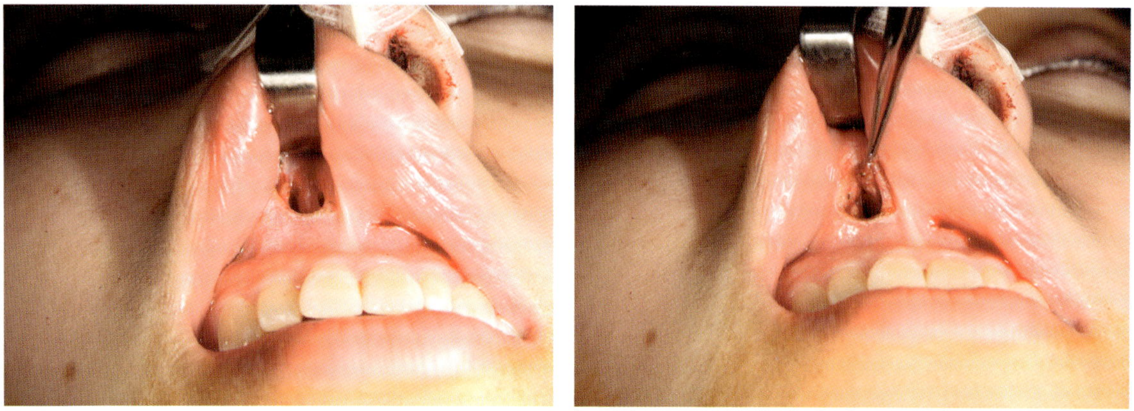

Fig 8-17. DSM muscle의 재위치. A. 우측 DSN muscle의 노출 B. 근육이 기시부에서 절단됨. 이 근육은 반대쪽 근육의 절단된 끝에 봉합될 것임

한 연골을 사용한 비중격 연장술의 경우에는 단단하고 잘 움직여지지 않는 코끝을 감수해야 한다.

두터운 피부, 작은 하외측 연골, 그리고, 짧고 퇴축된 비주를 가진 코에서, 비중격 연골의 크기와 강도에 확신이 들지 않는다면, 코끝을 큰 폭에서 안정적으로 높이기 위해서는 늑연골의 사용이 필요하다.

DSN Muscle의 과활동

웃을 때 DSN muscle의 작용이 강한 환자는 코끝 처짐의 가능성이 더 높다. 구강내 절개를 통해서 이 근육을 기시부에서 자른 후에 양쪽 기시부를 서로 봉합해주는 수술이 권장된다 **(Fig. 8-17)**. 그러나, 이 수술 후에 인중의 수직 길이가 길어질 수 있으므로, 긴 인중을 가진 환자에게는 주의해야 한다.

짧은 코의 교정(Short Nose Correction)

짧은 코의 교정은 어려운 코성형 분야이지만, 아시아 지역에서 흔한 수술이면서 가장 많은 발전이 이루어진 분야이기도 하다.

짧은 코는 비공 노출이 동반되지 않는 단순한 짧은 코에서 부터, 비공 노출이 동반된 코끝이 위로 들린 코까지 다양한 스펙트럼이 존재한다.

짧은 코의 정의

짧은 코의 기준을 수치적으로 정확히 정의하기는 어렵다.

어떤 사람의 코를 보았을 때에 길이에 대한 느낌을 결정하는 요소는, 실제 코의 길이, 코끝의 회전, 코끝의 높이, radix의 높이, 코의 프로파일 라인, 그리고 안면의 수직 길이 등이다.

코의 길이는 nasion에서부터 코끝까지의 거리이다. 안면은 수직 방향으로 같은 비율로 세 부분으로 나뉜다**(Fig. 2-3)**. Byrd 등은 이상적인 코의 길이는 중안면부 높이의 2/3라고 제안하였다. 그러나, 이상적인 코의 길이는, 아시아인과 서양인에 차이가 있고, 개인마다 주관적이다. 얼굴의 길이, 폭, 턱끝과 인중의 길이에 따라서도 이상적인 코의 길이는 달리 정의될 수 있다. 긴 안면을 가진 환자는 위에 언급한 비율에 따르면, 긴 코의 모습을 보이게 된다. 계측치와 이상적인 비율이라는 것도 중요하지만, 직관적인 판단도 중요하며, 환자의 얼굴에 특성에 맞는 개인별 적용도 중요하다. 긴 안면을 가진 아시아인들은 이상적인 비율보다 다소 짧은 코를 더 선호한다. 그런 코가 비록 코가 짧은 것 같은 느낌을 주지만, 얼굴을 더 짧아 보이게 하는 착시효과를 주고 더 젊어 보이

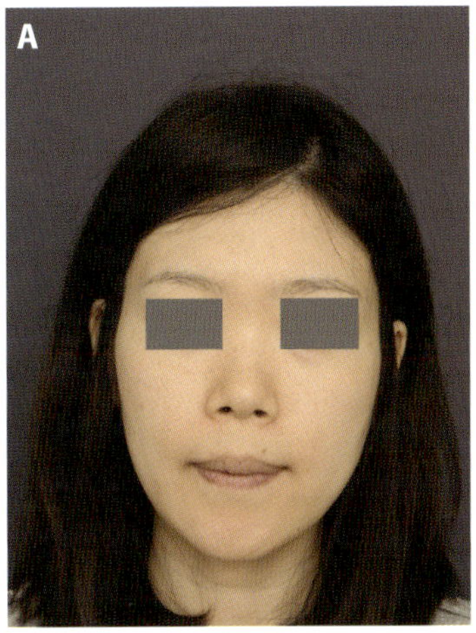

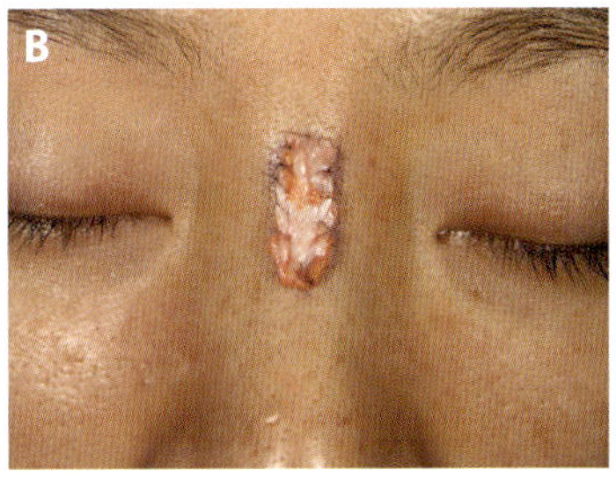

Fig 8-18. Radix가 낮은 환자는 실제보다 더 코가 짧다는 착시를 주게 되며(A), 측두근막으로 덮은 이개 연골로 radix를 높여줌으로써(B) 코가 더 길어 보이는 효과를 얻게 된다(C).

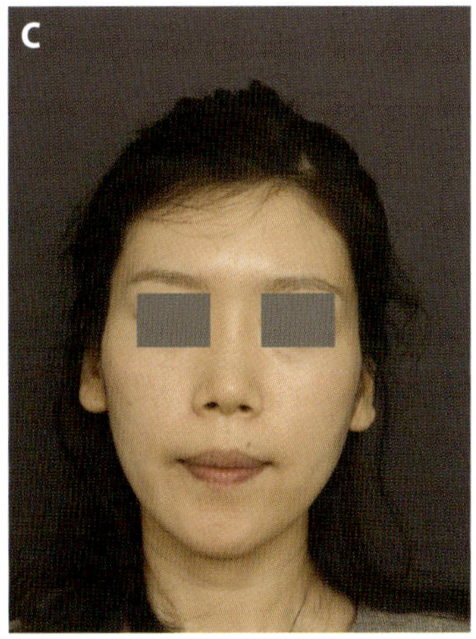

게 한다고 여기기 때문이다.

코의 길이에 못지 않게 중요한 다른 요소는 nasolabial angle이다. 서양인의 nasolabial angle은 여성에서 95°-100°, 남성에도 90°-95°이나, 동아시인은 서양인보다 작아서 90°-93°이다. 코의 길이가 적당하더라도, 이 각도가 증가되어 코끝의 두측 회전되어 있으면, 비공의 노출이 있으면서 짧은 코라는 착시를 주게 된다.

대부분의 짧은 코가 길이가 짧고, nasolabial angle이 증가되어 있지만, 개인별로 다양한 스펙트럼이 존재한다.

코끝 융비술도, 큰 영향은 아니지만, 코의 길이에 대한 직관적인 느낌에 관여된다. 낮은 코끝은 다소 짧은 코인 것 같은 느낌을 준다. 반대로 코끝이 높아지면, 코가 다소 길어 보이는 느낌을 준다.

Radix가 낮은 코는 실제보다 더 짧아 보이고, radix를 높여주면 코가 더 길어 보이는 효과를 얻게 된다(Fig. 8-18).

그 외에도 코의 프로파일 라인도 코의 길이에 대한 직관적인 느낌에 영향을 준다. 직선인 라인보다는 곡선의 라인이 더 코가 짧아 보이는 느낌을 준다. 그러므로, 긴 안면을 가진 환자에서는 코의 곡선 프로파일 라인이 직선에 비해서 얼굴이 덜 길어 보이게 하는 착시효과를 준다.

그러므로, 코의 길이는 단순히 계측과 비율만으로 정의하기보다는 환자의 얼굴형태 및 길이 등과의 조화를 고려해서 결정하는 직관적인 면도 무시하지 않아야 한다.

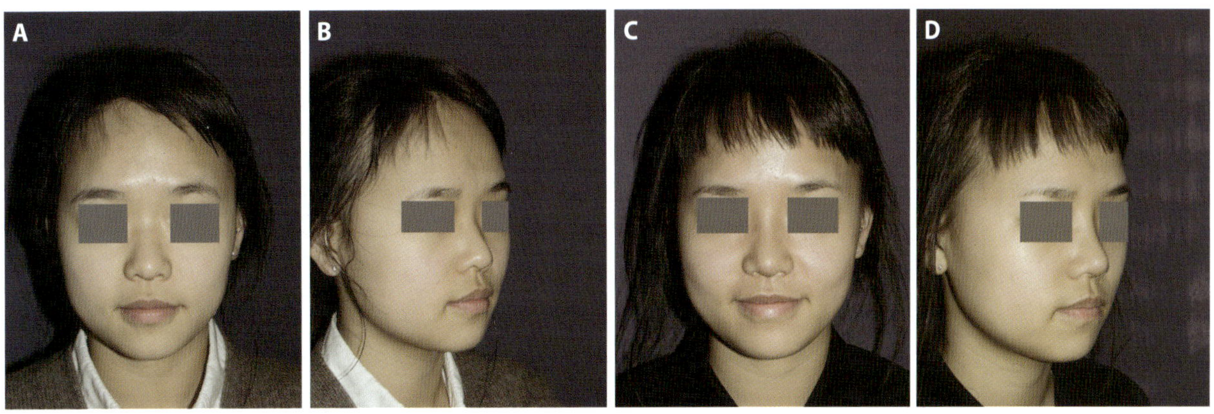

Fig 8-19. 낮은 비배부의 융비술은 코를 길어 보이게 하는 효과가 있다. A, B. 낮은 비배부를 가진 환자 C, D. 코끝 길이 연장 없이도, 단순한 비배부 융비술 후에 코가 더 길어 보이게 된다.

비공 노출을 동반하지 않는 짧은 코

비공 노출이나 비익연 퇴축을 동반하지 않는 짧은 코의 경우에는, radix와 infratip lobule의 증대와 같은 간단한 수술로, 효과적인 결과를 기대할 수 있다.

Radix나 비배부 융비술은 짧은 코를 길어 보이게 하는 효과가 있다(Fig. 8-19). 반대로, 긴 코에서는 비배부 융비술 후에 코가 더 길어 보이는 현상이 생기므로, 코끝 길이에 대한 단축을 동시에 시행해야 한다.

Infratip lobule에 시행하는 shield graft를 짧은 코를 길어 보이게 할 수 있다(Fig. 8-20).

비공 노출이 없는 약간 짧은 코는 비배부 융비술과 방패 이식만으로도 효과적인 교정을 기대할 수 있다(Fig. 8-21).

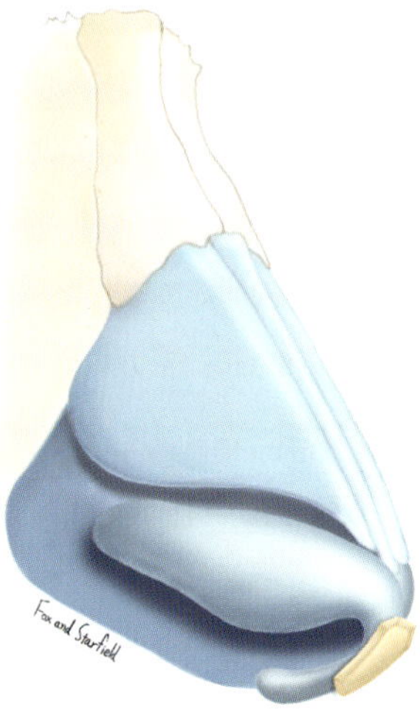

Fig 8-20. Infratip lobule에 시행함으로써 코를 길이 보이게 하는 효과를 주는 방패 이식

들린 코끝과 비공 노출을 동반한 짧은 코

짧은 코 교정의 원리는 하외측 연골을 미측 방향으로 재위치시키는 것이다(Fig. 8-22).

하외측 연골을 미측 방향으로 재위치시키는 짧은 코 교정은 다음 세 가지 수술 단계로 구성된다.

① 하외측 연골의 완전한 분리 및 미측으로의 이동
② 코의 피부 및 연조직 외피(skin and soft tissue envelope, SSTE)의 충분한 박리
③ 미측으로 이동되어 재위치된 하외측 연골의 고정

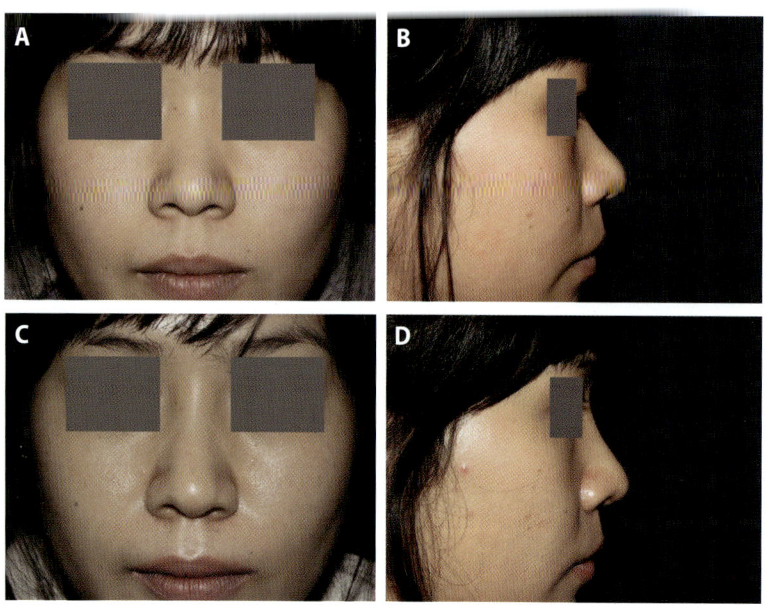

Fig 8-21. 비배부 융비술과 infratip lobule의 방패 이식은 코를 더 길어 보이게 만든다. A, B. 낮은 비배부를 가진 이 환자는 비배부 융비술(보형물)과 방패 이식(이개연골)을 시행받았다. C, D. 수술 후, 코가 훨씬 길어 보인다.

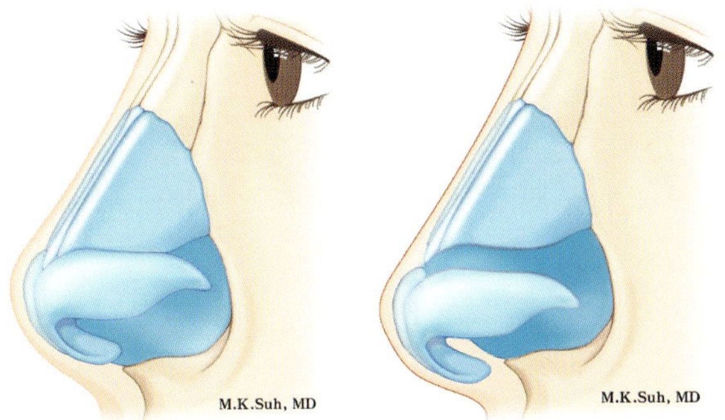

Fig 8-22. 짧은 코 교정의 원리는 상외측연골의 미측 방향으로의 재위치이다. A. 짧은 코 B. 하외측 연골의 미측 방향 재위치

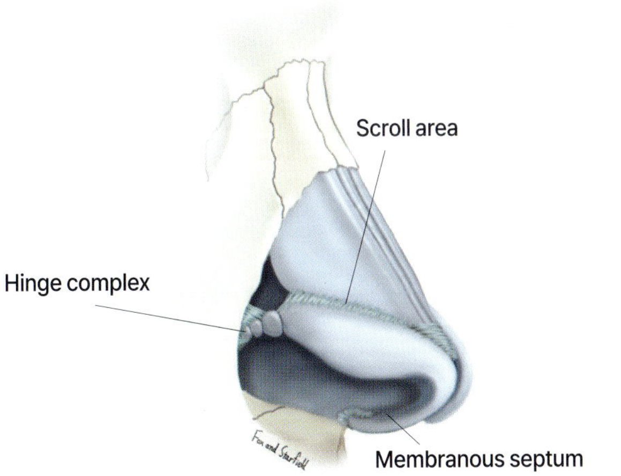

Fig 8-23. 짧은 코 교정을 위해서 하외측 연골의 분리는 인접하는 세 구조, 즉 상외측연골, pyrifoerm aperture와의 연결부(hinge complex) 그리고 막성비중격으로부터 분리되어야 한다.

하외측 연골의 분리

하외측 연골의 분리는 짧은 코 교정의 가장 중요한 단계이다.

하외측 연골의 분리는 인접하는 세 구조로부터 분리하는 것인데, 그것들은 상외측연골, pyrifoerm aperture와의 연결부(hinge complex), 그리고, 막성비중격이다(Fig. 8-23).

상외측연골로부터의 분리(Scroll Area 박리)

상외측연골과 하외측 연골의 연결 부위를 scroll area라고 부

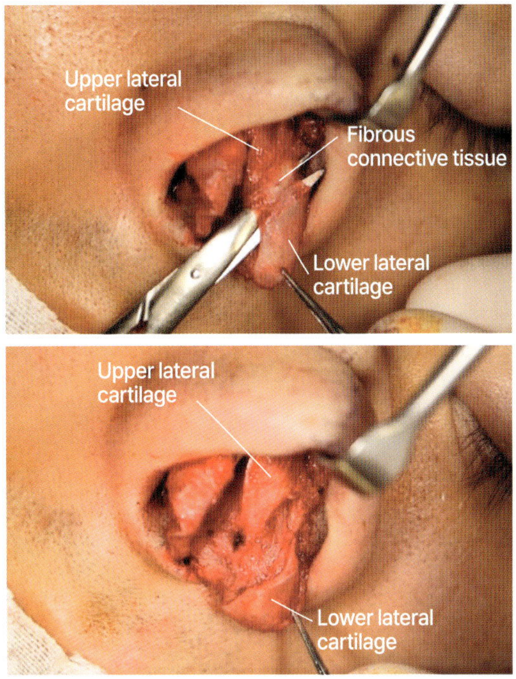

Fig 8-24. Scroll area의 박리와 분리

른다. 이 부위를 박리하여 릴리즈 시켜주는 것이 짧은 코 교정에서 가장 중요한 핵심 술기이다. 점막만을 남긴 채로 두 연골 사이의 섬유성 연결 조직을 충분히 릴리즈 하여야 한다(Fig. 8-24).

Hinge Complex로부터의 분리

Scroll area release만으로 하외측 연골의 미측 방향 이동이 충분치 않으면, hinge complex의 accessory ligament를 끊어

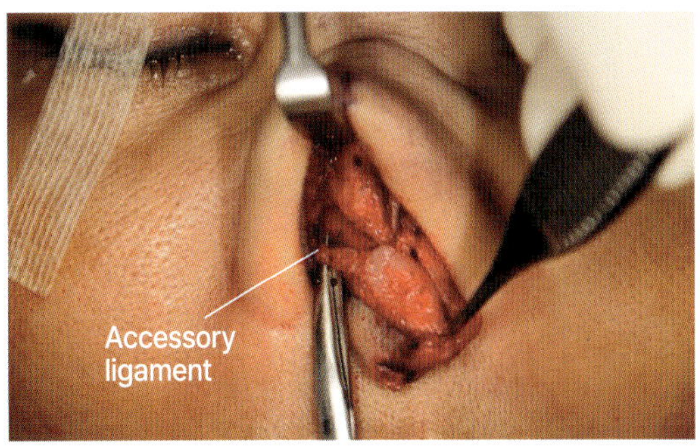

Fig 8-25. Hinge complex 박리와 accessory ligament의 절제

주는 것이 도움이 된다(Fig. 8-25).

막성 비중격의 박리

막성 비중격의 점막만을 남긴 채로 섬유성 조직을 박리하여 릴리즈 하는 것으로, 이것은 일차성 짧은 코의 교정에서는 대부분 필요하지 않다. 그러나, 반흔 구축으로 인한 이차성 짧은 코의 교정에서는 항상 필요하고 매우 중요한 술식이기도 하다.

코의 피부 및 연조직 외피의 충분한 박리

비록 하외측 연골이 미측으로 충분히 재위치하게 되더라도, 코의 피부 및 연조직 외피가 충분히 늘어나지 않으면, 좋은 결과를 얻기 어렵다.

피부 및 연조직 외피의 박리는 넓게 하도록 한다. 박리의 범위는 코의 조건에 따라서 다르지만, 타이트한 피부를 가진 코에서는 코뼈의 기저부까지, pyriform aperture를 넘어까지 시행한다.

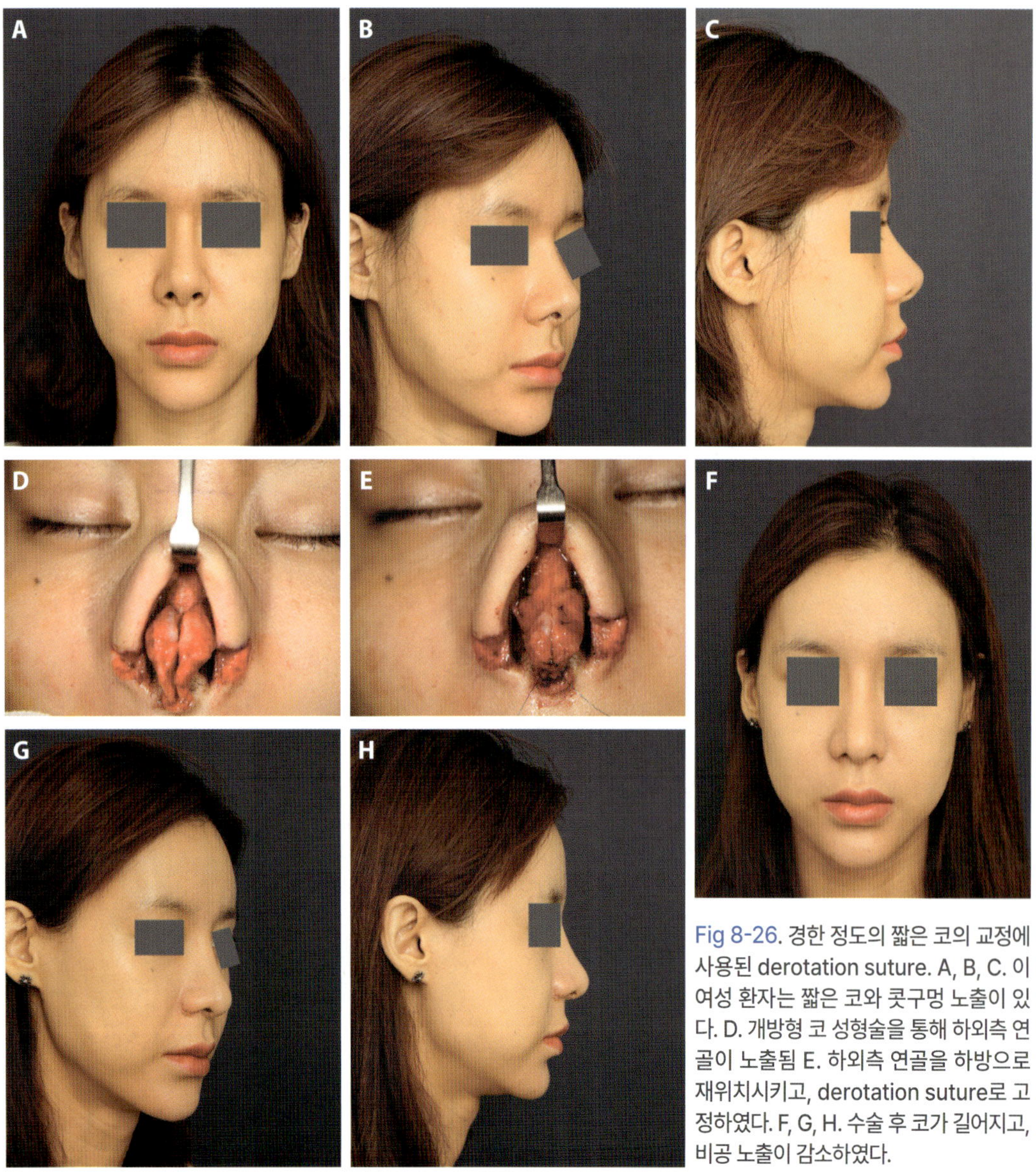

Fig 8-26. 경한 정도의 짧은 코의 교정에 사용된 derotation suture. A, B, C. 이 여성 환자는 짧은 코와 콧구멍 노출이 있다. D. 개방형 코 성형술을 통해 하외측 연골이 노출됨 E. 하외측 연골을 하방으로 재위치시키고, derotation suture로 고정하였다. F, G, H. 수술 후 코가 길어지고, 비공 노출이 감소하였다.

미측으로 재위치된 하외측 연골의 고정

미측으로 재위치된 하외측 연골을 고정하는 방법에는 세 가지 술기가 있다.

① Derotation suture (Tip extension suture)
② 비중격 연장 이식(Septal extension graft)
③ 역회전이식(회전방지이식, derotation graft)

Derotation Suture

Derotation suture는 미측으로 재위치된 하외측 연골을 비중격 상단 또는 septal angle에 고정하는 술기로서**(Fig 7-26)**, 하외측 연골이 크고 튼튼하면서 경한 정도의 짧은 코의 교정에 사용될 수 있다**(Fig. 8-26)**. 그러나, 작고 약한 하외측 연골을 가진 아시아인의 코에 단독적으로 이 봉합 기법을 사용하여 짧은 코 교정을 하기에는 한계가 있다.

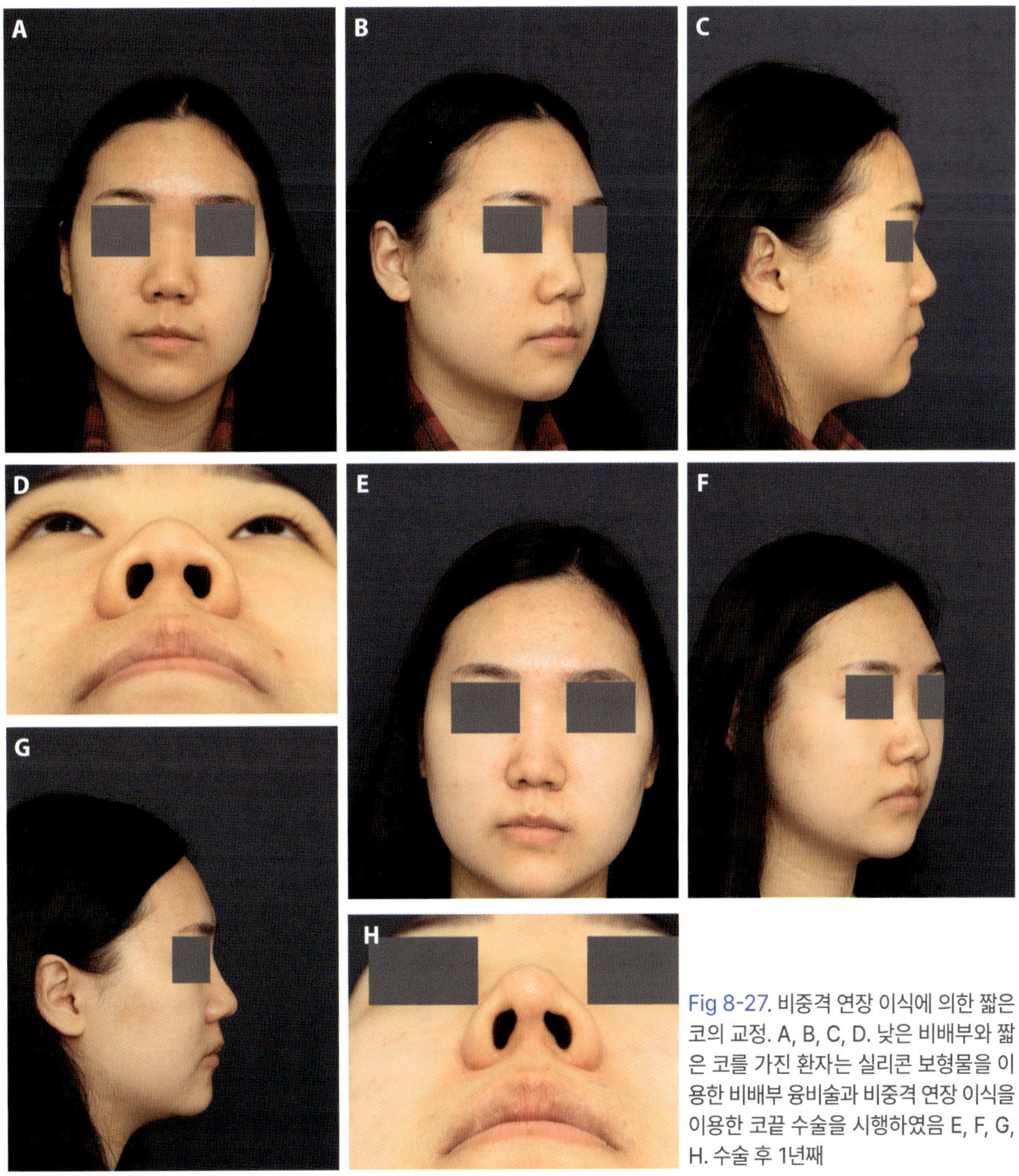

Fig 8-27. 비중격 연장 이식에 의한 짧은 코의 교정. A, B, C, D. 낮은 비배부와 짧은 코를 가진 환자는 실리콘 보형물을 이용한 비배부 융비술과 비중격 연장 이식을 이용한 코끝 수술을 시행하였음 E, F, G, H. 수술 후 1년째

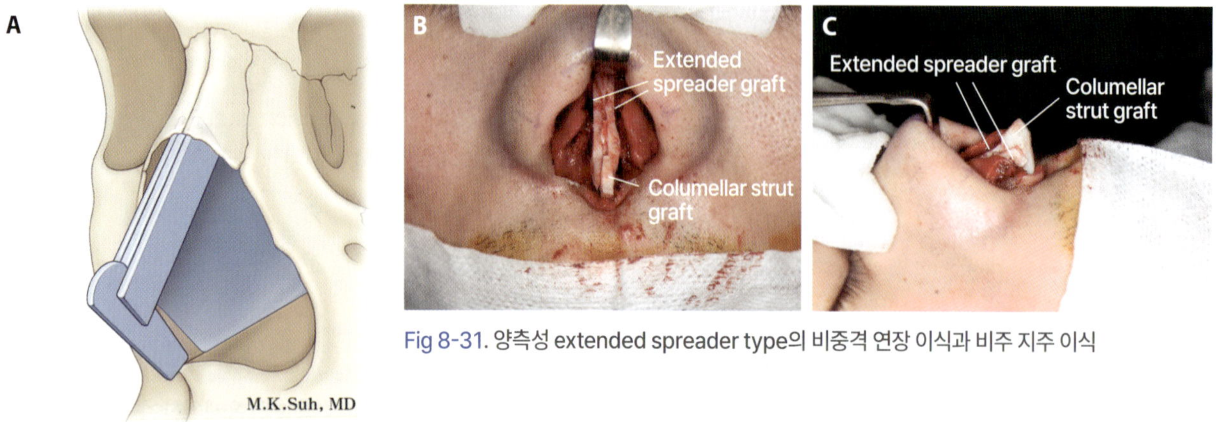

Fig 8-31. 양측성 extended spreader type의 비중격 연장 이식과 비주 지주 이식

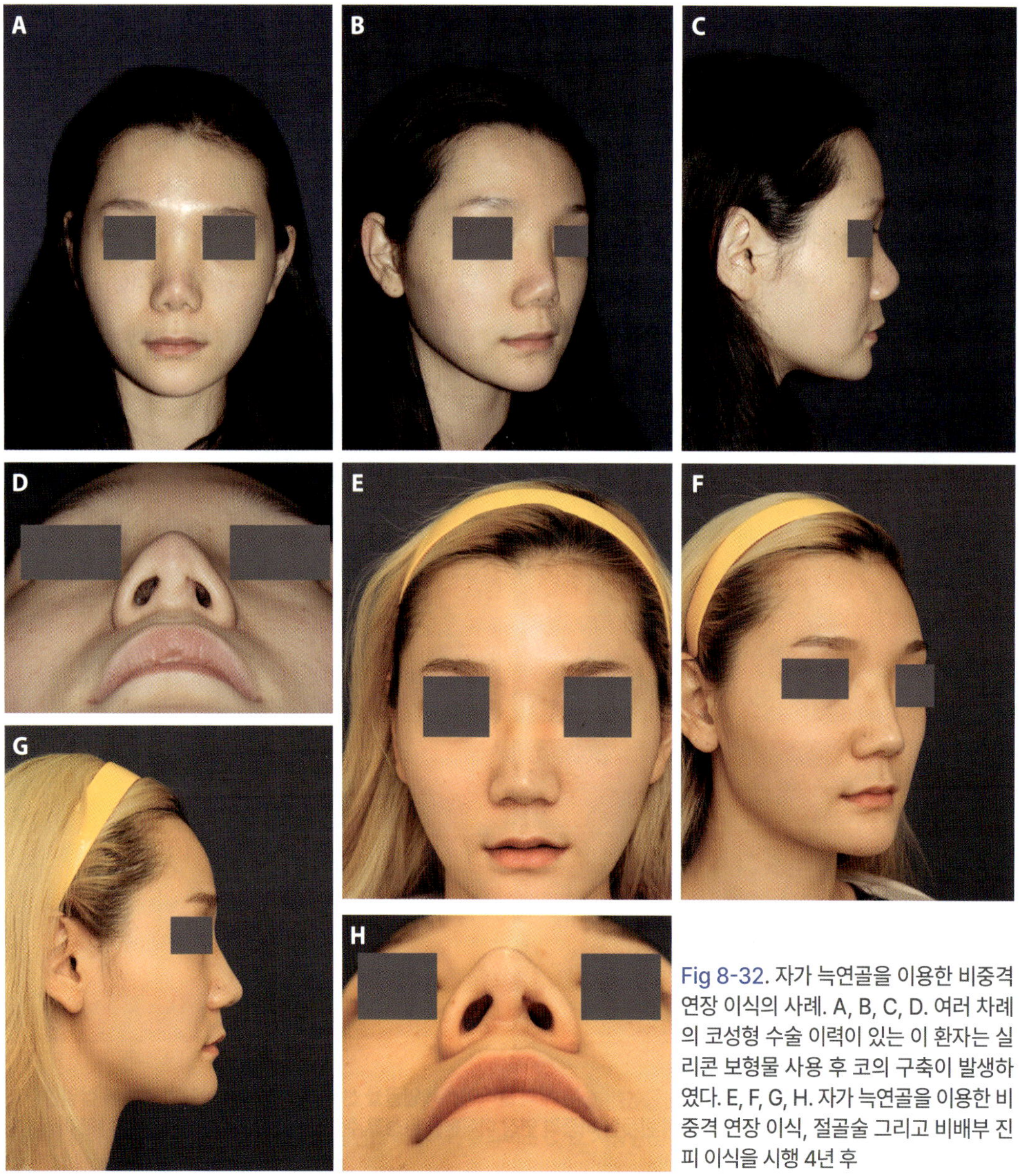

Fig 8-32. 자가 늑연골을 이용한 비중격 연장 이식의 사례. A, B, C, D. 여러 차례의 코성형 수술 이력이 있는 이 환자는 실리콘 보형물 사용 후 코의 구축이 발생하였다. E, F, G, H. 자가 늑연골을 이용한 비중격 연장 이식, 절골술 그리고 비배부 진피 이식을 시행 4년 후

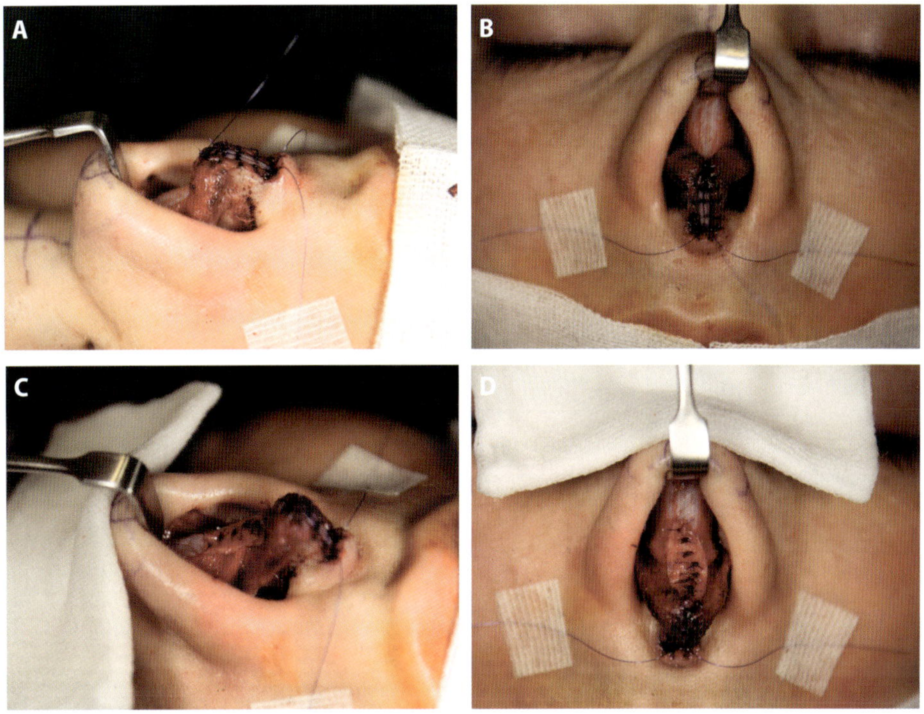

Fig 8-33. 짧은 코 교정을 위한 역회전 이식. A, B. 역회전 이식을 시행하기 전에 먼저, 이개연골(cymba concha)을 사용하여 비주 지주 이식을 시행하였다. C, D. 하외측 연골을 미측으로 재위치 시킨 후에 나머지 cymba concha의 연골을 역회전 이식편으로 사용하였다. 이식편의 두측은 상외측연골/비중격상단에 고정하고, 미측은 하외측 연골에 고정하였다.

고, 다른 하나는 시상면(sagittal) 슬라이스(앞에서 뒤로 가는 방향)이다(**Fig. 8-29**). 어떤 방법을 선택할지는 경우에 따라 다르지만, 시상면 슬라이스가 더 쉽고, 와핑이 더 적다.

관상면 슬라이스의 경우, 대칭이 되는 두 개의 슬라이스를 선택하여, 비중격의 상단과 하단 상부에 양측성으로 대어준다(**Fig. 8-30**). 5-0 PDS를 사용해서 양측 이식편을 마주 보게 봉합하면, 반듯한 비중격 연장 이식편을 완성할 수 있다.

시상면 슬라이스의 경우, 이식편의 폭이 좁기 때문에, 비중격 연장 이식편은 extended spreader type으로 비중격 상단 양측에 대어준다. 이식편의 미측 끝 부분의 안정성을 증가시킬 필요가 있을 때에는, 짧고 반듯한 모양의 늑연골 조각을 비중격 연장 이식편 하단 끝 사이에 배치한다(**Fig. 8-31**). 비중격 연장 이식편의 하단 끝 부위는 비스듬한 경사면이 되도록 테이퍼링 해야 한다.

비주 지주 이식편의 위치와 폭에 따라서 퇴축된 비주를 미측으로 더 밀어주는 역할도 할 수 있다.

이식편을 비중격에 고정한 후, 하외측 연골을 미측과 전방으로 당겨 이식편 끝에 5-0 PDS 봉합사를 사용해 고정한다. 이때 이식편의 끝 부위가 하외측 연골의 양측 돔과 측면끼리 만나서 봉합되는 것보다는, 돔간 봉합을 통해서, 이식편의 끝이 하외측 연골의 양측 돔에 의해 덮여서 노출되지 않도록 한다.

비중격 연골을 공여부로 사용하기 힘든 여러 경우에 늑연골을 이용한 비중격 연장 이식은 유용한 대안이 될 수 있다. 특히, 심하게 짧은 코나, 비주 퇴축이 심한 경우에 좋은 결과를 얻을 수 있는 방법이다(**Fig. 8-32**). 그러나, 더 침습적인 수술이고, 이식편의 와핑 외에도, 기흉, 혈흉, 반흔 등의 공여부의 부작용이 있고, 코끝이 다른 연골에 비해서 더욱 단단하다는 단점이 있다.

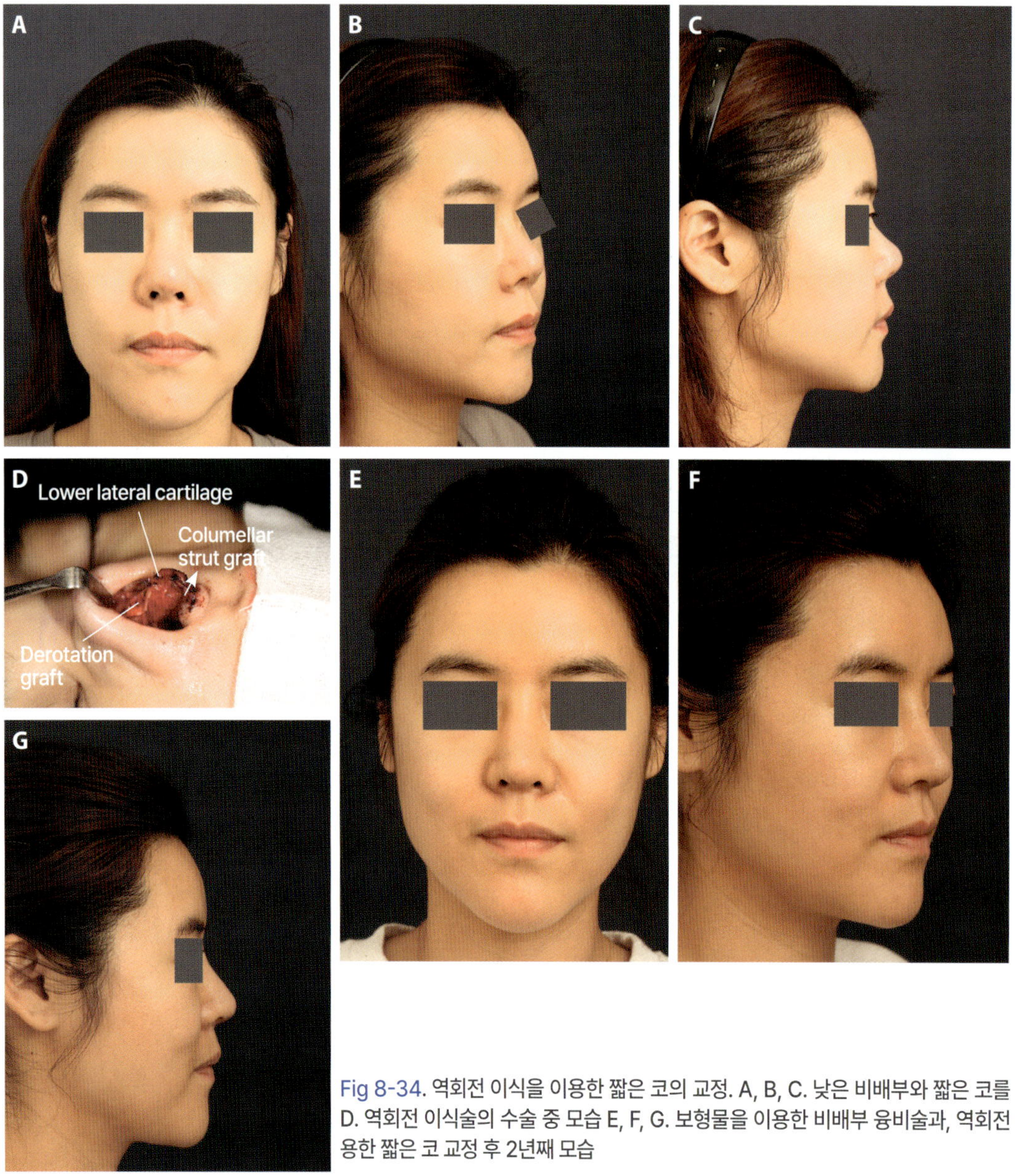

Fig 8-34. 역회전 이식을 이용한 짧은 코의 교정. A, B, C. 낮은 비배부와 짧은 코를 가진 환자 D. 역회전 이식술의 수술 중 모습 E, F, G. 보형물을 이용한 비배부 융비술과, 역회전 이식을 이용한 짧은 코 교정 후 2년째 모습

역회전 이식(회전방지 이식, Derotation Graft)

비중격 연장 이식은 아시아인의 짧은 코 교정에 흔히 시행되는 유용한 술기이다. 그러나, 위에서 언급된, 이 술기의 몇 가지 단점들과 관련하여 환자들의 불만과 재수술이 증가하고 있는 것도 사실이다. 그러한 과정에서 새로운 술기로서 수년 전부터 각광받고 있는 것이 역회전 이식이다.

역회전 이식은, 미측으로 재위치된 하외측 연골을 상외측 연골/비중격상단에 고정한 이개연골 이식편으로 유지하는 술식이다**(Fig. 8-33)**. 자세한 술기는 7장에 기술되어 있다.

역회전 이식은 1차 짧은 코의 교정뿐만 아니라**(Fig. 8-34)**, 구축으로 인한 짧은 코의 변형에서도 매우 좋은 결과를 제공한다.

역회전 이식은 부드럽고 잘 움직여지는 코끝이 가능하다는 장점을 가진다. 또한, 이 술식은 짧은 코와 비익연 퇴축을 동시에 교정할 수 있는 유용한 방법이다. 이식편의 미측 부

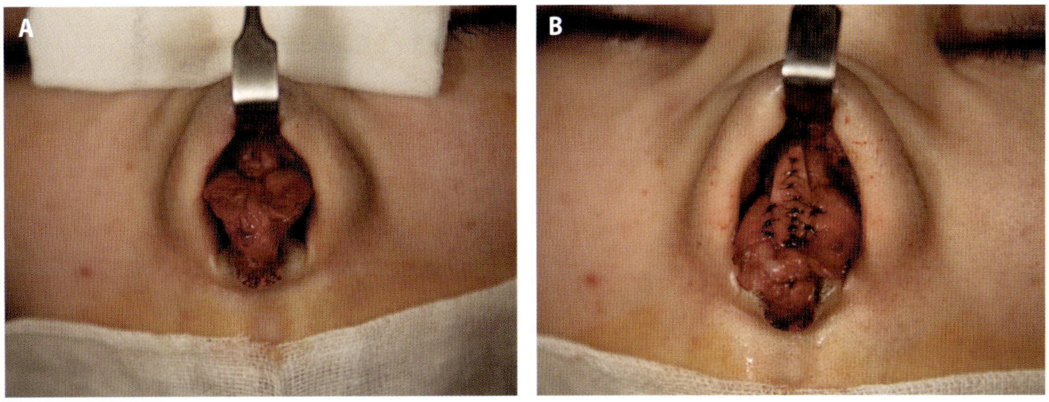

Fig 8-35. 짧은 코 및 비익연 퇴축 교정을 위한 역회전 이식. A. 역회전 이식을 적용하기 전 B. 하외측 연골의 외측각이 역회전 이식편에 의해 측면으로 펼쳐지며 동시에 미측 방향으로 재위치되고 있다.

위가 하외측 연골의 외측각을 바깥쪽 방향으로 펼쳐줄 수 있으므로, alar spreader graft의 기능을 동시에 수행할 수 있기 때문이다(Fig. 8-35). 또한, 비중격의 상태와 무관하게 수술이 가능하므로, 술자에게 주는 스트레스가 훨씬 적다. 또한 수술 후에 코의 길이를 줄이거나 더 길게 하는 재수술에 있어서 비중격 연장 이식에 비해 훨씬 더 용이하다.

저자는 1차 짧은 코의 교정에 우선적으로 역회전 이식을 고려한다.

Chapter 09

코끝 축소술: 뭉툭한 코끝 및 긴 코의 교정

뭉툭한 코끝의 교정

예쁘고 조화로운 코끝은 코끝의 연골이나 연부 조직 어느 한 가지 요소만으로 결정되는 것이 아니라, 두 가지 요소의 조화로운 결합에 의해서 이루어진다.

코끝의 볼륨을 결정하는 것은 하외측 연골의 크기, 돔의 폭, 돔간 거리, domal divergence angle, 그리고, 연부 조직의 두께이다. 그 중에서도 아시아인에서는, 서양인과는 달리, 연부 조직의 두께가 코끝의 볼륨을 결정하는 가장 중요한 요소이다.

이상적인 코끝의 정면 모양

Rohrich에 따르면, 서양인에서 이상적인 코끝 모양은 4 mm의 돔 아치(domal arch), 30°의 domal divergence angle 그리고 두 개의 tip defining points (TDPs) 사이의 거리가 약 5 mm인 것으로 설명된다**(Fig. 9-1)**. 그러나, 아시아인에서는 연골을 위주로 설명하는 이 기준이 그대로 적용될 수는 없다. 아시아인의 코끝 연부조직은 서양인에 비해서 훨씬 더 두텁고 하외측 연골은 작기 때문이다. 또한, 서양인과는 달리, 아시아인은 TDPs가 명확하지 않다. 그러므로, 아시아인의 뭉툭한 코끝의 교정을 연골에 대한 조작을 위주로 하는

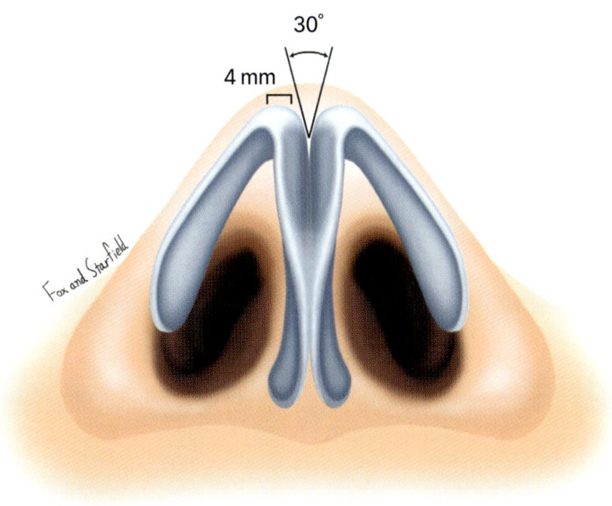

Fig 9-1. 이상적인 코끝의 모양. 서양인에서 이상적인 코끝 모양은 4 mm의 돔 아치(domal arch), 30도의 domal divergence angle 그리고 두 개의 tip defining points (TDPs) 사이의 거리가 약 5 mm인 코이다.

서양인의 수술법을 따라서 하는 것은 현실적으로 항상 좋은 결과를 보장하는 것이 아니다. 아시아인에서는 위에 언급된, domal divergence angle, 돔 아치, TDPs와 같은 요소들을 기준으로 수술하는 것보다는 두터운 피부와 연부 조직을 통해서 구현되는 외관상의 모양 자체가 중요하고, 이를 위해서는 얇은 연부 조직으로 덮여진 서양인의 기준들은 참고 사항일 뿐이고, 아시아인만의 기준을 가져야 한다. 그러나, 현실적으로는 아시아인만의 기준을 확립하는 것도 쉽지 않다. 왜냐하면, 피부와 연부조직의 두께 따라서, 매우 다양한 변수가 관여되기 때문이다.

그러므로, Toriumi가 제안한 이상적인 코끝 모양에 대한 개념이 아시아인에게는 더 유효하게 적용될 수 있다. Toriumi는 하이라이트와 섀도우의 개념을 통해 이상적인 코끝, 뭉툭한 코끝(bulbous tip) 그리고 찝힌 코끝(pinched tip)을 설명하였다. 그의 주장에 따르면, 매력적인 코끝은 항상 좁은 것이 아니라, 빛의 반사와 섀도우의 배치가 조화롭게 이루어져 코끝에서 비익으로 부드럽게 이어지는 것이 중요하다.

정면에서 이상적인 코끝 모양은, supratip 부위는 좁고, 섀도우가 존재하고, 섀도우는 supra-ala 부위까지 자연스럽게 이어지는 모양이다. 또한, 코끝에서 비익으로의 전환 부위는 매끄럽고, 명확한 경계선이 없어야 한다. TDPs은 수평으로 정렬된 하이라이트로 나타난다(Fig. 9-2). 이 기준에 따르면 뭉툭한 코끝 교정은 코끝 볼륨을 최대한 줄이는 것에 집중하는 것이 아니라, 조화로운 볼륨의 배치, 즉, supratip 부위의 볼륨은 줄이되, 코끝에서 비익으로 이어지는 부위는 볼륨감이 있도록 해야 한다. 이러한 조화로운 볼륨의 배치가 반대로 되는 경우, 즉 supratip은 뭉툭하고, 코끝-비익 이행부위는 집힌 경우가 뭉툭한 코끝 수술 후에 재수술을 하게 되는 흔한 이유이다.

아시아인에서 뭉툭한 코끝의 교정이 단순히 크기를 최대한 작게 하는 것에만 초점을 맞추면 찝힌 코끝과 같은 나쁜 결과로 이어질 수 있다.

아시아인에서 뭉툭한 코끝은 해부학적인 원인에 관계없이, 외관상의 큰 코끝을 말한다. 뭉툭한 코끝(bulbous tip)과 네모형 코끝(boxy tip)은 서로 명확히 구분해야 하는 개념은 아니고, 네모형 코끝은 뭉툭한 코끝에 포함하는 것이 편리하다. 네모형 코끝은 큰 코끝이면서, 기저부에서 보았을 때 코끝이 넓고 사각형 형태인 것을 말한다(Fig. 9-3).

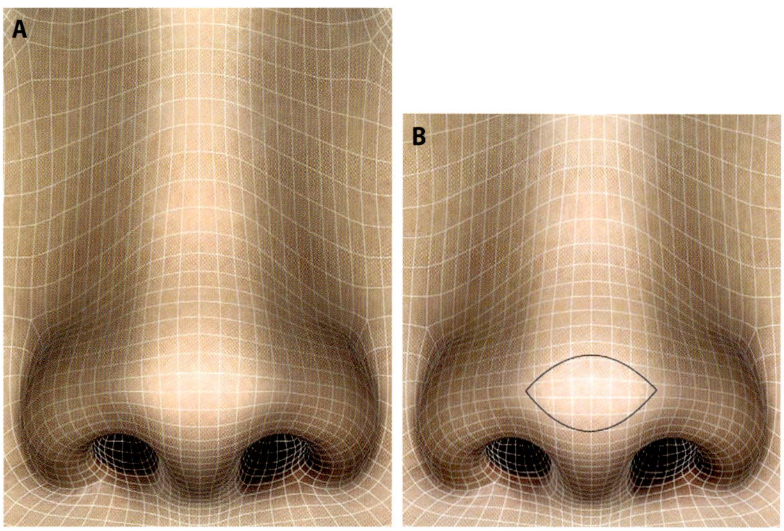

Fig 9-2. 이상적인 코끝 윤곽은 수평적인 방향을 가지며, supratip 부위의 섀도우가 supra-alar 부위까지 자연스럽게 이어진다. 코끝에서 비익으로의 전환이 매끄럽고, 명확한 경계선 없이 자연스럽게 연결된다. TDPs은 수평으로 정렬된 하이라이트로 나타나며, 위아래로 그림자가 형성된다(From New Concepts in Nasal Tip Contouring by Toriumi).

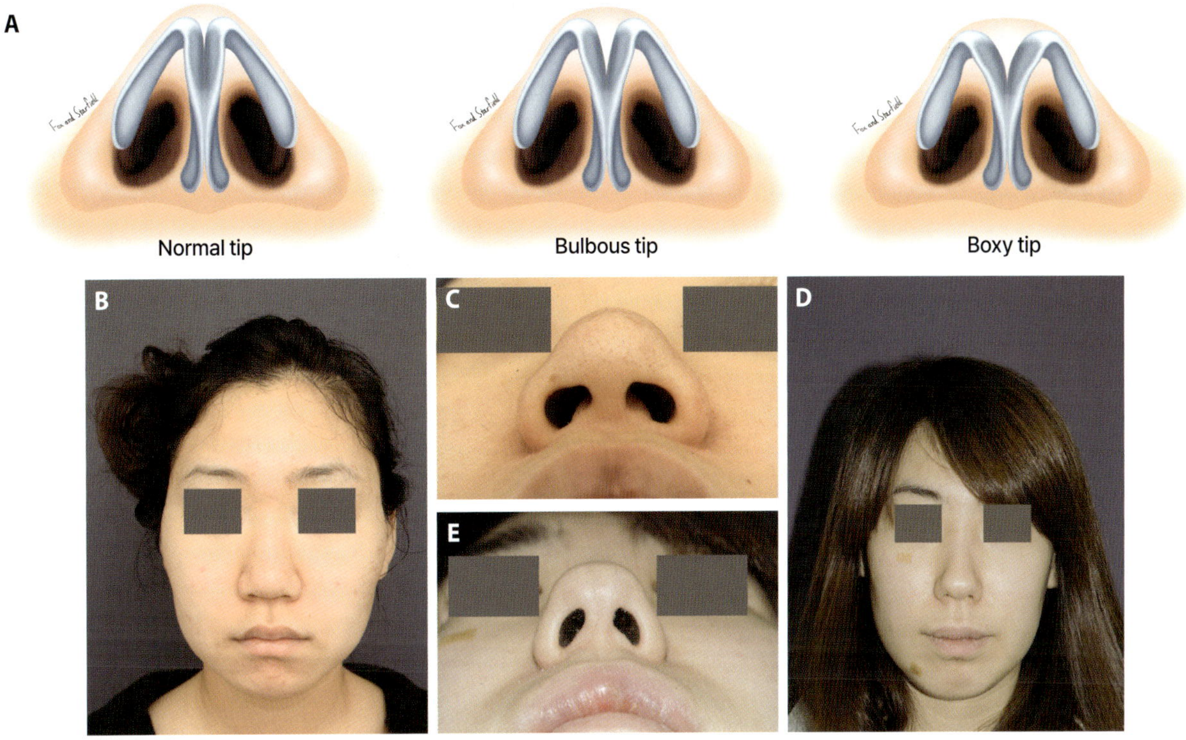

Fig 9-3. 뭉툭한 코끝과 네모형 코끝. A. 이상적인 코끝, 뭉툭한 코끝, 네모형 코끝을 설명하는 그림 B, C. 뭉툭한 코끝 D, E. 네모형 코끝

뭉툭한 코끝 교정 수술은 아시아권에서 흔한 수술인 반면, 술자들에게 쉽지 않고, 결과에 대한 좌절을 많이 안겨주는 수술이다. 그 이유는 두터운 피부와 연부조직위 문제가 관여된 경우가 더 흔하기 때문이다. 두터운 연부조직에 기인한 뭉툭한 코끝은 큰 하외측 연골에 기인한 경우에 비해서 수술 후의 환자 만족도가 현저히 낮다.

환자들이 "제 코는 뭉툭해요"라고 얘기할 때, 실제로는 작은 코끝인데도 그렇게 반대로 생각하는 경우가 많다. 집힌 코끝이거나 섀도우가 없는 코일 때는 실제로 작은 코끝임에도 뭉툭하다고 여기게 된다. 또한, 환자들이 매력적인 연예인의 코끝 사진을 보여주면서 사진처럼 슬림하게 만들어달라고 요구하기도 하는데, 실제로 그 사진들의 코끝은 슬림하기보다는 오히려 볼륨감 있는 코끝인 경우도 흔하다. 결국 매력적인 코끝의 조건은 단순히 코끝의 크기 그 자체가 아니라, 볼륨감 있는 부위와 슬림한 부위가 자연스러운 전환과 섀도우를 통해서 조화롭게 배치되어야 한다.

무조건 하외측 연골의 외측각을 많이 절제하고 과도하게 모아주는 것이 최선은 아니다. 집힌 코끝을 예방하기 위해서는 코끝에서 비익으로 이행되는 부위에 볼륨감과 자연스러운 전환이 존재해야 하고, 이것은 domal divergence angle의 적당한 유지, 외측각의 변형을 방지하는 것에서 비롯된다.

이상적인 코끝을 만들기 위한 수술의 목표는 TDPs 부위는 집힌 모양 없이 적당한 볼륨감을 유지하고, supratip 부위의 볼륨은 TDPs 부위보다 작아 보이게 하는 것이다(Fig. 9-4). 이와 반대의 모양이 되도록 수술이 되는 경우에는 집힌 코끝을 보이게 되고, 매우 흔한 재수술의 원인이다. 비익 고랑(alar groove)은 존재해야 하지만 너무 깊지 않아야 한다.

뭉툭한 코끝의 유형

코끝의 볼륨은 하외측 연골의 크기, 볼록한 정도, 양측 돔이

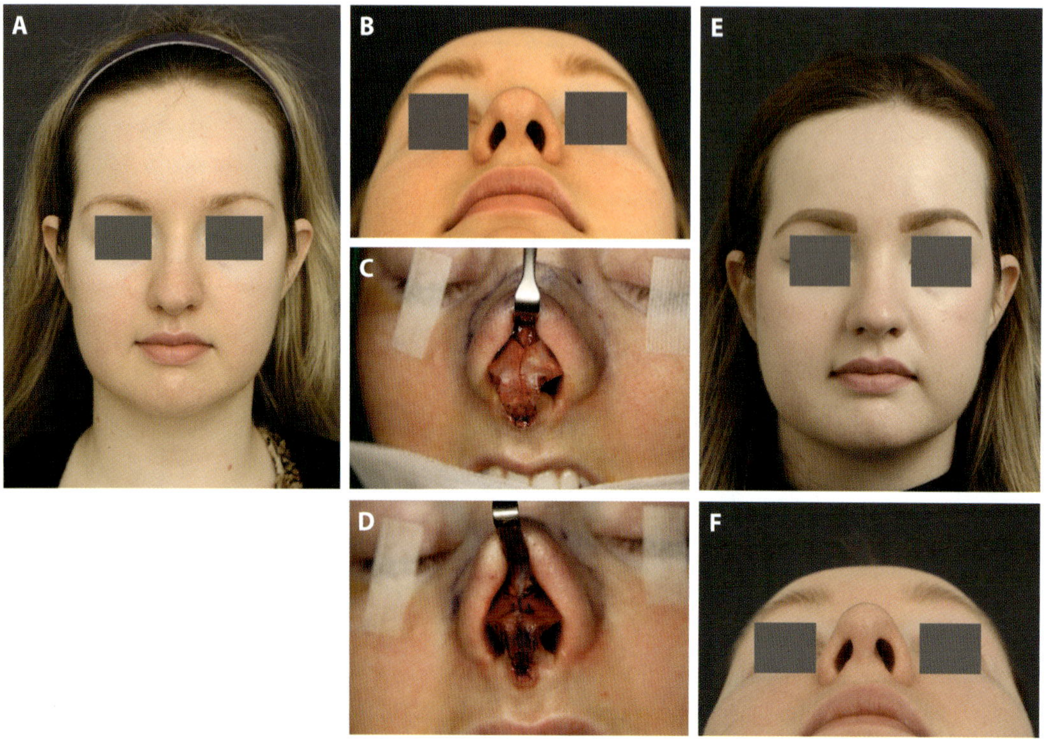

Fig 9-4. 뭉툭한 코끝의 교정. A, B. 이 환자는 약간 긴 코와 뭉툭한 코끝을 가지고 있으며, supratip 부위가 TDPs 부위보다 더 넓은 형태를 보인다. C. 외측각의 폭이 넓은 모습. D. 외측각에 대한 cephalic trim, 돔 간 봉합(interdomal suture) 그리고 외측각에 대한 spanning suture이 시행되었다. E, F. 수술 후 6개월째, 코끝의 볼륨이 줄어들었으나, TDPs의 폭은 감소하지 않았다. Supratip 부위의 볼륨이 줄어들었으며, supratip 부위의 섀도우가 supra-alar 부위까지 이어진다. 또한, 코끝에서 비익으로의 전환이 부자연스럽거나 찝힌 모습 없이 매끄럽다. TDPs은 수평으로 정렬된 하이라이트로 나타난다.

벌어진 정도, 그리고 연부조직의 두께에 의해서 결정된다.

뭉툭한 코끝의 원인에는 두꺼운 피부와 연부 조직, 외측각의 과도한 폭 또는 과도한 길이, 두 돔의 분리(bifidity), 외측각의 볼록함 등이 포함된다.

뭉툭한 코끝은 외관상으로 크고 넓은 코끝을 말하는 것이지만, 그 원인과 유형에 따라서 수술방법이 달라지므로, 원인에 대한 정확한 진단이 중요하다.

아시아인의 뭉툭한 코는 서양인과는 달리, 하외측 연골이 항상 큰 것은 아니다. 오히려, 연골이 작거나 정상 크기이면서, 주로 연부조직의 두께와 크기에 의해서 뭉툭한 코끝을 보이는 경우가 더 흔하다.

아시아인의 뭉툭한 코끝에 대해서는 다양한 분류가 있으나, 저자는 다음과 같이 분류를 단순화하여, 수술방법의 결정과 연계하였다.

유형 I: 연골 우세형(Cartilage Predominant)

코끝의 뭉툭함이 하외측 연골에 기인하는 유형으로, 하외측 연골이 크거나, 외측각이 볼록하면서 두측 가장자리가 curled-in 된 형태이거나, 돔 간 거리가 넓거나, 또는 이런 것들의 조합이 원인이 되는 경우이다. 외관상 피부가 얇고, 연골의 윤곽이 드러나는 경향이 있으며, 비공의 높이는 낮지 않다(**Fig. 9-5**).

유형 II: 연부조직 우세형(Soft Tissue Predominant)

아시아인에서 흔한 유형으로, 하외측 연골의 크기가 정상이거나 오히려 작고, 피부와 연부조직이 두터워서 코끝이 뭉툭하다. 연골의 윤곽은 두터운 연부조직으로 인해서 잘 보이지 않는다. 코끝을 만져보면, 연골의 감촉은 느껴지지 않고 연부조직의 감촉이 주로 느껴진다. 비공은 대개 높이가 낮다(**Fig. 9-6**).

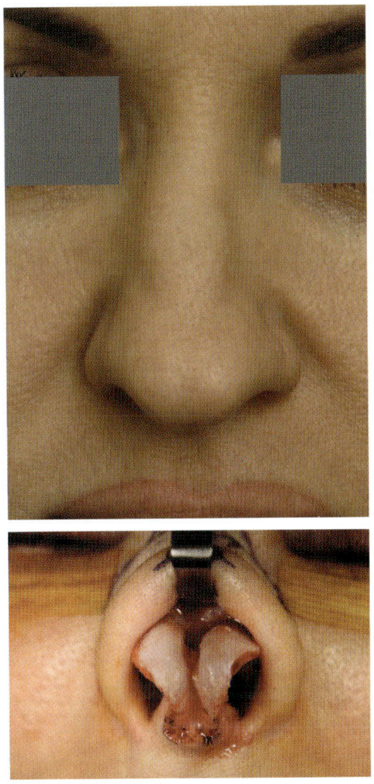

Fig 9-5. 연골 우세형의 뭉툭한 코끝. 이 유형은 하외측 연골이 크고, 외측각이 볼록하거나 돔 간 거리가 넓다. 연부조직은 얇은 편이다.

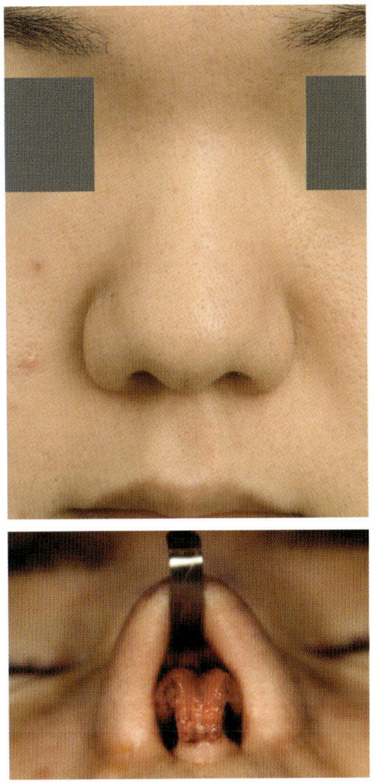

Fig 9-6. 연부조직 우세형의 뭉툭한 코끝. 이 유형은 하외측 연골의 크기가 정상이거나 오히려 작고, 연부조직이 두텁다.

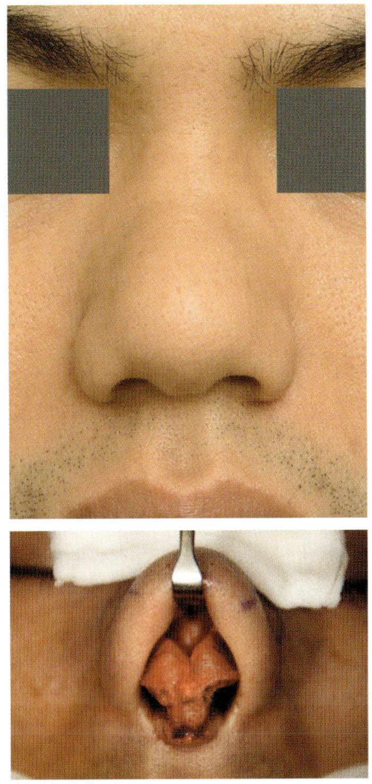

Fig 9-7. 혼합형 뭉툭한 코끝. 두터운 연부조직과 큰 하외측 연골을 모두 가진다.

유형 III: 혼합형(Mixed)

유형 I과 유형 II의 혼합형이다. 두터운 연부조직과 큰 하외측 연골을 가지고 있다**(Fig. 9-7)**

코끝 볼륨을 감소시키기 위한 술기들

착시현상과 조화

코끝 볼륨은 상대적이다. 비배부가 낮으면 코끝은 상대적으로 더 커 보인다. 그러므로, 비배부가 낮은 코에서, 비배부 융비술을 하면, 코끝이 상대적으로 더 작아 보이는 착시효과를 기대할 수 있다. 마찬가지로, 비익 기저부 축소 후에는 코끝이 상대적으로 더 커 보이게 된다.

코끝이 들린 짧은 코는 상대적으로 더 뭉툭한 듯한 착시를 준다. 코의 길이를 늘리는 것만으로도 충분히 덜 뭉툭한 느낌을 주게 된다.

연부 조직 감소술(Soft Tissue Debulking)

두터운 피부와 과도한 연부 조직으로 인한 코끝의 뭉툭함은 과도한 연부 조직 제거를 통해 개선될 수 있다**(Fig. 9-8)**. 뭉툭한 코끝의 교정에서 연부조직 감소술의 유용성에 대해서는 논란이 있는 것이 사실이지만, 정확한 위치에 적절하게 시행되면 뭉툭한 코끝의 교정에 기여한다. 감소술은 코끝의 모든 부위에서 시행되는데, 특히 supratip 부위의 중심 부위와 양측 바깥쪽에 시행하여야 한다. 그러나, 코끝-비익 전환 부위에 과도하게 시행하는 것은 찝힌 코끝 변형을 초래할 수 있으므로, 피해야 한다. 감소술 과정에서는 혈류 공급에 방해가 없도록 피하 혈관망(subdermal plexus)을 보존하는 것이 중요하다.

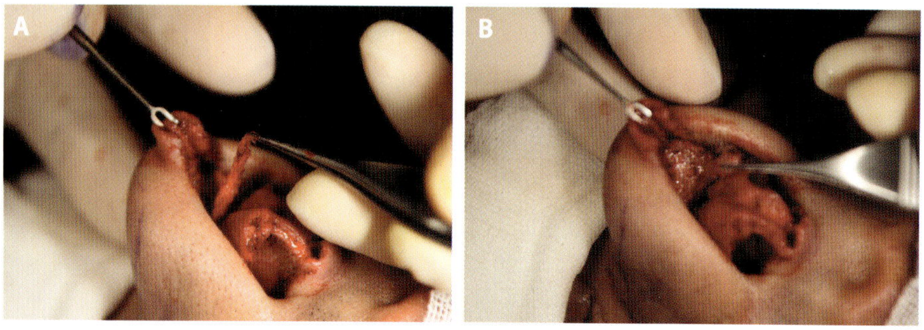

Fig 9-8. 코끝 연부 조직 감소술

하외측 연골에 대한 조작

하외측 연골에 기인한 뭉툭한 코끝은 연골에 대한 다음의 몇 가지 기법이 필요하다.

거리와 각도 축소

돔 간 봉합(interdomal suture), 돔내 봉합(transdomal suture), 그리고, 외측각에 대한 spanning suture 등이 뭉툭한 코끝 교정을 위해서 사용될 수 있는 봉합 기법이다.

돔 간 봉합은 돔 사이가 멀고, 돔 사이에 넓은 틈이 존재할 때 효과적이다. 돔내 봉합은 돔의 아치가 넓은 경우에 효과적이다(Fig. 9-9).

Domal definition angle을 감소시키고, 외측각의 볼록함을 감소시켜서 코끝의 볼륨을 줄여준다(Fig. 9-10).

하외측 연골에 대한 spanning suture는 외측각 사이에 시행하는 수평 매트리스 봉합으로, 두 외측각 사이의 거리

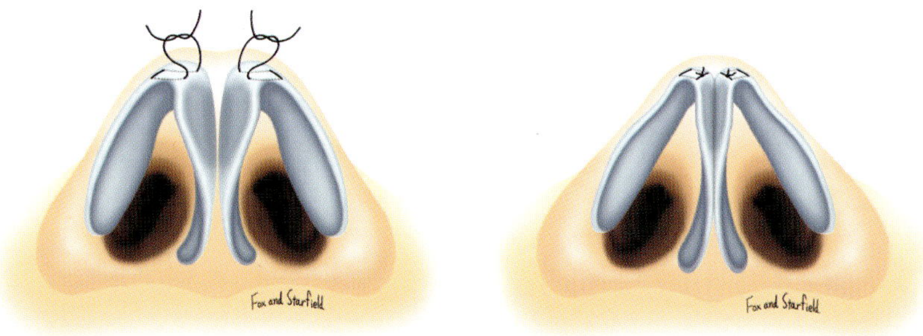

Fig 9-9. 돔내 봉합

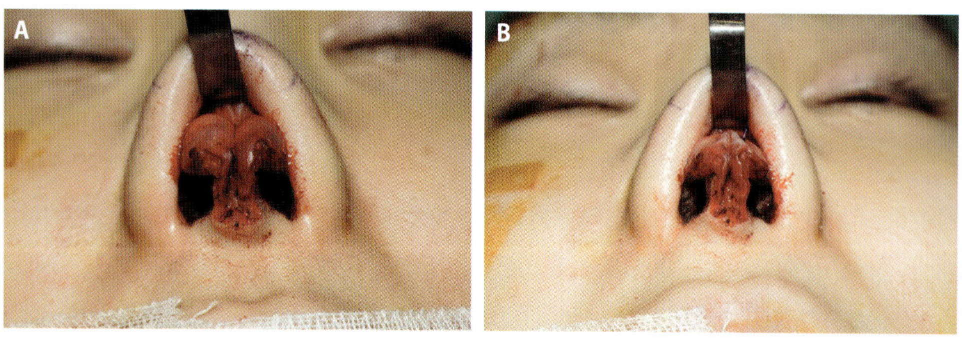

Fig 9-10. 돔내 봉합은 domal definition angle을 감소시키고, 외측각의 볼록함을 감소시킨다. A. 돔내 봉합 전 B. 돔내 봉합 후

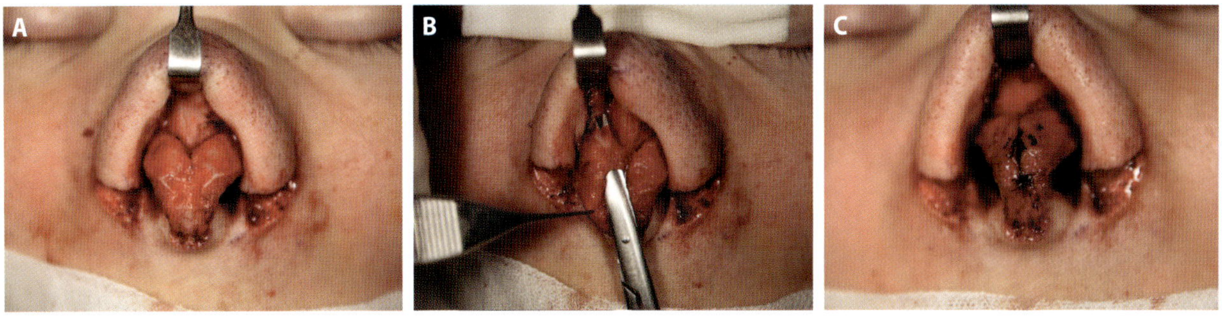

Fig 9-11. 외측각에 대한 spanning suture. A. spanning suture 전 B. spanning suture 전에 sroll area를 박리한다. C. 두 개의 spanning suture후에, 외측각이 서로 가까워지고 각 연골의 볼록함이 감소하였다.

를 줄이고 외측각의 볼록함을 감소시키는 역할을 한다(Fig. 9-11). 이 봉합은 비익연 퇴축과 찝힌 코끝을 초래할 수 있으므로, 비익 퇴축을 가진 코에서는 주의하여야 한다.

볼륨 감소

하외측 연골 외측각의 두측 가장자리 부분 절제(cephalic trim)는 외측각의 폭을 줄이거나, 코끝의 두측 방향 회전을 유도하기 위해 시행된다(Fig. 9-12).

두측 가장자리 절제가 코끝 볼륨을 감소시키는 원리는, 첫째, cephalic trim은 외측각의 가로폭을 감소시키고, 둘째, 두 외측각 사이의 거리가 가까워지고, 셋째, 외측각의 볼록함이 줄어들게 됨으로써, 코끝 볼륨을 감소시키는 효과를 가진다.

Cephalic trim은 다양한 위치에서 다양한 크기로 이루어진다(Fig. 9-13). 절제하는 범위는 외측각의 크기, 강도 및 볼록한 정도에 의해 결정된다. 외측각이 볼록하지 않고, 약할수록 최소한의 절제를 하는 것이 안전하다. 코끝 볼륨이 크더라도, 그것이 연부 조직 때문이라면, cephalic trim은 하지 않거나 최소화하여야 한다.

15번 블레이드로 연골에 절개를 가한 후에 Metzenbaum scissors을 이용해서 점막으로부터 연골을 박리하면서 절제하는데, 최소한 6-7 mm의 연골은 남겨야 한다. 과도한 절제는 집힌 코끝, 비익연 퇴축, 외비밸브 함몰을 유발할 수 있다. 연골이 얇고 약할수록 더 많은 양을 남겨야 한다.

Cephalic trim은 spanning suture와 같이 시행할 수 있다 (Fig. 9-14).

최소한의 절제로 남아 있는 외측각이 충분히 넓더라도, 시간이 지나면서 반흔 수축과 노화로 인한 연골 약화로 인

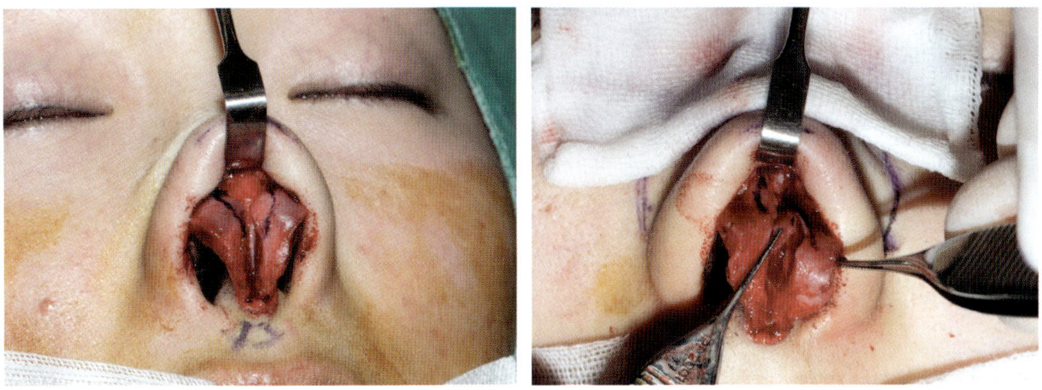

Fig 9-12. 외측각에 대한 두측 가장자리 절제(Cephalic trim)

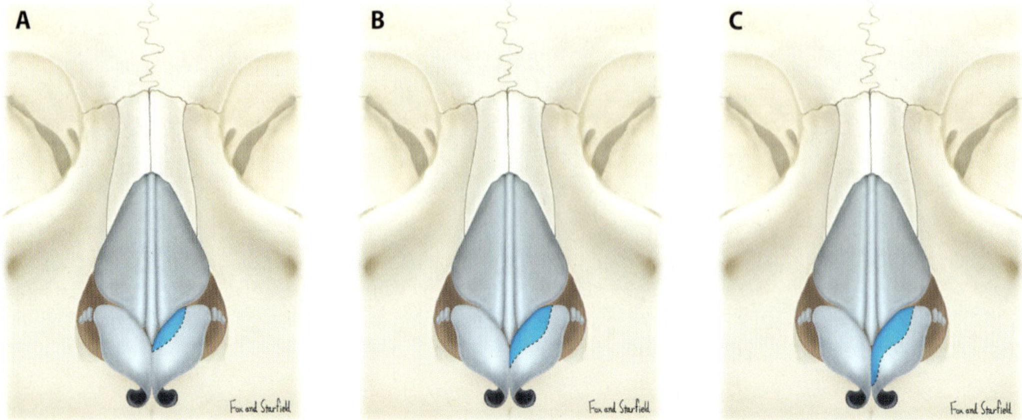

Fig 9-13. Cephalic trim의 타입(Rohrich) A. 제한적인 cephalic trim B. 표준 cephalic trim C. 연장된 cephalic trim

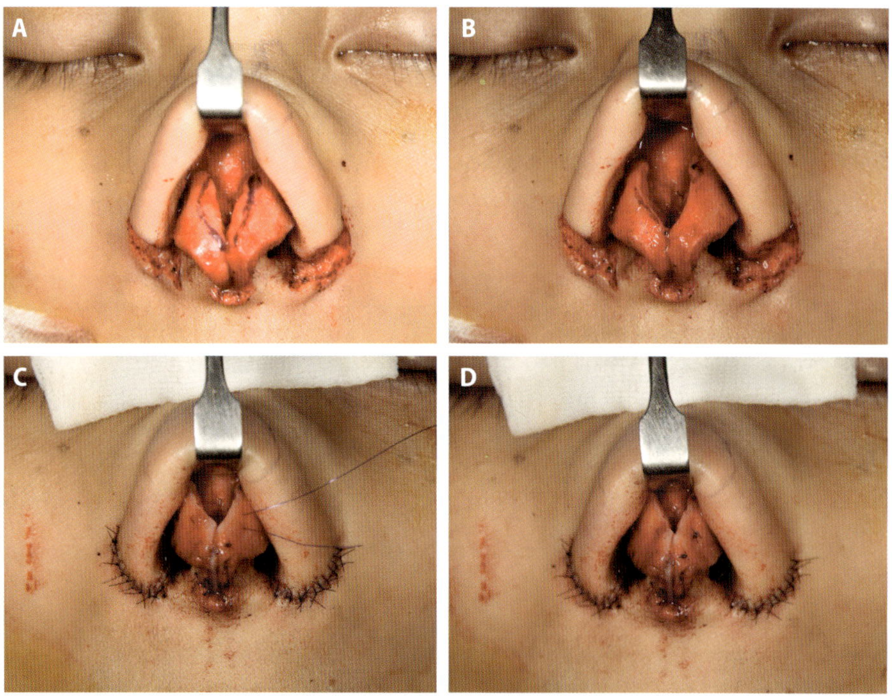

Fig 9-14. 외측각의 cephalic trim 및 spanning suture. A. Cephalic trim의 디자인 B. Cephalic trim 시행 후 C, D. 외측각에 spanning suture를 시행하는 과정

해 외측각이 구부러지거나 함몰이 될 수 있다. 반흔 수축의 정도를 예측하기 어렵기 때문에, cephalic trim은 보수적으로 시행해야 한다.

Convexity 조절

외측각에 대한 매트리스 봉합은 볼록한 외측각을 편편하게 해주는 효과가 있다(Fig. 9-15).

외측각이 과도하게 길고 수직 볼록함이 존재하는 경우에

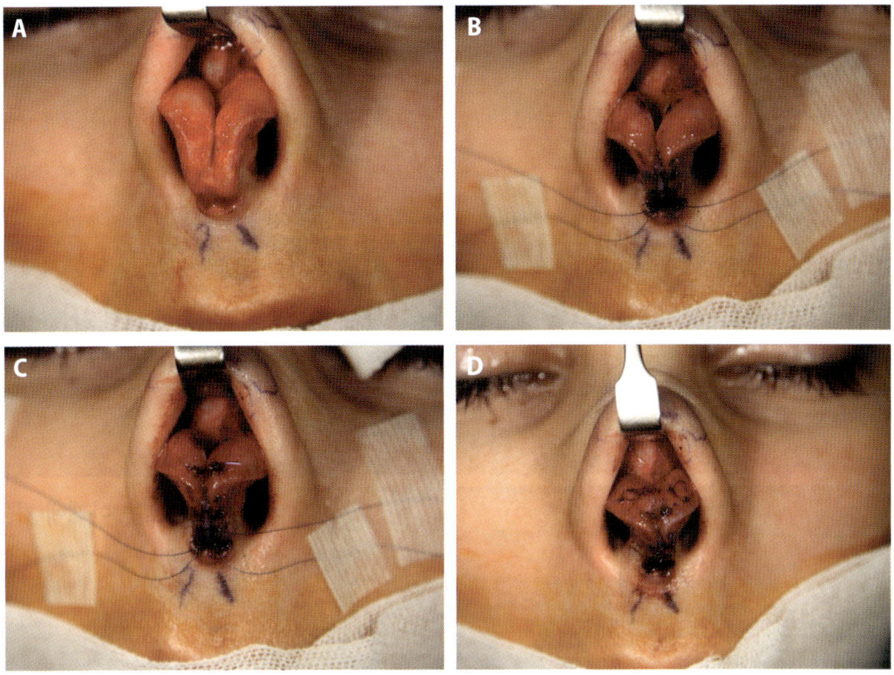

Fig 9-15. 외측각의 convexity 조절 봉합. A. 길고 볼록한 형태의 외측각 B. 비주 지주 이식과 외측각 cephalic trim 시행 후 C. 돔내 봉합(transdomal suture)을 통해 외측각의 볼록함이 감소됨 D. 외측각을 더욱 평평하게 하기 위해 이중 매트리스 봉합(double mattress sutures) 시행됨

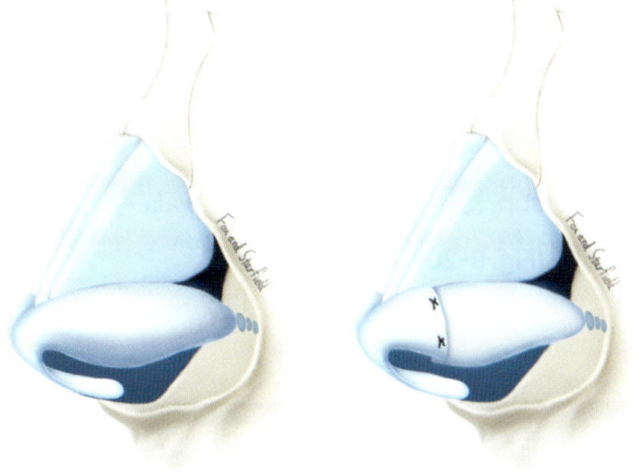

Fig 9-16. 외측각 절단 후 중첩 봉합

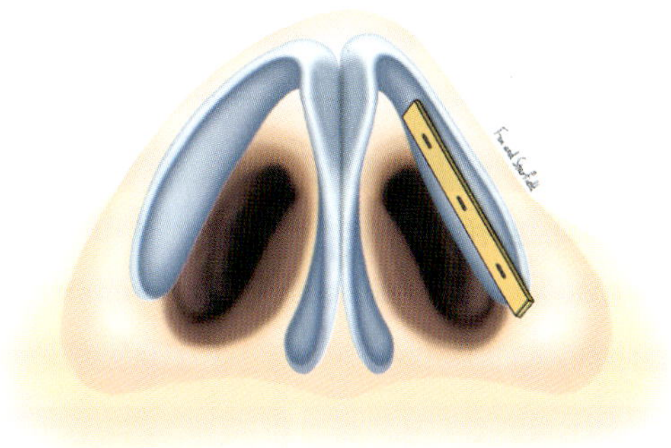

Fig 9-17. 외측각을 평평하게 하기 위한 lateral crural strut graft

는, 외측각을 절단 후 중첩 봉합할 수 있다(**Fig. 9-16**). 외측각을 절단한 후, 내측 부분을 외측 부분과 겹치도록 배치한 뒤 봉합하여 고정한다. 겹쳐진 부위 아래에 있는 vestibular 피부는 연골의 아래면에서 분리하여 거상해야 한다.

만약 convexity 조절 봉합이 외측각을 충분히 평평하게 만들지 못하거나 오히려 구부러지게 한다면, lateral crural strut graft을 고려할 수 있다(**Fig. 9-17**). Lateral crural strut graft는 사각형 모양의 비중격 연골(septal cartilage) 조각을 외측각과 vestibular 피부 사이에 형성된 포켓에 삽입한다. 이 이식편은 부목 역할을 하여 볼록한 외측각을 평평하게 만들어, 볼록함을 줄이는 데 도움을 준다.

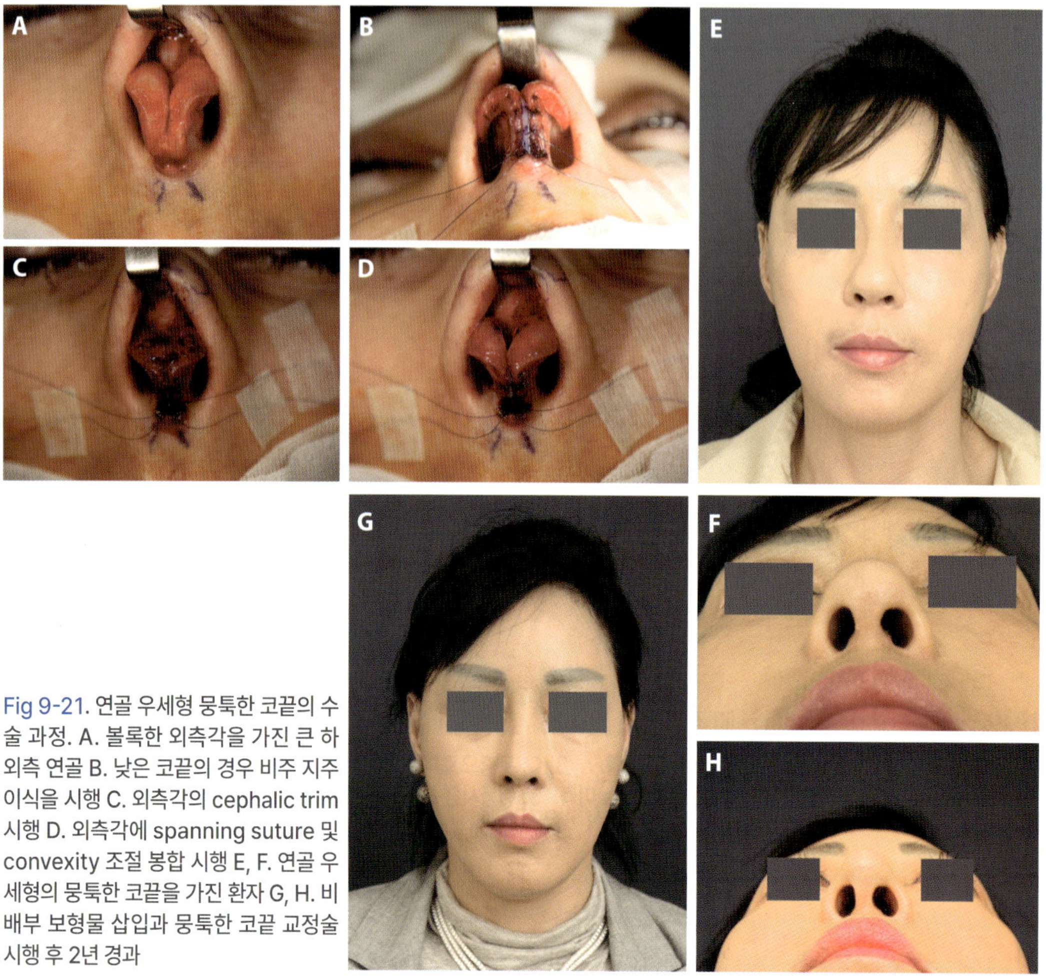

Fig 9-21. 연골 우세형 뭉툭한 코끝의 수술 과정. A. 볼록한 외측각을 가진 큰 하외측 연골 B. 낮은 코끝의 경우 비주 지주 이식을 시행 C. 외측각의 cephalic trim 시행 D. 외측각에 spanning suture 및 convexity 조절 봉합 시행 E, F. 연골 우세형의 뭉툭한 코끝을 가진 환자 G, H. 비배부 보형물 삽입과 뭉툭한 코끝 교정술 시행 후 2년 경과

줄여주지만, 뭉툭한 코끝 교정에서는 수술자에게 좌절을 주는 경우가 흔하다. 두터운 피부와 연부조직은 뭉툭한 코끝 교정에서 가장 어려운 장애물이다. 봉합법과 연골 이식으로 변화된 구조적인 변화가 두터운 피부를 통해서 외부로 잘 반영되지 않기 때문이다. 또한, 연부조직 축소, 봉합 기법과 연골 이식 등을 통해 뭉툭한 코끝을 줄인 후, 코끝 피부는 연골 구조 위로 다시 덮이며 시간이 지나면서 천천히 수축하고 탄력을 회복한다. 이는 피부가 새로운 코끝 구조에 맞춰 수축하며 밀착되는 현상(shrink-wrap)을 의미한다. 하지만 피부가 두꺼운 사람의 경우, 얇은 피부를 가진 사람만큼 효과적으로 수축하여 밀착되지 않는다.

그러므로, 코끝 융비를 통해 피부를 스트레칭 하여, 부족한 shrink-wrap 효과를 보상해주는 것이 필요하다. 이를 위해서는 비주 지주 이식, 비중격 연장 이식 같은 튼튼한 구조적 지지 이식이 필요하다**(Fig. 9-22)**.

연부 조직 우세형이면서 코끝이 이미 높은 경우에는 코끝 융비를 통해서 피부 스트레칭을 할 수있는 여지가 없으므로, 코끝 볼륨 축소의 결과가 충분하지 않다는 것을 인지하여야 한다.

두꺼운 코끝 피부는 일반적으로 모공이 크고, 진피층과 지방층이 두꺼운 특징이 있다. 그러나 더 중요한 차이점은 섬유근육층(fibromuscular layer)이 훨씬 두껍다는 것이다. 두꺼운 뭉툭한 코끝을 효과적으로 교정하기 위해서는 이 섬유근육층을 절제하는 과정이 중요한 수술적 단계가 된다.

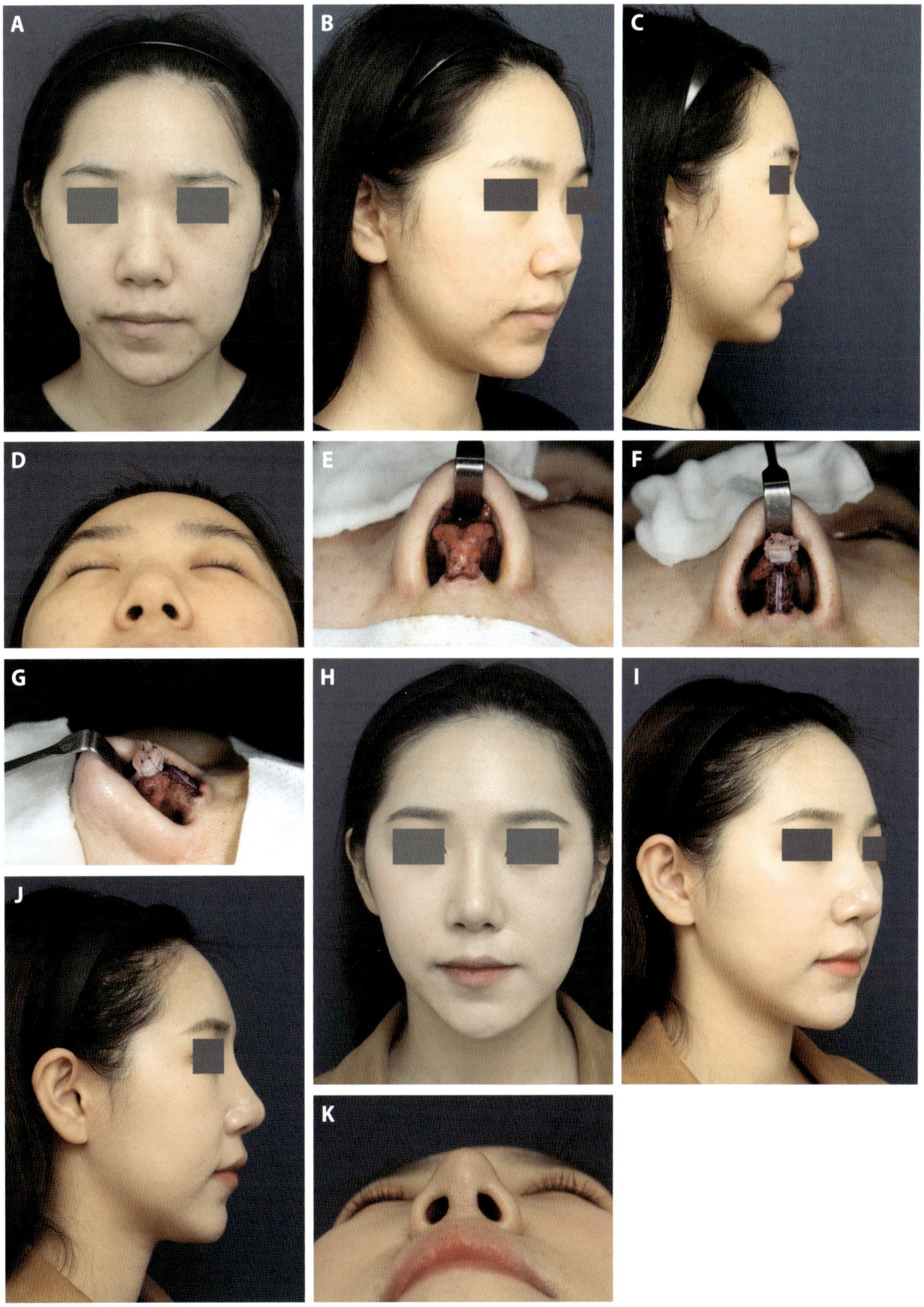

Fig 9-22. 연부조직 우세형 뭉툭한 코끝. A, B, C, D. 이 환자는 낮은 비배부와 뭉툭한 코끝을 가지고 있다. E. 코끝 피부와 연부조직은 두꺼운 반면, 하외측 연골은 작다. F, G. 실리콘 보형물을 이용한 융비술 그리고 비주 지주 이식과 연부조직 절제술(soft tissue debulking)을 통한 코끝 융비술과 볼륨 축소술을 시행 받았음 H, I, J, K. 수술 후 8개월이 지난 시점에 두꺼운 피부에도 불구하고 코끝이 이전보다 덜 뭉툭한 모양을 보임

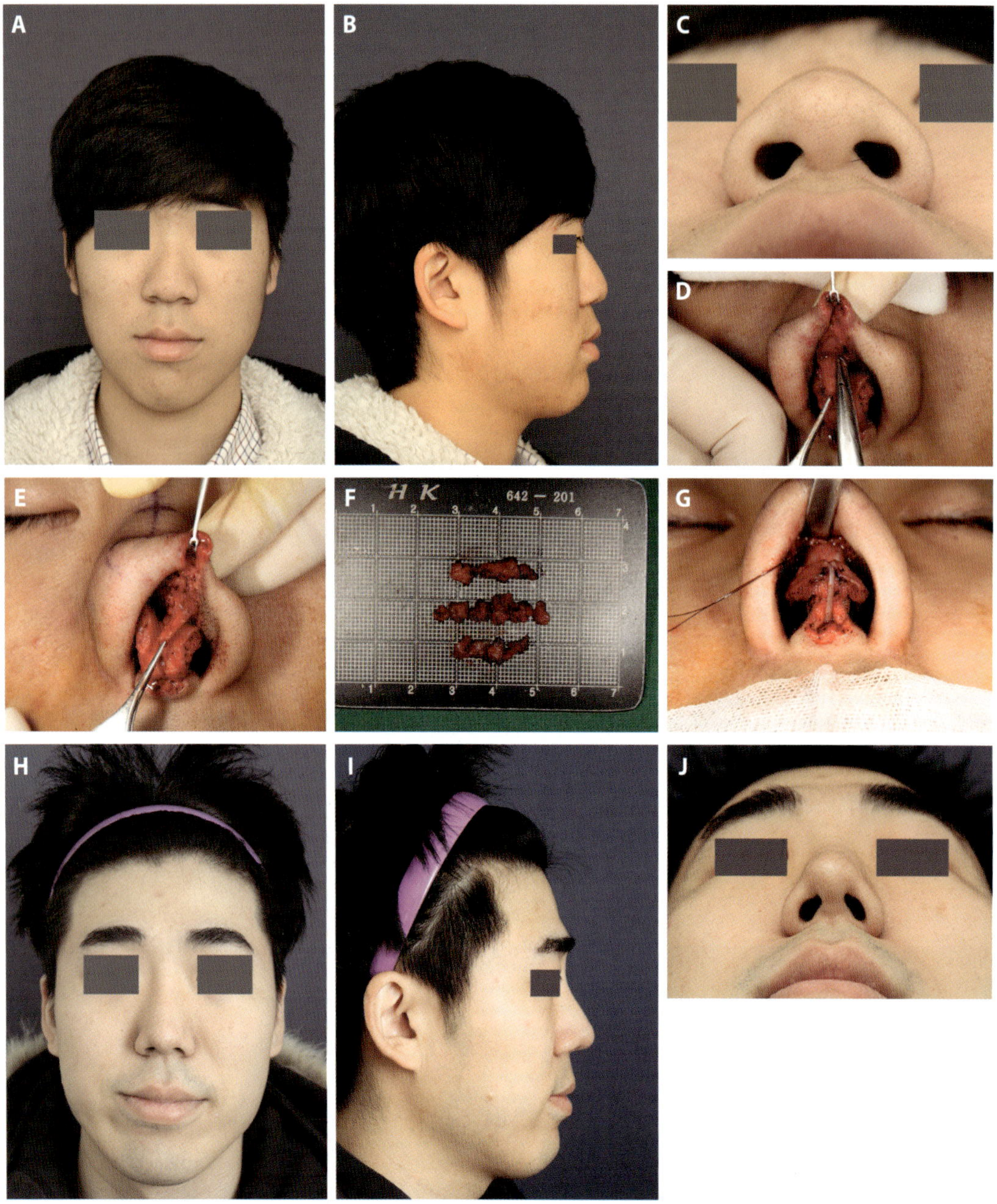

Fig 9-23. 연부조직 우세형 뭉툭한 코끝의 연부 조직 절제술(debulking). A, B, C. 뭉툭하고 낮은 코끝 D, E. 정중선(midline)에서의 연무 조직 절제 및 양측(lateral)에서의 절제 F. 절제된 연부 조직 G. 코끝 융비술과 코끝 피부 스트레칭을 위한 비주 지주 이식 H, I, J. 코끝 성형과 비배부 융비술(보형물) 후 6년 후의 모습

코끝 부위 전반에 걸쳐 연부 조직 절세(축소, debulking)가 시행되지만, 특히 코끝 윗부분 정중선(supratip midline) 부위에서는 세심한 절제가 중요하다. 이를 통해 피부 조직이 정중선에서 자연스럽게 접힐 수 있도록 해야 한다(Fig. 9-23). 절제 과정에서는 진피하 혈관망(subdermal plexus)이 손상되지 않도록 보존하는 것이 필수적이다.

연부 조직 축소 후에 피부와 연골 사이의 사강을 없애기 위한 surpatip suture가 필요할 수 있다.

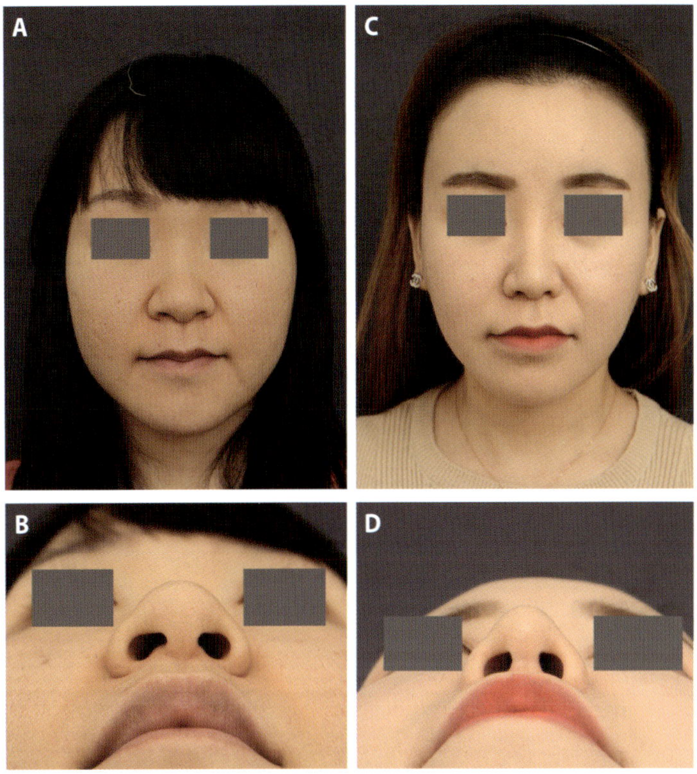

Fig 9-24. 혼합형 뭉툭한 코끝의 교정 및 콧볼 축소술. A, B. 뭉툭한 코끝과 넓은 콧볼을 가진 환자로, 실리콘 보형물(5 mm)을 이용한 비배부 융비술, 연부조직 절제술(soft tissue debulking)을 포함한 코끝 성형, 비중격 연장 이식, alar rim graft, 콧볼 축소술(alar base reduction)을 시행함 C, D. 수술 5년 후, 코끝이 뭉툭하지 않고 코끝과 콧볼의 경계선이 매끈한 형태를 유지하고 있음

연부 조직 우세형이면서, 코끝-비익 연결 부위에 찝힘이 이미 존재하는 경우에는, 코끝 볼륨축소로 인해서 집힘이 악화될 수 있으므로, spanning suture를 타이트하게 하지 않고, 필요하면 alar rim graft를 시행한다.

두터운 연부조직을 가진 코는 부기가 더 많고, 오래 지속되어서 최종 결과가 나오기까지 일 년 이상의 시간이 필요한 경우도 있다. 그러므로, 수술 자체가 쉽지 않기도 하지만, 최종 결과를 얻기까지 환자의 인내심이 필요하다. 두터운 피부의 또 다른 잠재적 문제는, 특히 피지선이 발달한 두꺼운 피부를 가진 환자에서 코성형 후 섬유화 증후군(post-rhinoplasty fibrosis syndrome)이 발생할 가능성이 더 높다는 것이다. 이 증후군은 연부 조직의 지속적인 부기와 장기간의 림프 부종으로 인해 섬유화 반응이 유발되며, 결과적으로 코끝의 볼륨이 더욱 증가하는 현상을 의미한다. 코성형 후 섬유증이 발생하면 정교한 코끝을 만들기 위한 수술적 노력이 사실상 무력화되며, 코끝이 다시 뭉툭해지거나 수술 전보다 오히려 더 커지는 결과를 초래하여 환자의 심각한 불만을 야기할 수 있다.

수술 중 부기를 최소화하는 노력과 수술 후의 부기를 빨리 감소시키는 모든 노력이 필요하다. 이를 위해서는 조직 손상을 최소화하는 정확한 plane에서의 박리와, 철저한 지혈이 필요하다. 수술 직후 부기가 많은 코는 수술 후 첫 치료 시에 dexamethasone을 정맥 또는 근육내 주사하고, 부목 제거와 발사 후에 코끝 부위 테이핑을 교육하여, 수술 후 약 두 달까지 집에 있는 동안에는 지속하는 것을 권한다. 부기를 감소시키기 위해서 수술 후 1-2주경에 supratip 부위에 주사할 수 있다.

수술 후 초기에는 괜찮다가, 몇 개월 이후부터 반흔 조직 형성으로 인해서 코끝의 볼륨이 다시 커지는 경우가 있는데, 2-3주 간격으로 triamcinolone을 코끝에 주사하는 것이 도움이 된다. 그러나, 그것이 항상 성공적인 것은 아니다.

모공이 큰 과활성 피지선은 코끝 성형 전에 치료하는 것이 바람직하다. 그렇지 않으면, 코끝 성형 후 심한 부기와 섬유화가 발생하여 원치 않는 결과를 초래할 수 있다.

넓은 콧볼(alar base)을 가진 코에서는 코끝 볼륨 축소 후에 콧볼의 넓이가 상대적으로 더 넓어 보이기 때문에, 콧볼 폭 축소를 동시에 시행하여야 한다.

유형 III: 혼합형(Mixed)

혼합형 뭉툭한 코끝은 연골 조작(cartilage manipulation)과 연부조직 절제술(debulking)이 모두 필요하다.

이 유형에서는 코끝-콧볼 경계(tip-ala margin)에 움푹 들어가거나(pinching) 패이는(notching) 현상이 있을 수 있고, 그 경우 alar rim graft가 필요할 수 있다(**Fig. 9-24**).

긴 코의 교정

코의 길이는 nasion에서 코끝까지의 길이이다.

이상적인 코의 길이에 대해서는 서양인과 아시아인에서 차이가 있을 것이다. 여러 저자들에 의해서 이상적인 코의 길이에 대한 보고가 있다. Byrd는 이상적인 코의 길이는 중안면부 길이(glabella에서 subnasale까지 길이)의 2/3이어야 한다고 제안하였다. 다른 방법은 Goode's 3:4:5 삼각형이다. 삼각형의 한 변은 nasion에서 alar crease를 연결하는 수직 접선이고, 두 번째 변은 이 접선에서 수직으로 내려가면서 TDP를 지나는 선이다. 세 번째 변은 nasion에서 TDP로 이어지는 선이다(**Fig. 9-25**). 이 세 변의 비율은 3:4:5 비율이어야 한다.

그러나, 이상적인 코의 길이는, 인종별로, 그리고 개인마다 주관적이다. 얼굴의 길이와 폭, 턱끝 및 입술의 형태에 따라서도 이상적인 코의 길이는 달리 정의될 수 있다. 그러므로, 위에 언급된 기준은 절대적인 기준이 될 수는 없으며, 개인별로 달리 적용되어야 한다.

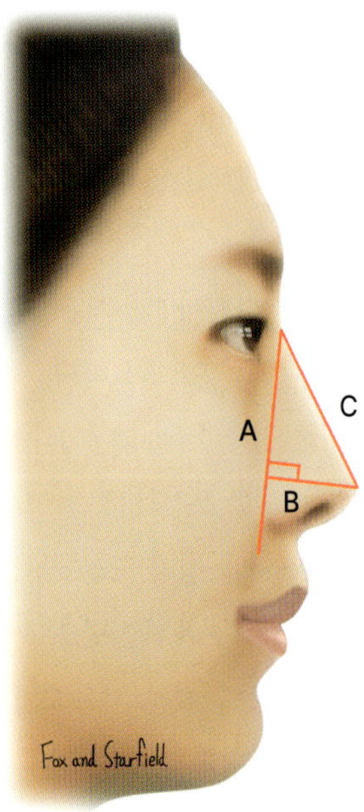

Fig 9-25. Goode의 3:4:5 삼각형. 선분 B:A:C의 길이는 3:4:5 비율이어야 한다.

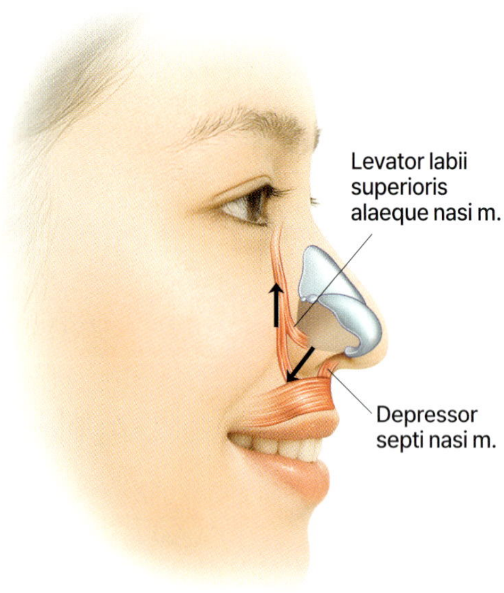

Fig 9-26. Depressor septi nasi muscle과 levator labii superioris alaeque nasi muscle이 활성화되면 코끝이 처지는 현상이 더욱 강조된다(예: 웃을 때).

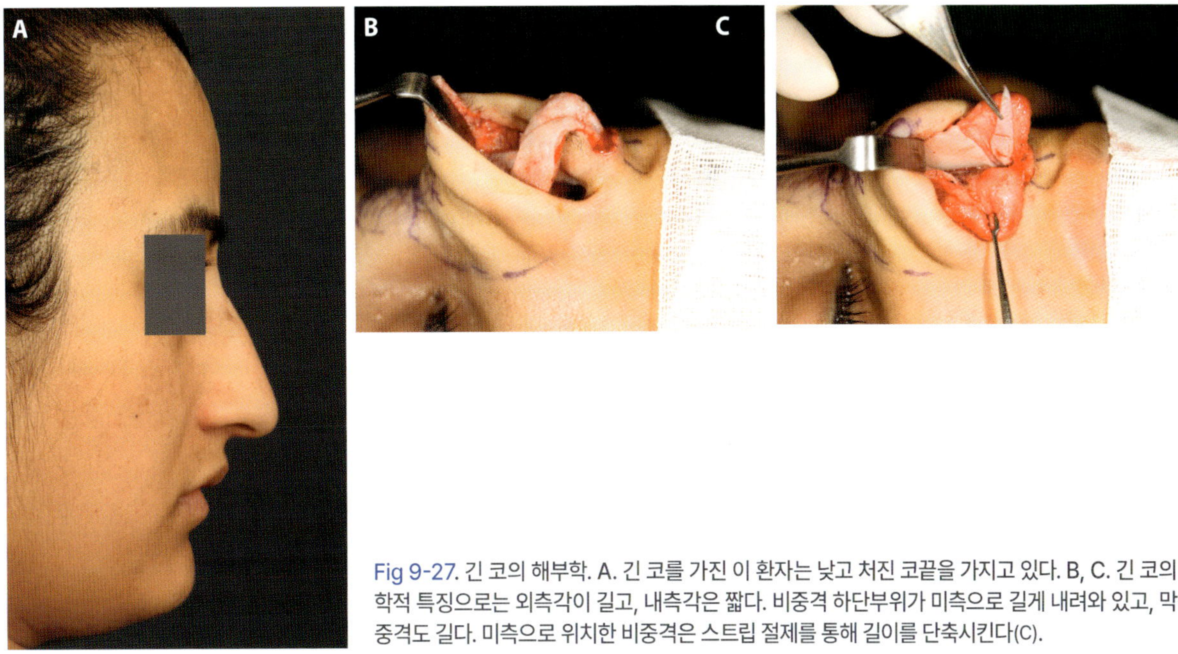

Fig 9-27. 긴 코의 해부학. A. 긴 코를 가진 이 환자는 낮고 처진 코끝을 가지고 있다. B, C. 긴 코의 해부학적 특징으로는 외측각이 길고, 내측각은 짧다. 비중격 하단부위가 미측으로 길게 내려와 있고, 막성 비중격도 길다. 미측으로 위치한 비중격은 스트립 절제를 통해 길이를 단축시킨다(C).

일반적으로 긴 코는 다음과 같은 특징을 가진다.

① 길고 처진 코끝
② 예각의 columella-labial angle
③ 웃을 때 더 처지는 코끝
④ 흔히 비배부 매부리의 동반

Depressor septi nasi muscle과 levator labii superioris alaeque nasi muscle이 활성화되면 웃을 때 코끝이 처지는 현상이 더 심해진다(**Fig. 9-26**).

긴 코의 원인과 이를 교정하는 방법을 이해하기 위해서는 코끝 삼각대(tripod)의 개념을 염두에 두어야 한다. Anderson의 삼각대 개념은 코끝이 세 개의 지지대에 의해 지지된다는 개념으로, 그 중앙 지지대는 두 개의 내측각이고, 측면 지지대는 외측각이다(**Fig. 7-3**). 수술자는 중앙 지지대와 측면 지지대의 길이를 조절하여 코끝 높이와 길이를 조절할 수 있다. 예를 들어, 외측각을 단축시키면 코끝이 짧아지고 두측 방향으로 회전한다. 내측각을 단축시키면 코끝 높이가 낮아지며, 내측각을 늘리면 코끝이 높아진다. 긴 코 교정에서는 코끝 위치를 조정하기 위해 개별 지지대의 조작이 중요한 수술 원칙이다.

긴 코는 다음과 같은 해부학적인 특징을 가진다(**Fig. 9-27**).

① 외측각이 길고,
② 내측각은 짧으며,
③ 비중격 하단부가 미측으로 내려와 있다(연골성 비중격의 과발달).
④ 막성 비중격이 길다.
⑤ 과활동성의 depressor septi nasi muscle

긴 코의 교정은 이러한 해부학적인 특성들을 교정하여, dome의 cephalic rotation을 유도하는 것이다.

긴 코의 교정에서 대부분 처진 코끝의 교정을 위해서 비주 지주 이식을 우선적으로 고려한다. 비주 지주 이식만으로도 돔의 두측 회전이 발생한다. 비주 지주 이식은 코끝 융비, 돔의 두측 회전, subnasale의 미측 전진의 효과를 제공한다.

긴 코에서 비주 지주 이식만으로 충분한 교정이 되는 경우는 흔하지 않다. 돔의 두측 회전을 더 강하게 유도하기 위해서 다음과 같은 몇 가지 기법들이 추가된다.

외측각의 두측 가장자리 부분 절제(Cephalic Trim)

외측각의 폭이 넓은 경우에는, 돔이 두측 회전할 때 외측각의 두측 가장자리가 상외측 연골에 맞닿으면서 돔의 두측 회전을 방해한다. 이를 해결하기 위해 외측각 두측 가장자리 부분 절제(cephalic trim)가 시행된다.

절제할 외측각 두측 가장자리 부위를 결정하기 위해 돔을 두측 방향으로 회전시킨다. 이로 인해 외측각의 일부가 상외측 연골과 접촉하게 되며, 이 부분이 절제할 부위로 표시된다. 연골은 No. 15 블레이드로 연골에 절개한 후에, Metzenbaum 가위를 이용해 점막으로부터 분리하여 절제해 낸다(Fig. 9-28).

절제 후에 남는 외측각의 폭이 너무 좁으면 외측각의 꺾임이 발생하여 찝힌 코끝이나 외비밸브 부전이 발생할 수 있으므로, 최소한 폭 6 mm 이상은 보존되어야 하지만, 남아 있는 외측각의 폭이 충분하더라도, 치유 기간 동안의 반흔 수축이 과도할 경우, 외측각이 구부러지거나 함몰될 수 있다. 그러므로, 남겨야 하는 연골의 폭은 외측각의 두께나 강도에 따라서 달라져야 한다. 반흔 수축은 정확히 예측하기 어려운 것이므로, 두터운 피부를 가진 아시아인에서는 가능하면, 외측각의 cephalic trim은 보수적으로 하는 것이 좋다. Cephalic trim은 아시아인의 코에서, 코끝 볼륨 감소에 큰 효과를 주지 못하면서 오히려 집힌 코끝, 외비밸브 함몰 등의 원인이 될 수 있기 때문이다.

비중격 하단의 단축

긴 코에서는 보통 비중격 하단이 과도하게 발달되어 미측으

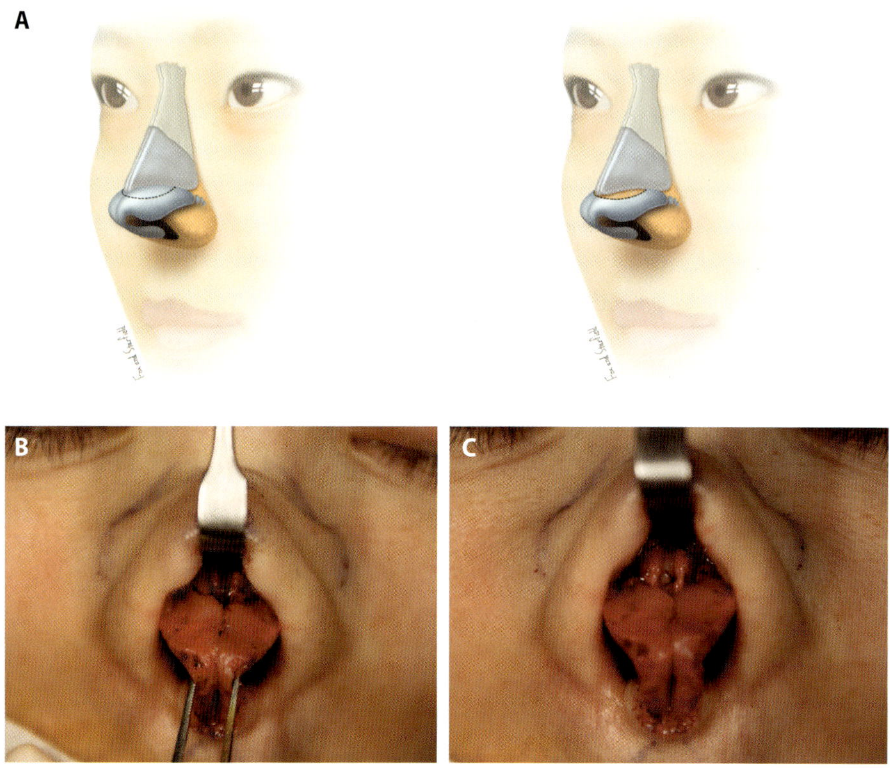

Fig 9-28. 외측각의 두측 가장 자리 절제(Cephalic trim of lateral crura). A: 외측각의 두측 가장 자리 절제 B. 하외측 연골을 두측으로 회전시키면 상외측 연골과 접촉하여 더 이상의 회전을 방지하는 외측각의 두측 가장자리 부위가 드러난다. 이 부위가 절제할 부위로 표시된다. C: 외측각의 두측 가장자리가 디자인에 따라 절제되었다.

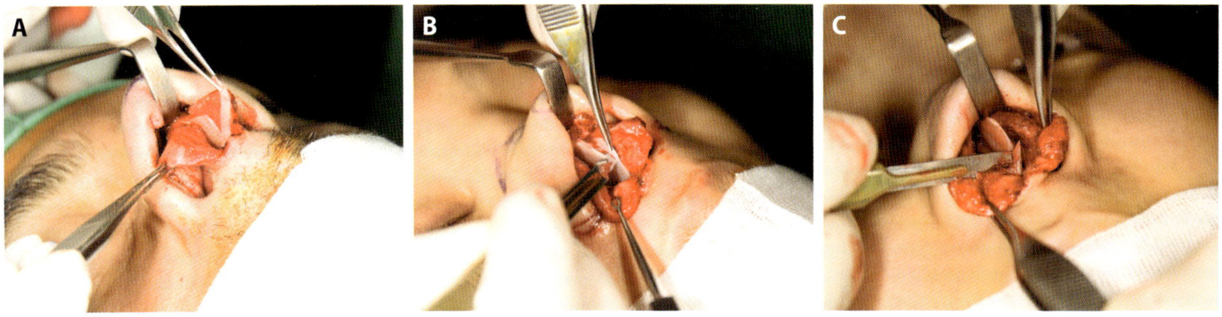

Fig 9-29. 비중격 하단 단축의 유형. 비중격 하단부위는 세 가지 방식으로 단축될 수 있다. A. 일정한 폭의 띠 모양 절제 B. Anterior 부위가 더 넓게 쐐기 모양의 절제 C. Posterior 부분이 더 넓게 쐐기 모양의 절제

로 내려와 있다. 과도하게 발달한 하부 비중격은 하외측 연골을 미측으로 밀어내어 하외측 연골의 두측 방향 회전을 방해하는 경향이 있다. 비중격 하단의 단축에는 세 가지 유형이 있다. 일정한 폭으로 비중격 연골 하단을 절제하는 방법, 하단의 anterior 부위를 더 넓게 쐐기 형태로 절제하는 방법, 그리고, posterior 부위를 더 넓게 쐐기 형태로 절제하는 방법이 있다(Fig. 9-29).

코끝의 두측 회전을 용이하게 하기 위해서는 비중격 연골 하단의 anterior 부위를 더 넓은 폭으로 제거하는 것이 필요하다(Fig. 9-29B, Fig. 9-30).

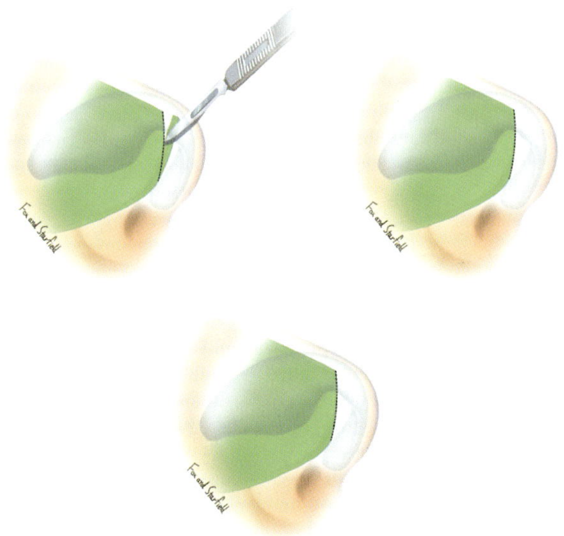

Fig 9-30. 비중격 연골 하단의 anterior부위 단축

외측각의 단축

위의 술기만으로 충분한 코의 길이 단축이 되지 않는 경우, 대개 긴 외측각이 돔의 두측 회전을 방해가기 때문이다.

외측각 절단(cut) 후 겹치기(overlapping)는 코끝을 두측 방향으로 회전시킬 수 있다(Fig. 9-31). 외측각의 바깥쪽 부분(외측 1/3과 내측 2/3의 경계)에서 연골 아래 피부를 박리한다. 노출된 외측각을 절단한 후, anterior 부분을 posterior 부위 위에 겹쳐 올려 놓아 외측각의 전체 길이를 단축시킨 후에 수평 매트리스 봉합법으로 고정한다. 외측각 겹침의 양은 코끝의 회전 및 단축 정도에 따라 결정된다.

막성 비중격의 단축

막성 비중격의 단축은 흔하지 않으나, 매우 긴 코의 교정에서는 필요할 수 있다(Fig. 9-32).

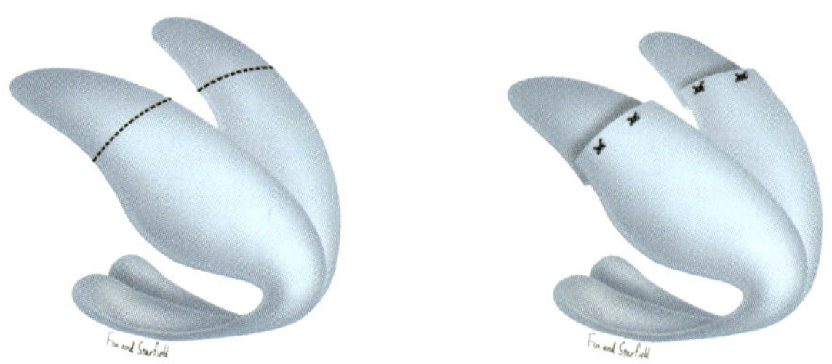

Fig 9-31. 외측각의 단축

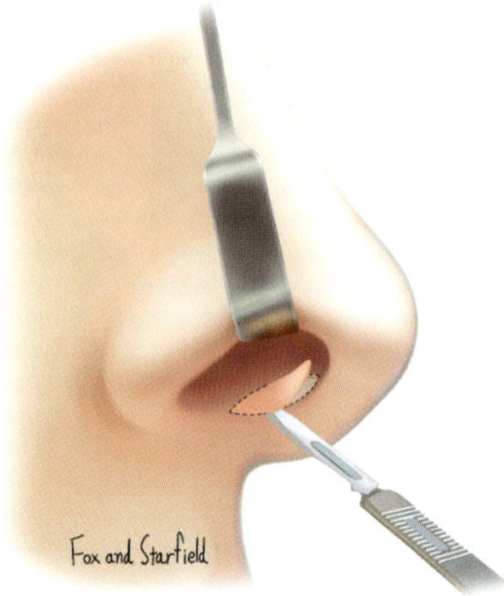

Fig 9-32. 막성 비중격의 단축

비중격 연골 하단부 절제량이 많고, 막성 비중격의 폭이 넓은 경우에는 잉여 막성 비중격에 대한 처리가 필요하다. 잉여 막성 비중격을 잘 처리하지 않으면, 수술 후에 막성 비중격이 볼록 부풀어 오른 듯한 모양이 발생할 수 있고, 코끝의 미측 회전이 촉진될 수 있다.

막성 비중격 단축은 코끝 성형과 비주 절개 부위 봉합 후에 시행하면 더 정확하게 절제양을 결정할 수 있다. 잉여 비중격 점막을 측정한 후에, 비중격 점막이 과도하게 잉여되지 않으면, 점막을 후방으로 밀어서 redrape 한 후에, 퀼팅 봉합으로 고정한다. 그러나 과도한 잉여가 있는 경우, 막성 비중격의 띠 모양 절제가 필요하다**(Fig. 9-33)**. 절제 시, 비강내 피부가 포함되지 않아야 하며, 깊은 쪽의 비중격 점막에 대해서만 절제를 시행해야 한다. 이는 우는 코(weeping nose, 젖은 코끝 증후군(wet nasal tip))의 예방을 위해 중요하다.

추가적인 술식

위에 언급된 주요 술기들에 추가하여 시행할 수 있는 것들은 다음과 같다.

① 내측각-비중격 봉합(medial crural-septal suture)은 비흡수성 봉합사를 사용하여 코끝의 두측 회전과 처진 비주의 두측 이동을 안정적으로 유지하는 데 도움이 될 수 있다**(Fig. 9-34)**. 5-0 나일론 봉합사를 사용하며, 봉합 바늘은 한쪽 내측각을 통과한 후, 비중격 하단의 anterior 부위 또는 septal angle을 지

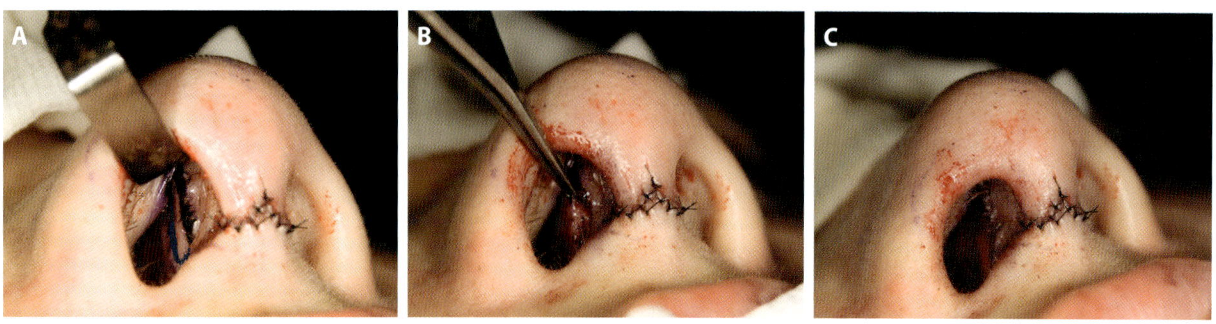

Fig 9-33. 막성 비중격 단축. A. 잉여 점막의 표시 B. 띠 모양 절제가 시행됨 C. 흡수성 봉합사를 사용하여 봉합이 시행됨

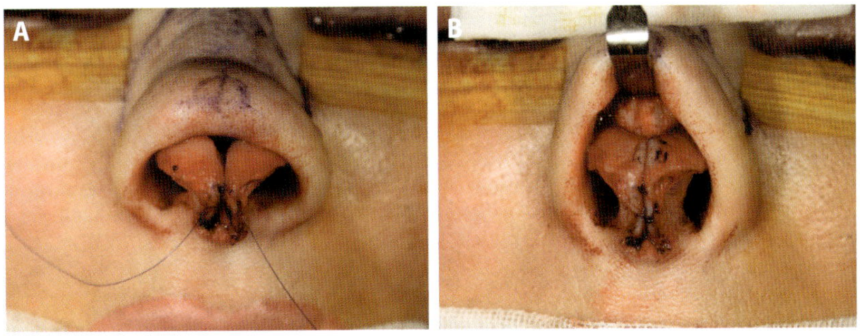

Fig 9-34. 내측각-비중격 봉합. A. 내측각-비중격 봉합이 septal angle을 통과한 후에 양쪽 내측각을 통과하여, 봉합을 묶을 준비가 되었음 B. 돔내 봉합과 외측각의 두측 가장자리 절제 후에, 내측각-비중격 봉합을 조이면서 매듭을 지어주면, 돔의 두측 회전이 더 증가한다.

나 반대쪽 내측각을 통과한다. 봉합사를 부드럽게 묶으면 코끝이 높아지고, 두측 방향으로 회전한다. 이 봉합이 효과를 얻기 위해서는, 비중격 하단이 정중앙에 위치해야 하고 내측각이 약하지 않아야 한다. 약한 내측각은 비주 지주 이식이 필요하다.

② 두측으로 회전한 하외측 연골의 외측각을 상외측 연골에 봉합하는 방법: 코끝이 내려와서 다시 길어지는 것을 방지**(Fig. 9-35)**

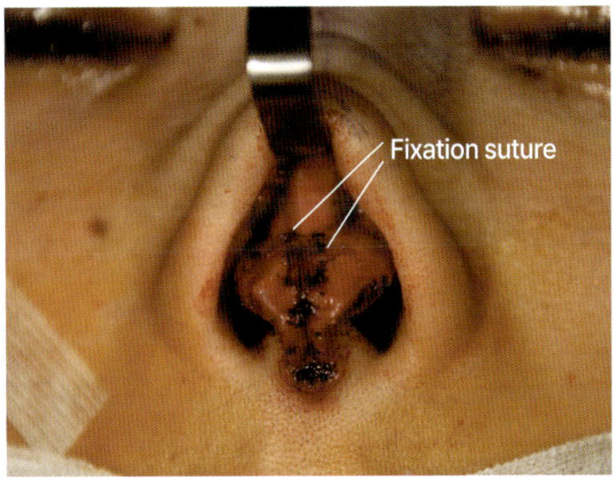

Fig 9-35. 두측으로 회전된 하외측 연골의 외측각을 상외측 연골에 고정

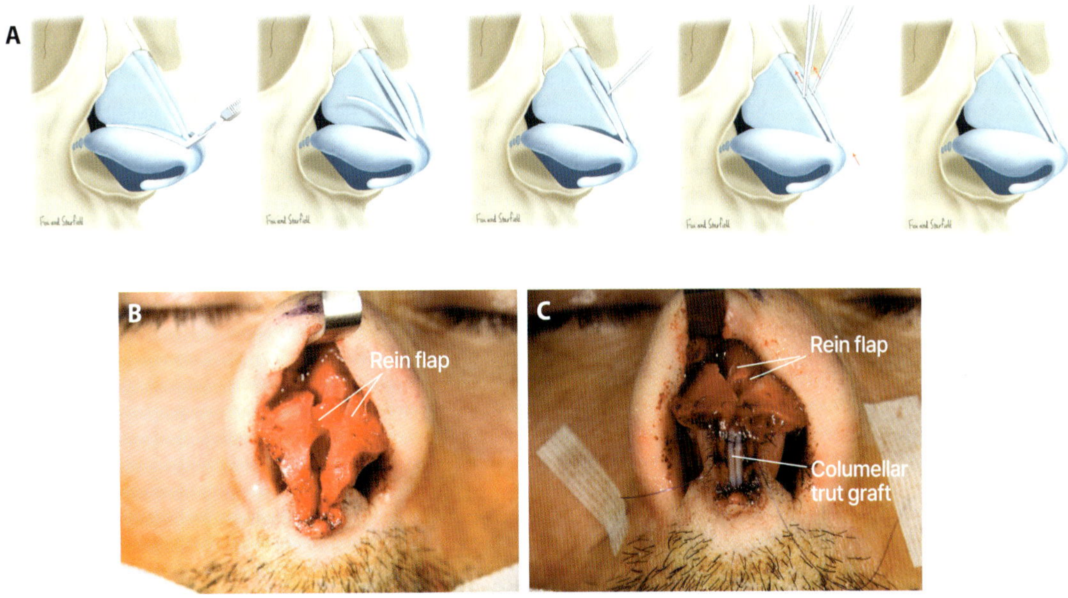

Fig 9-36. Lateral crural rein flap. 외측각의 두측 가장자리 절제 시에 형성된 rein-flap을(B) 두측 방향으로 당겨 올려서 비중격연골 상단과 상외측 연골 사이에 mini-spreader graft의 방식으로 고정한다(C).

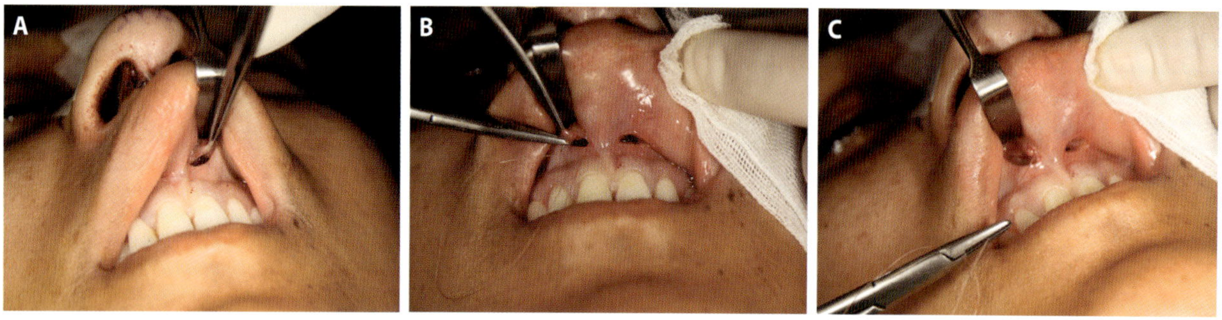

Fig 9-37. DSN 근육의 절단 및 재배치. A. 구강 내 절개를 통해 왼쪽 DSN 근육을 기시부에서 분리한다. B, C. 오른쪽 DSN 근육도 기시부에서 분리하고, 절단된 양측 근육의 끝을 중앙선을 가로질러 서로 봉합한다.

③ Lateral crural rein flap은 외측각의 두측 가장 자리 절제시에 rein flap을 형성하고, rein flap을 두측으로 당겨 올려서 비중격 상단과 상외측 연골 사이에 mini-spreader graft 방식으로 고정하는 것으로**(Fig. 9-36)**, 코끝의 두측 회전의 장기적인 지속성을 강화해 준다.

④ Depressor septi nasi (DSN) muscle의 절단 및 재배치 **(Fig. 9-37)**

Depressor septi nasi(DSN) muscle의 과다 활동은 코끝 처짐, 짧아진 상순, 그리고 상순 위의 가로 주름을 유발할 수 있다. 근육 활동이 과도한 경우, 근육을 절단하고 근접시키는 방법을 고려할 수 있으며, 이는 코끝 처짐을 줄이는 데에 도움이 될 수 있다. 하지만, 긴 상순을 가진 사람에서는 상순이 더 길어질 수 있으며, 이로 인해 컴플레인이 발생할 수 있다.

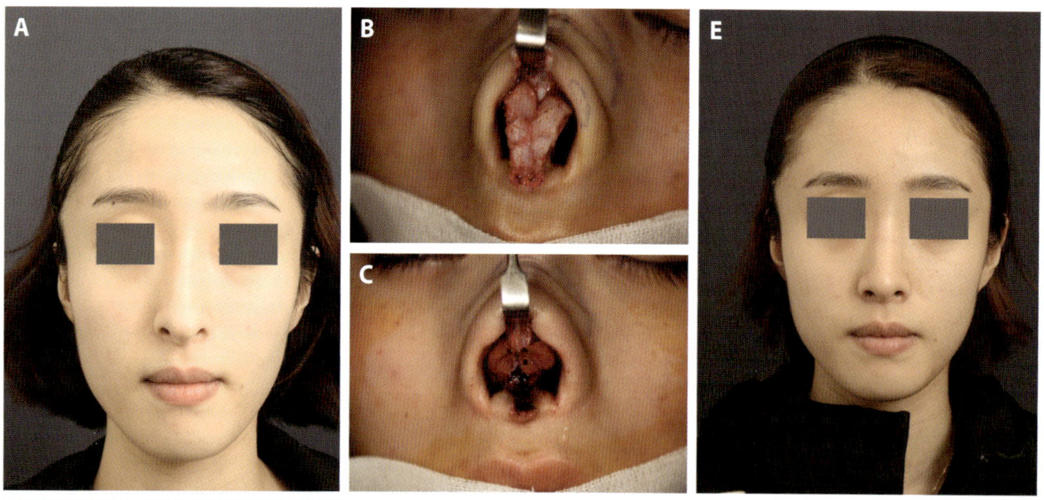

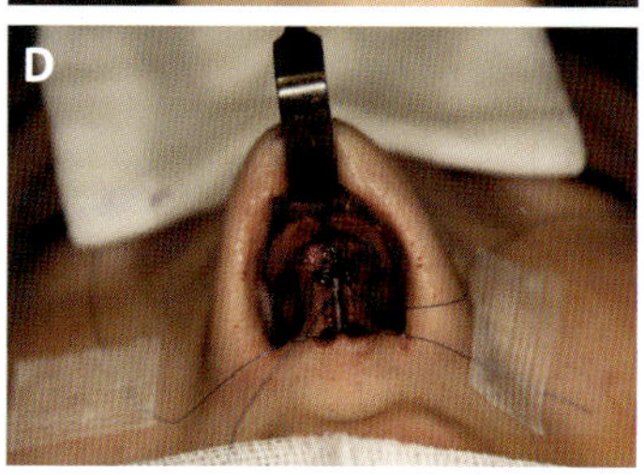

Fig 9-38. 퇴축된 비익을 가진 긴 코의 교정. A: 이 환자는 긴 코, 코끝 처짐, 퇴축된 비익 그리고 늘어진 비주를 가지고 있다. B. 외측각은 길고 두측 방향에 위치해 있다. C. 비중격 하단 단축 시행 하였고, 비주지주 이식을 시행함. D. 외측각을 미측으로 밀어 내리기 위해서 derotation suture를 시행하였음 E. 수술 후 8개월

Long Nose with Retracted Ala

긴 코에서 비익연 퇴축(retracted ala)을 동반하는 경우가 드물지 않다.

긴 코 교정을 하기 위한 돔의 두측 회전은 비익연 퇴축을 악화시킬 수 있으므로, 비익연 퇴축에 대한 교정을 고려해야 한다.

긴 코와 비익연 퇴축을 모두 가진 코에서는, 긴 코 교정을 먼저 시행하는 것이 좋다. 긴 코 교정후에, 비익연 퇴축의 정도가 달라질 수 있기 때문이다.

긴 코의 교정 시에, 가능하면, 외측각이 내측으로 이동되지 않도록 하는 것이 필요하다. 돔을 두측 회전시키더라도, 외측각은 derotation suture 등을 통해서 미측으로 회전시키는 것이 필요하다**(Fig. 9-38)**. 비익연 이식(alar rim graft)이 가장 흔히 시행하는 효과적인 술기이다.

Chapter

10 비익-비주 불균형의 교정

Gunter JP에 따르면, 비익-비주 불균형은 비공의 장축과 수직한 비익-비주 거리(alar-columellar distance)를 비교하여 정량화할 수 있다. 측면에서 보면 비공은 대칭적인 타원형이며, 장축이 비공을 두 개의 부분(두측과 미측)으로 나눈다. 따라서 정상적인 경우, 비익연(rim)에서 장축까지의 거리와 장축에서 비주연(columella rim)까지의 거리는 동일해야 한다(Fig. 10-1). 이상적으로 AC 거리(비주의 노출, columellar show)는 2-4 mm여야 한다. 만약 비공의 두측 거리(AB)가 2 mm 이상이면 비익의 후퇴(alar retraction)를 의미하며, 반대로 미측 거리(BC)가 2 mm 이상이 늘어진 비주(hanging columella)를 의미한다.

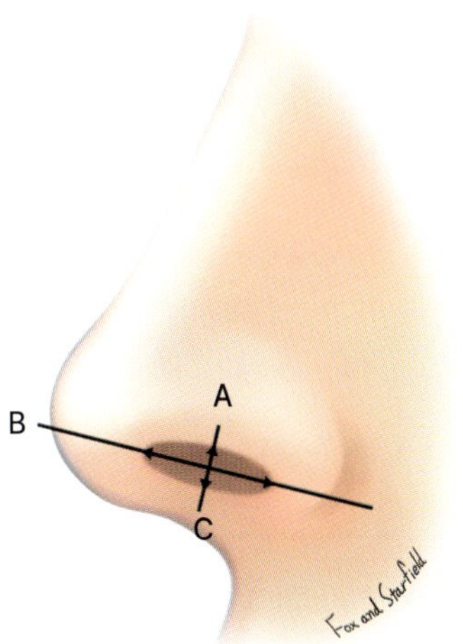

Fig 10-1. 비익-비주 관계. 비공의 장축은 비공의 타원형을 두측(cephalic)과 미측(caudal)으로 나눈다. 정상적인 비공 형태에서는 장축과 비익 연(alar rim) 사이의 거리 'AB'와 장축과 비주연(columella rim) 사이의 거리 'BC'가 대략 동일해야 한다. (From Gunter JP, Rohrich RJ, Friedman RM: Classification and correction of alar- columellar discrepancies in rhinoplasty. Plast Reconstr Surg 97: 643-648, 1996)

반대로, 두개측 거리가 감소하면 늘어진 비익(hanging ala)을 의미하며, 미측 거리가 감소하면 후퇴된 비주(retracted columella)를 시사할 수 있다. 비익-비주의 불균형은 다양한 형태로 나타날 수 있다(Fig. 10-2).

비익 후퇴(Retracted Ala)

비익 후퇴는 잘못된 코성형의 상징 중의 하나로 인식되어, 이로 인해 재수술이 필요한 경우가 많다. 그러나 이전에 코성형을 받은 적이 없는 환자들에서도 일차성 비익 후퇴는 드물지 않다.

비익 후퇴는 비익연(alar rim)의 후퇴, 약한 외측각, 과도한 비공 노출이 특징이고, 외비 밸브 기능 부전(external valve insufficiency)을 동반할 수 있다.

비익 후퇴의 원인

비익 후퇴의 원인은 선천적인 원인과 후천적인 원인이 있다.

선천적 원인

① 하외측 연골의 발육부전

② 하외측 연골 외측각의 위치 이상

정상적으로, 외측각은 외안각(lateral canthus)을 향해야

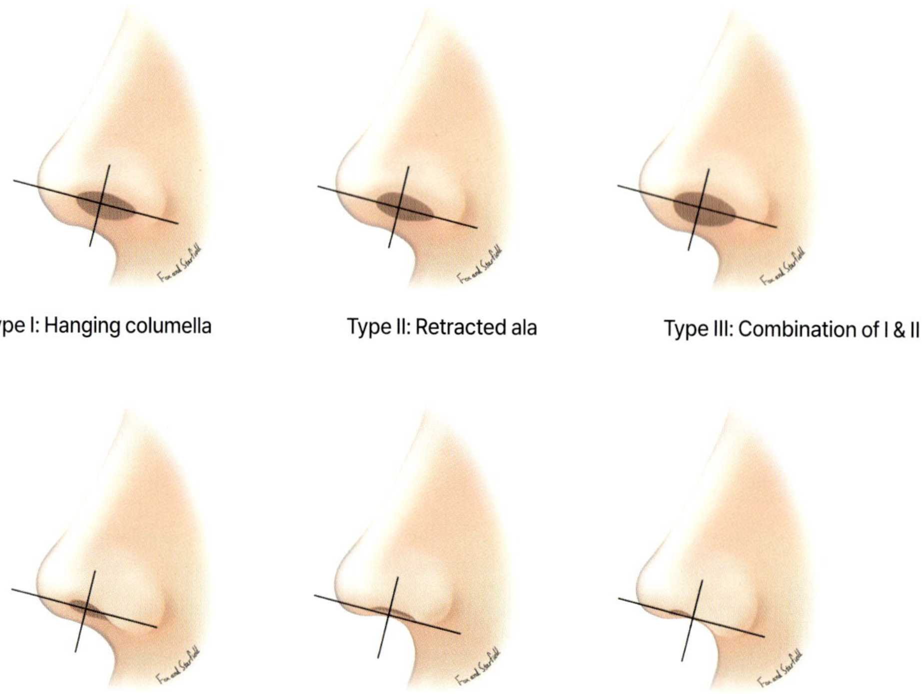

Fig 10-2. Gunter의 비익-비주 관계 분류. 이 분류는 비익-비주 관계를 가장 명확하게 설명하며, 총 6가지 아형으로 나눈다. 유형 I, II, IV, V는 주요 변형에 해당하며, 유형 III와 VI는 각각 유형 I과 II, 그리고 유형 IV와 V에서 관찰되는 변형이 결합된 형태이다.

한다. 그러나 내안각(medial canthus)을 향하고 있다면, 이는 외측각이 과도하게 두측으로 위치한 것을 의미한다.

후천적 원인

다음 세 가지 문제는 외측각의 두측으로의 위치 이상을 유발하여 비익 후퇴를 초래한다.

① 부적절하게 시행된 외측각에 대한 spanning suture
② 외측각 두측 가장자리의 과도한 절제
③ 반흔의 구축: scroll area 또는 비전정 점막(vestibular mucosa)의 반흔 구축은 아시아인에서는 흔한 비익 후퇴의 원인이다.

그 외에 주로 아시아인에게 해당하는 다른 원인으로는, 다층 비첨 중첩 이식(multilayered cartilage onlay graft)을 시행하여 매우 낮은 코끝을 높인 후, inframarginal incision를 타이트하게 봉합하면 접힌 코끝 및 비익 후퇴가 발생할 수 있다. 이는 코끝/비익 피부와 비전정 피부(vestibular skin) 사이의 불균형적인 높이 변화, 즉 비공 정점(nostril apex) 높이에 비해 과도하게 높은 infratip lobule로 인해, 봉합 시 비익연(alar rim)이 후방 및 두측으로 당겨지면서 비익 후퇴와 접힘이 발생할 가능성이 커지기 때문이다.

비익 후퇴의 유형

Gunter JP에 따르면, 측면에서 보았을 때 비공의 장축을 기준으로 비공의 두측 거리가 2mm 이상이면 비익의 후퇴를 의미한다(**Fig. 10-2**). 그러나, 이 기준이 모든 환자에게 적용 가능한 것은 아니다. 측면에서는 비익 후퇴가 관찰되지 않으나, 정면모습에서는 관찰되는 경우가 흔하기 때문이다. 그러므

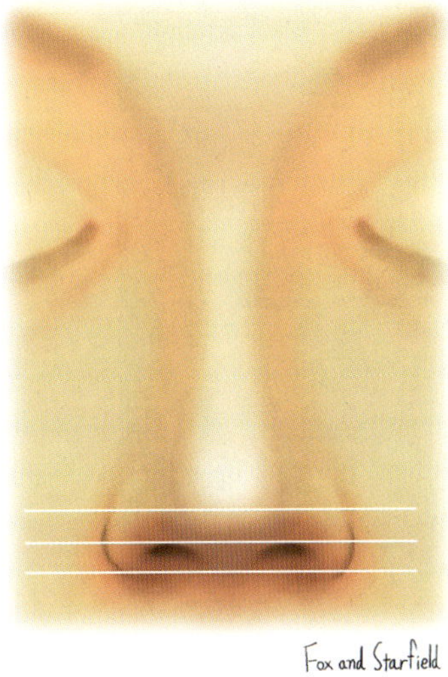

Fig 10-3. 이상적으로, 비익 연의 가장 높은 지점은 columellar-lobular angle과 TDPs의 중간에 위치한다.

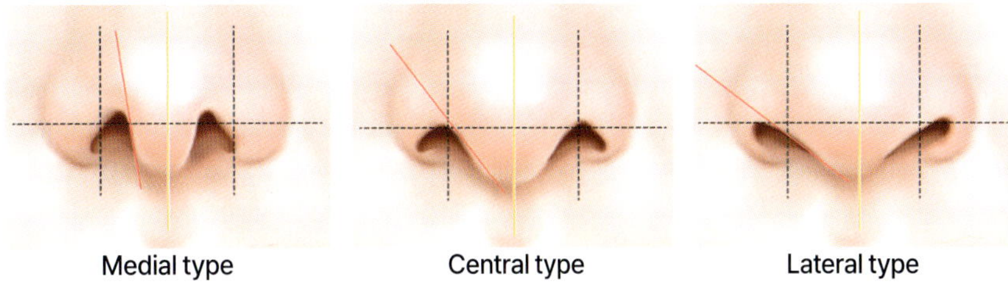

Fig 10-4. 정면 기준 비익 후퇴의 유형. 비익 패임(alar notching)의 위치에 따라, 비익 후퇴는 내측형(medial type), 중앙형(central type), 외측형(lateral type)으로 분류된다. 비익 패임의 위치를 결정하는 기준선은 TDPs과 alar groove의 중간을 지나는 가상의 수직선이다. (JH Kim 등에서 인용)

로, Kim JH 등이 제안한 정면 모습을 기준으로 분류하는 것은 임상적으로 유용하다.

이상적인 비익-비주 관계는 비익 연의 가장 높은 지점이 columellar-lobular angle 부위와 tip-defining points (TDPs)의 중간에 위치한다**(Fig. 10-3)**. 이는 측면과 정면에서 동일하게 적용된다. 정면에서 비익 연의 위치가 TDPs과 columellar-lobular angle 사이 거리의 중간을 가로지르는 수평선보다 두측에 위치한다면, 비익 패임(alar notching)으로 분류할 수 있다.

Kim JH 등은 비익 후퇴를 내측형(medial type), 중앙형(central type), 외측형(lateral type)으로 분류하였는데, 이는 정면 모습에서의 비익 패임의 위치에 따른 것이다**(Fig. 10-4)**.

비익 후퇴의 교정

내측형과 중앙형은 하외측 연골 외측각의 함몰이나 손상과 관련이 있다. 반흔 구축, 과도한 외측각의 절제, 또는 하외측 연골에 대한 부적절한 봉합기법으로 인한 외측각의 과도한 내측화 등이 후천적 비익 후퇴의 원인이다.

따라서, 외측각을 바깥쪽으로 펼쳐 외측화시키면 본래의 형태로 복원할 수 있다. 이를 교정하는 데 alar spreader graft가 매우 효과적인 방법이며, 실제로 대부분의 내측형 비익 후퇴는 이것 만으로도 좋은 결과를 얻을 수 있다. 그러나, 이 방법만으로도 충분한 결과가 얻어지지 않으면, alar rim graft 등의 추가적인 술식이 요구된다.

그러나, 외측형 비익 후퇴는 선천적인 경우가 많은데, 연부조직이 부족하기 때문에 alar spreader graft만으로는 한계가 있다. 따라서, 부족한 비익연의 조직을 보완하기 위해 alar

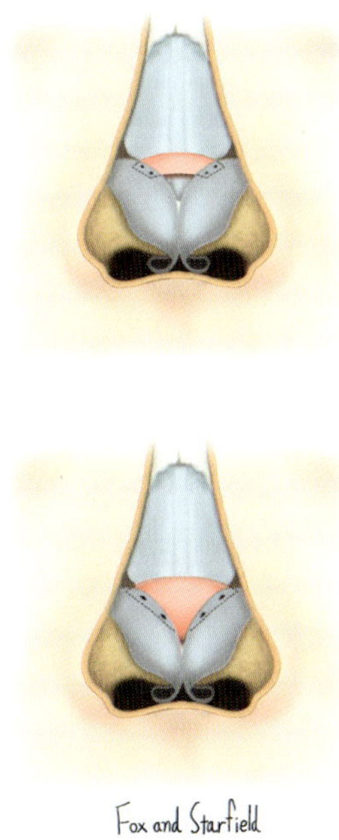

Fig 10-5. Alar spreader graft

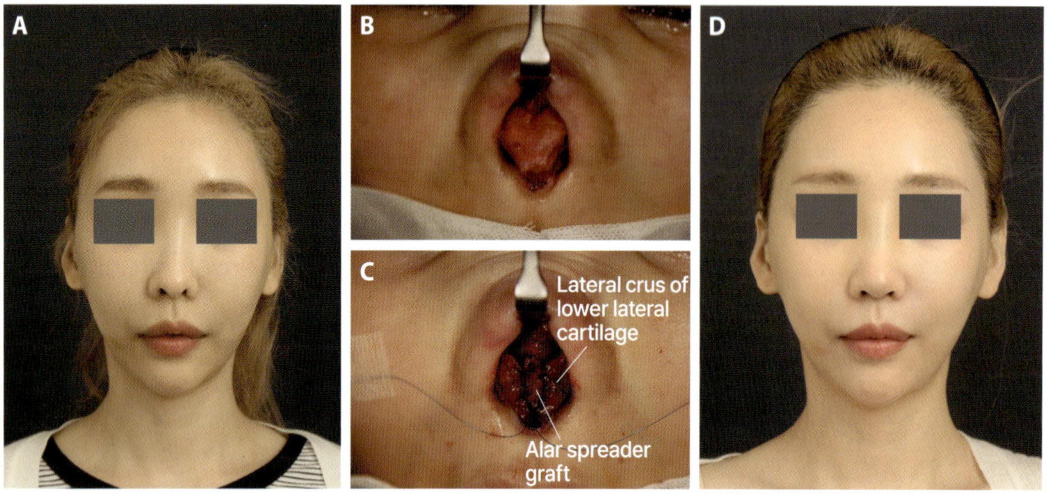

Fig 10-6. 비익 후퇴 교정을 위한 alar spreader graft. A. 중등도 중앙형 비익 후퇴를 가진 환자 B. Alar spreader graft를 시행하기 전 C. 이개연골을 사용하여 alar spreader graft를 시행한 후의 모습 D. 비익 후퇴가 개선된 모습

rim graft, 복합이식, alar extension graft 등과 같은 추가적인 술식을 통해서 비익연을 확장시킬 필요가 있다.

비익 후퇴의 유형이 수술방법의 결정에 중요하지만, 비익연의 피부의 연장성은 수술의 예후를 좌우한다. 비익연의 피부가 타이트하거나, 비익연에서 cephalic alar groove까지의 거리가 짧은 경우에는 비익연의 미측 연장이 제한적이므로, 강력하게 비익연 피부를 연장시킬 수 있는 술기를 포함하여야 한다.

Alar Spreader Graft

Alar spreader graft은 하외측 연골의 돔과 외측각 사이에 삽입되어 두측으로 올라간 외측각을 펼쳐주는 역할을 하는 가교 이식술이다(Fig. 10-5).

비중격 연골 또는 이개 연골을 막대 또는 삼각형 형태로 외측각 사이에 삽입함으로써 외측각을 외측화(lateralization)시키는 데 사용된다.

Alar spreader graft은 중등도에서 중증의 비익 후퇴 교정에 적합하며, 특히 내측형과 중앙형에서 더욱 효과적이다(Fig. 10-6). 그러나, 하외측 연골이 외측화 하면서 코끝이 뭉툭해지는 경향이 있을 수 있다.

비익연 이식(Alar Rim Graft)

비익연을 따라서 비중격 연골이나 이개연골을 이식하는 방법으로, 간단하고, 초심자도 쉽게 익힐 수 있는 방법으로, 약 2-3 mm 정도의 비익연 미측 이동 효과를 얻을 수 있다(Fig. 10-7).

비익연 이식은 작은 절개를 통해 비내 절개로 가능하다. 두 개의 절개는 vestibular roof의 내측과 외측에 이식 방향에 수직으로 가한다. 이 절개들을 통해, 아이리스 가위를 사용하여 포켓을 형성한다(Fig. 10-8). 개방형 절개에서는 외측각 미측 절개의 내측 방향에서 포켓을 형성할 수 있다. 포켓은 가능한 비익연에 최대한 가깝게, 비익연에 평행하게 만든다. 이식 연골의 폭은 최소한 2-3 mm이어야 하고, 경우에 따라서는 4-5 mm에 이른다. 길이는 10-15 mm이다. 이식편

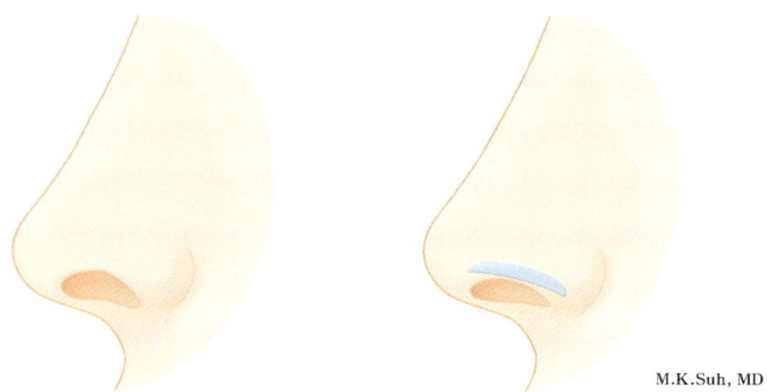

Fig 10-7. 비익연 이식(Alar rim graft)

은 비익 후퇴가 가장 심한 부위에 위치하게 될 부위가 가장 넓게 디자인한다. 이식편은 대개 고정할 필요는 없으나, 이식편이 포켓에서 빠져나올 우려가 있으면, 주변 연부 조직에 고정할 수 있다.

이 술식은 경도 또는 중등도의 비익 후퇴에 사용되며(Fig. 10-9), 결과는 비익연의 연부 조직 자체의 신축성에 크게 영향을 받는다.

비익연 이식은 단독으로 사용되기도 하지만, 다른 술식을 보완하는 방식으로 사용될 수 있다(Fig. 10-10).

비익연 이식은 연조직이 부족한 외측형 후퇴에는 효과적이지 않으며, 심한 외측형 비익 후퇴에는 articulated alar rim graft가 필요하며, articulated alar rim graft는 단독으로 또는 복합 이식이나 전정 V-Y 전진술과 병행하여 더 시행한다.

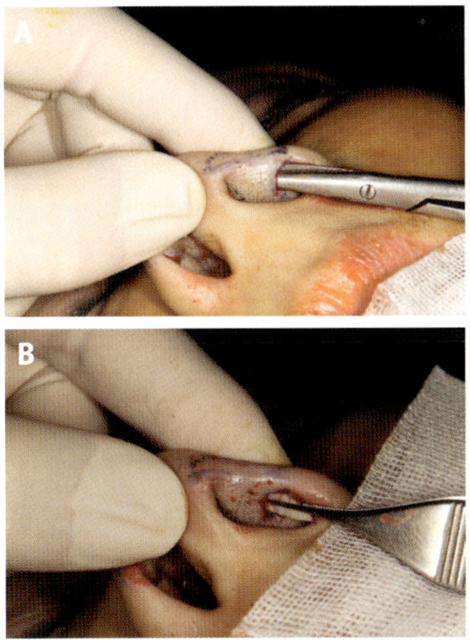

Fig 10-8. 비내 절개를 통한 비익연 이식

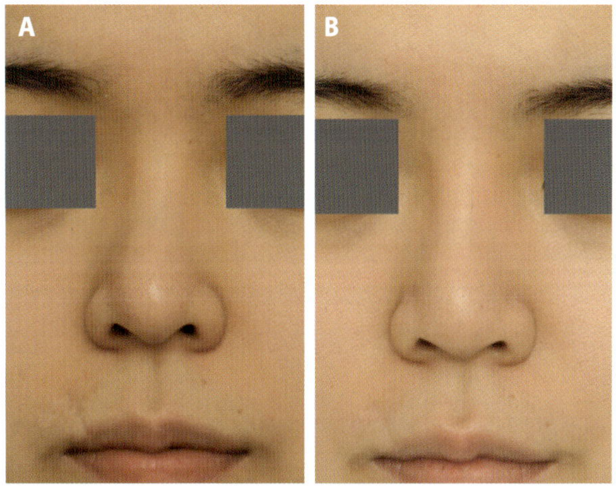

Fig 10-9. 비익연 이식을 통한 비익 후퇴 교정. A. 경도의 양측에 비익 후퇴를 가진 이 환자는 비익연 이식(비중격 연골)을 시행받았다. B. 수술 후 개선된 비익연의 윤곽을 관찰할 수 있다.

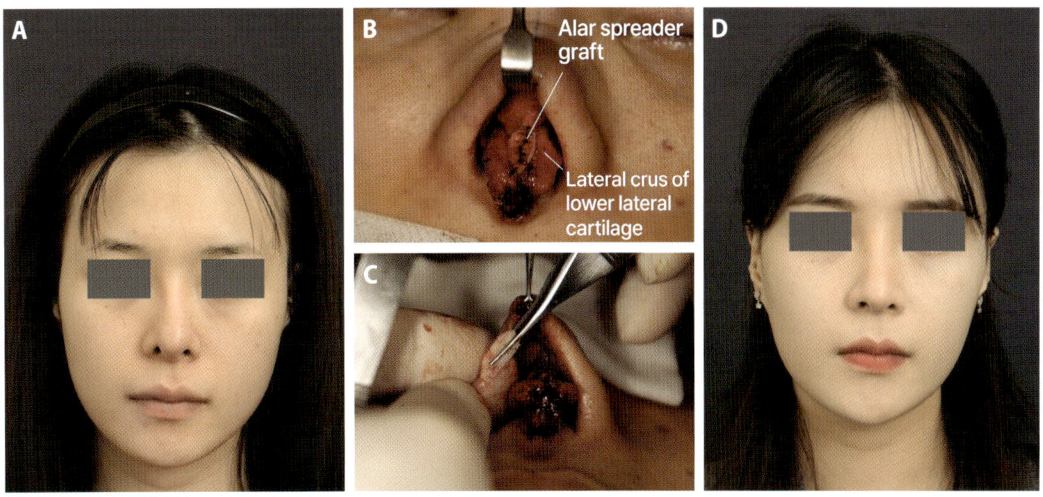

Fig 10-10. 비익연 후퇴 교정을 위한 외측각의 재위치와 비익연 이식. A. 이 환자는 양측의 비익연 후퇴를 가지고 있다. B. 비익연 후퇴의 교정을 위해서, alar spreader type의 역회전 이식을 시행하여 외측각을 미측 방향으로 재배치하였다. C. 또한 비익연 이식도 시행함 D. 수술 후 비익연 후퇴가 개선되었다.

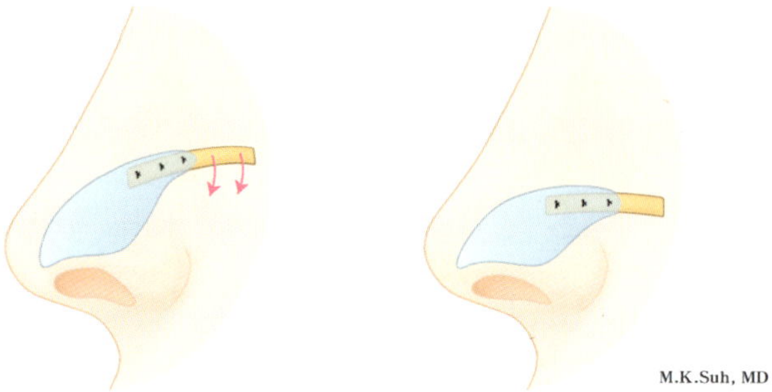

Fig 10-11. 외측각의 미측 방향 재위치를 위한 lateral crural strut graft

Lateral Crural Strut Graft

이 술기는 외측각이 두측으로 잘못 위치되어 발생한 비익연 후퇴의 교정에 유효하며, 외측각을 미측으로 재위치시켜 비익연을 교정한다(Fig. 10-11). 비중격 연골이 선호된다. 외측각을 비강 점막으로부터 박리하여 분리한 후, 준비된 연골 이식편을 외측각 아래에 삽입한 후 5-0 PDS로 외측각에 봉합한다. 이식편과 외측각은 미측으로 이동한 후, 이식편의 바깥쪽 끝 부위를 pyriform aperture 가장 자리에 형성한 포켓에 넣어 고정되게 한다.

Articulated Alar Rim Graft

비익연 이식의 변형이다.

플로팅 타입의 비익연 이식이 경도 또는 중등도 비익 후퇴의 교정에 효과적이지만, 심한 후퇴에는 효과가 제한적이다. 이식 연골이 코끝의 연골 복합체와 구조적으로 연결되어 있지 않아서 이식 후에 비익연 연부 조직의 shrink-wrap effect의 수축력에 의해 비익연의 이식편-연부조직 복합체가 두측 방향으로 다시 이동하기 쉽기 때문이다.

Articulated alar rim graft는 비익연 이식편을 코끝의 연골 복합체에 고정하여, 코끝 복합체와 구조적으로 통합된 형태를 보임으로써, 비익연을 강력하게 지지하는 cantilever 역할을 하여, 비익연의 두측 및 내측으로의 이동을 방지한다(Fig. 7-79).

Articulated alar rim graft를 시행할 때는, 효과적이고 안정적인 이식편의 유지를 위해서 비중격 연장 이식 등의 강력한 구조적 이식(structural graft)과 같이 사용하는 것이 필요하다. Articulated alar rim graft만으로는, 비익연을 미측으로 강하게 밀어내는 효과가 제한적이다.

이식편의 근위부는 5.0 PDS로 비중격 연장 이식편 또는 그 위의 중첩이식/방패 이식편에 고정되는데, 이식편은 중심

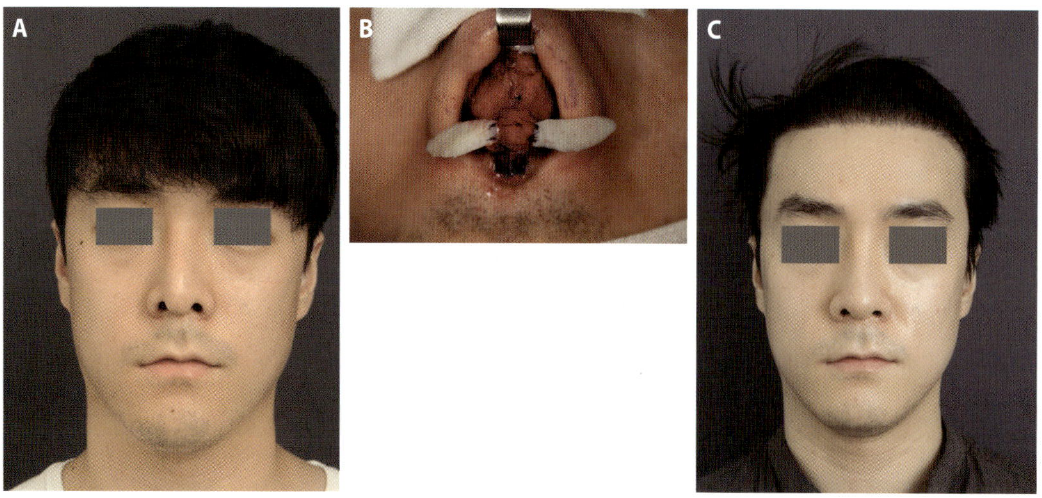

Fig 10-12. Articulated alar rim graft를 이용한 비익 후퇴의 교정. A. 심한 비익 후퇴를 가진 환자. B. 늑연골을 이용하여 비주 지주 이식과 articulated alar rim graft를 시행함 C. 수술 후 2년경에 비익 후퇴가 잘 교정된 모습

선에 90°의 각도로 배치된다. 이식편 원위부는 비익연의 경계를 따라 형성된 피하 포켓에 들어가게 된다. 이 술기는 중등도 및 심한 비익 후퇴에 효과적이다(Fig. 10-12). 이식편은 soft triangle 부위를 부분적으로 통과하므로, 이 부위의 심한 찝힘이나 비익 후퇴가 있는 경우에도 매우 효과적이다.

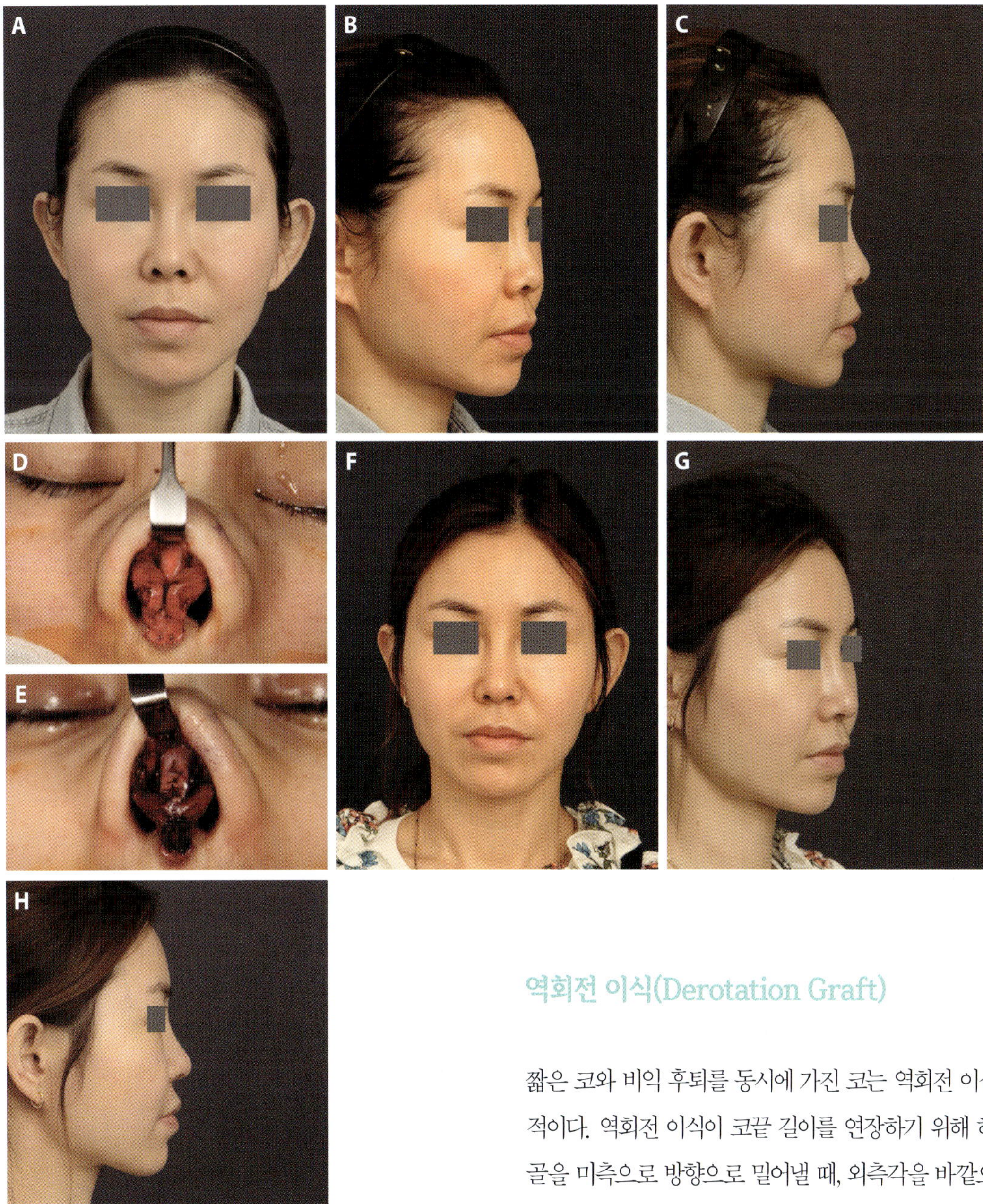

Fig 10-13. 비익 후퇴 교정을 위한 역회전이식(derotation graft). A, B, C: 코끝이 위로 들리고 비익이 후퇴된 환자 D. 역회전이식 전 E. 역회전이식이 하외측 연골을 미측으로 밀어내고 외측각을 바깥으로 펼쳐줌 F, G, H. 3개월 후 모습

역회전 이식(Derotation Graft)

짧은 코와 비익 후퇴를 동시에 가진 코는 역회전 이식이 효과적이다. 역회전 이식이 코끝 길이를 연장하기 위해 하외측 연골을 미측으로 방향으로 밀어낼 때, 외측각을 바깥으로 펼쳐주는 방식으로 사용될 수 있다(Fig. 10-13). 이 목적을 위해, 이식편의 미측 절반의 양측 외측 경계를 하외측 연골 외측각의 두측 경계에 봉합하여 외측각을 외측으로 펼쳐준다.

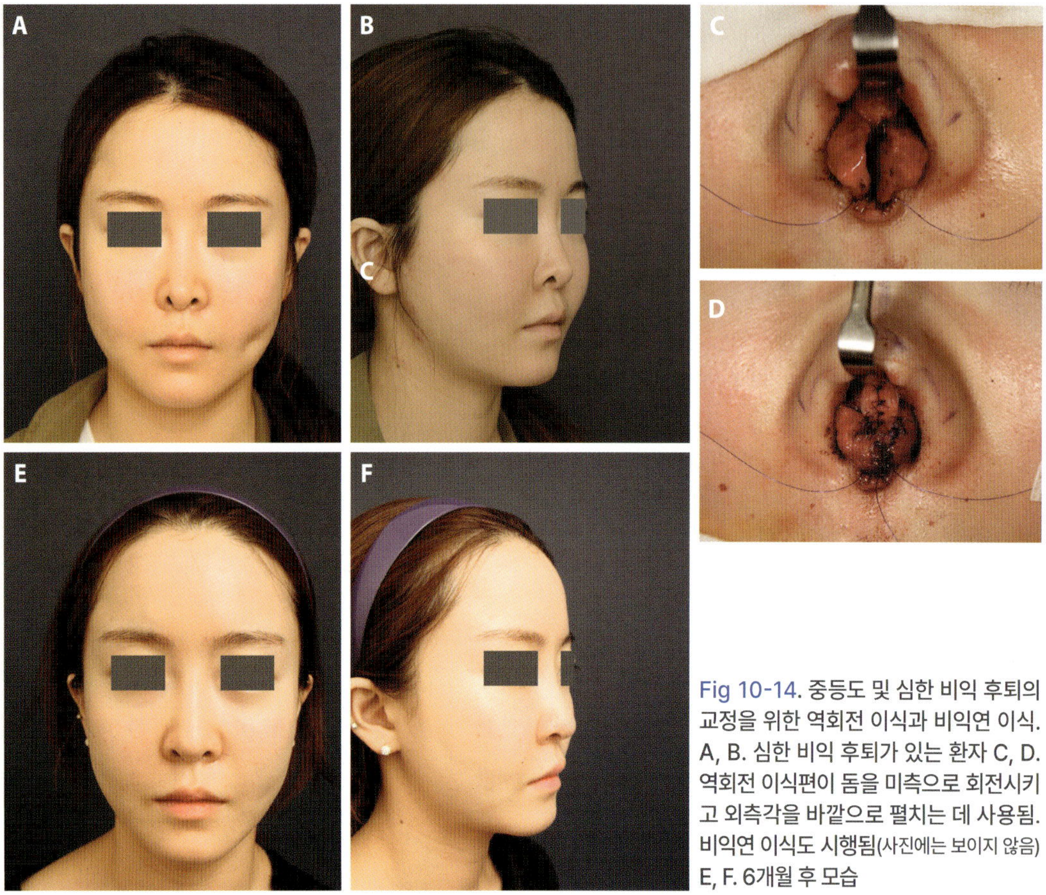

Fig 10-14. 중등도 및 심한 비익 후퇴의 교정을 위한 역회전 이식과 비익연 이식. A, B. 심한 비익 후퇴가 있는 환자 C, D. 역회전 이식편이 돔을 미측으로 회전시키고 외측각을 바깥으로 펼치는 데 사용됨. 비익연 이식도 시행됨(사진에는 보이지 않음) E, F. 6개월 후 모습

역회전 이식은 단독으로 시행할 수도 있고, 심한 비익 후퇴를 교정하기 위해서 다른 술식과 함께 시행할 수도 있다 **(Fig. 10-14)**.

복합 이식(Composite Graft)

복합 이식은 반흔 구축, vestibular lining의 부족이나 비밸브 협착이 있는 경우에 효과적이다. 중등도 이상의 비익 후퇴에 사용될 수 있다.

연골-피부 복합 이식은 이개의 세 군데 부위에서 채취할 수 있다**(Fig. 10-15)**. 가장 좋은 공여 부위는 cymba concha로, 이는 비익 가장자리의 내면 형태에 가장 근접하기 때문이다. Triangular fossa는 피부가 얇다는 장점이 있다. 공여부 결손은 대부분 1차 봉합이 가능하다. 이식이 클 경우, 결손은 전층 피부 이식이나 국소 피판으로 봉합할 수 있다. 피부 이식은 후이개 부위에서 채취할 수 있으며, 국소 피판은 후이개 island flap으로 채취할 수 있다.

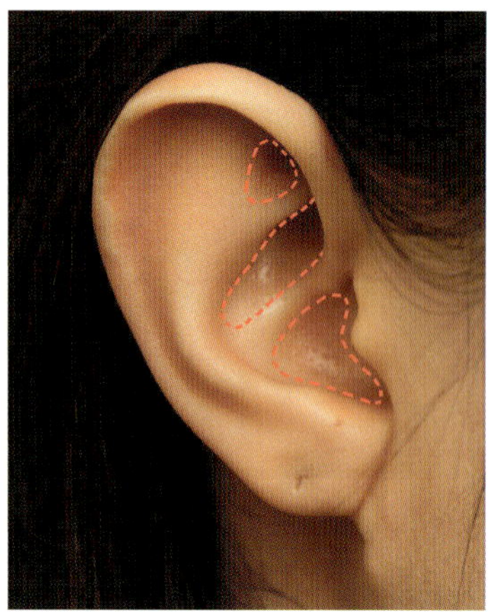

Fig 10-15. 복합 이식의 공여부

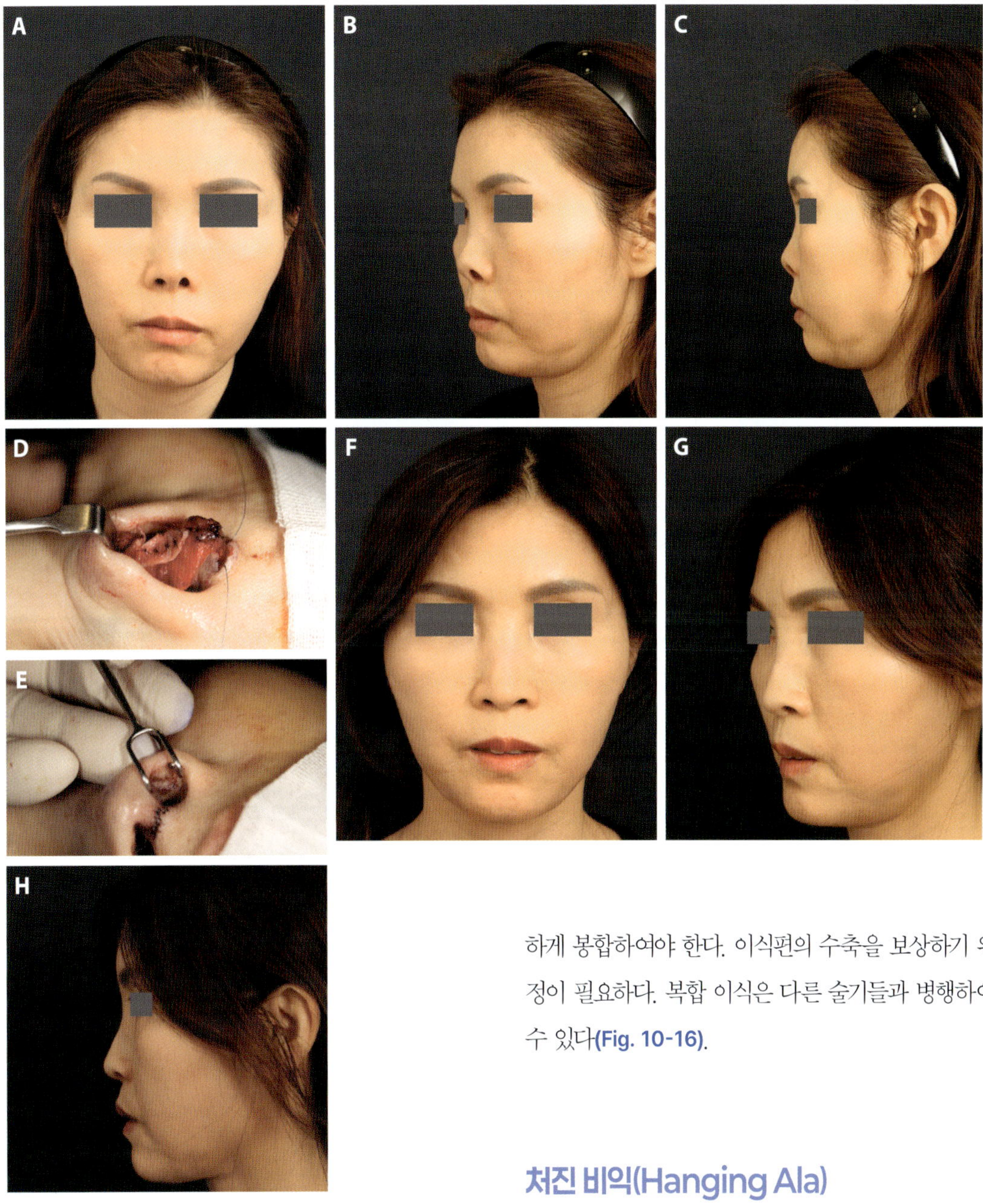

Fig 10-16. 역회전 이식(derotation graft) 및 복합 이식술을 통한 들린 코끝과 비익 후퇴의 교정. A, B, C. 이 환자는 들린 코끝과 왼쪽의 비익 후퇴를 가지고 있다. D. 비주 지주 이식과 역회전 이식을 통해서 코끝을 하방으로 회전시킴 E. Triangular fossa에서 연골-피부 복합 이식을 채취하여, 왼쪽 비내 절개 부위에 이식한 모습 F, G, H. 수술 후 15개월 후 모습

복합 이식은 비익연과 외측각의 미측 가장자리 사이에 위치한다. 조직에 대한 열 손상을 최소화하기 위해 bipolar 전기 응고기가 사용된다. 이식편은 6-0 흡수성 봉합사로 세심하게 봉합하여야 한다. 이식편의 수축을 보상하기 위해 과교정이 필요하다. 복합 이식은 다른 술기들과 병행하여 시행할 수 있다(Fig. 10-16).

처진 비익(Hanging Ala)

비익 처짐은 하외측 연골의 잘못된 위치보다는 비익연의 연조직 과잉에 의해 발생하며, 주로 비익연의 외측부위에 나타난다.

경미한 비익 처짐은 내부 비점막과 피하조직을 길쭉한 타원형으로 절제하는 간단한 수술로 해결할 수 있다(Fig. 10-17, Fig. 10-18).

이때 절개는 외부 피부를 포함하지 않는다. 그러나 중증

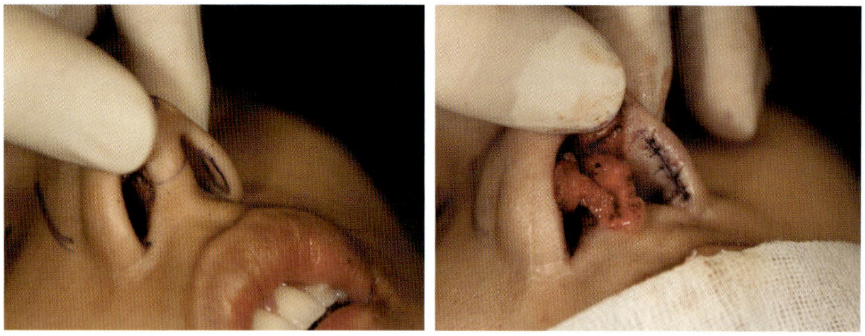

Fig 10-17. 비익 처짐 교정을 위한 비점막 및 피하조직의 타원형 절제술

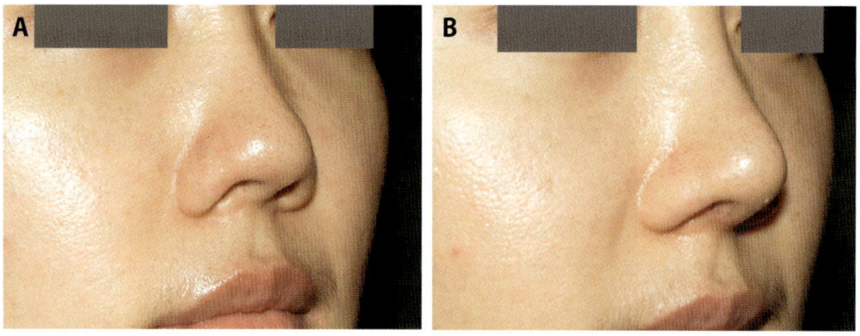

Fig 10-18. 처진 비익의 수술 전후. A. 수술 전 B: 수술 후

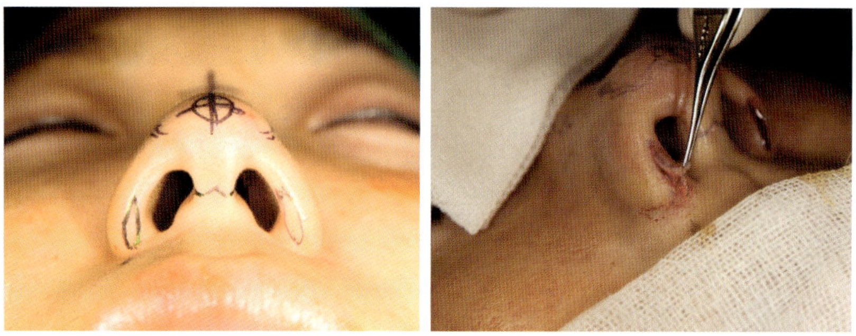

Fig 10-19. 두터운 피부에서의 쳐진 비익의 교정

의 비익 처짐이거나 피부가 두꺼운 환자의 경우, 내부 비점막 절제만으로는 충분하지 않을 가능성이 크고, 절개 부위 봉합 후 비익연이 안쪽으로 말려들어가면서 비익연의 윤곽이 둔화될 수 있으므로, 외부 피부와 내부 점막을 모두 절제하는 것이 더 나은 선택이 될 수 있다(**Fig. 10-19**).

또한 후퇴된(retracted) 비익을 가진 환자를 평가할 때 주의해야 한다. 정상적인 측면 비익연이 처진 것처럼 보일 수 있기 때문이다. 이러한 경우는 실제로 중간 비익(medial ala)의 후퇴로 인해 발생하는 "유사 비익 처짐(pseudohanging ala)"으로 간주되며, 근본적인 문제인 중간 비익을 교정하는 방식으로 접근해야 한다.

두꺼운 비익(Thick Ala)

두꺼운 비익은 단독으로 또는 처진 비익과 동반할 수 있다.

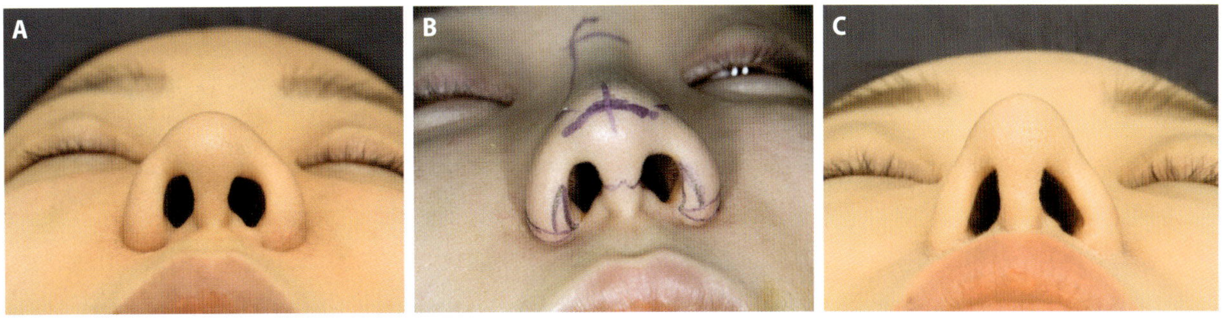

Fig 10-20. 두꺼운 비익 교정. A. 두꺼운 비익을 가진 코 B. 두꺼운 비익 교정 및 넓은 콧날개 기저부 축소를 위한 수술 디자인 C. 코끝 성형, 콧날개 기저부 축소 및 두꺼운 비익 교정 5년 후의 모습

두꺼운 비익을 교정하기 위해서는 비익 가장자리의 미측 두꺼운 부분에 타원형 절개를 시행한다. 절제는 비익 벽의 피부와 피하 조직을 포함하되, 피하조직을 깊게 절제해야 한다 (Fig. 10-20).

얇은 비익(Thin Ala)

아시아인에서 얇은 비익은 흔하지 않다. 기능적으로는 외비밸브 부전을 동반할 수 있다.

얇은 비익의 교정은 alar rim graft나 lateral crural onlay graft로 가능하지만, 외비밸브 부전의 교정에는 효과적이더라도, 얇은 비익에 큰 변화를 기대할 수 있는 것은 아니다.

비주 변형의 교정

처진 비주(Hanging Columella)

처진 비주는 비주가 비익연에 비해 과도하게 미측 방향으로 내려와 있는 것을 말한다. 코가 길어 보이고, 옆모습에서 비주의 내측과 막성비중격이 많이 보이게 된다.

진성 처진 비주(true hanging columella)와 가성 처진 비주(pseoudohanging columella)를 구분해야 한다. 가성 처진 비주는 비익 후퇴로 인해서 비주가 처진 것 같은 착시를 일으키는 것이다. 이것은 진성 처진 비주와는 교정방법이 다르므로, 구분을 해야 한다.

처진 비주가 비익 후퇴를 동반하는 경우도 존재한다.

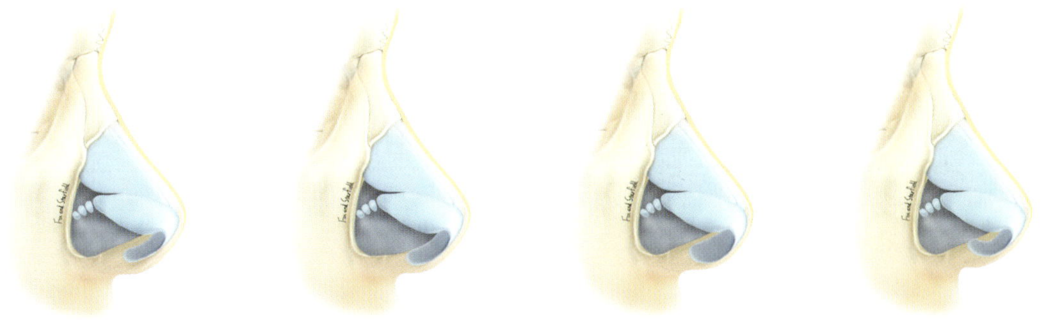

Fig 10-21. 원발성 처진 비주는 다음과 같은 요인들로 인해 발생할 수 있다. 넓은 막성비중격, 긴 비중격 연골 하단, 넓은 내측각, 그리고 길고 커브 된 내측각

처진 비주의 해부학적인 요인

비주의 위치와 관련된 해부학적 구조는 하외측 연골의 내측각, 막성비중격, 그리고 비중격연골의 하단부이다. 비주 처짐의 해부학적 원인과 의인성 원인은 다음과 같다(Fig. 10-21).

① 과도하게 넓은 막성비중격
② 비중격 연골 하단 부위가 미측으로 내려와 있는 경우
③ 내측각의 폭이 넓은 경우
④ 길고 과도한 곡선형의 내측각
⑤ 부적절한 코성형으로 인한 의인성 원인으로는 비중격 연장 이식이 미측으로 위치된 경우가 드물지 않다.

처진 비주의 교정

처진 비주의 교정은 그 근본적인 해부학적 이상과 의인성 원인에 따라 이루어진다.

비중격 연골 하단의 절제(Caudal Septal Shortening)

긴 비중격 연골 하단으로 인해 비주가 아래로 처진 경우, 비중격 연골 하단을 일부 절제하여 내측각을 두측 방향으로 재배치할 공간을 만들어야 한다.

비중격 연골의 띠 모양 절제(strip resection)는 다음과 같은 방식으로 시행될 수 있다. 첫째, 처진 비주를 교정하고 코끝을 두측으로 회전시키기 위해 전체 미간중격을 절제하는 방법(Fig. 10-22).

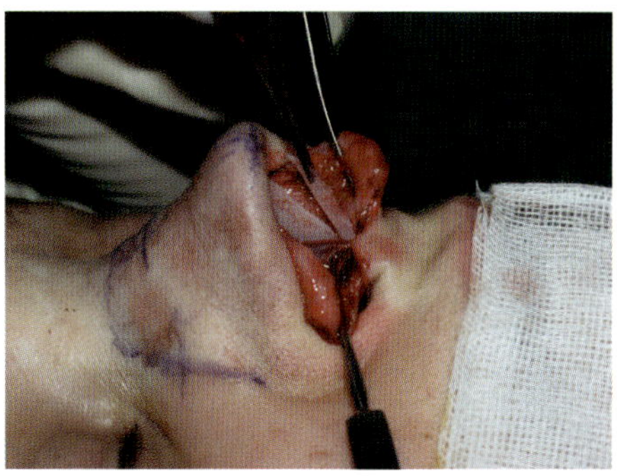

Fig 10-22. 비중격 연골의 하단부위를 전체적으로 절제(단축)

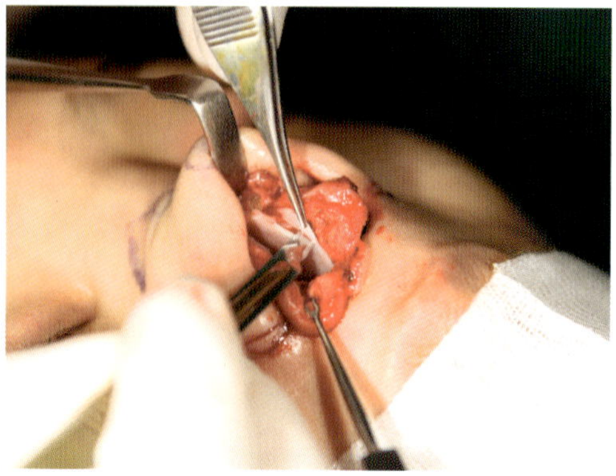

Fig 10-23. 비중격 하단의 anterior 부위 절제

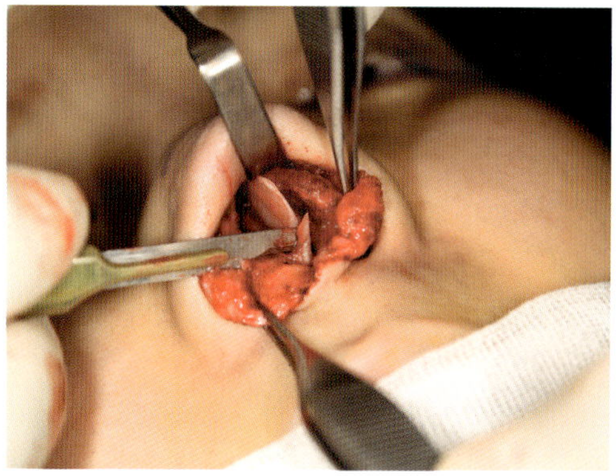

Fig 10-24. 비중격 하단의 posterior 부위 절제

둘째, 코끝의 두측 회전을 위해 비중격 연골 하단의 anterior 부위만 절제하는 방법(Fig. 10-23).

셋째, 코끝 회전 없이 posterior 쪽 비주 처짐을 교정하기 위해 비중격 하단의 posterior 부위만 절제하는 방법(Fig. 10-24).

대개 2-3 mm 정도의 절제가 필요하지만, 더 큰 교정이 필요한 경우에는 3 mm 이상의 절제가 필요할 수 있다. 전비극(anterior nasal spine, ANS)은 rongeur나 절골도를 사용해 부분적으로 제거할 수 있다.

비중격 하단 절제 후에는 남아 있는 막성비중격이 내측각의 두측 방향 재배치를 방해하거나 외 비밸브를 좁게 만들 수 있다. 따라서 이 과잉 막성비중격은 두측 방향으로 재배치(redrape)하거나 띠 모양으로 절제해야 한다.

내측각 다듬기 및 재구성(Trimming and Reshaping of the Medial Crura)

내측각이 과도하게 넓고 미측 방향으로 돌출되어 있으면, 내측각의 미측연(caudal margin)을 다듬는 수술이 필요하다. 그러나 내측각을 절제하더라도 구조가 약해지지 않도록 주의해야 한다(**Fig. 10-25**). 다듬은 내측각을 서로 봉합하거나, 약해진 경우에는 비주 지주 이식을 시행할 수 있다.

선천적으로 C자 형태의 만곡이 심한 내측각은 내측각의 미측연을 다듬고, 가장 볼록한 부위를 절제함으로써 교정할 수 있다(**Fig. 10-26**).

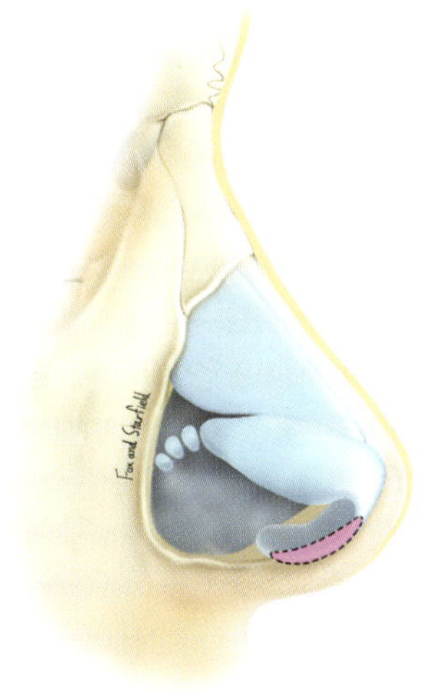

Fig 10-25. 내측각에 대한 trimming

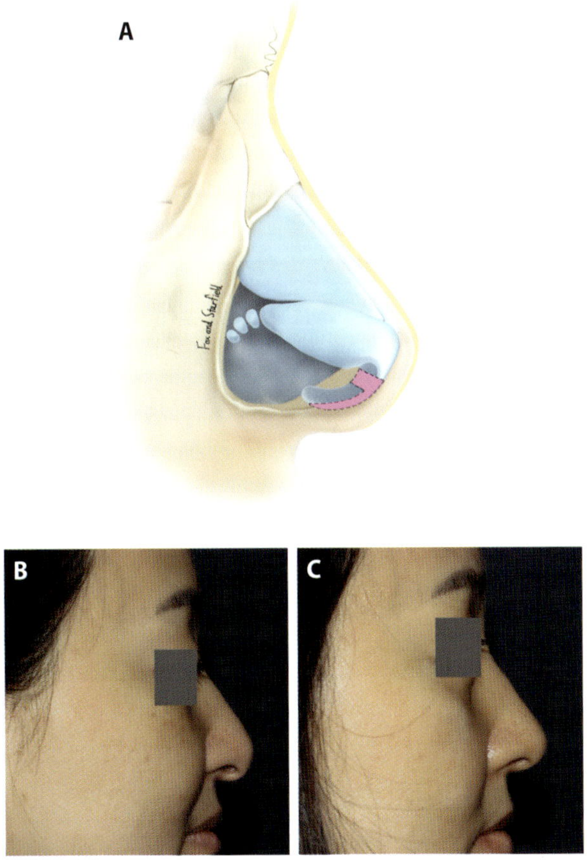

Fig 10-26. 내측각 미측연(caudal margin) 다듬기 및 가장 볼록한 지점에서의 분절 절제(segmental resection). A. 수술 기법의 일러스트 B. 처진 비주를 가진 이 환자는 내측각 절제술을 받음 C. 수술 후 모습

내측각-비중격 봉합(Medial Crural-Septal Suture)을 통한 내측각의 두측 이동

이 봉합술은 내측각과 비중격 연골의 하단부위를 관통하여 내측각을 두측 방향으로 밀어 올리기 위해 시행된다(**Fig. 10-27**).

이 봉합 기법은 단독으로 시행하여 처진 비주를 교정할 수 있으며, 비중격 하단 부위 절제와 병행하여 사용할 수도 있다.

내측익연골이 약한 경우에는 반드시 비주 지주 이식과 함께 시행해야 한다.

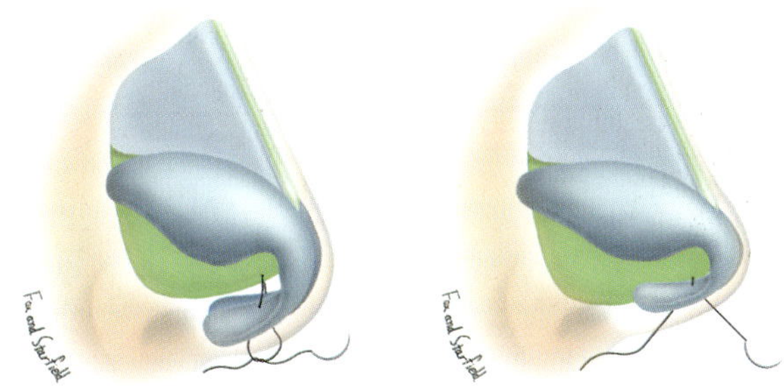

Fig 10-27. 내측각-비중격 봉합(Medial crural-septal suture)

이 봉합술의 가장 중요한 전제 조건은 비중격 하단이 반듯한 상태여야 한다는 점이다. 만약 비중격이 휘어져 있다면, 교정한 후에 봉합술을 시행해야 한다.

과잉 막성 비중격의 절제(단축)

경미한 막성 비중격의 과잉(redundancy)은 두측으로 다시 덮고 매트리스 봉합으로 고정할 수 있다. 그러나 과도한 과잉 조직은 절제가 필요하다. 점막의 절제는 transfixion incision을 통해 시행되며, 과잉된 조직은 띠 모양으로 절제하고, 1차 봉합(primary closure)로 닫는다**(Fig. 10-28)**.

막성 비중격은 점막성 부분(mucous membranous portion)과 비전정 피부 부분(vestibular skin portion)으로 구성되어 있다. 이 중 점막성 부분만 절제하고, 비전정 피부는 반드시 보존해야 한다. 비전정 피부를 절제하게 되면 점막이 노출되어 콧물이 계속 흐르는 상태(weeping nose)가 발생할 수 있다.

막성 비중격의 단축 수술은 처진 비주를 교정하는 과정에서 마지막 단계로 시행한다.

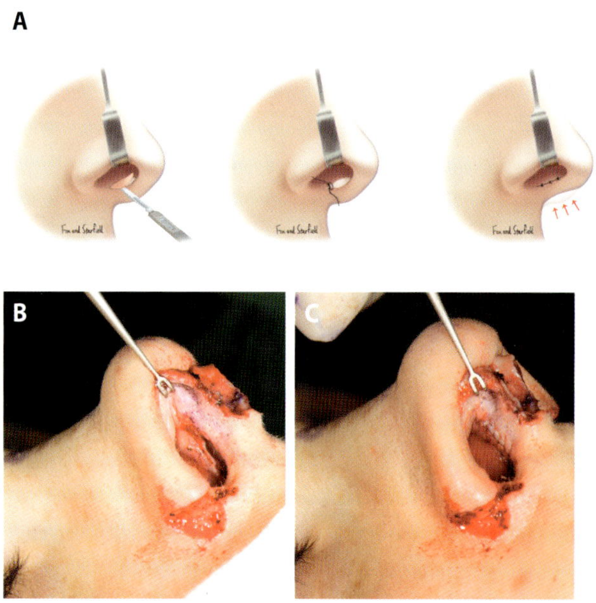

Fig 10-28. 막성비중격의 절제(단축)

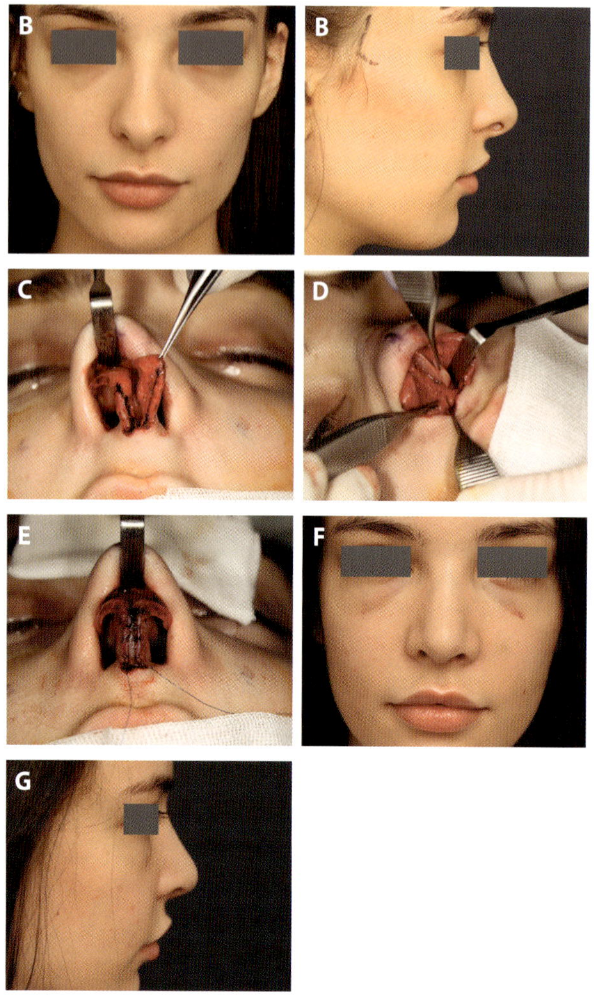

Fig 10-29. 다양한 기법을 조합한 처진 콜루멜라의 교정. A, B. 처진 비주를 가진 환자 C. 넓은 내측각을 다듬음 D. 비중격 하단의 posteior 부위를 절제함 E. 비주 지주 이식과 내측각-비중격 봉합 시행 F, G. 수술 2주 후 모습

여러 술기의 조합

대부분의 처진 비주는 위에서 언급한 수술 기법들을 조합해서 교정할 수 있다**(Fig. 10-29)**.

비주 후퇴(Retracted Columella)

아시아인에게서 비주 후퇴는 매우 흔하다. 특히 짧고 들어간 비주가 후퇴된 상악과 함께 나타나는 경우는 흔하다.

비주 후퇴의 원인

비주 후퇴는 선천적인 요인과 의인성 요인으로 분류된다.

선천성 요인

① 비중격 하단의 선천적 결손
② 전상악(premaxilla)과 전비극(ANS)의 저형성(hypoplasia)
③ 이차성 구순열 코 변형(secondary cleft lip nose deformity)

의인성 요인

① 비중격 하단의 과도한 절제
② 막성비중격의 과도한 절제
③ 내측각의 과도한 절제
④ 지나치게 조인 내측각-비중격 봉합
⑤ 코끝 성형에서 잘못 시행된 TIG (tongue-in-groove) 기법
⑥ 이전 수술이나 감염으로 인한 반흔 구축

일차성 비주 후퇴의 수술 기법

Footplate의 근접 봉합(approximation)

Footplate를 내측으로 서로 봉합하면 subnasale 부위가 전진되는 효과를 얻을 수 있다. 막성비중격을 따라, footplate의 뒤쪽 경계에 최소 절개를 가해 접근이 가능하다. 이 기법은 비주 하부가 약간만 뒤로 후퇴된 경우에 사용할 수 있으며, 비주 지주 이식과 함께 병행할 수 있다.

내측각의 전면 posterior 부위에 연골 이식

만약 하외측 연골의 내측각이 약하지 않다면, 내측각과 비주 피부 사이에 연골 이식을 통해 비주의 후퇴를 교정할 수 있다. 가장 흔하게는 귀연골(auricular cartilage)과 비중격 연골(septal cartilage)이 사용된다(Fig. 10-30).

비주 안쪽에 절개를 가한 후, 내측각의 posterior 부위와 비주 피부 사이에 포켓을 형성하고 그 안에 연골 이식을 삽입한다. 포켓은 대칭적으로, 정중앙에 위치해야 한다. 삽입된

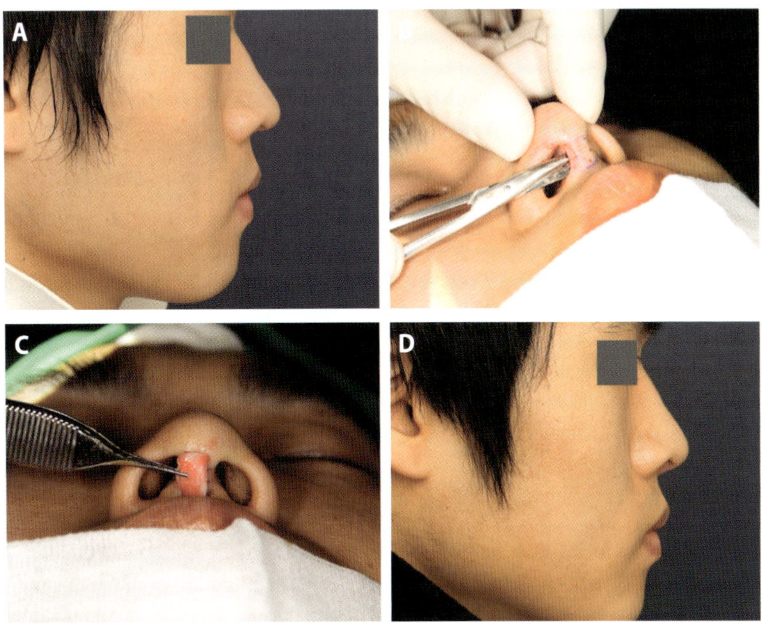

Fig 10-30. 비주의 연골 이식(Cartilage graft in the columella). A. 비주 후퇴를 가진 환자 B, C. 내측각과 비주 피부 사이의 연골 이식 D. 수술 후 모습

이식물은 고정이 필요 없다. 이 술기는 interfootplate suture와 함께 시행할 때 더 효과적이다. 하지만 내측각이 약하거나 비주 피부가 두꺼운 경우에는, 특히 비주가 심하게 함몰된 경우에는 이 기법이 효과적이지 않다.

비주 지주 이식(Columellar Strut Graft)

비주 지주 이식은 코끝을 높이는 효과뿐만 아니라, 후퇴된 비주를 돌출시키는 효과가 있다. 특히, 특히 코끝이 처지고 coumellolabial angle이 예각인 코에서 그 효과가 두드러진다**(Fig. 10-31)**.

비주 돌출을을 위한 비주 지주 이식은 footplate 근접 봉합과 같이 시행하면 더 효과적이다. 비주 절개를 봉합할 때, 후방으로의 후퇴를 방지하기 위해 막성 비중격을 매트리스 봉합(quilting suture)으로 고정할 수 있다.

변형된 비주 지주 이식

비주 지주 이식의 비주 돌출 효과를 증폭하기 위해서 다음과 같은 변형된 방법을 시행할 수 있다.

비중격 하단의 Batten Graft + 비주 지주 이식

비중격 하단이 짧고 함몰된 경우, 연골 이식을 비중격 연골 하단의 양측에 batten graft를 시행하고, 비주 지주 이식을

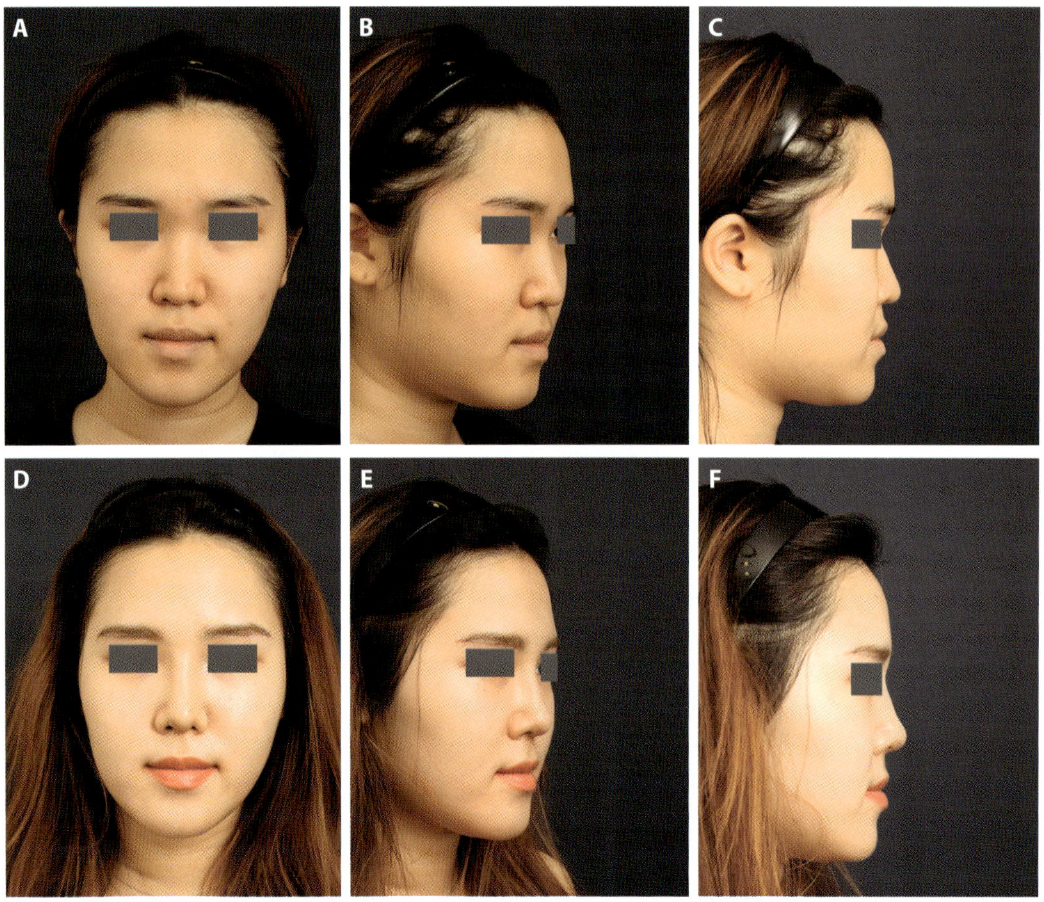

Fig 10-31. 비주 후퇴 및 낮은 코끝 교정을 위한 비주 지주 이식술. A, B, C: 이 환자는 낮은 비배부, 낮은 코끝 그리고 비주 후퇴와 예각의 columellolabial angle을 가지고 있다. 환자는 비배부 융비술(실리콘 보형물), 비주 지주 이식(비중격 연골)을 이용한 코끝 성형술을 시행받았다. D, E, F. 수술 후 사진에서는 높아진 비배부와 코끝 그리고 개선된 비주의 모습을 확인할 수 있다.

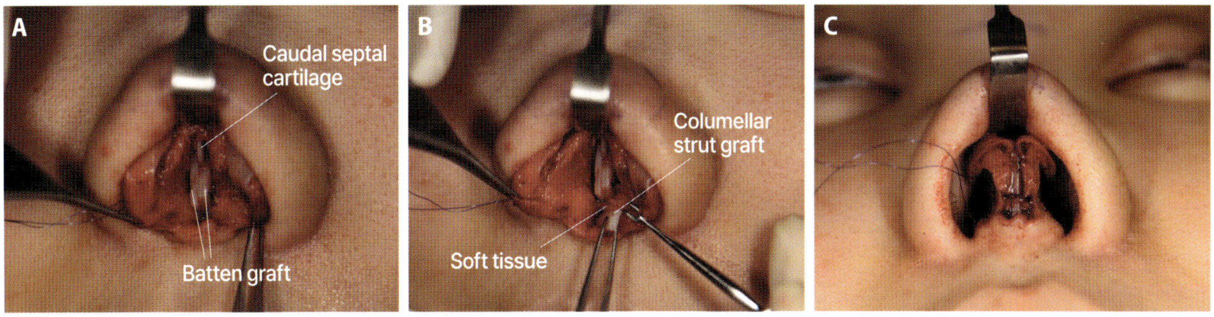

Fig 10-32. 비중격 하단 batten graft와 비주 지주 이식. A: Batten grafts가 비중격 하단의 posterior 양측에 시행됨 B, C. 비주 지주 이식이 batten graft의 앞쪽에 배치되었다.

그 앞쪽에 배치한다(Fig. 10-32).

Batten graft의 공여 연골로는 비중격 연골이 가장 선호된다. Batten graft와 비주 지주 이식 사이에 연조직을 남겨두는 것이 유리하다.

비중격 batten graft와 비주 지주 이식 사이의 막성 비중격을 매트리스 봉합(quilting suture)으로 조여줌으로써, 비주의 돌출을 안정화하고, 지주 이식이 batten graft의 어느 한쪽으로 치우치는 것을 최소화할 수 있다.

이 술식은 비중격 연장술에 비해서 비주의 돌출 효과가 크지는 않지만, 코끝이 부드럽게 잘 움직여진다는 장점이 있다(Fig. 10-33).

비주 지주 이식을 비중격 하단 양측의 batten graft의 미측 말단 사이에 삽입한 후 고정할 수도 있다(Fig. 10-34).

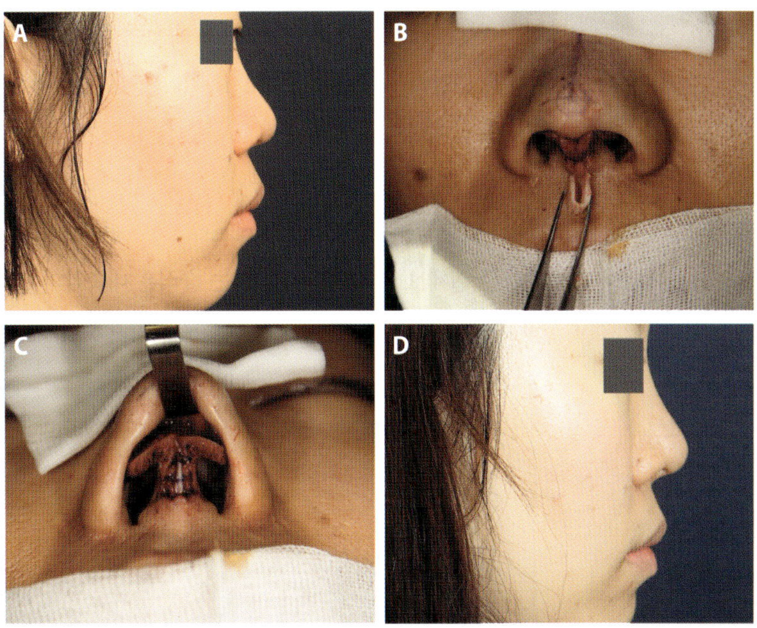

Fig 10-33 비중격 하단 batten graft와 비주 지주 이식을 통한 비주 후퇴의 교정. A. 비주 후퇴를 가진 환자 C. 이개 연골을 구부려서 비중격 하단의 batten graft로 사용하기 위한 모습 C. Batten graft 후에, 비주 지주 이식을 시행한 모습 D. 수술 후 2년 경과 후 비주 돌출이 잘 유지되고 있다.

아시아인들의 코의 형태는 서양인과 다르기 때문에, 비익 기저부 축소에 있어서, 서양인의 미적 기준을 절대적으로 따를 필요는 없고, 서양인과는 다른 아시아인만의 인종 정체성을 보존하면서 전체 얼굴과 조화로운 아름다움을 얻도록 해야 한다. 아시아인들은 내안각 사이 거리가 다소 넓은 경우가 많으므로, 비익 기저부 너비를 내안각 거리와 비교해서 판단하는 것이 항상 맞는 것은 아니다. 또한, 얼굴이 넓은 환자에서 비익 기저부를 줄이면 얼굴 옆면이 더 넓어 보일 수 있으므로, 이 수술은 절대적인 기준보다는 다른 얼굴과의 조화를 고려해서 수술 계획을 세워야 한다.

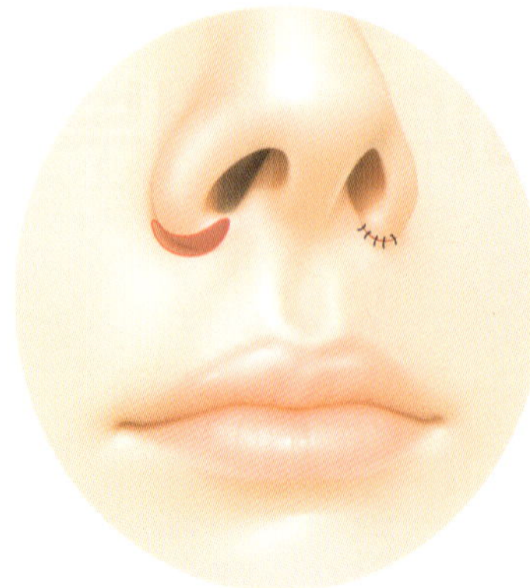

Fig 11-3. 외측 비익 기저부의 쐐기형 절제(Weir 절제술)

수술 기법

비익 기저부 축소는 위에 언급된 원인들에 따라서 방법이 결정된다.

외측 비익 기저부의 쐐기형 절제(Wedge Resection of External Alar Base, Weir Excision)

Weir 절제술은 alar flaring을 교정하기 위해 시행되며, 외측 비익 기저부를 쐐기 모양으로 절제한다**(Fig. 11-3)**.

절개선은 alar-facial groove에서 anterior 쪽으로 1-1.5 mm 떨어진 위치에 두는 것이 봉합을 더 용이하게 하며, alar-facial groove의 소실을 피할 수 있고, 흉터의 질도 더 좋다. 하지만 절개선의 두측 부위는 alar-facial groove에 더 가깝게 위치시켜야 덜 눈에 띄게 된다.

절개 시에는 근육까지는 절개하되, 점막이 관통되지 않도록 해야 한다. 절제할 피부의 폭은 대개 2-4 mm 정도가 흔하다**(Fig. 11-4)**.

자연스러운 형태의 alar-facial groove가 소실되는 것은 보

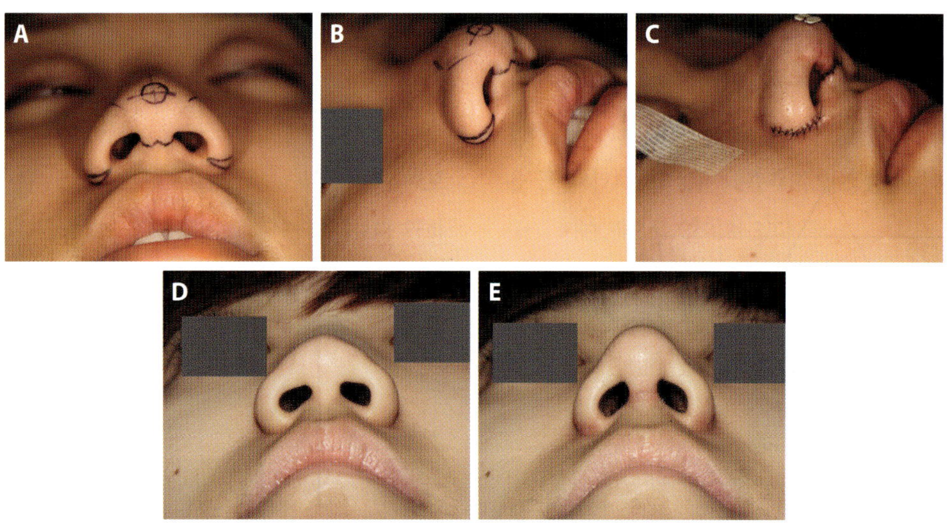

Fig 11-4. 외측 비익 기저부의 쐐기형 절제술. A, B. 외측 비익 기저부의 쐐기형 절제를 위한 디자인 C. 절제 및 봉합 직후 D. 넓은 비익 기저부와 alar flaring이 있는 이 환자는 코끝 융비술과 외측 비익 기저부의 쐐기 절제술을 받았다. E. 수술 후 사진

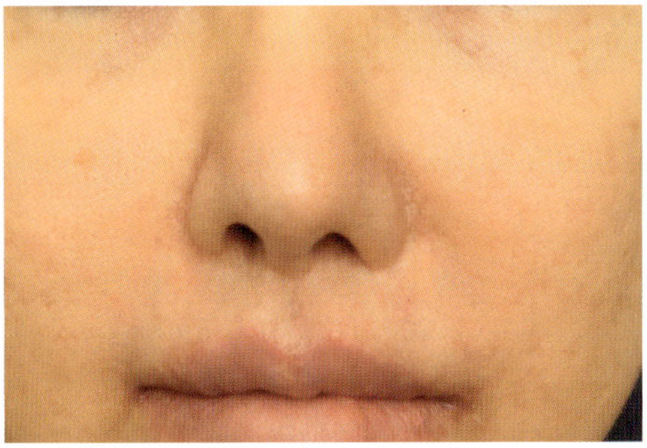

Fig 11-5. 좌측에서 과도한 외측 절제로 인해 자연스러운 alar-facial groove의 소실이 발생하였다.

통 과도한 절제가 주된 원인이다(Fig. 11-5).

이 술식은 alar flaring을 줄여주지만, 실제로 비익 기저부의 너비를 줄여주지는 않는다. 비익 기저부의 너비를 줄이기 위해서는 아래에 설명된 것처럼 비공의 바닥 부위를 절제해야 한다.

심한 alar flaring의 경우에는, Weir 절제술을 코끝 융비술과 함께 시행해야 한다. 또한, 곧은 비중격 연골을 이용한 비익연 이식술(alar rim graft)을 적용하면, 볼록한 비익연을 반듯하게 펴고 지지하는 데 도움이 될 수 있다(Fig. 11-6).

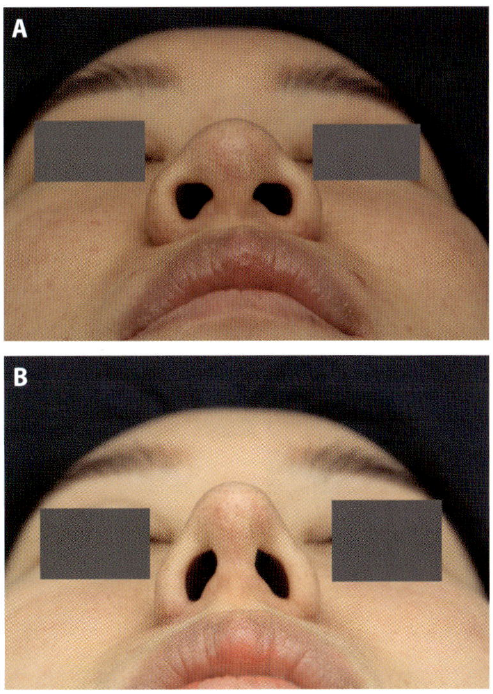

Fig 11-6. Alar flaring의 교정. A. Alar flaring과 역 삼각형 모양의 비공을 가진 코 B. Weir 절제술, 코끝 융비술(비주 지주 이식)과 비익연 이식(비중격 연골)을 시행 후 9개월째 모습

대부분의 경우, 수술 반흔은 눈에 띄지 않는다. 하지만 피지 분비가 많고 모공이 큰 피부에서는 절개 부위에 봉합 자국이나 울퉁불퉁한 흉터가 남을 수 있다. 이러한 경우에는 프락셀 레이저가 도움이 될 수 있다. 함몰된 흉터는 흉터 교정술이 필요하다.

비공 바닥 절제술(Nostril Base Resection)

이 술식은 비공 바닥과 nostril sill을 절제하여 비익 기저부의 너비를 줄이는 방법이다(Fig. 11-7). 하지만 이 술식은 alar flaring을 교정하지는 않는다.

절제할 부위는 nostril sill을 따라 표시한다. 절개는 nostril sill의 수평 부분에 위치시키고, 비공의 외측 모서리는 보존하여 nostril sill의 notching 변형이나 Q자 형태 변형(letter Q-deformity)을 방지해야 한다(Fig. 11-8). 또한, 비공 바닥의 안쪽에는 삼각형 형태의 절제 디자인을 한다. Dog-ear 변형을 방지하기 위해 절개는 alar-facial groove까지 연장되며, 절제량이 많을수록 이 연장 길이도 더 길어져야 한다.

No. 15 메스(blade)로 절개를 시행한 후, 비공 바닥 조직을 절제한다. 측면 피판을 박리하여 들어 올리고, alar nasalis muscle을 분리한다. 두 개의 cinch suture을 사용하여 양측

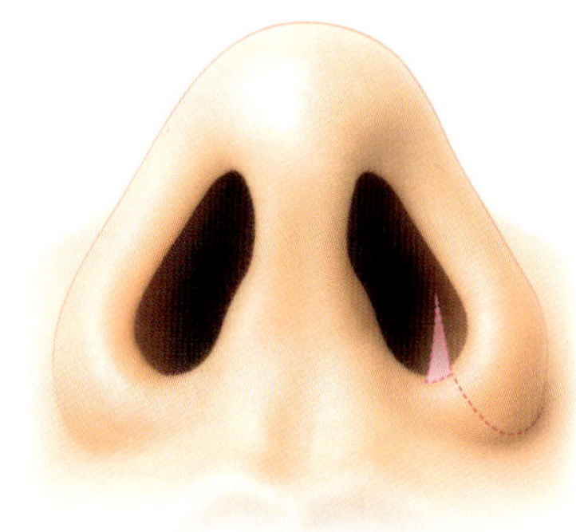

Fig 11-7. 비공 바닥 절제술

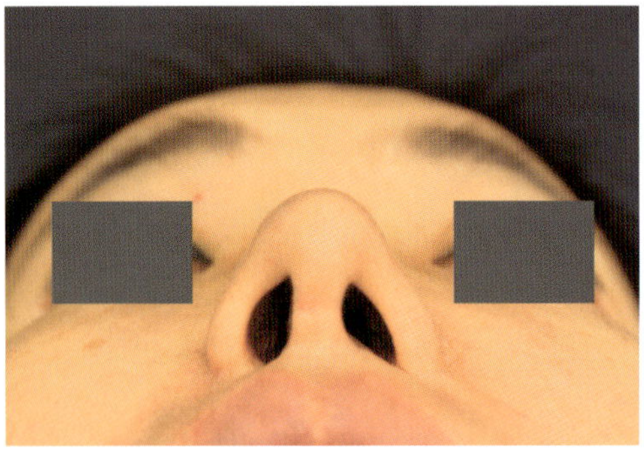

Fig 11-8. 비익 기저부 절제 후 발생한 왼쪽 비공의 Q자 형태 변형 (Letter Q-deformity)

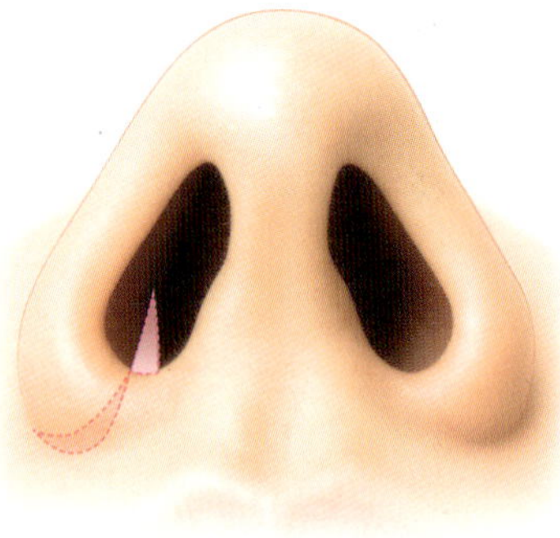

Fig 11-9. 비익 기저부 쐐기 절제 및 비익 바닥 절제

피판을 서로 더 가깝게 당겨준다. 이는 피부 가장자리의 장력을 줄이고, 절개부위가 안쪽으로 말리는 것을 방지하여 봉합부위를 외반시켜준다. 또한 비익과 nostril sill이 만나는 부위에서 발생할 수 있는 notching 변형의 위험을 줄여준다. Alar-facial groove 부위의 절개는 피하 봉합과 6-0 나일론 피부 봉합으로 닫는다. 콧구멍 바닥 봉합은 6-0 Vicryl 봉합사를 사용하여 시행하며, 수직 매트리스 봉합 시 봉합 부위가 외반되도록 주의해야 한다. 이는 이 부위의 봉합 부위가 내반되는 것과 Q자 형태 변형을 예방하는 데 중요하다.

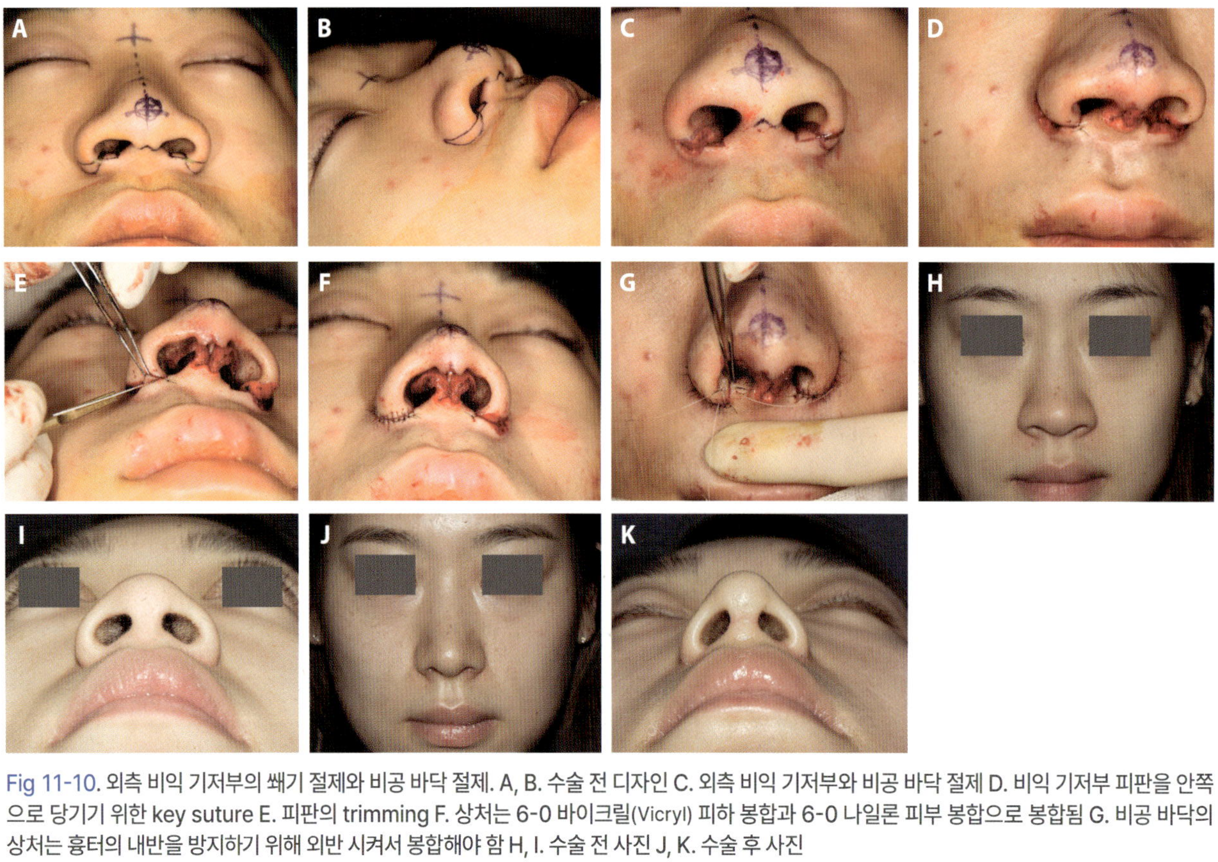

Fig 11-10. 외측 비익 기저부의 쐐기 절제와 비공 바닥 절제. A, B. 수술 전 디자인 C. 외측 비익 기저부와 비공 바닥 절제 D. 비익 기저부 피판을 안쪽으로 당기기 위한 key suture E. 피판의 trimming F. 상처는 6-0 바이크릴(Vicryl) 피하 봉합과 6-0 나일론 피부 봉합으로 봉합됨 G. 비공 바닥의 상처는 흉터의 내반을 방지하기 위해 외반 시켜서 봉합해야 함 H, I. 수술 전 사진 J, K. 수술 후 사진

복합 기법: 외측 비익 기저부의 쐐기 절제(Wedge Resection) 및 비공 바닥 절제(Nostril Base Resection)

Alar flaring과 넓은 비공 바닥이 모두 존재하는 경우, 외측 비익 기저부의 쐐기 절제(wedge resection)와 비공 바닥 절제(nostril base resection)가 필요하다(Fig. 11-9).

이 기법은 외측 비익의 쐐기 절제를 통해 alar flaring을 줄이고, 동시에 내부 비공 바닥 절제를 통해 비익을 중앙으로 모아 비익 기저부의 폭을 줄이는 복합 절제 방식이다(Fig. 11-10).

Alar-facial groove의 절개 부위는 피하 봉합과 피부 봉합으로 닫는다. 비공 바닥은 앞서 설명한 방법에 따라 봉합하여 상처가 안쪽으로 말리는 것을 방지한다.

대부분의 동남아시아 환자에서는 비익 기저부 축소 시 이러한 복합적인 기법들의 조합이 필요하다(Fig. 11-11).

두터운 비익연의 교정

두꺼운 비익연을 교정하기 위해, 비익연 기저 가장자리의 두꺼운 부위의 미측 표면에 타원형 절개를 시행한다(Fig. 11-12). 비공 벽 안쪽의 피부와 피하조직을 절제하며, 피하조직은 넓고 깊게 절제해야 한다.

주의점

일반적으로 비익 기저부의 미측 부위는 두측 부위보다 더 넓다(Fig. 11-13). 즉, 비익 축(alar axis)은 아래쪽과 바깥쪽을 향하고 있다. 그러나 수직 방향으로 정렬된 비익 축에서 비익 절제를 시행하면, 비익 축이 아래쪽과 안쪽으로 이동하게 되어, 이른바 '볼링핀 변형(bowling pin deformity)'이 발생할 수 있다.

이러한 변형이 있는 환자에게서 비익 기저부 절제를 시행하면 상태가 악화될 수 있으므로 주의가 필요하다.

이런 환자가 "콧망울이 넓어서 좁히고 싶어요"라고 요청하더라도, 단순히 이 요청만으로 비익 기저부 절제를 시행해서는 안 된다.

코끝 융비술이 넓은 비익 기저부에 미치는 영향

코끝 융비술은 실제로 비익 기저부의 너비를 줄이거나, 그 너비가 줄어든 것처럼 보이게 할 수 있다. 환자가 코끝 융비

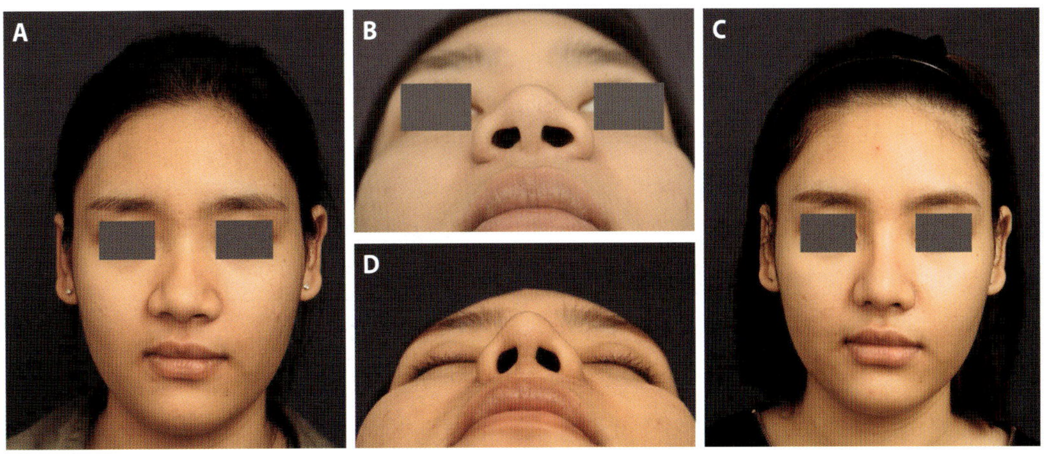

Fig 11-11. 외측 비익 기저부 및 비공 바닥의 절제. A, B. 비익 기저부가 넓은 이 환자는 외측 비익 기저부의 쐐기 절제와 비공 바닥 절제를 받았으며, 이와 더불어 보형물을 이용한 비배부 융비술과 코끝 성형술(돔 간 봉합술, 외측각의 spanning suture 그리고 코끝의 연골 중첩 이식술)도 시행되었다. C, D. 수술 후 사진

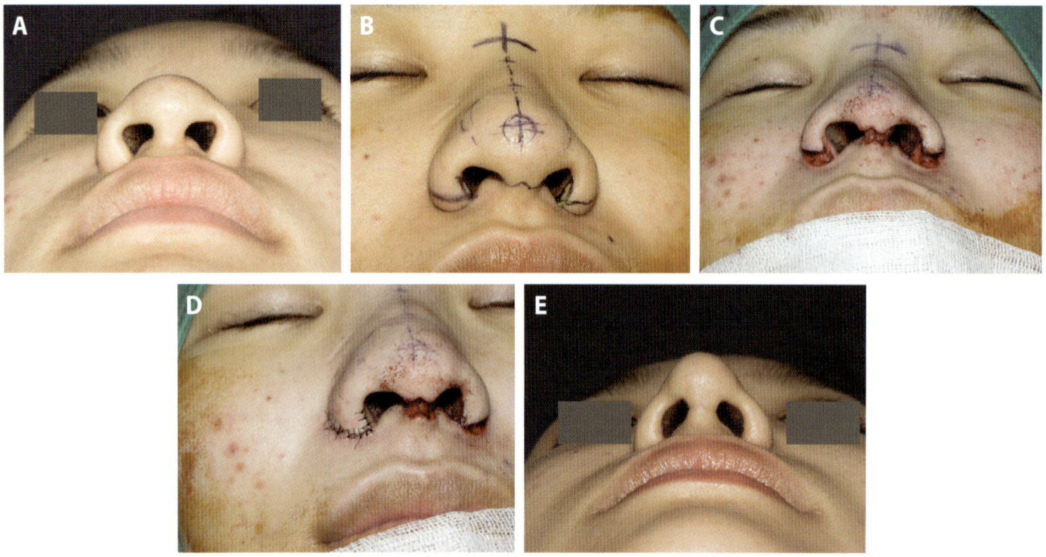

Fig 11-12. 두꺼운 비익연 기저부는 종종 역삼각형 모양의 비공을 동반한다. A. 이 환자는 두꺼운 비익연 기저부, alar flare 그리고 역삼각형 형태의 비공을 가지고 있음 B, C, D. 외측 비익 기저부 절제, 두꺼운 비익연 기저부의 얇게 만들기 그리고 비주 지주 이식(columellar strut graft)을 포함한 코끝 성형술을 받았음 E. 수술 후 개선된 비공 형태와 얇아진 비익연 기저부를 확인할 수 있음

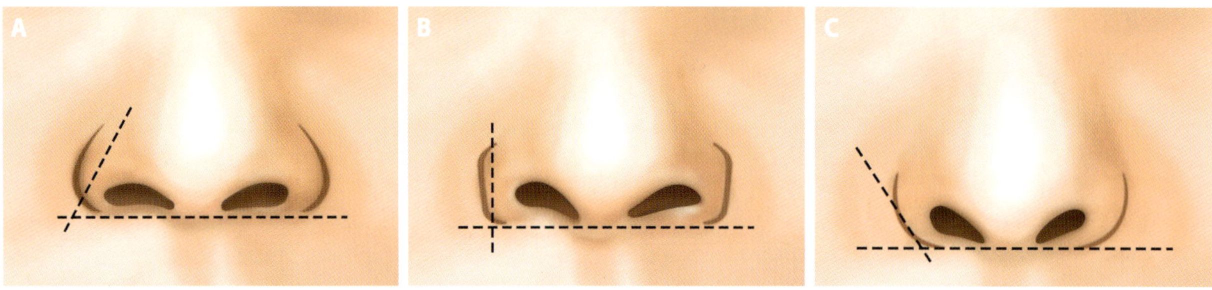

Fig 11-13. 다양한 비익 축(alar axis)의 유형. A. 아래쪽과 바깥쪽을 향한 정상적인 비익 축 B. 수직 방향의 비익 축 C. 아래쪽과 안쪽을 향한 비익 축(볼링핀 변형)

술과 비익 기저부 축소를 모두 필요로 하는 경우, 반드시 코끝 융비술을 먼저 시행한 후 비익 기저부 절제를 진행해야 한다.

비익 기저부 절제가 코끝과 비익 가장자리에 미치는 영향

비익 기저부를 많이 절제하면 코끝 높이가 약간 낮아질 수 있다. 또한, 비익 기저부 절제는 경미한 비익 후퇴(alar retraction)를 개선하는 데 도움이 될 수 있다. 콧구멍 바닥 절제는 측면 부위를 안쪽으로 이동시키며, 이로 인해 비익 가장자리가 미측 방향으로 이동하게 된다.

좁은 비익 기저부의 교정(Correction of Narrow Alar Base)

좁은 비익 기저부는 선천적인 문제, 외상, 감염, 이전 성형술에서의 비익 기저부나 비공의 과도한 절제, 또는 코끝의 과도한 융비술로 인해 발생할 수 있다.

만약 좁은 비익 기저부의 원인이 코끝의 과도한 융비술이라면, 코끝을 낮추는 것만으로도 비익 기저부의 너비를 정상적으로 회복시킬 수 있다.

그 외의 원인에 의한 좁은 비익 기저부는 복합 이식편(composite graft)이나 비익 기저부 아일랜드 피판(alar base island flap)을 통해 교정할 수 있다.

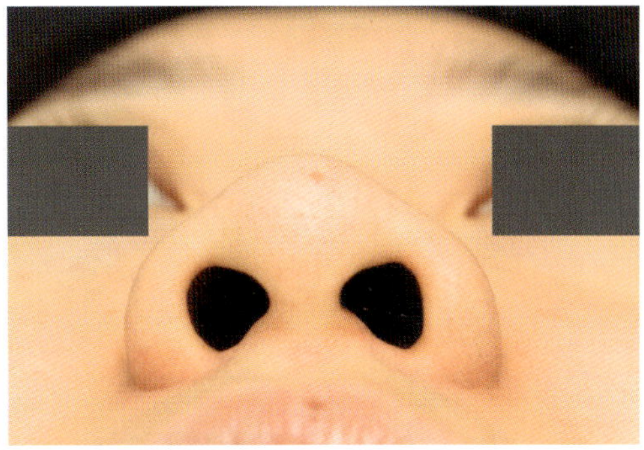

Fig 11-14. 역삼각형 형태의 비공

역삼각형 형태의 비공

이러한 선천적인 비정상 비공 형태는 아시아인들 사이에서 드물지 않으며, 종종 두꺼운 비익연 기저부와 후퇴된 비익(alar retraction)을 동반한다**(Fig. 11-14)**. 이 변형의 교정은 비공 높이를 증가시키고 비익연을 내려주는 것으로 이루어진다. 비공 높이는 구조적인 코끝 지지 이식(tip supporting graft)을 이용해서 증가시키고, 비익연을 내리기 위해 비익연 이식(alar rim graft)을 시행할 수 있다**(Fig. 11-15)**.

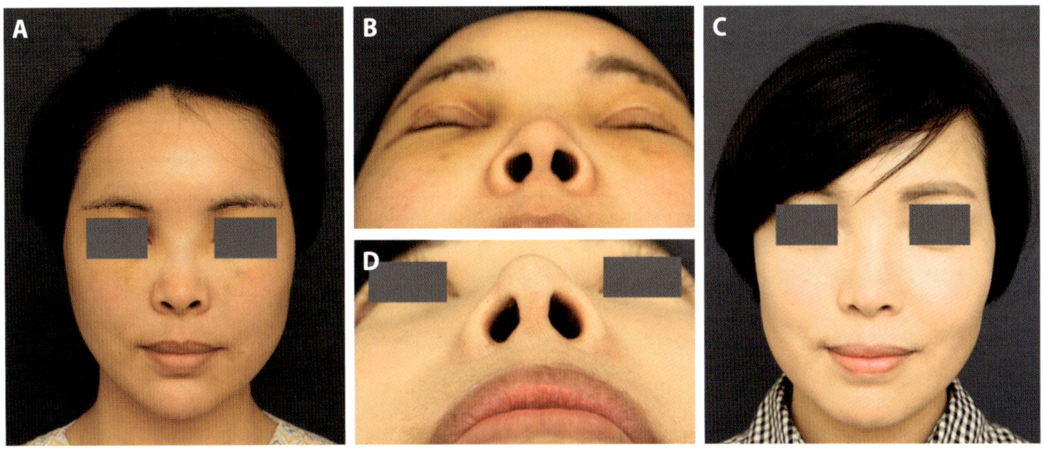

Fig 11-15. 역삼각형 형태의 비공 교정. A, B. 짧은 코와 역삼각형 형태의 비공을 가진 이 환자는 비중격 연장 이식(septal extension graft)과 비중격 연골을 이용한 비익연 이식(alar rim graft)을 시행 받았음 C, D. 수술 5개월 후, 비공은 정상적인 삼각형 형태를 띠게 되었으며, 비공 노출은 감소하였다.

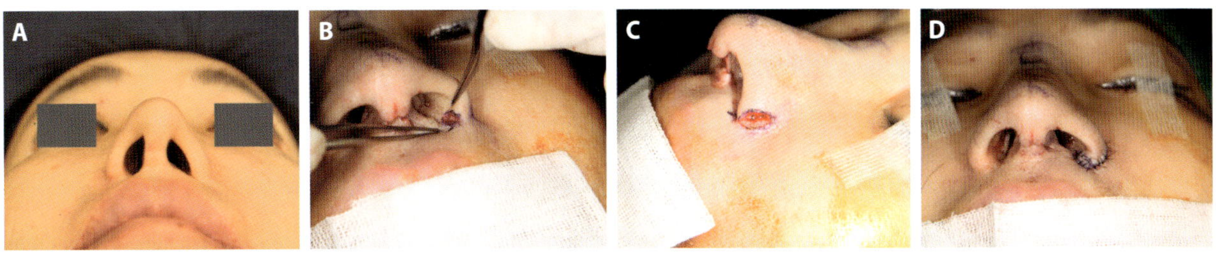

Fig 11-16 비공 notching의 교정. A. 왼쪽 비공의 외측에 notching을 가진 환자 B. notching 부위에 절개하여 펼친 모습 C. 비익 기저부의 바깥쪽 부위에서 복합이식을 채취한 후의 모습 D. 복합이식편을 notching부위에 이식한 모습. 공여부는 일차 봉합하였음

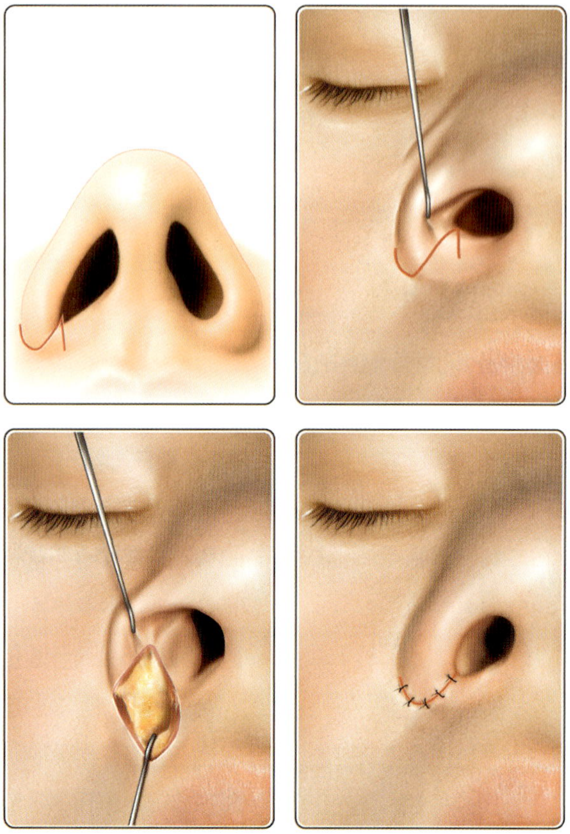

Fig 11-17. 비공 notching의 교정을 위한 Z-성형술(Guyuron)

Nostril Sill의 Notching

비공 바닥의 외측에 생기는 notching은 넓은 비익 절제술 후 발생할 수 있는 부작용 중 하나이다. 교정 방법으로는 복합 이식(composite graft)이 고려될 수 있으며, 이는 notching 부위를 따라 절개한 후 펼쳐 그 공간을 복합 이식으로 채우는 방식이다. 복합 이식의 공여부는 일반적으로 이개 또는 비익 기저부의 바깥쪽 부위이다(Fig. 11-16).

또한, Guyuron의 Z-성형술도 교정 방법으로 시도될 수 있다(Fig. 11-17).

Chapter 12

Mid-vault 수술: 절골술 및 매부리코 수술

절골술(osteotomy)은 매부리코의 교정이나 휜코 교정 등에서 시행된다.

아시아인에서도 점점 매부리코(hump nose)가 증가하는 경향을 보이고 있다. 아시아인의 매부리코 교정은 서양인과는 다른 특성들을 가지고 있다. 서양인의 매부리코는 비배부의 과도한 높이, 긴 코를 특징으로 하지만, 아시아인의 매부리코는 radix의 높이, 코의 길이에 있어서 다양한 편차가 존재하므로, 훨씬 더 넓은 스펙트럼의 수술 기법을 요구한다.

절골술(Osteotomy)

코 절골술(nasal osteotomies)은 코뼈를 재배치하고 형태를 변경하기 위해 시행되며, 기능적 및 미용적 코 성형수술에서 모두 시행된다. 절골술은 일반적으로 다음과 같은 경우에 시행된다.

① 비배부의 매부리 제거 후에 열린 천장(open roof)을 닫기 위해서
② 넓은 코뼈를 좁히기 위해서
③ 좁은 코뼈를 넓히기 위해서
④ 휜코 교정을 위해서 코뼈의 위치와 형태를 변경시키기 위해서

절골의 종류

절골도에 의해서 뼈가 절골되는 상태에 따라서 불완전 절골술(incomplete osteotomy)과 완전 절골술(complete osteotomy)이 있다.

불완전 절골술은 뼈를 절골하는 과정에서 나누어진 두 뼈 사이에 최소한의 뼈 연결이 남아 있는 경우를 말한다. Greenstick fracture에 의한 절골이 이에 해당한다. 절골은 절골된 뼈가 더 안정적이며, 원하지 않은 과도한 뼈의 이동이나 함몰 가능성이 적다. 그러나, 뼈가 원위치로 되돌아갈 가능성이 문제가 될 수 있다.

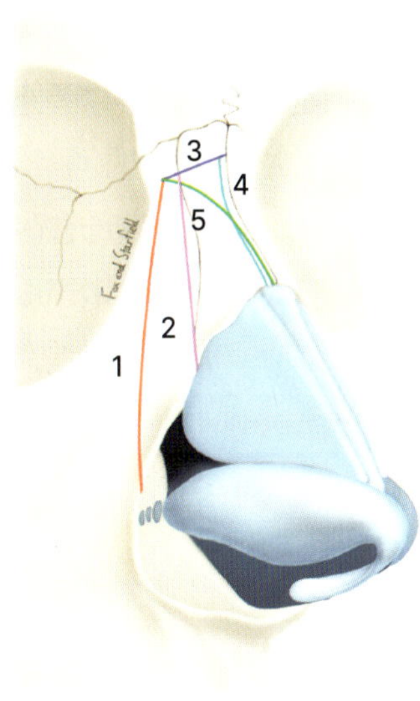

Fig 12-1. 코뼈 절골술의 종류. 1: 외측 절골(lateral osteotomy) 2: 중간 절골(intermediate osteotomy) 3: 가로 절골(transverse osteotomy) 4: paramedian osteotomy 5: 내측 사선 절골(medial oblique osteotomy)

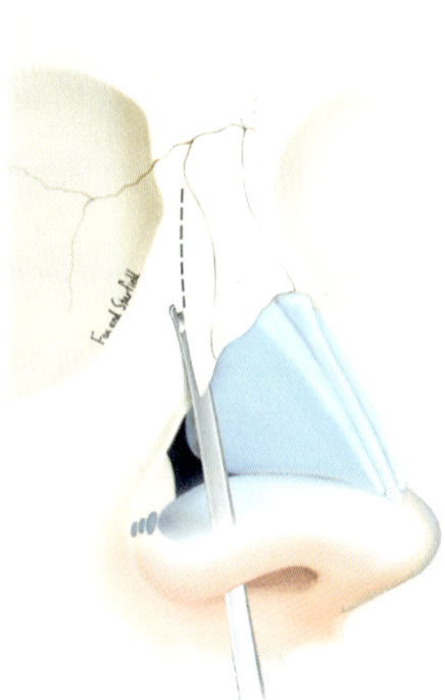

Fig 12-2. 비내 연속 외측 절골술(Intranasal continuous lateral osteotomy)

경피적 천공 절골술(percutaneous perforating osteotomy)이 불완전 절골술인가에 대해서는 논란이 있다. 이것이 최소한의 뼈 연결을 가진 불완전 절골이라는 주장도 있으나, 실제로는 뼈의 연결이 존재한다기보다는 절골선 아래에 최소한의 골막 브릿지가 두 뼈 사이에 존재해서 뼈 조각들의 안정성을 유지하며, 골막이 보존된 완전 절골술로 보는 것이 더 옳다.

실제로 술자들은 어떠한 절골이든지 불완전 절골의 형태로 시행해서는 안 된다. 완전 절골술로 시행하는 것이 뼈의 원위치로의 복귀를 예방하여 장기적인 결과가 예측 가능하게 된다.

절골의 위치에 따라서, 외측 절골(lateral osteotomy), 내측 절골(medial osteotomy), 내측 사선 절골(medial oblique osteotomy), 중간 절골(intermediate osteotomy), 가로 절골(transverse osteotomy), 내측 수직 절골(medial vertical osteotomy)(paramedian osteotomy) 등이 있다(Fig. 12-1).

접근(Approach)

절골의 접근은 술자의 선호에 따라서 비내 접근(intranasal approach)과 경피 접근(percutaneous approach)이 존재한다.

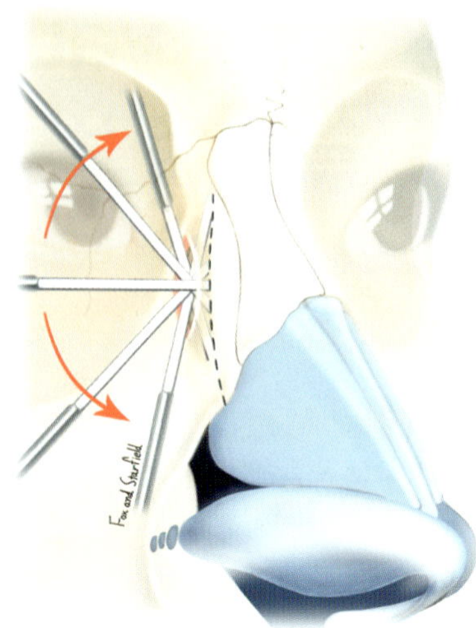

Fig 12-3. 경피적 천공 외측 절골술(percutaneous perforationg lateral osteotomy). 경피적 천공 외측 절골술은 2 mm 직선 절골도를 단일 슬릿 절개를 통해 삽입한 후, 여러 개의 천공이 코 뼈에 직선으로 만들어지도록 한다. 모든 천공이 완료되면, 손끝 압력을 이용해 코뼈를 골절시킨다.

비내 접근은 비강의 외측벽에 작은 절개를 통해서 외측 절골을 시행하고, 다른 절골은 개방형 절개 후에 시행된다. 외측 절골은 구부러진 절골도(curved osteotome)를 사용해서 연속절골술(continuous osteotomy)로 시행되며, 완전 절골(complete osteotomy)이 된다(Fig. 12-2).

코뼈에 대한 경피적 접근은 vestibule과 내안각 사이의 외측 절골선 중간 지점에 단일 슬릿 절개를 통해 이루어진다. 코뼈의 길이에 따라서는 두 개의 슬릿 절개를 가할 수 있다. 이 접근을 통해 날카로운 2 mm 절골도를 삽입한 후, 절골도는 계획된 절골선에 따라 위아래로 쓸어내려가며, 코뼈를 1-2 mm 간격으로 천공하여 절골선을 따라서 천공을 시행한다. 천공이 완료되면, 손끝 압력을 이용해 뼈를 골절시킨다(Fig. 12-3). 내측 비스듬한 절골이나 수평 절골 등도 절골선의 피부에 슬릿 절개를 가해 같은 방식으로 시행할 수 있다.

절골도(Osteotome)

날카롭고 정교한 절골도는 수술의 완성도를 높이기 위해 매

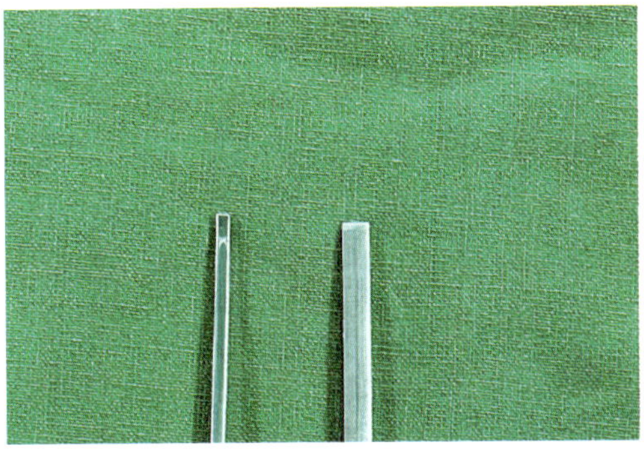

Fig 12-4. 직선 절골도. 왼쪽: 2 mm 절골도, 오른쪽: 4 mm 절골도

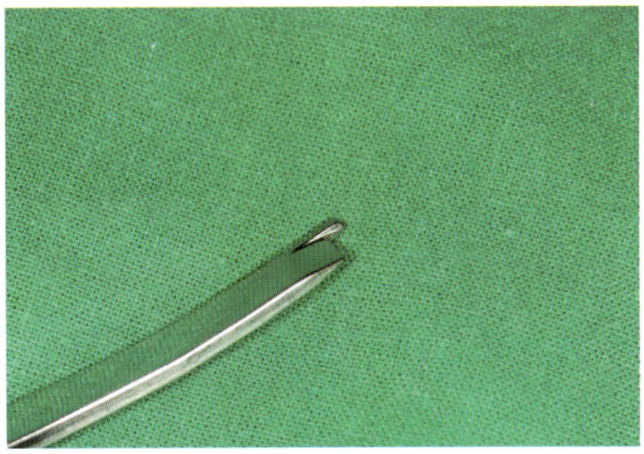

Fig 12-5. 곡선 절골도(Guarded curved osteotome)

우 중요하다. 술자는 절골도가 항상 최상의 날카로움이 유지되도록 관리해야 한다.

절골도는 폭, 커브의 정도, 가드(guard)의 유무에 따라서 다양한 종류가 존재한다.

직선 절골도(straight osteotome)는 주로 매부리 제거나, 내측 절골, 경피적 절골에 사용된다(Fig. 12-4). 곡선 절골도(curved osteotome)는 주로 비내 접근을 통한 외측 절골에 사용한다(Fig. 12-5).

보호 절골도(guarded osteotome)는 절골도에 가드(guard)가 달린 것으로, 절골 시에 피부나 점막을 보호할 목적이지만, 그 외에도 절골도를 뼈에 접촉했을 때 절골도의 미끄러짐을 막아주고, 절골 시에 절골도를 잡고 있는 반대쪽 손의 손가락으로 가드를 촉지하면서 절골도의 위치와 방향을 확인하는 것을 도와주는 역할도 한다. 가드는 점막 쪽을 향하게 위치시킬 수도 있지만, 대부분의 술자는 피부 쪽을 향하도록 시술하는 경우가 대부분이다.

가드가 없는 직선 절골도 중에서, 6-10 mm 절골도는 주로 매부리 제거에 사용되고, 3 mm 절골도는 내측 절골에 2 mm 절골도는 경피적 절골에 사용된다.

가드 달린 보호 절골도(guarded osteotome) 중에서, 3 mm 직선 절골도는 내측 절골에 사용하고, 3 또는 4 mm 곡선 가드 절골도는 외측 절골에 사용한다.

외측 절골(Lateral Osteotomy)

외측 절골은 첫째, 코뼈의 폭을 좁히기 위해서, 둘째, 비배부 매부리 제거 후에 열린 천장을 닫기 위해서, 셋째, 휜 코뼈의 교정을 위해서, 넷째, brow-dorsal aesthetic line을 증진시키기 위해서 시행된다.

외측 절골술의 경로는 하비갑개가 pyriform aperture에 부착 시점의 바로 외측에서 내안각의 내측 지점까지 곡선을 따라 진행한다(Fig. 12-6).

계획된 절골선은 마킹 펜으로 표시하고, 절골선에 따라 국소 마취제와 에피네프린을 혼합하여 주사한다. 이때 절골선 아래쪽의 점막에도 주사한다.

비내 접근을 통한 연속 절골 방법과 경피적 천공 절골 방법 중에서 어떤 방법이 더 좋은지에 대해서는 논란이 존재하며, 대개 술자의 친숙함이나 개인적인 선호에 따라서 방법이 결정된다.

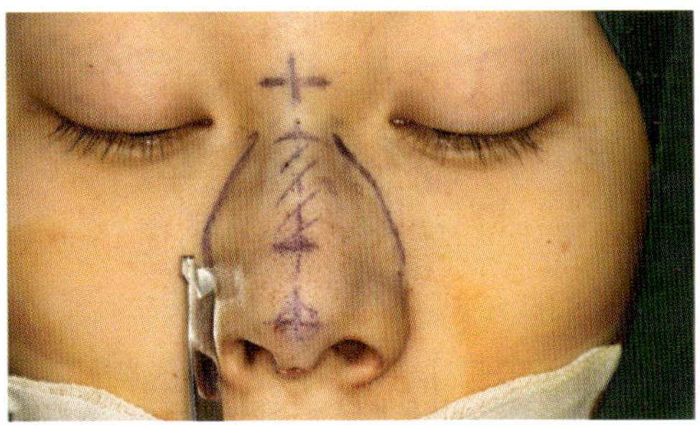

Fig 12-6. 외측 절골의 경로

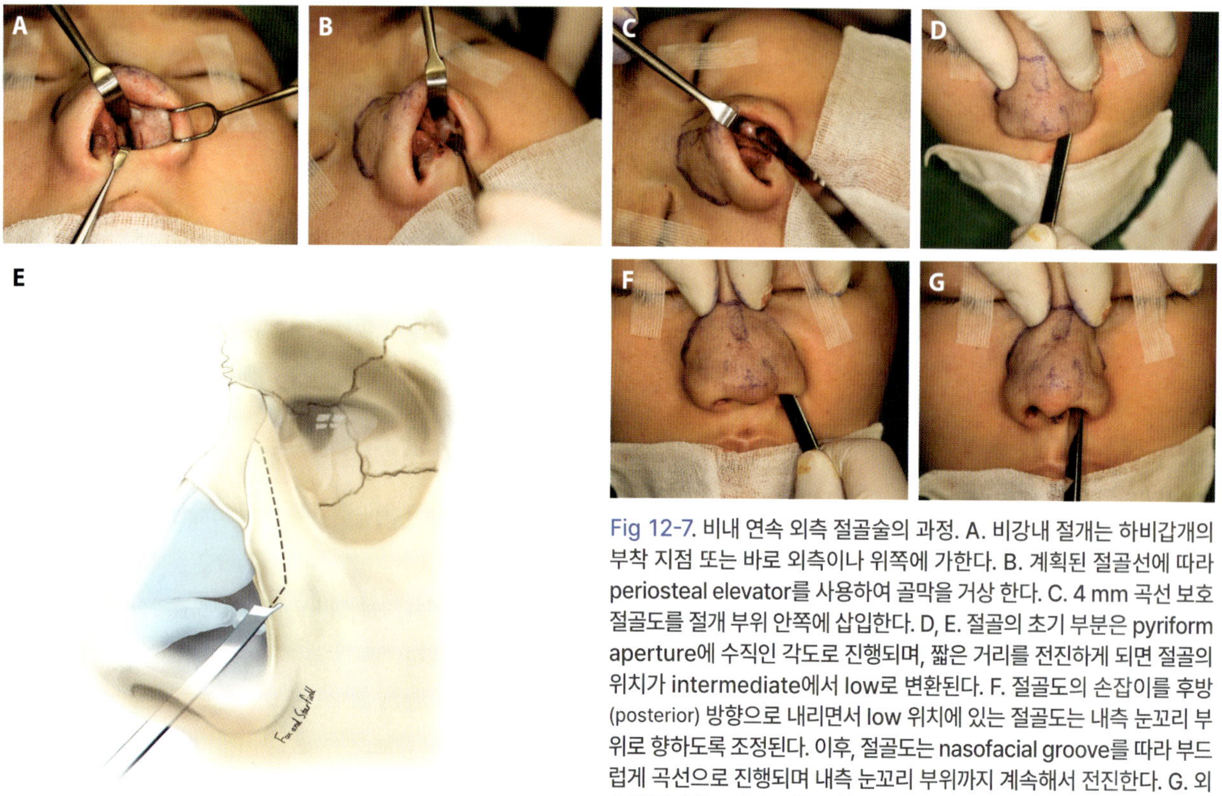

Fig 12-7. 비내 연속 외측 절골술의 과정. A. 비강내 절개는 하비갑개의 부착 지점 또는 바로 외측이나 위쪽에 가한다. B. 계획된 절골선에 따라 periosteal elevator를 사용하여 골막을 거상 한다. C. 4 mm 곡선 보호 절골도를 절개 부위 안쪽에 삽입한다. D, E. 절골의 초기 부분은 pyriform aperture에 수직인 각도로 진행되며, 짧은 거리를 전진하게 되면 절골의 위치가 intermediate에서 low로 변환된다. F. 절골도의 손잡이를 후방(posterior) 방향으로 내리면서 low 위치에 있는 절골도는 내측 눈꼬리 부위로 향하도록 조정된다. 이후, 절골도는 nasofacial groove를 따라 부드럽게 곡선으로 진행되며 내측 눈꼬리 부위까지 계속해서 전진한다. G. 외측 절골이 완료된 후, 뼈를 내측으로 밀어 넣어 이동시킨다.

비내 접근을 통한 연속 절골법(Intranasal Continuous Osteotomy)

비내 접근을 통한 외측 절골은 pyriform aperture의 하비갑개의 부착 부위에 작은 절개를 통해서 이루어진다(**Fig. 12-7**).

절개의 위치는 하비갑개의 위치에 따라서, 하비갑개 부착 부위에 또는 약간 외측이나 위쪽에 정해진다. 절골의 시작점이 하비갑개 부착점보다 아래쪽에 위치하면(low osteotomy), 하비갑개나 내측으로 움직여져서 코막힘이 발생할 수도 있다. 하비갑개의 부착 부위 위에서 외측 절골을 시작하면 pyriform aperture에서 작은 삼각형 모양의 뼈(Webster의 삼각형)를 보호할 수 있다(**Fig. 12-8**). 이는 하비갑개의 내측 이동을 방지할 수 있으며, 또한 suspensory ligament의 측면 부착을 보존하여 vestibule의 형태 변화를 방지할 수 있다. 계획된 절골선을 따라서 골막 거상을 시행한다. 골막 거상에 관해서는 논란의 여지가가 존재하지만, 저자는 골막 아래에서 절골을 시행하는 것이 중요하다고 판단한다. 그래야 절골 부위 출혈이 골막 아래에 제한되고 눈 주위 피하출혈이 최소화된다. 그러나, 내안각 인대나 눈물샘 손상을 피하기 위해서, 골막 거상은 내안각 근처에서는 하지 않는 것이 좋다.

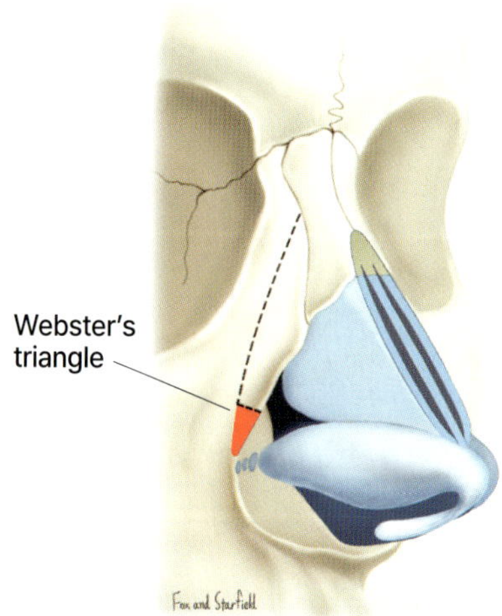

Fig 12-8. Webster 삼각형

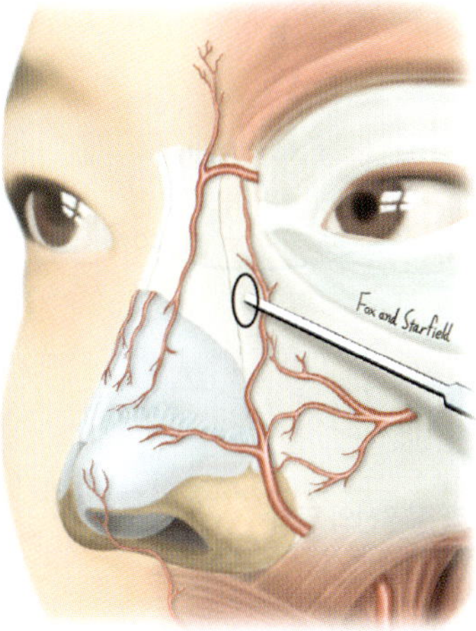

Fig 12-9. 경피적 천공 외측 절골술. 단일 절개는 vestibule과 내측 눈꼬리 사이의 중간 지점에서, 코와 볼 피부가 만나는 부위를 따라 이루어진다. 절개 중에는 피부를 바깥쪽으로 당겨서 angular artery의 손상을 피할 수 있도록 한다.

3-4 mm 곡선 보호 절골도를 상악의 전두돌기의 고랑(sulcus of frontal process of maxilla)에 삽입한 후, 가벼운 망치질로 계획된 절골선을 따라 절골을 진행한다. 초기 절골의 방향은 pyriform aperture에 수직인 각도로 시작하여, 짧은 거리를 전진시킨 후, 두측으로 방향을 틀어서 nasolabial groove을 따라 내측 하안와 가장자리를 향해 천천히 두측 방향을 향하게 하며, 계속해서 두측 방향으로 내안각 내측 부위까지 진행하여 내측 절골선과 만난다. 이 과정 동안 절골도의 가드를 반대쪽 손으로 촉지하면서 진행 방향을 체크해야 한다.

외측 절골이 내측 비스듬한 절골선과 접촉하게 되면, 절골도를 이용한 내측 회전이나 손끝 압력을 가하여 측면 뼛조각을 내측으로 밀어 넣을 수 있으며, 이로 인해 완전 골절이 발생하게 된다.

비내 접근을 통한 연속 절골은 숙련된 술자에 의해서 시행될 경우 좋은 결과를 기대할 수 있으나, 혈관 및 점막손상의 가능성이 크고, 계획된 절골선을 정확히 절골이 시행되지 않을 가능성이 있으며, 뼈 아래의 골막 손상에 의해서 절골된 뼈가 불안정해질 수 있고, 경험이 많지 않은 술자에 의해서 시행될 경우, 뼈의 비대칭의 흔한 원인이 된다.

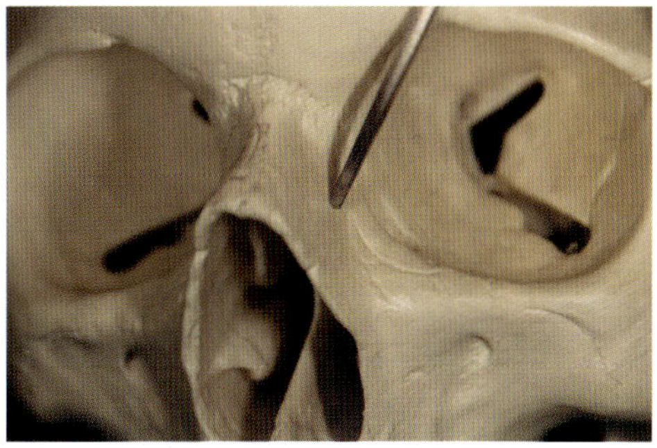

Fig 12-10. 절골도를 눕혀서 절골도 끝이 45도 각도를 이루면서 뼈에 닿도록 해야 한다.

경피적 천공 절골법(Percutaneous Perforating Osteotomy)

1-2개의 피부 슬릿 절개를 통해서 시행된다. 1개의 절개를 할 경우에, 슬릿 절개는 vestibule과 내안각 사이의 외측 절골선 중간 지점에 가한다. 이때 피부를 외측으로 당기면서 절개를 하면, angular artery의 손상을 피하는 데에 도움이 된다(**Fig. 12-9**). 코의 길이가 길면, 절골선의 두측과 미측 부위에 두 개의 슬릿 절개가 필요할 수 있다. 골막 거상은 필요하지 않다.

날카로운 2 mm 크기의 미세 절골도 끝을 피부 천공을 통해 삽입한다. 그런 다음 절골도는 45도 각도로 기울여져서, 절골도 끝의 날카로운 모서리가 뼈와 접촉하도록 한다(**Fig. 12-10**). Mallet으로 부드럽지만 신중하게 절골도를 타격하여 코뼈가 천천히 천공되도록 하며, 계획된 골절선을 따라 일정한 간격(1-2 mm)으로 타격한다(**Fig. 12-3**).

Pyriform aperture를 향해서 먼저 시행하고, 이어서 두측 방향으로 진행한다. 두측 쪽이 뼈가 더 두터워서 더 어렵다. 이때 코뼈 아래의 점막이 손상되지 않도록 주의한다. 이를 위해서, 술자는 절골도의 끝이 내측 피질골을 통과할 때의 느낌과 소리의 변화에 익숙해져야 한다.

외측 절골선은 내측 사선 절골선과 만나야 한다(**Fig. 12-11**).

손가락으로 압력을 코뼈에 가하여 골절을 유도하고, 외측 코뼈 조각을 내측으로 이동시킨다. 이때 너무 강한 힘을 가

A

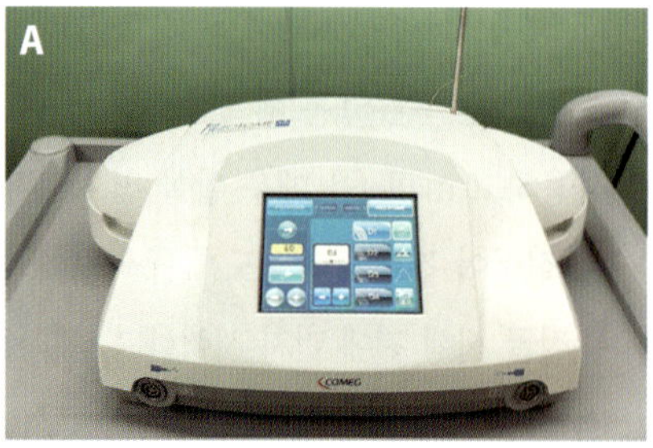

B

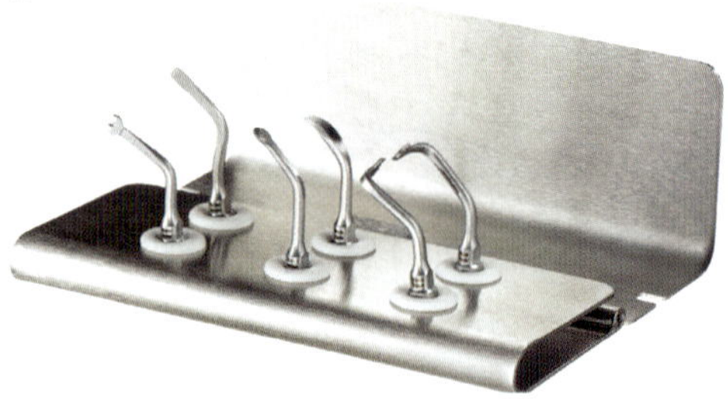

Fig 12-21. 초음파 절골기. A. Piezotome® 본체 B. 여러 종류의 팁

단하고 주변 연조직에는 거의 영향을 미치지 않기 때문에 출혈이 적고 회복이 빠르다. 특히, 코뼈 절골 시에 코뼈 아래의 점막 손상이 거의 없기 때문에, 절골과 동시에 보형물을 사용할 때의 감염 위험성이 현저히 줄어든다.

③ 절골도를 사용하는 전통적인 방법에 비해서 절골 중에 코뼈에 대한 물리적인 압박이 적기 때문에, 원하지 않는 골편의 함몰 가능성이 적다.

Piezotome®의 사용은 개방형 절개를 통해서 이루어지면 모든 종류의 절골에 사용이 가능하다. 절골선을 피부 위에 마킹 한 후에 모든 절골선 부위에 Piezotome®의 팁(tip)이 도달할 수 있도록 충분히 박리를 시행한다. Piezotome®은 뼈 절단을 위한 고주파 초음파를 사용하므로, Piezotome® 기계에서 수술에 맞는 적절한 파형과 강도를 설정한다. 사용되는 팁은 절골할 부위와 절단 깊이에 맞게 종류와 크기를 선택한다.

절골 시에 팁은 코뼈의 면에 수직이 되도록 하여 시행하되, 원하는 뼈의 움직임에 따라서 다소 비스듬하게 절골할 수도 있다. Piezotome® 작동 중에는 열이 발생하기 때문에 충분한 irrigation을 통해서 열손상을 방지해야 한다. 대부분의 Piezotome®은 팁의 작동 중에 irrigation 용액이 동시에 분출되도록 고안되어 있다.

절골 외에도 돌출된 뼈에 대한 rasping도 가능하다.

절골과 관련된 부작용

코의 절골 시 발생할 수 있는 다양한 부작용은 다음과 같다.

• 부작용 1: 가장 흔한 부작용은 불완전한 절골로, 이는 골 세그먼트의 불완전한 이동, 뼈 변형의 재발을 초래할 수 있다.

• 부작용 2: 절골은 섬세하고 정확해야 한다. 그렇지 않으면 불완전한 교정, 비대칭 및/또는 굴곡이 발생할 수 있다. 수술 중에 뼈의 굴곡은 연조직 부종으로 가려질 수 있으며, 수술 후 부종이 가라앉으면서 더욱 눈에 띄게 될 수 있다. 따라서, 뼈의 굴곡은 수술 중 촉진을 통해 평가해야 하며, 발견되면 rasping하여 제거해야 한다.

• 부작용 3: 외측 절골이 불완전할 경우, 열린 천장 변형(open roof deformity)이 발생할 수 있고, 외측 절골이 high로 된 경우, 뼈 계단 변형(bony step deformity)를 유발할 수 있다.

• 부작용 4: Low 절골 후 하비갑개의 내측 이동은 코막힘을 유발할 수 있다.

• 부작용 5: 피부가 얇은 환자에서는 high 절골 후에 뼈의 단차가 보이거나 만져질 수 있다.

• 부작용 6: 록커 변형(rocker deformity)은 내측 및 외측 절골선이 너무 두측 방향으로 올라가서 전두골의 nasal process까지 도달했거나, 절골이 전두골-비골 접합부의 더 두꺼운 부분에서 더 두측으로 골절을 유발했을 때 발생할 수 있다.

• 부작용 7: 골막 찢김으로 인한 새로운 뼈 형성으로 인한 골 불규칙성(과다골증, hyperostosis)

• 부작용 8: 분리된 뼈 조각의 괴사로 인한 함몰

• 부작용 9: 내측 절골선이 분리되어서 비배부에 눈에 보이는 세로 홈이 생길 수 있다.

• 부작용 10: 심한 점막 손상은 비중격과 외측 벽 사이에 점막 유착을 유발할 수 있다.

• 부작용 11: 복합골절로 인한 뼈의 함몰. 이는 특히 짧고 작은 코뼈에서 발생한다.

• 부작용 12: 드물게 low 절골이 누낭이나 누관에 손상을 줄 수 있다. 이 손상은 눈물 흘림(epiphora)을 유발할 수 있지만, 모든 눈물 흘림이 이러한 손상의 결과는 아니다. 원인을 구별하기 위해서는 누관 개통성 검사가 필요할 수 있다.

• 부작용 13: 외측 절골이 내비밸브에서 공기 흐름을 차단할 수 있다.

• 부작용 14: 출혈. 절골 수술 부위에서의 출혈은 지혈하기 어려울 수 있지만 일반적으로 양이 많지 않고 자연적으로 멈춘다. 또 다른 흔한 출혈의 원인은 pyriform aperture의 절골 시작점에서 작은 혈관이 찢어진 경우인데, 절개부위를 벌려서 원인 혈관을 찾아서 지혈하도록 한다.

뼈 계단 변형(Bony Step Deformity)의 교정

외측 절골을 high-to-high로 시행하게 되면, 외측 코에 뼈 계단(bony step)과 홈(groove)이 만져지게 되고, 뼈 계단의 외측은 여전히 넓어 보이는 현상이 생긴다**(Fig. 12-14)**. Low-to-high로 절골을 시행하더라도, 피부가 얇은 코에서는 외측 코의 중간 부위에 뼈 계단이 보일 수 있다.

절골 시에 뼈 계단 변형이 발견되면, low-to-low 절골을 시행해서 외측 뼈를 내측으로 밀어 넣어야 한다**(Fig. 12-22)**. 이때 비내 연속 절골로 시행하면, 절골도가 미끄러지면서 정확히 시행하기 어려우므로, 경피적 천공 절골술로 시행하는 것이 안전하다.

로커 변형(Rocker Deformity)

내측 또는 외측 절골의 부작용 중 하나는 록커 변형이다 **(Fig. 12-23)**.

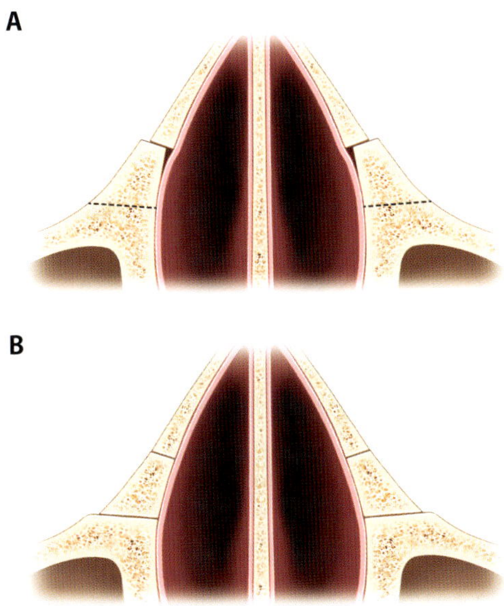

Fig 12-22. 뼈 계단 변형(Bony step deformity)의 교정. A. 변형이 high 절골로 인한 경우, 더 low 절골을 더 외측 위치에 시행한다. B: 뼈 조각을 안쪽으로 밀어 계단을 줄인다.

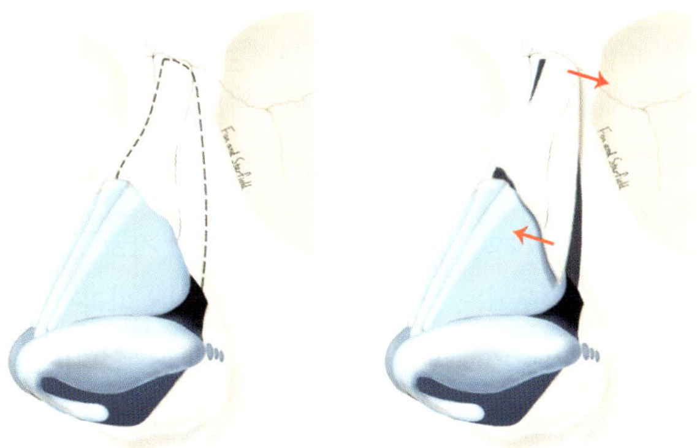

Fig 12-23. 로커 변형(Rocker deformity). 내측 및 외측 절골선이 너무 두측 방향으로 올라가서 전두골의 nasal process까지 도달했거나, 절골이 전두골-비골 접합부의 더 두꺼운 부분에서 더 두측으로 골절을 유발했을 때 발생할 수 있다.

① 상외측 연골을 비중격 상단에서 분리
② 비중격 연골 상단의 연골성 매부리 제거
③ 골성 매부리의 제거
④ 촉진으로 비배부 표면의 굴곡 확인
⑤ 라스핑 및 블레이드를 이용한 굴곡의 교정
⑥ 상외측 연골을 낮아진 비중격 상단에 재부착(절골 및 펼침 이식(spreader graft)은 상황에 따라서 시행)

비중격 연골 상단에서 상외측 연골의 분리

비중격 점막연골막을 거상한 후에, 상외측 연골을 비중격 연골의 상단에서 분리한다(Fig. 12-29).

비중격 상단과 상외측 연골이 만나는 형태를 보면, 키스톤 부위에서는 비중격 상단과 상외측 연골이 T자 형태로 거의 직각을 이루고 있으나 이 각도는 미측으로 갈수록 점차 좁아진다(Fig. 1-28).

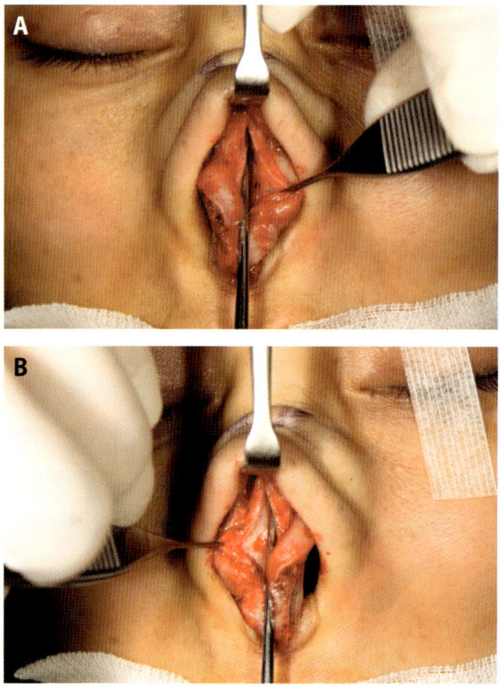

Fig 12-29. 상외측 연골을 비중격 연골의 상단에서 분리. A. 비중격 점막연골막 거상 후에, 왼쪽의 상외측 연골이 비중격 연골의 상단에서 분리되고 있다. B. 오른쪽 상외측 연골이 비중격 연골 상단에서 분리되고 있다.

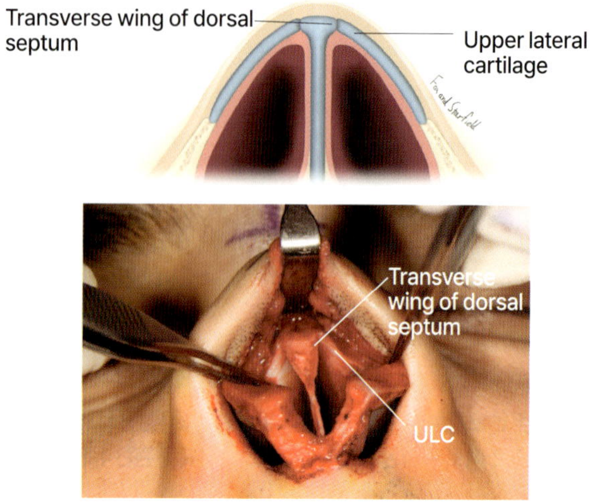

Fig 12-30. 비중격 연골 상단의 가로 날개(Transverse wing of the dorsal septal cartilage)

비중격 연골 상단의 가로 날개(transverse wing of dorsal septum)는 키스톤 부위에서 가장 넓다(Fig. 12-30). 상외측 연골을 비중격 상단에서 분리할 때, 가로 날개를 비중격 상단쪽에 남기지 말고, 상외측 연골 쪽에 포함시키는 것이 중요하다. 그 이유는, 가로 날개를 비중격 연골 상단에 남긴 상태에서 비중격 연골의 매부리를 제거하면, 가로 날개가 제거되고, 이는 코의 중간 부위(mid-vault)가 좁아지는 원인이 되기 때문이다(Fig. 12-31). 이를 위해서는 상외측 연골을 비중

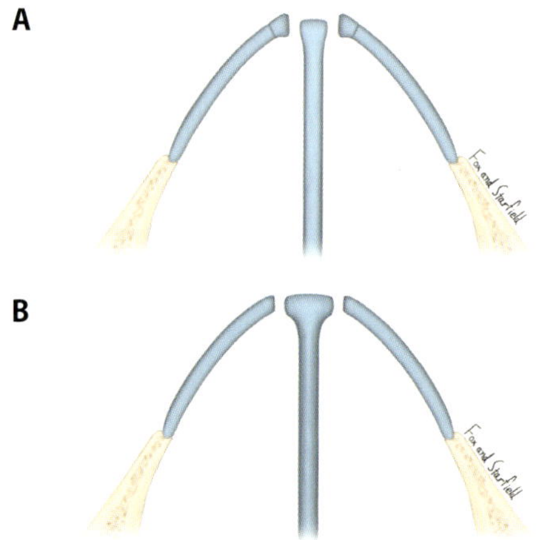

Fig 12-31. 비중격 연골 상단의 매부리 제거 시 가로 날개(transverse wing)의 보존. A. 가로 날개의 보존은 비중격 매부리 제거 후 코 중간부위(mid-vault)가 좁아지는 것을 방지해준다. B. 가로 날개가 비중격 연골의 매부리와 함께 절제되면, 코 중간 부위의 폭이 좁아지게 된다.

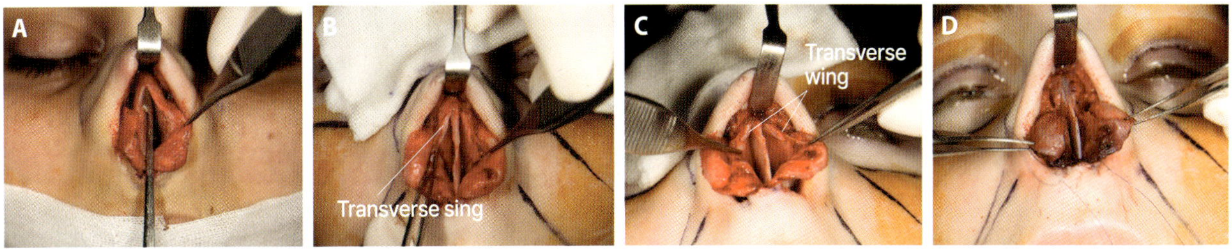

Fig 12-32. 비중격 상단 매부리 제거 시 가로 날개 보존에 대한 수술 세부사항. A. 상외측 연골을 비중격 상단에서 분리할 때, 칼날의 모서리는 수직이 아닌 중앙선을 향하도록 해야 한다. B, C. 비중격 연골과 상외측 연골이 분리된 후, 가로 날개는 상외측 연골 쪽에 남아 있다. D. 가로 날개-상외측 연골 복합체는 낮춰진 비중격 연골의 상단에 재부착된다.

격 상단에서 분리할 때, 블레이드나 D-knife의 방향을 수직이 아니라, 비스듬하게 중심선 쪽을 향하도록 해야 한다(Fig. 12-32). 이 술기는 비중격 상단의 가로 부분을 보존하여, 비중격 매부리 제거 후에 상외측 연골의 내측 이동과 좁아짐을 제한하여, 역V자 변형을 방지하며, dorsal aesthetic line을 보존하고, 펼침 이식의 필요성을 줄여준다. 비중격 매부리를 절제한 후, 가로 날개-상외측 연골 복합체는 낮아진 비중격 상단에 재부착한다.

큰 골성 매부리를 절제할 때 주요 우려 사항은 기저 점막의 손상이다. 이것을 방지하기 위해, 점막은 코뼈의 아래면에서 분리되어야 한다. 이는 골막 엘리베이터를 사용하여 상외측 연골을 코뼈에서 부드럽게 분리하고, 코뼈의 아래면에서 점막을 분리함으로써 가능하다(Fig. 12-33). 점막 파열의 위험을 최소화하기 위해, 점막 팽창을 위한 국소 마취제를 사용하는 것이 도움이 된다. 또한, 키스톤 부위에 손상을 주지 않도록 주의해야 한다.

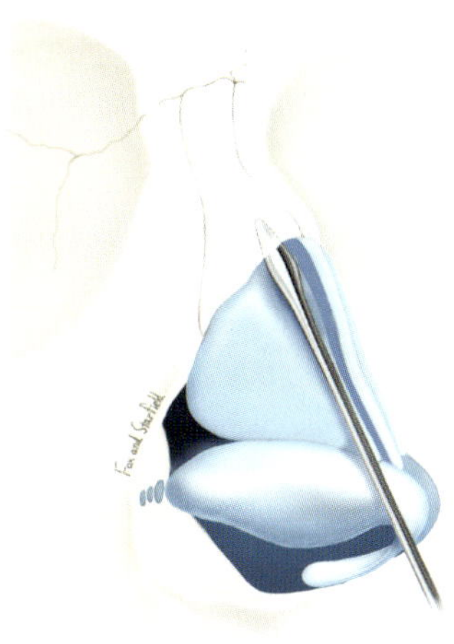

Fig 12-33. 코뼈의 아래면에서 점막 분리

매부리 제거

골성 매부리와 연골성 매부리 중에서 어떤 것을 먼저 절제할지는 수술자의 선호에 따라 달라질 수 있다. 저자는 연골 부분을 먼저 절제하는데, 대부분의 코 매부리가 연골 부분이 더 크고, 연골성 매부리를 먼저 제거하면 골성 매부리를 더 잘 볼 수 있기 때문이고, 또한, 연골 제거 후에는 골성 매부리의 미측 끝에 절골도를 확실하게 대는 것이 용이하기 때문이다. 연골성 매부리 절제는 상외측 연골은 보존하면서 비중격 상단의 매부리를 제거하는 것이다. 비중격 상단의 매부리는 15번 블레이드를 사용하여 미측에서 두측으로 진행하며 절제한다. 절골도의 사용은 수술자의 경험에 의해 결과에 차이가 많이 나고, 정확한 조절이 쉽지 않으므로, 경험을 통한 수련이 필요하다. 연골성 매부리를 미측에서 두측 방향으로 15번 블레이드를 사용하여 절제한 후, 절제하여 들어올린 비중격 연골 아래에 절골도를 삽입한 후, 골성 매부리를 연속적으로 절제한다(Fig. 12-34). 골성 매부리 절제 시에는 점막이 손상되지 않도록 하여, 비강과 수술 필드 간의 연결이 생기지 않도록 해야 한다.

경험이 많지 않은 술자라면, 한 번의 절제가 아니라 단계

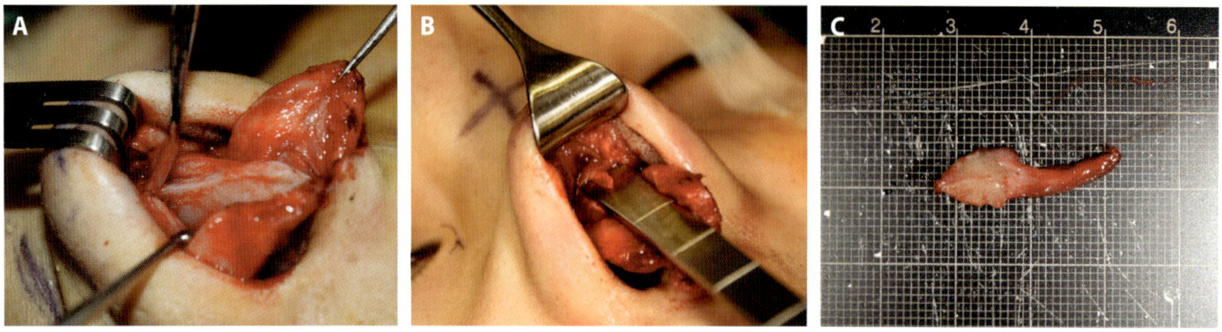

Fig 12-34. 연골성 및 골성 매부리의 절제. A. 블레이드를 사용하여 비중격 상단의 매부리를 절제하는 모습 B. 절골도가 절제하여 들어올린 비중격 연골 아래에 끼워지고, 절제할 코뼈에 맞춰진다. C. 절제된 골성 및 연골성 매부리

별로 조금씩 보수적으로 절제하여 적절한 높이로 조정할 수 있다. 연골성 매부리를 조금 남겨두고, 골성 매부리 제거를 진행한 후, 낮아진 골성 비배부에 맞춰 연골 절제를 추가적으로 더 하여 완료하는 것이다.

작은 골성 매부리는 bone file를 이용한 라스핑(rasping)으로 쉽게 제거할 수 있다. 이 방법은 매우 쉽고 안전한 방법이다. 일부 술자는 큰 골성 매부리도 라스핑만으로 제거하기도 한다. 그러나, 저자는 큰 골성 매부리는 절골도를 이용해서 대부분을 제거한 후에, 남은 작은 굴곡을 rasping으로 제거하는 방법을 선호한다. 그 이유는, 큰 골성 매부리를 제거하기 위한 격렬한 라스핑은 골막 손상과 피부 멍이 생길 가능성이 더 높기 때문이다. 라스핑 시에는, 왼손 엄지와 검지를 코뼈의 양쪽에 대고, 매부리와 bone file의 위치를 느끼면서 시행하면, 라스핑의 위치를 파악하고, 기구가 미끄러지는 것을 방지할 수 있다(**Fig. 12-35**). 라스핑 시에, bone file은 자주 철사 브러시로 청소해야 하며, 수술 부위는 생리식염수로 세척하여 모든 뼛조각을 제거해야 한다.

매부리 제거는 이상적으로는 점막하 절제(SMR)나 비중격 연골 이식 채취 전에 시행해야 하다. 만약 매부리 제거 전에 비중격 연골을 채취하면, 라스핑이나 절골도 사용이 비중격의 L-strut이나 키스톤 부위를 손상시킬 수 있다. 또한 연골성 매부리 제거를 먼저 시행하고 비중격 연골 이식편 채취를 그 뒤에 시행해야만 적절한 폭을 가진 비배부 L-strut 확보를 보장할 수 있다. 코뼈가 비대칭이 있거나, 휘어진 코의 매부

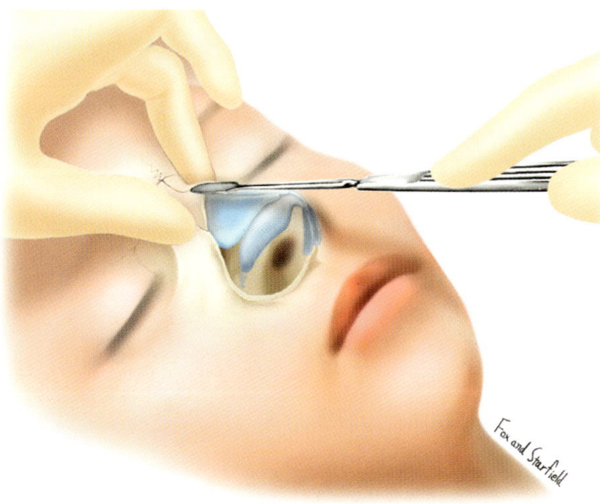

Fig 12-35. 골성 매부리에 대한 라스핑(Rasping)

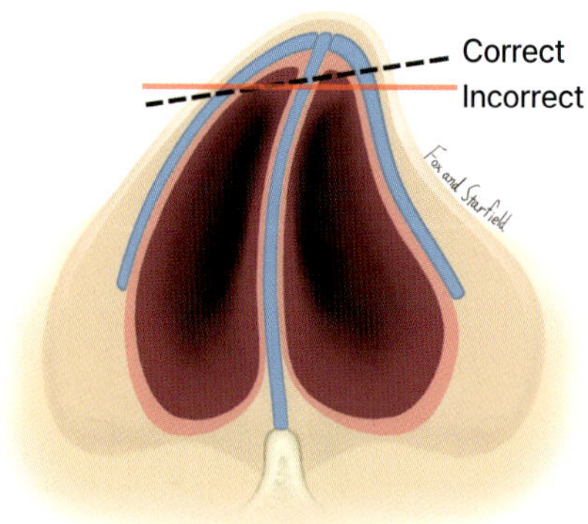

Fig 12-36. 비대칭적인 코뼈나 휘어진 코뼈에서 매부리를 절제할 때, 절제는 비대칭적으로 이루어져야 하며, 이는 코뼈의 대칭을 회복하는 데 도움을 준다. 짧은 쪽의 코뼈에서 덜 제거해야 한다. 이렇게 하면 절골 후 코의 축이 중앙선에 더 정확하게 맞춰지게 된다.

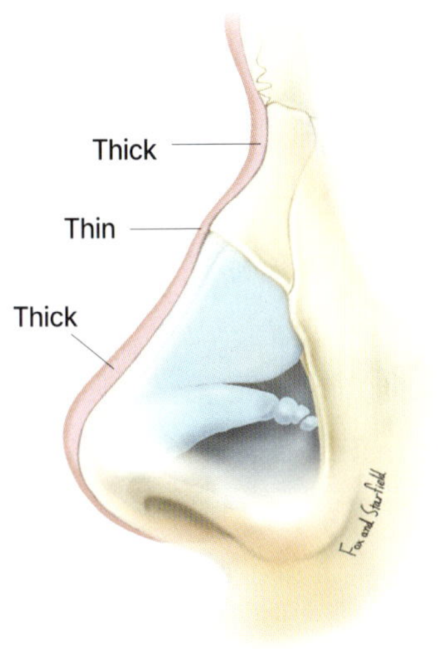

Fig 12-37. 비배부의 연조직 두께

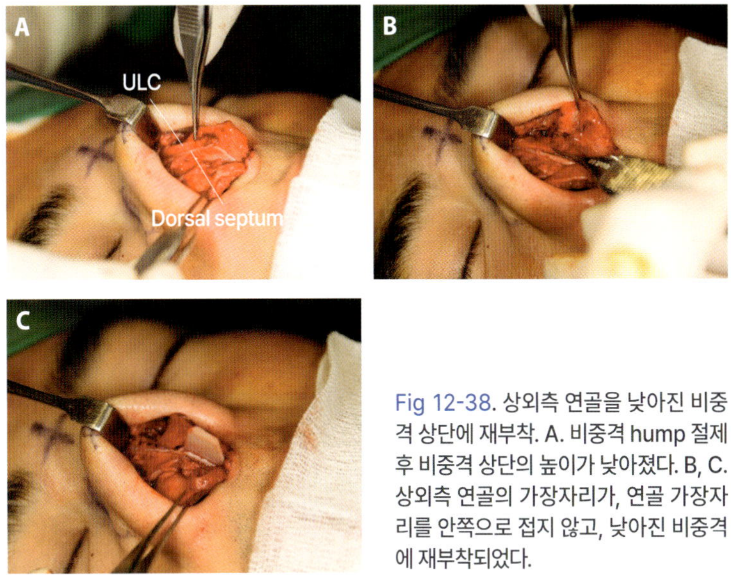

Fig 12-38. 상외측 연골을 낮아진 비중격 상단에 재부착. A. 비중격 hump 절제 후 비중격 상단의 높이가 낮아졌다. B, C. 상외측 연골의 가장자리가, 연골 가장자리를 안쪽으로 접지 않고, 낮아진 비중격에 재부착되었다.

리 제거는 까다로울 수 있다. 골성 hump 제거는 비대칭적으로 이루어져야 하는데, 짧은 쪽의 코뼈에서 덜 제거해야 한다(**Fig. 12-36**). 이렇게 하면 코뼈 절골 후 중심선에 맞춰 더 정확한 재정렬이 가능해진다.

비배부 연조직은 nasion과 supratip 부위에서 두껍고, rhinion 부위에서 얇다. 이 연조직 두께의 차이는 매부리 제거 시 중요한 고려 사항이 되어야 한다(**Fig. 12-37**). 골성 매부리와 연골성 매부리를 수술 시야에서 보기에 그냥 직선으로 매끈하게 절제할 경우, 외부에서 연조직이 덮여 있는 상태에서는 굴곡이 발생할 수 있다. 뼈와 연골의 형태 외에도, 매부리 코 교정은 피부와 연조직을 포함한 비배부 프로필을 평가하면서 시행해야 한다. 수술 중 부기는 비배부 높이를 정확하게 시각적으로 평가하는 데 방해가 될 수 있다. 따라서 비배부는 생리 식염수 묻힌 검지 끝을 사용하여 촉진을 하면서 평가해야 한다.

상외측 연골을 낮춰진 비중격 연골의 상단에 재부착

상외측 연골의 가장자리는 매부리 제거로 낮아진 비중격 상단격에 재부착해야 한다(**Fig. 12-38**).

재부착 방법에는 봉합 위치에 따라 두 가지 방식이 있다. 큰 연골 매부리를 절제한 후에는, 낮아진 비중격 연골 상단과 상외측 연골의 가장자리 사이에 길이 차이가 있게 된다. 상외측 연골의 가장자리를 원래의 비중격 상단 위치에 고정하면 굴곡이 발생할 수 있다. 이 문제를 방지하기 위해, 상외측 연골 가장 자리를 미측 방향으로 당겨서 비중격에 고정한다. 이렇게 되면 상외측 연골의 미측 하연이 원래 위치에서 약 2-4 mm 미측으로 이동하게 된다. Rohrich 등은 이를 ULC tension spanning-suture라고 불렀다(**Fig. 12-39**).

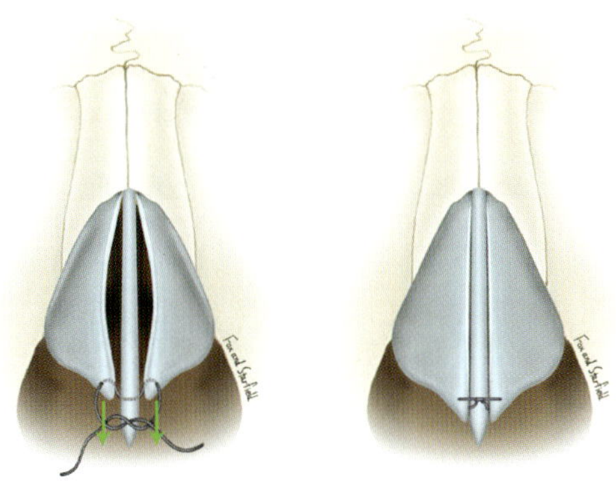

Fig 12-39. Upper lateral cartilage tension-spanning suture를 활용한 mid-vault 재건(Rod. J. Rohrich)

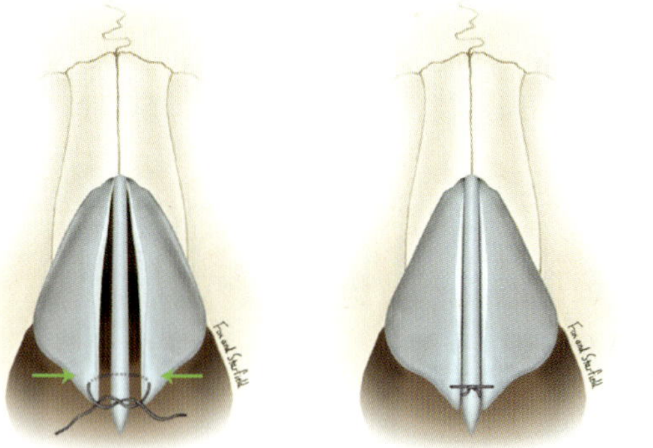

Fig 12-40. Upper lateral cartilage tension-spanning suture를 사용하지 않는 mid-vault

다른 방법은 상외측 연골을 미측 방향으로 전진 없이 비중격에 봉합하는 것이다**(Fig. 12-40)**. 이는 상외측 연골이 비중격에서 분리되었을 때 직선 형태를 유지하거나, 작은 매부리를 제거하였을 때에 시행된다. 저자는 상외측 연골의 가장자리를 auto-spreader flap의 형태로 접어 넣는 방법을 선호하지 않는데, 이는 연골을 끝과 끝끼리 복원하는 것에 비해서, mid-vault를 더 쉽게 좁아지게 하기 때문이다 **(Fig. 12-41)**.

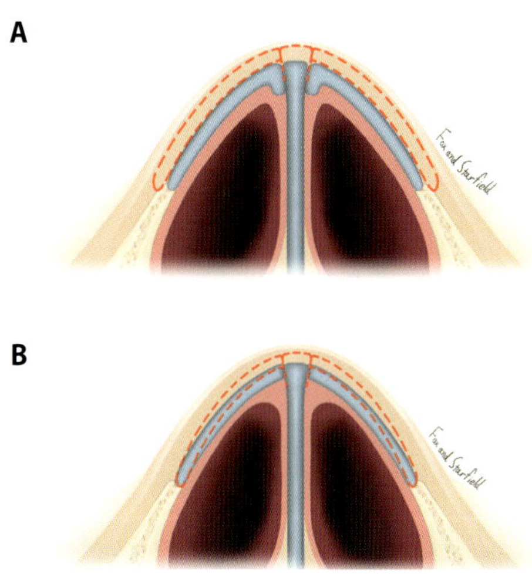

Fig 12-41. Autospreader flap은 연골끼리 끝과 끝을 봉합하는 방법에 비해서 mid-vault 좁아지는 현상이 더 크다. A. Autospreader flap B. 상외측 연골의 가장 자리를 직접적으로 비중격에 봉합

펼침 이식(Spreader grafts)

매부리 제거 시에, 컴포넌트 절제를 하고, 비중격 상단의 가로 날개를 잘 보존하는 경우, 펼침 이식은 대개 필요하지 않으나, 다음과 같은 경우에는 시행하여야 한다.

① 역V자 변형(inverted-V deformity)의 가능성을 배제하기 어렵거나
② 비중격 상단의 변위가 있거나
③ 내비밸비 부전(internal valve insufficiency)을 가지고 있거나 발생할 가능성이 있는 경우
④ 큰 매부리 제거 후에 열린 천장이 절골만으로 닫히지 못한 경우
⑤ 좁은 코를 교정하기 위해서

펼침 이식을 할지 말지 판단하기 어려운 경우에는 하는 쪽을 선택하는 것이 좋다.

펼침 이식을 위한 가장 좋은 공여부는 비중격 연골이지만, 이개 연골이나 늑연골도 가능하다.

펼침 이식은 편측성 또는 양측성의 형태로 진행되며, 키스톤 부위부터 근위부 비중격 상단까지 위치되도록 한다**(Fig. 12-42)**. 코뼈의 열린 천장을 닫아야 할 경우에는 이식편은 코뼈의 열린 부위까지 더 두측으로 위치시킨다.

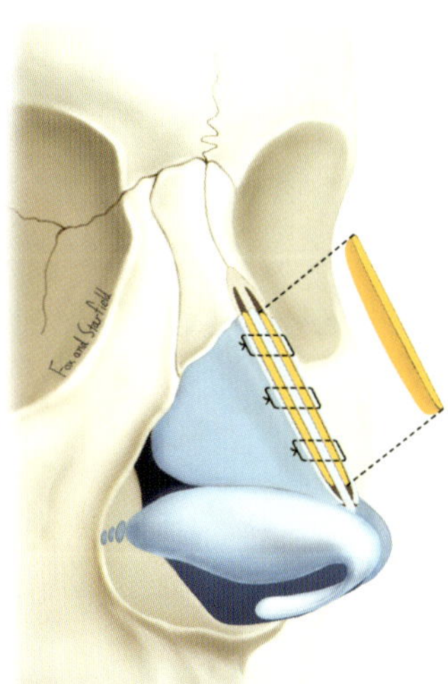

Fig 12-42. 펼침 이식(Spreader grafts)

펼침 이식은 대개 낮춰진 비중격 상단과 같은 레벨에 위치시키지만, 코뼈의 열린 천장을 채우기 위해서 시행되거나 또는 다소 넓은 mid-vault에서 시행될 때는, 비배부가 편편(flat)하게 되지 않고 미적 윤곽이 만들어지도록, 이식편을 비중격 상단의 높이보다 약간 더 올라오게 위치시킨다.

매부리 제거 후 절골술

큰 골성 매부리 절제 후에는 골성 비배부에 결손이 남게 되며, 이를 열린 천장(open roof)이라고 한다. 열린 천장은 눈에 띄고 골성 능선이 만져지면서, 두 능선 사이가 평평하거나 움푹 들어간 형태로 보인다. 열린 천장은 내측 및 외측 절골술 후 코뼈를 내측으로 이동시켜 닫아야 한다**(Fig. 12-43)**. 절골 후에도 작은 틈이 있을 경우, 으깬 연골(crushed cartilage)이나 잘게 썬 연골(diced cartilage)로 채워야 한다.

열린 천장과 비강 사이가 서로 통하는 것이 발견되면, 으깬 연골로 빈 공간을 채우는 것이 점막 치유에 도움이 될 수 있다.

그러나 매우 작은 매부리는 코뼈 기저부를 좁히는 것이 필요하지 않는 한 절골술이 필요하지 않다.

외측 절골술은 열린 천장을 닫는 데만 사용되는 것이 아니라, 코뼈 기저부의 폭을 줄이는 데에도 사용된다. 작은 매부리 축소의 경우, 낮아진 비배부는 코뼈 기저부와 비례하므로 코뼈의 기저부를 좁힐 필요는 없다. 큰 매부리 절제는 종종 비배부 높이가 상당히 많이 낮아지게 되고, 이는 상대적으로 코의 기저부를 넓게 보이게 한다. 이런 경우, 외측 절골술은 기저부의 폭을 줄이고 코의 비율을 회복하는 데 도움이 될 수 있다.

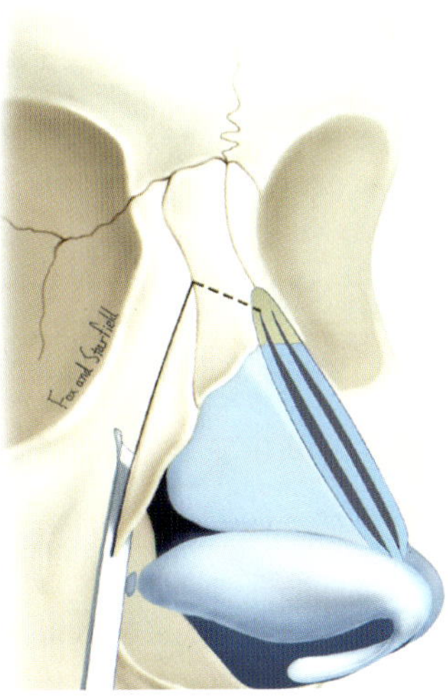

Fig 12-43. 열린 천장을 닫기 위한 내측 및 외측 절골

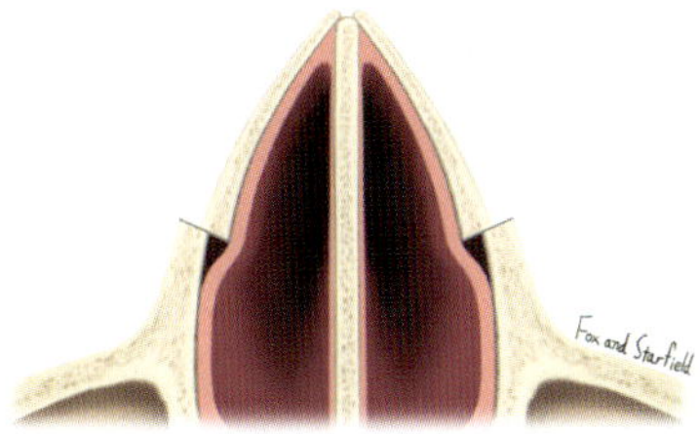

Fig 12-44. 중간 절골술(intermediate osteotomy)은 코뼈 기저부의 폭을 줄이지 않고 열린 천장을 닫아야 할 경우에 적합하다.

중간 절골술(intermediate osteotomy)은 코뼈 기저부의 폭을 줄이지 않고 열린 천장을 닫아야 할 경우에 적합하다 **(Fig. 12-44)**.

Radix 축소(Radix Deepening)

비록 아시아인에서는 매우 드물지만, 과도하게 높은 radix는 강한 인상을 주고, 눈 사이가 너무 가까워 보이게 된다. 이런 경우에는 매부리 제거와 동시에 radix를 낮출 필요가 있다. Radix 축소는 쉬운 수술은 아니다. 매부리가 매우 큰 경우에는, 시야 확보와 electric burr의 사용을 원활하게 하기 위해서, 매부리 제거 후에 radix 축소를 시행한다. Radix 부위의 골막 거상 후에 가드가 달린 electric burr를 사용하여 수술한다**(Fig. 12-45)**. Burr를 시행하는 방향은 전두동의 손상을 피하기 위해서, 상하 방향이 아니라, 좌우로 burr를 움직여야 한다. Electric burr는 매우 강력하므로 한 번에 많은 양을 줄이지 말고, 소량씩 조금씩 시행해야 한다. 연부 조직에 열손상을 가하지 않도록 조심해야 하고, 뼈에도 열손상을 주지 않도록, 생리식염수로 세척하여 burr 끝과 뼈에 발생하는 열을 식혀야 한다. 뼈에 가해지는 열손상은 수술 후 장액종

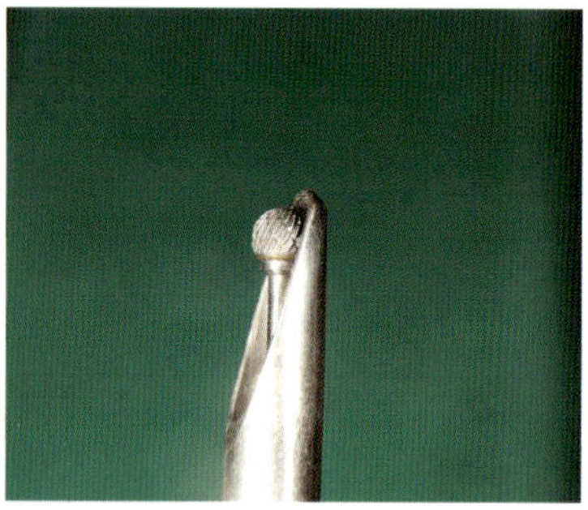

Fig 12-45. 가드 달린 electric burr

(seroma)의 원인이 될 수 있다.

Radix 부위의 피부와 연조직이 두꺼워서 radix 축소술로 인한 기저 골격 변화가 잘 드러나지 않기 때문에, 원하는 radix 높이를 얻기 위해서는 과교정이 종종 필요하다(Fig. 12-46).

매부리코의 코끝 성형

매부리코는 대부분 낮은 코끝을 동반한다. 서양인의 매부리코가 대부분 길고 처진 코끝을 가지지만, 아시아인에서는 긴 코뿐만 아니라, 정상 길이나 짧은 코 등도 드물지 않다.

길고 처진 코끝은 하외측 연골의 두측 회전을 용이하게 하기 위해 외측각의 두측 가장자리 절제가 필요하며, 비주 지주 이식이 함께 시행된다(Fig. 12-47). 웃을 때 코끝이 심하게 처지는 smiling tip을 가진 코는 depressor nasi septi (DNS) muscle의 양측 기시부를 박리하여 양쪽 기시부끼리 서로 봉합하는 재배치가 필요하다.

코의 길이가 정상인 경우에는, 비주 지주 이식에 의해서 코끝의 두측 회전이 발생하면 spanning suture, derotation suture,

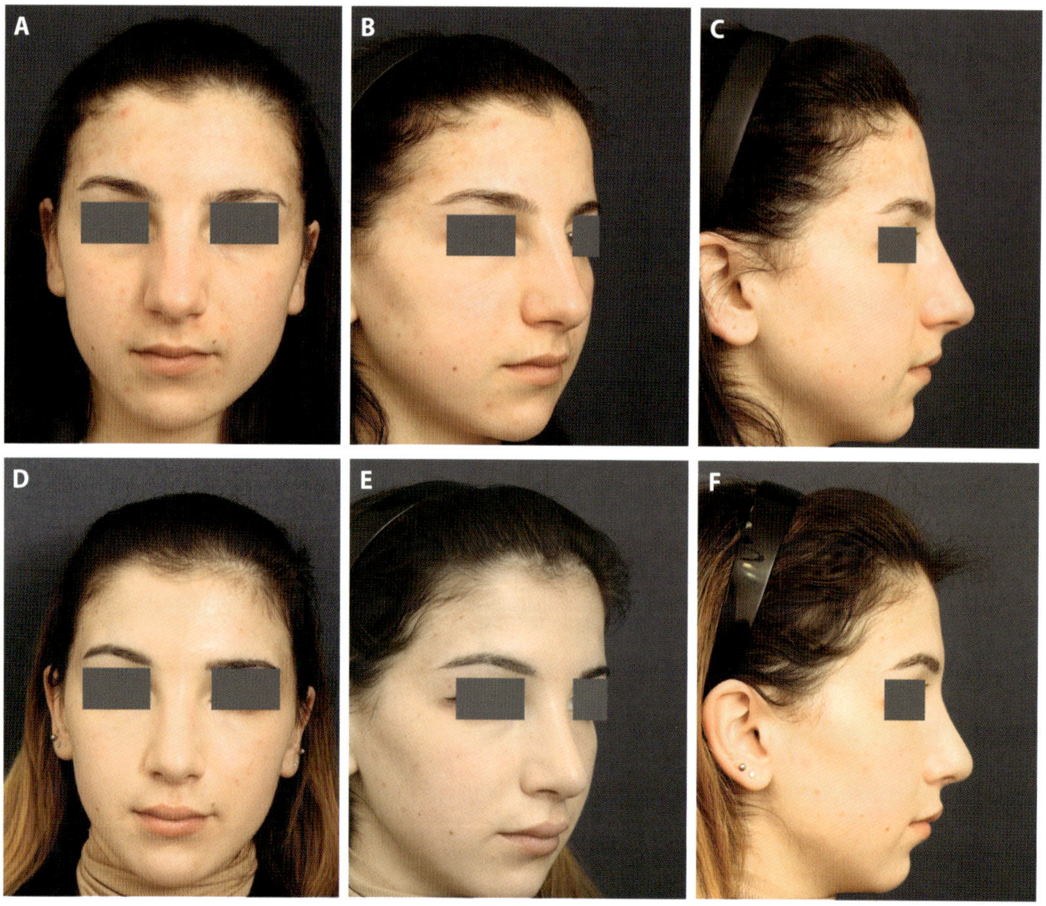

Fig 12-46. Radix 축소(Radix deepening). A, B, C. 과도하게 돌출된 radix와 비배부 매부리를 가진 환자 D, E, F. Radix 축소, 비배부 매부리 제거 및 비중격 연골을 이용한 코끝 성형 후 8개월 경과

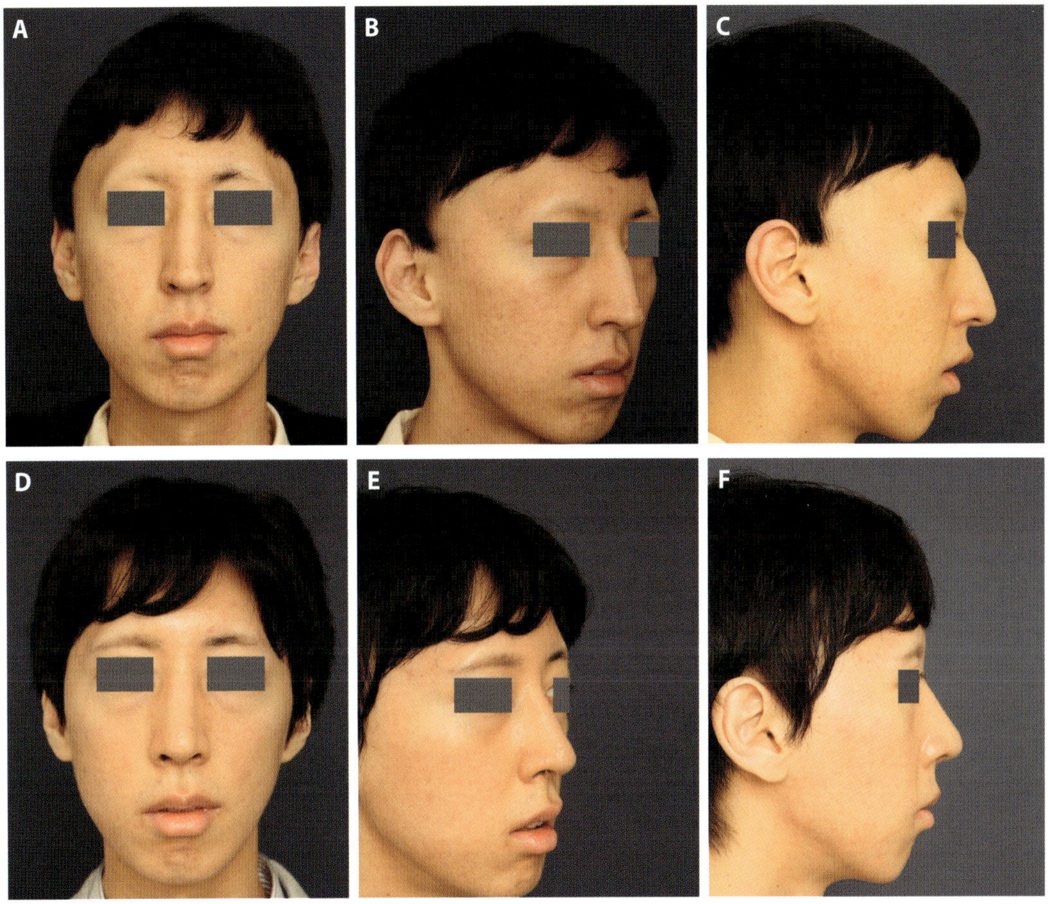

Fig 12-47. 매부리코 및 긴 처진 코끝의 교정. A, B, C. 수술 전 모습 D, E, F. 수술 5개월 후 모습으로, 매부리 절제, 절골술, 비중격 점막하 절제술(SMR), 코끝 성형(비중격 하단 단축, 비주 지지 이식, 내측 비익-비중격 봉합) 그리고 DSN 근육 재배치를 포함한 교정 수술을 시행함

derotation graft 등을 통해서 방지해야 한다(Fig. 12-48).

매부리를 가진 짧은 코가 아시아인에서는 드물지 않다. 짧은 코 교정을 위해서는 scroll area, hinge complex의 박리를 통해서, 하외측 연골의 미측 이동을 원활하게 한 후에 비중격 연장 이식이나 역회전 이식을 시행한다(Fig. 12-49).

키스톤 보존 매부리코 교정법(Dorsal Preservation Rhinoplasty, DPR)

구조적 매부리코 교정(structural hump reduction)은 골성 및 연골성 매부리를 비배부 표면에서 직접 절제하는 과정으로, 매부리 제거 후에는 키스톤 부위가 열리게 되고, 미적 및 기능적 이유로 반드시 재건해야 한다. 따라서 키스톤 부위 손상 없이 비배부의 윤곽을 온전하게 유지하면서 매부리를 제거할 수 있다면, 자연스러운 미적 윤곽을 얻을 수 있을 뿐만 아니라 다양한 부작용을 피할 수 있기 때문에, DPR이 최근 각광을 받고 있다.

역사적 배경

키스톤 보존 매부리코 교정(dorsal preservation rhinoplasty, DPR)은 구조적 매부리코 교정(structural rhinoplasty)과 달

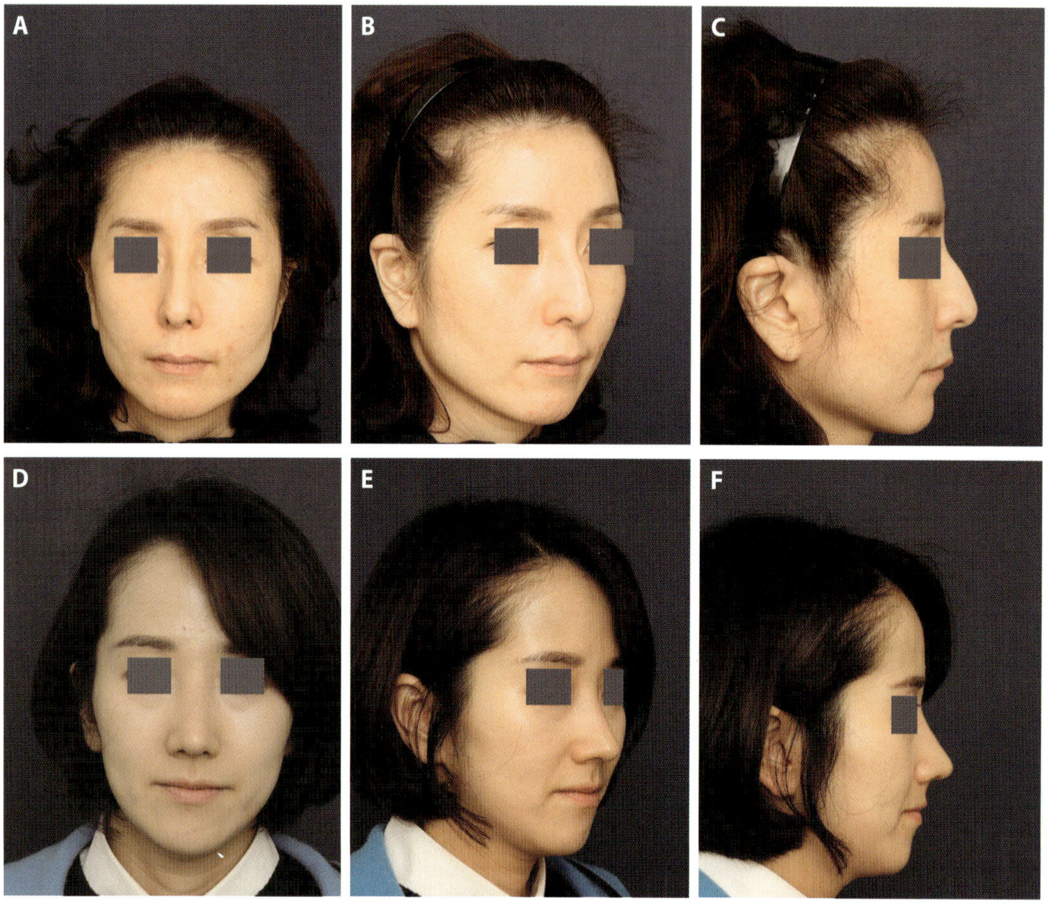

Fig 12-48. 매부리코 및 정상 길이의 처진 코끝의 교정. A, B, C. 수술 전 모습 D, E, F. 수술 7개월 후 모습으로, 매부리 절제술, 절골술, 비중격 연골의 코끝 중첩 이식을 통한 코끝 융비술과 내측각-비중격 봉합을 시행함

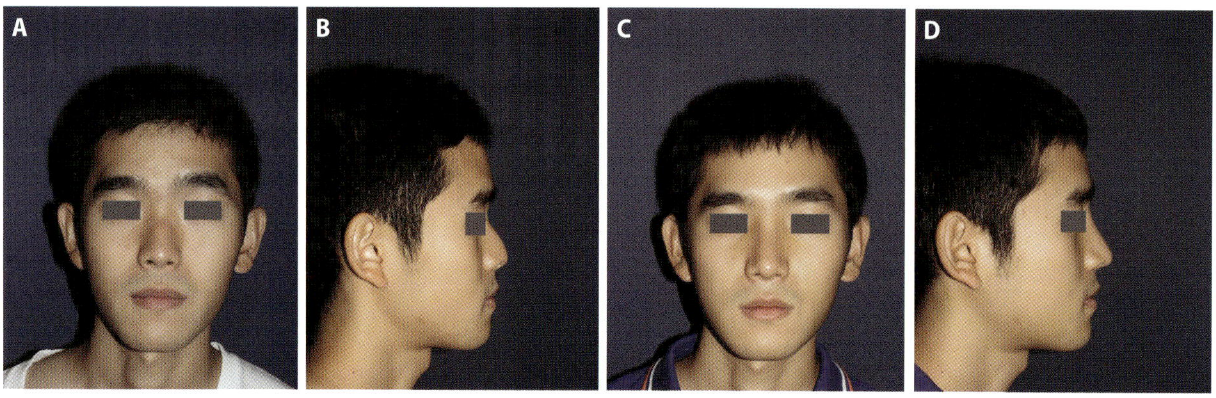

Fig 12-49. 매부리코 및 짧고 처진 코끝의 교정. A, B. 수술 전 모습 C, D. 수술 3주 후 모습으로, 매부리 절제술, 보형물을 이용한 radix 융비술, 비중격 연장 이식을 통한 코끝 성형을 시행함

리, 비배부, 특히 키스톤 부위의 해부학적 구조를 보존하면서 매부리를 교정하는 기법이다.

구조적 매부리코 교정에 비해서, DPR은 아시아 지역에서는 관심을 끌지 못했으나, 최근에는 아시아 지역에서도 관심이 증가하고 있고, 향후 점점 더 선호되는 수술법이 될 것으로 예상된다.

DPR은 키스톤 부위에서 상외측 연골의 분리를 피하고, 전체 비배부를 en bloc으로 낮추는 방법으로 이 수술법 자체가 새로운 것은 아니다.

매부리코 교정을 위한 최초의 DPR은 1899년 JL Goodale (1868-1957)에 의해 push down 방법으로 시행되고 문헌에 보고되었다. 이후, 매부리코 교정에 관한 두개의 학파가 존재해왔다.

하나는, 현대 코성형의 아버지라 불리는, 베를린의 Jacques Joseph (1865-1934) 학파로서, 비배부의 연골과 뼈를 절제 후에 재건하는 방식의 구조적 코성형 학파로서, 이것이 현대 코성형의 주류가 되었다.

다른 하나는, 시카고의 Maurice Cottle (1898-1981) 학파로서, 비배부의 연골과 뼈를 보존하면서 push down 방식으로 매부리를 교정하는 DPR을 시행하였고, 비록 이 학파는 마이너이긴 했으나, 일부 사람들이 꾸준히 계승해왔다. 1914년 O. Lothrop은 코의 측벽에 쐐기 절제(wedge resection)를 추가하여 골격 볼트의 측면이 내측으로 이동하는 대신, 상악 위에 놓이도록 하는 let down 기법을 소개하였다.

2016년 Daniel RK는 프랑스 Versailles에서 개최된 Rhinoplasty meeting에서 push down의 중요성을 강조하였고, dorsal preservation이라는 용어를 처음 만들어서 사용하였다. 이후, Yves Saban에 의해 DPR이 유럽과 북미에서 널리 알려지고 유행하게 되었기 때문에, 그는 DPR의 전도사라 할 수 있다.

해부학적 배경

DPR은 키스톤 부위가 고정되어 있는 단단한 구조가 아니라 코뼈와 상외측 연골 사이의 관절과 같은 구조라는 개념을 바탕으로 한다.

DPR의 push-down (PD)은 외측 절골, 가로 절골, 그리고, 비중격 절제술을 결합하여, 코 피라미드 전체를 en bloc으로 하강시키는 술식이다. 코의 외벽은 비강으로 밀려 들어간다(**Fig. 12-50**).

Let-down (LD)은 절골은 PD와 유사하지만, 코의 외벽 뼈

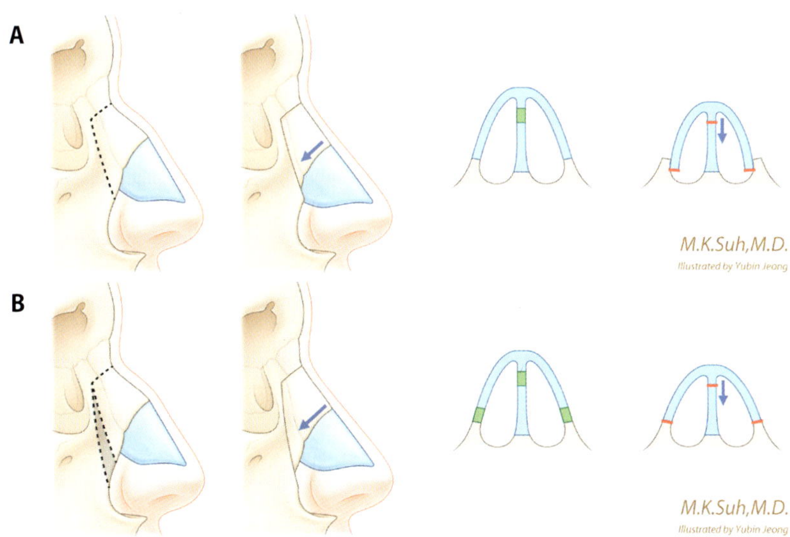

Fig 12-50. 키스톤 보존 매부리코 교정(Dorsal preservation rhinoplasty, DPR)의 두 가지 기법. A. 비중격 상단 부위 절제 후 외측 및 가로 절골술을 시행하는 push down 기법. 코의 비배부를 눌러서 주저 앉히면, 코 피라미드는 pyriform aperture 속으로 밀어 넣어지게 된다. B. 비중격 상단 부위 절제 후, 상악의 전두돌기 부분에 쐐기 형태로 일부 뼈를 절제하는 let down기법. 비배부를 눌러서 아래쪽으로 주저 앉히면 코 피라미드는 상악의 전두돌기 위에 놓이게 된다.

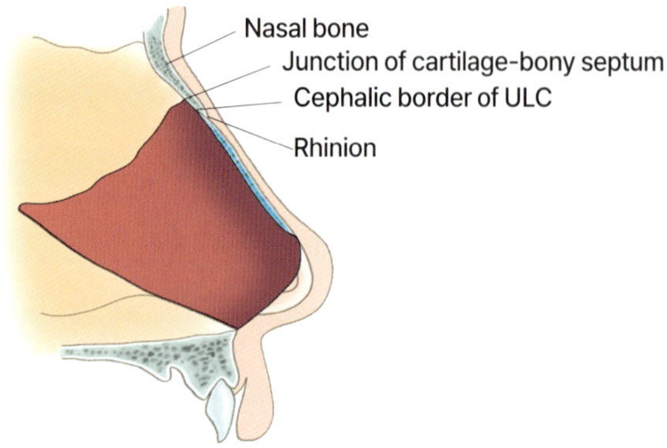

Fig 12-51. 키스톤 부위. 상외측 연골의 두측 가장자리는 코뼈 아래쪽으로 들어가서 중첩되어 있다. 연골성 비중격과 골성 비중격의 만나는 부위는 상외측 연골의 위쪽 가장자리보다 더 쪽에 위치한다. 즉, 미측에서부터 순서대로 각 위치를 보면, rhinon → 상외측 연골의 두측 가장자리 → 연골성 비중격과 골성 비중격의 junction (E-point)의 순서이다.

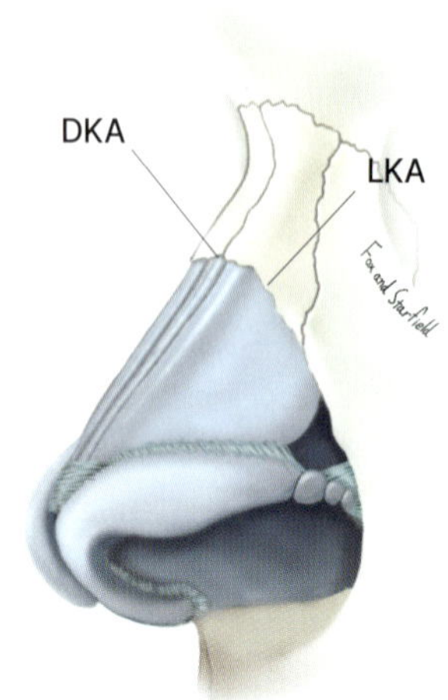

Fig 12-52. 중심 키스톤 부위(DKA)와 외측 키스톤 부위(LKA)

에 쐐기(wedge) 형태로 뼈를 절제하는 것이 차이점이다. 비배부가 낮춰질 때, 코의 외벽은 상악 위에 놓이게 된다.

코뼈, 상외측 연골, ethmoid의 수직판(perpendicular plate)의 해부학적인 위치 관계는 DPR의 원리를 이해하는 데에 필요하다**(Fig. 12-51)**. 코뼈의 중앙부 아랫면은 ethmoid bone의 수직판과 연결되어 있다. 상외측 연골의 두측 가장자리는 코뼈의 하단부와 end-to-end로 결합하는 것은 아니고, 코뼈 아래쪽으로 들어가서 중첩되어 있다. 중첩되는 정도는 다양해서 2-11 mm 정도이며, 아시아인에서는 서양인에 비해서 중첩되는 정도가 덜하다. 연골성 비중격과 골성 비중격의 만나는 부위(E-point)는 상외측 연골의 위쪽 가장자리보다 더 두측에 위치한다. 즉, 미측에서부터 순서대로 각 위치를 보면, rhinion -> 상외측 연골의 두측 가장자리 -> 연골성 비중격과 골성 비중격의 junction (E-point)의 순서이다.

매부리는 대부분 rhinion을 중심으로 발생한다. Rhinion에서 코뼈 아랫면의 골막은 상외측 연골의 연골막과 서로 결합되어 있는데, 결합은 단단하지 않아서 DPR 시에 매부리 아래의 비중격 연골의 지지를 감소시킨 후에 rhinion 부위를 누르면, 매부리가 관절처럼 굴곡되어 들어가면서 매부리가 사라지게 된다. 외측 키스톤 부위(lateral keystone area, LKA) 부위는 중심 키스톤 부위(dorsal keystone area, DKA)에 비해 좀 더 견고한 연결이다**(Fig. 12-52)**. 이 부위는 push down 시에 저항하기 때문에, 이 부위를 분리시켜주어 상외측 연골의 텐션을 풀어서 자유롭게 움직일 수 있도록 하는 것이 필요하다.

중요한 점은 비중격 연골의 E-point가, 예상과는 달리, 코뼈의 아래에서 좀 더 두측으로 확장되어 있다는 것이다**(Fig. 12-53)**. 대부분 골성 매부리(bony cap) 아래에는 골성 비중격이 아니라, 연골성 비중격이 존재한다. 97%에서 매부리의 두측 시작점은 E-point보다 미측에 위치한다. 이러한 해부학

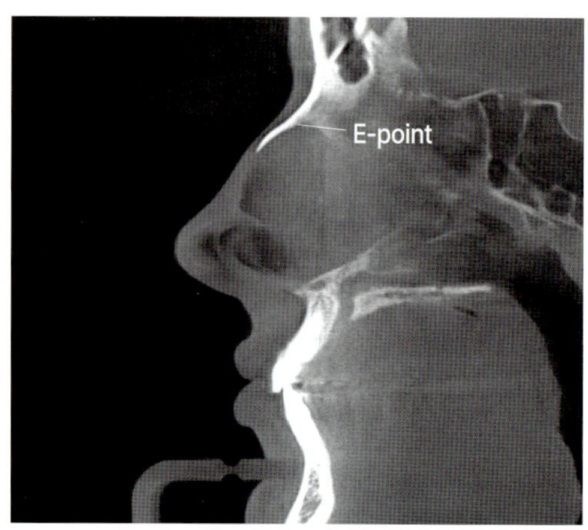

Fig 12-53. E-point. 비중격 연골의 E-point는 코뼈의 아래에서 매부리의 두측 경계보다 더 두측으로 확장되어 있다.

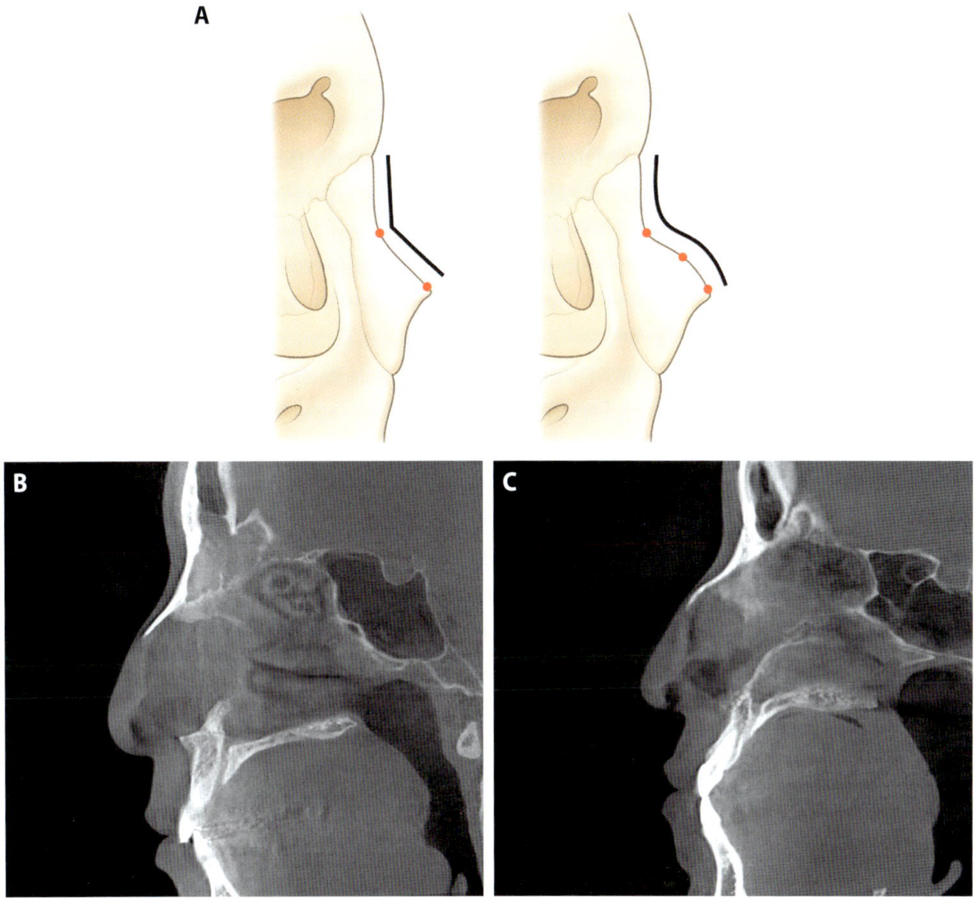

Fig 12-54. 코뼈의 모양. A. V자형과 S자형의 일러스트레이션 B. V자 형 C. S자 형

적인 이유로 인해서 DPR 시에 비중격을 낮추기 위한 비중격 절제(subdorsal septal resection)는 연골성 비중격에 한정되고, 수직판까지 포함하는 일은 매우 드물다.

측면 프로파일에서 매부리 코뼈의 형태는 V자형 또는 S자형으로 분류된다**(Fig. 12-54)**. V자형은 코뼈 부위가 직선형이며, rhinion에서 최고점을 이룬다. S자형은 코뼈가 곡선을 이루며, 가장 두드러진 지점(kyphion)은 rhinion보다 두측에 위치한다. V자형이 DPR의 좋은 적응증이 된다.

상외측 연골과 비중격 사이의 연결부위는 내비밸브(INV)에 해당한다. 해부학적 방사선 연구에 따르면, 내비밸브 각도가 LD에서는 변하지 않았지만, PD에서는 감소한다고 보고되었다. 그러나, 논란의 여지는 있어서, PD 또는 LD를 받은 환자에 대한 방사선 분석에서 INV 각도가 향상된다는 보고도 존재한다.

적응증

대부분의 일차 매부리코에 적응이 가능하지만, 매부리의 구성에서 짧은 골성 매부리와 더 큰 연골성 매부리로 구성된 경우에 더 적합하다. 골성 매부리가 V자형 코뼈인 경우가, S자형 코뼈인 경우에 비해서 DPR로 더 잘 교정된다. S자형에서는 DPR 후에 골성 매부리가 다소 남기 때문에 추가적인 contouring이 필요하다. 매부리코 외에도 휜 코, 특히 직선형으로 축이 휜 경우에도 적용 가능한데, 이것에 대해서는 13장에 기술되어 있다.

수술 전 검사

일반적인 이학적 검사를 통해서 매부리의 구성, 코의 비대칭 및 휨, 비밸브의 문제, 비공의 비대칭 등을 파악하고, cone-beam CT를 통해서 비중격, 비갑개, 부비동 등에 대한 평가를 하며, cone-beam CT는 비중격 절제의 양을 결정하는 데 도움을 준다.

수술 기법

DPR은 많은 술자들에 의해서 비내 절개로 시도되지만, 개방형 절개로도 가능하다. 개방형 접근법은 비배부 부위의 변형을 더 잘 볼 수 있게 해주며, 비배부의 미세한 굴곡을 기구를 사용하여 조정하는 것이 용이하고, 특히, 아시아인에서는 코끝 성형의 완성도를 높이기 위해서 개방형 절개가 더 흔하다.

V-shaped 골성 매부리에서는 비배부의 연부조직 박리 없이 수술이 가능할 수 있지만, S-shaped 골성 매부리에서는 코뼈에 대한 contouring이 요구되므로, 비배부 연조직 박리가 필요하다.

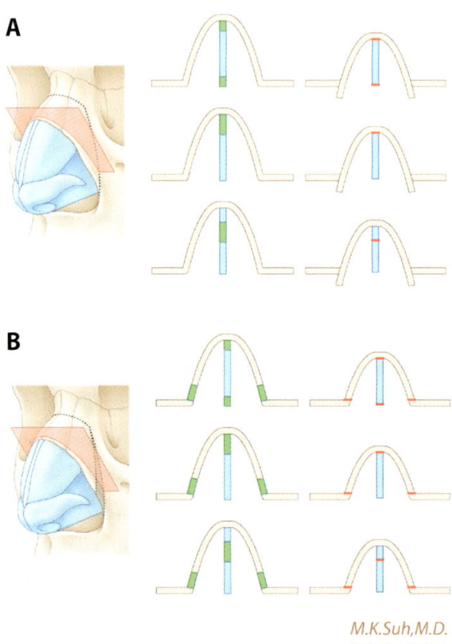

Fig 12-55. 비중격의 처리. A. push down B. let down. 비중격을 비배부에서 분리하고 높이를 낮추는 부위에 따라서 high (Yves Saban), mid/intermediate (Sam Most), low (Cottle)로 분류된다.

DPR은 두 가지 방식이 있다. 첫째, 일반적으로, DPR은 비배부 전체(골성 매부리와 연골성 매부리)를 en bloc으로 낮추는 방식이지만, 둘째, 골성 매부리(bony cap)가 매우 작거나 S-shape일 때는 연골성 매부리(mid-vault) 부위만 낮추고, 골성 매부리는 contouring 하는 방식으로 별도로 처리된다. S-shape의 골성 매부리가 큰 경우에는 골성 매부리를 일부 contouring 하여 V-shape으로 전환시킨 후에 비배부 전체를 en bloc으로 낮출 수 있다.

En bloc으로 매부리 전체를 낮추는 방법은 다음 두 단계가 필요하다.

① 먼저 코를 비중격에서 분리한 후(septal modification),

② 코를 얼굴의 골격에서 분리한다(osteotomy).

비중격 낮추기(Septal Modification, Septal Lowering)

DPR에서 가장 중요하고, 초심자에게 어렵게 느껴지는 부분이 비중격에 대한 처리이다.

비중격을 비배부에서 분리하고 비중격의 높이를 낮추는 방식은 처리를 하는 비중격의 부위에 따라서 high, mid/intermediate, low로 분류된다**(Fig. 12-55)**.

Subdorsal Septal Resection (High Septal Resection)

비중격 연골에 두 개의 절개가 이루어진다**(Fig. 12-56)**. 하나는 비배부 매부리의 미측 경계에서부터 두측 경계까지 매부리의 윤곽 경로를 따라서 비배부(상외측연골과 코뼈) 바로 아래의 비중격 연골에 절개를 가한 후에, 매부리의 높이에 해당하는 만큼 더 아래쪽 비중격 연골에 절개하고, 두 절개선 사이의 연골을 제거한다. 절제하는 비중격 연골의 높이

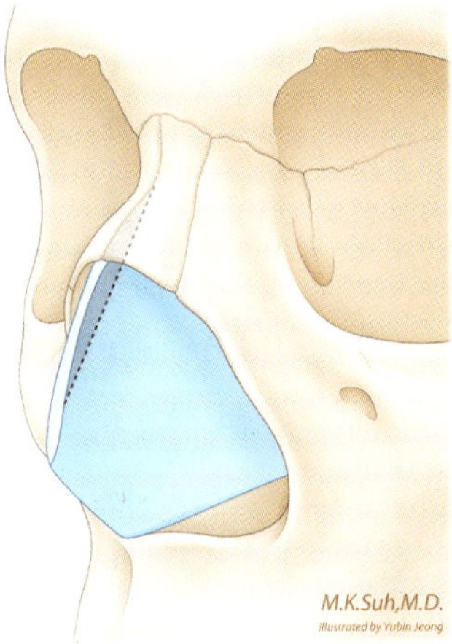

Fig 12-56. Subdorsal septal resection

가 매부리의 교정 높이에 해당한다.

첫 번째 연골 절개는 anterior septal angle 부위(W-point)의 상외측 연골/비중격 접합부에서 시작된다. 예리한 가위를 사용하여 상외측 연골을 비중격 상단에서 분리하듯이 비배부 아랫면을 따라서 진행한다(**Fig. 12-57**). 절개는 사골 수직판(perpendicular plate of the ethmoid)과 만나게 될 때까지 계속된다. 이후, 첫 번째 연골 절개선보다 더 아래에 두 번째 절개를 가한다. 상부 절개는 실제로 비배부 바로 아래(subdorsal)에서 이루어지므로 비배부의 볼록한 윤곽을 반영하지만, 하부 절개는 상대적으로 직선이다. 그 후, 띠 모양의 중간 연골(cartilaginous strip)을 제거한다(**Fig. 12-58**). 절제할 중간 비중격 연골의 양과 형태는 수술 전 계획에 따라 결정된다. 제거된 비중격 연골 띠의 높이를 측정하여 계획된 양과 비교하여, 부족하다고 판단되면, 비중격 연골 띠를 하나 더 절제하는 방식으로 조정이 가능하다.

대부분의 E-point는 골성 매부리의 두측 경계보다 더 두측에 위치하므로, 비중격 절제는 연골에 한정되지만, 필요시 추가적으로 2 mm Baby Rongeur나 Metzenbaum scissors를 사용하여 골성 비중격(ethmoid)도 띠 모양으로 제거한다.

Subdorsal septal resection은 수술이 더 쉽고 빠르기 때문에, 초심자들에게 유리하고, 저자도 이 방법을 선호한다.

Mid-Septal Excision

비중격의 중간 부위에서 연골을 절제하는 방법에는 다양한 술자들의 방법들이 소개되었다(**Fig. 12-59**).

중간 부위 연골 절제 후에, 비배부 바로 아래에 남아 있는 일부 연골은 하부 연골에 봉합으로 고정된다.

Low-Septal Excision

비중격의 하부에서 연골을 절제하는 방법으로, 1946년 M. Cottle은 연골성 비중격을 사골판에서 분리하고, 비중격 하부 연골을 절제하고, 동시에, 비배부 바로의 비중격 상부에서 사골의 일부를 절제하면서 연골성 비중격을 사골판에서 완전 분리하였다(**Fig. 12-60**). 사각 연골판(quadrangular cartilage flap)은 전비극(anterior nasal spine)에 정밀하게 고정한다.

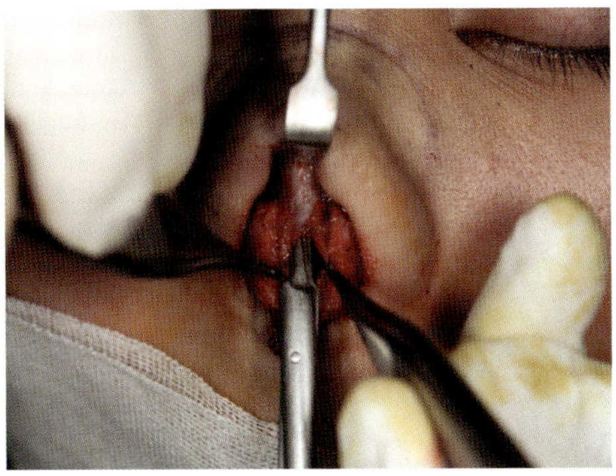

Fig 12-57. Subdorsal septal incision은 예리한 가위를 사용하여 anterior septal angle 부위에서 시작한다.

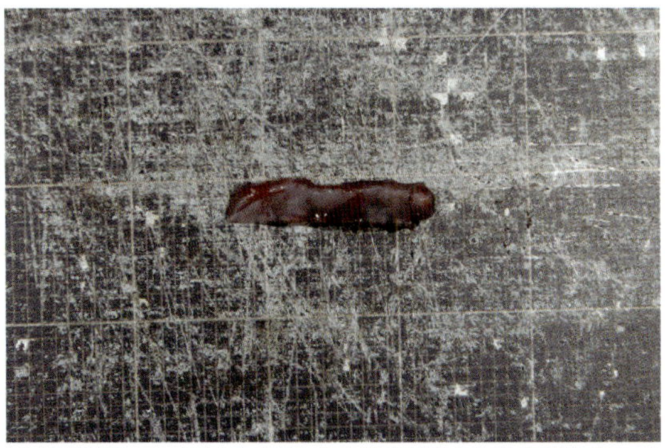

Fig 12-58. 비중격 상단 부위에서 제거된 띠 모양의 연골

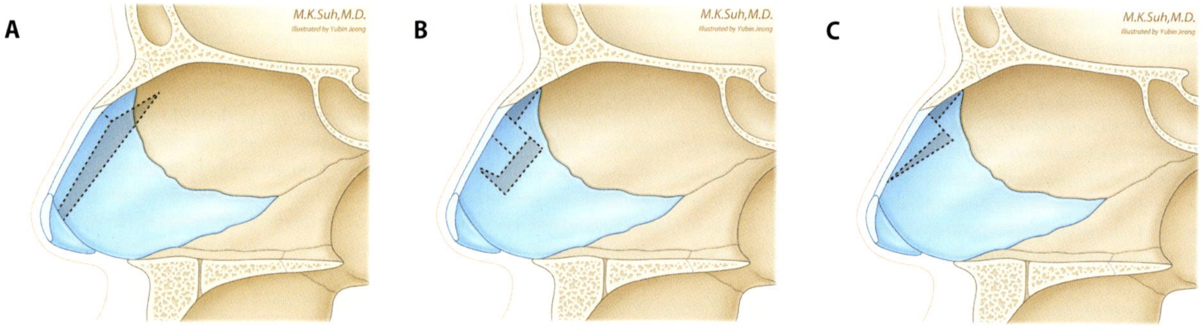

Fig 12-59. Mid-septal excision

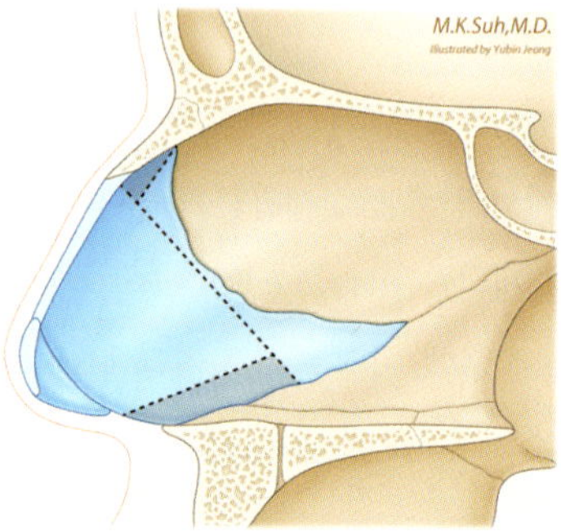

Fig 12-60. Low septal excision

Low septal excision 기법이 가장 강력한 방법이지만, 동시에 가장 배우기 어렵다

비중격 연골 절제 후에 남아있는 비중격에서 추가적인 연골 이식편을 채취할 수 있다. 이때 충분한 폭의 L-strut을 보존해야 한다. 큰 매부리코에서는 septal lowering을 위해 제거했던 연골이 비주 지주 이식용으로 사용될 수도 있다.

절골(Osteotomy)

비중격 수정(septal modification) 후에 시행되는 절골은 외측 절골(lateral osteotomy)과 가로 절골(transverse osteotomy)로 이루어진다.

외측절골은 두 가지 방식이 있는데, ① push down을 위한 외측 절골과 ② let down을 위해서 외측 측벽의 wedge bony excision을 가진 외측 절골이다.

Push Down

비중격 연골을 절제한 후, push down을 위한 절골은 외측 절골과 가로 절골이다(Fig. 12-61). 두 절골을 통해서 골 피

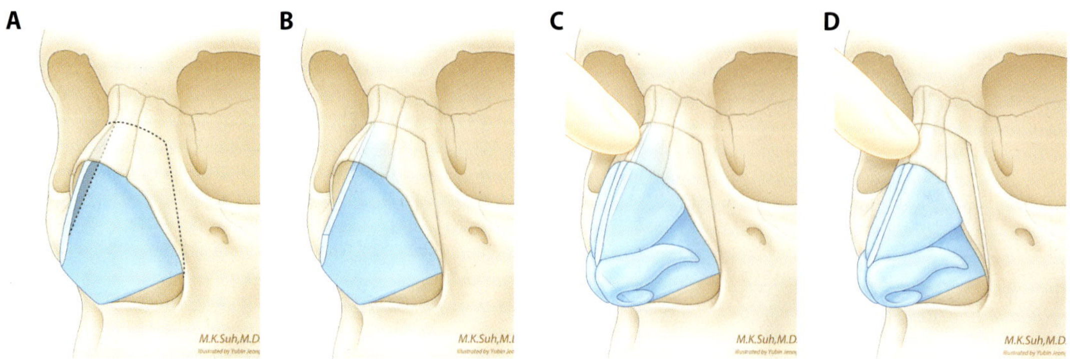

Fig 12-61. Push down을 위한 절골술. A. subdorsal septal resection, 외측 절골 및 가로 절골을 위한 디자인 B. subdorsal septal resection 후에, 외측 절골과 가로 절골을 시행함 C. 코뼈 측면을 대칭적으로 잡은 후에 안으로 밀어 넣으면서 비배부를 아래로 눌러서 코뼈 피라미드가 pyriform aperture 안으로 함몰되어 들어가게 한다. D. 비배부가 낮아지고 매부리가 교정된 상태

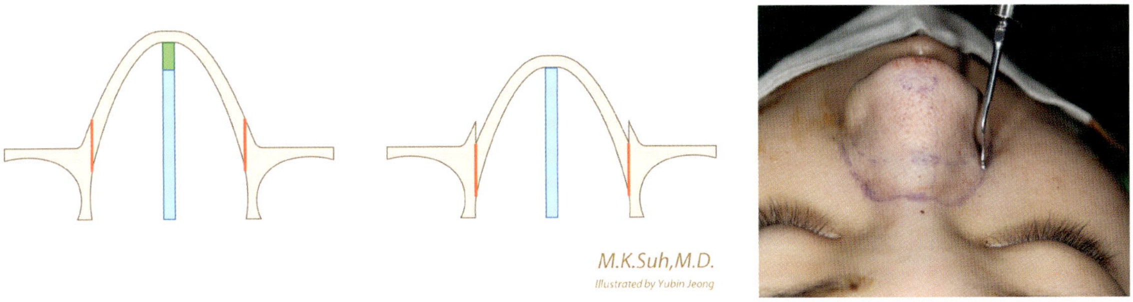

Fig 12-62. 초음파 절골기를 사용하면 외측 절골을 시상면으로(sagitally) 시행하는 것이 가능하다.

라미드는 얼굴뼈(frontal process of maxilla 및 nasal spine of frontal bone)로부터 분리가 되고, 비배부와 비중격이 하나의 en bloc으로 이동 가능한 복합체를 형성하게 되어, 비배부 매부리를 낮출 수 있게 하고, 비배부의 연골-코뼈 접합부(키스톤 부위)를 보존할 수 있다. 외측 절골은 상악에 최대한 가깝게 low로 쳐야 하면 경피적으로 시행할 수 있고, 절골도의 팁은 외측벽에 수직이 되도록 한다.

초음파 절골기(piezoelectric instrument)를 사용하면 직선형 팁을 사용하여 외측 절골을 시상면으로 시행하는 것이 가능하다(Fig. 12-62). 시상면에서 시행된 외측 절골은 비배부를 더 쉽게 잘 내려가게 할 수 있고, 매부리 재발의 가능성이 줄어든다.

외측 절골 후에 경피적 가로 절골이 이루어진다. 가로 절골은 매부리의 상단 가장자리를 지나며 양측 외측 절골선과 만난다. 가로 절골의 경우, 2 mm의 절골도를 nasion에서 슬릿 피부 절개를 가한 후 시행할 수 있다 추가적인 절골은 외측 절골을 위한 슬릿 절개를 통해서 nasion 방향으로 시행할 수 있다. 경피적 가로 절골 시에는 절골 천공 사이의 골막이 최대한 부착된 상태로 시행하되, 절골도의 방향이 턱 방향으로 향하게 하여 절골도가 비스듬하게 radix의 뼈에 들어가도록 하는 것이 뼈의 단차(bony step-off)의 예방을 위해서 필요하다(Fig. 12-63).

초음파 절골기를 사용한 절골 시에는 외측 측벽 부위까지 넓은 박리가 필요하다. 초음파 절골기를 사용해서 가로 절골할 경우, 절골도처럼 비스듬하게 절골하기가 어렵다. 그래서, 완전 절골보다는 Greenstick 절골이 되도록 하는 것이 좋다. 가로 절골 부위의 radix 뼈는 중앙 부위에 약 2-3 mm 정도는 절골하지 않고 그대로 둔 채로 나머지를 절골한다. 절골 후에 가볍게 비배부에 압력을 가하면, greenstick 골절이 발생하면서 내려간다. 이때 강한 압력을 가하면 완전 골절로 이어지면서 뼈의 단차가 발생하게 되므로, 주의하도록 한다.

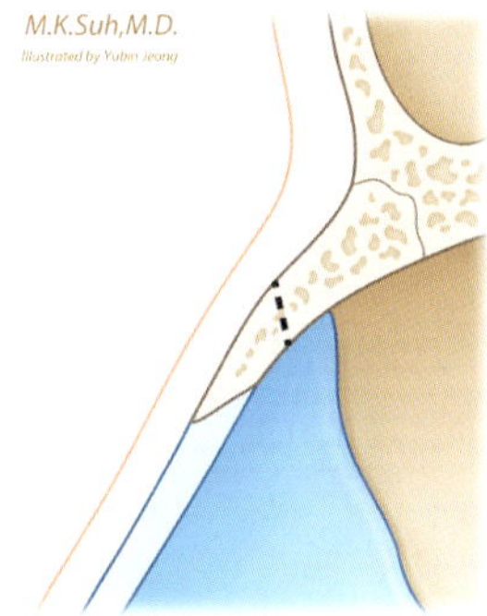

Fig 12-63. 가로 절골 시에 절골도의 방향을 비스듬하게 해야 코뼈가 아래로 떨어져서 단차가 발생하는 것을 피할 수 있다.

Let Down

외측 절골 시에, 외측 측벽의 일부(상악의 frontal process의 일부)를 쐐기 모양 또는 바나나 모양으로 절제하여(lateral wedge resection, banana ostectomy), 절제된 뼈의 폭만큼 비배부 전체를 내려서 상악 위에 위치시키는 과정이다(Fig. 12-64). Piezoelectric instrument을 사용하여 시행하는 것이 가장 정확한 결과를 얻을 수 있지만, 비강 외측벽에 외측 절골을 위한 절개를 가한 후에, Rongeur forceps을 절개창 안에

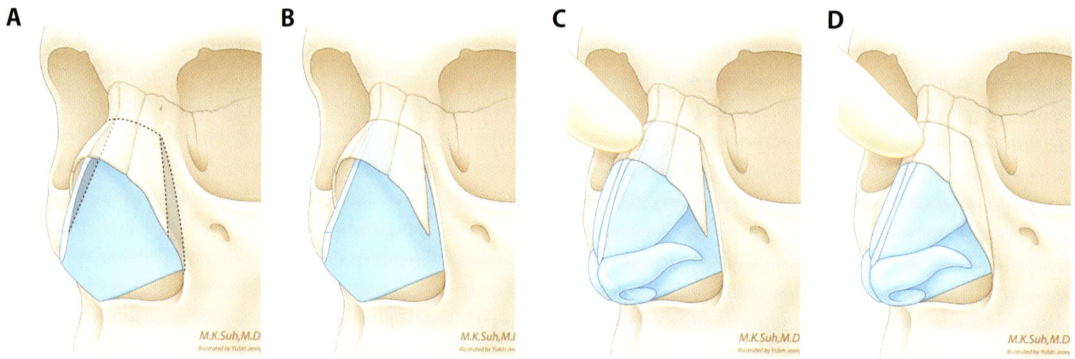

Fig 12-64. Let down을 위한 절골술. A. Subdorsal septal resection, 바나나 모양의 뼈 절제를 포함하는 외측 절골 및 가로 절골을 위한 디자인 B. Subdorsal septal resection 후에, 뼈 절제가 포함된 외측 절골과 가로 절골을 시행함 C. 비배부를 아래로 눌러주면, 코 피라미드는 중심부는 비중격 위에 놓이며, 외측에서는 뼈의 측면 벽이 아래로 내려가 상악의 frontal process 위에 놓이게 된다. D. 비배부가 낮아지고 매부리가 교정된 상태

삽입하여 필요한 양만큼의 쐐기형 절제를 시행할 수도 있다.

Push down에 비해서 비강내 기도가 좁아질 우려가 없다는 장점을 가지나, 정확한 뼈 절제량을 결정하기가 쉽지 않다는 단점을 가진다.

일반적으로 작은 매부리의 경우 push down, 4 mm 이상의 큰 매부리는 let down을 시행하지만, 실제로 어떤 것을 선택할지는 술자들에 따라서 다르고, 개인적인 선호도가 관계된다.

비배부 낮추기

비중격 처리와 절골이 완료된 후에는, 비배부는 다음과 같은 방식에 의해 눌러서 낮춰질 수 있다. Push down에서는 코뼈 측면을 대칭적으로 잡은 후에 안으로 밀어 넣으면서 비배부를 아래로 눌러서 코뼈 피라미드가 pyriform aperture 안으로 함몰되어 들어가게 한다(Fig. 12-61). 코뼈 외측벽이 maxiall의 frontal process 안쪽으로 미끄러지며 이동하는 동안, 비배부(bony-cartiagenous vault)는 남아 있는 비중격 위로 내려간다.

Let down을 시행할 때는 코뼈 측면을 안으로 밀어 넣지 않고, 비배부를 아래로 눌러주면, 코 피라미드는 중심부는 비중격 위에 놓이며, 외측에서는 뼈의 측면 벽이 아래로 내려가 상악의 frontal process 위에 놓이게 된다(Fig. 12-64).

추가적인 낮추기가 필요할 경우, 원하는 결과가 달성될 때까지 비중격 연골을 추가적으로 더 절제할 수 있다. 직선형 코 등 윤곽을 원할 경우, 비중격 절제 시 하단 절제를 직선으

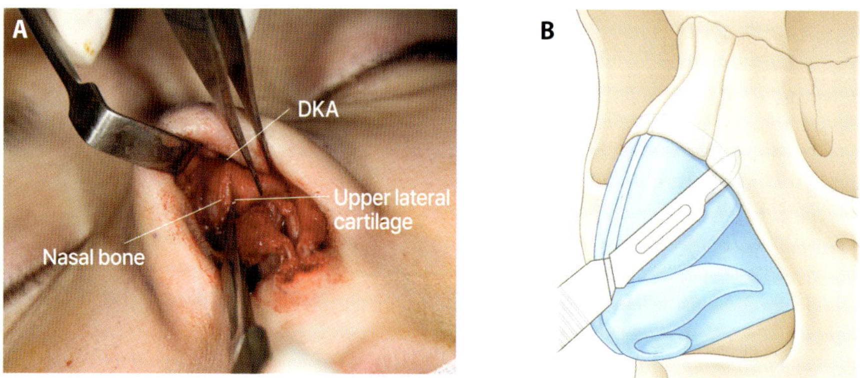

Fig 12-65. 발레리나 술식(Ballerina maneuver)

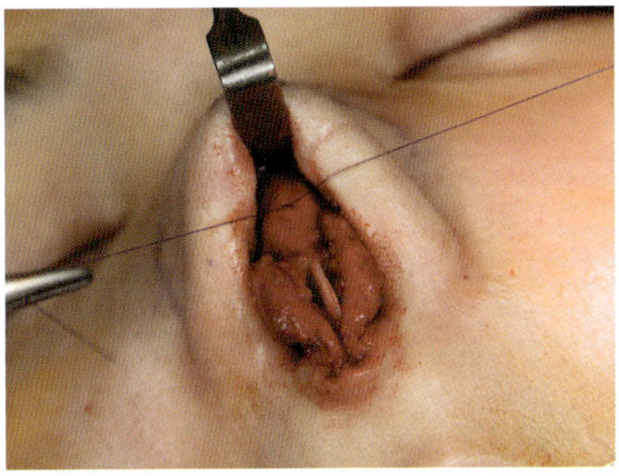

Fig 12-66. 낮춰진 비배부는 키스톤 부위와 septal angle 부위에서 비중격에 고정된다. 사진은 키스톤 부위의 고정을 보여준다

로 하고, 곡선의 프로필 라인을 원하면, 비중격 절제의 하단 부위를 곡선형으로 한다.

외측 키스톤 부위(lateral keystone area, LKA)는 중심 키스톤 부위(dorsal keystone area, LKA)에 비해 코뼈와 좀더 견고한 연결(semi-rigid fusion)이어서, push down 시에 저항하기 때문에, 이 부위를 분리시켜주어서(disarticulation) 상외측 연골이 자유롭게 움직일 수 있도록 하여, 비배부 en bloc의 이동을 원활하게 해준다. 이것을 발레리나 기법(ballerina maneuver, lateral wall split maneuver)이라고 하며, blade를 사용하여 연결 부위를 분리시켜줄 수 있다(Fig. 12-65). 이는 또한 넓은 코에서 push down 시에 mid-vault가 넓어져서 미적으로 좋지 않게 되는 것을 방지하는 데에도 도움이 된다.

비배부의 push down은 비배부의 길이를 증가시키고, 이로 인해서, scroll area에 tension을 주어서 코끝의 위치와 회

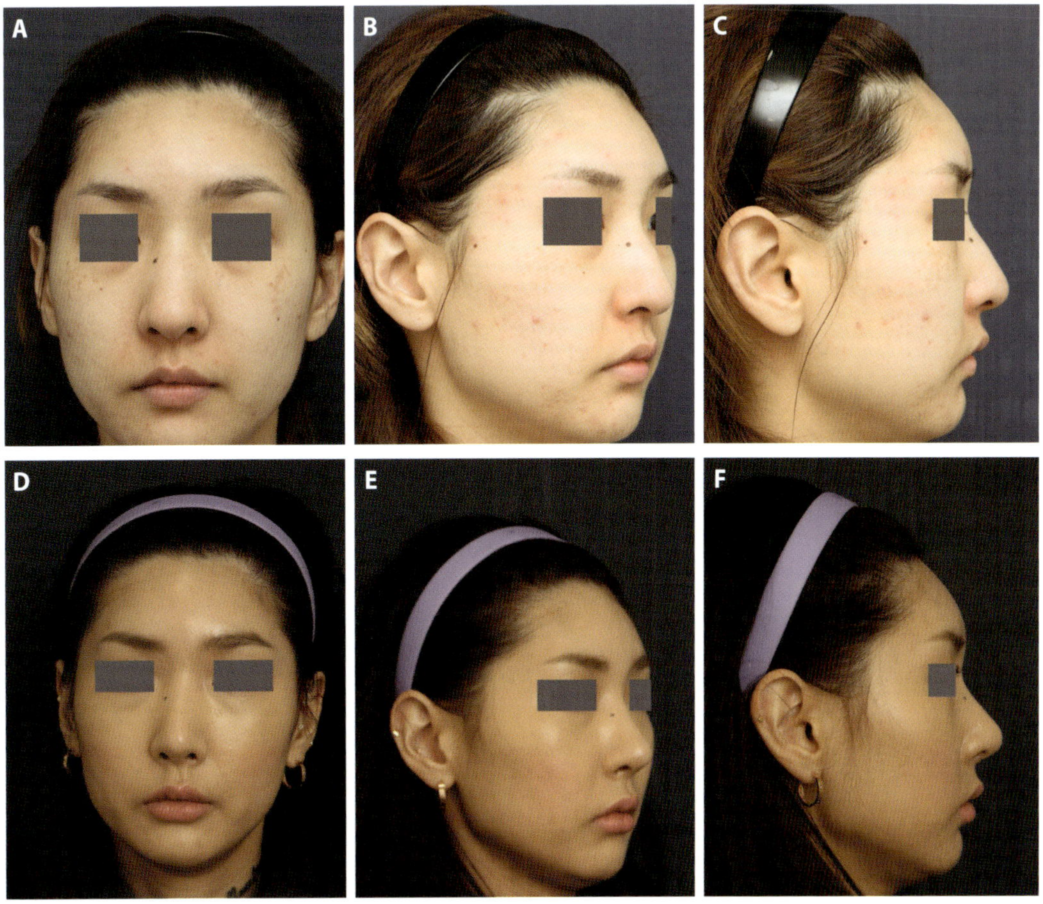

Fig 12-67. 골성 매부리 절제 및 연골성 매부리의 push down. A, B, C. 경한 매부리, 넓은 코뼈 및 코끝 처짐을 가진 환자 D, E, F. Bony cap 제거, 연골성 매부리의 push down (high septal Z-incision), 넓은 코뼈를 축소하기 위한 내측 및 외측 절골술, 비주 지주 이식을 통한 코끝 융비술 시행 후, 18개월째 모습

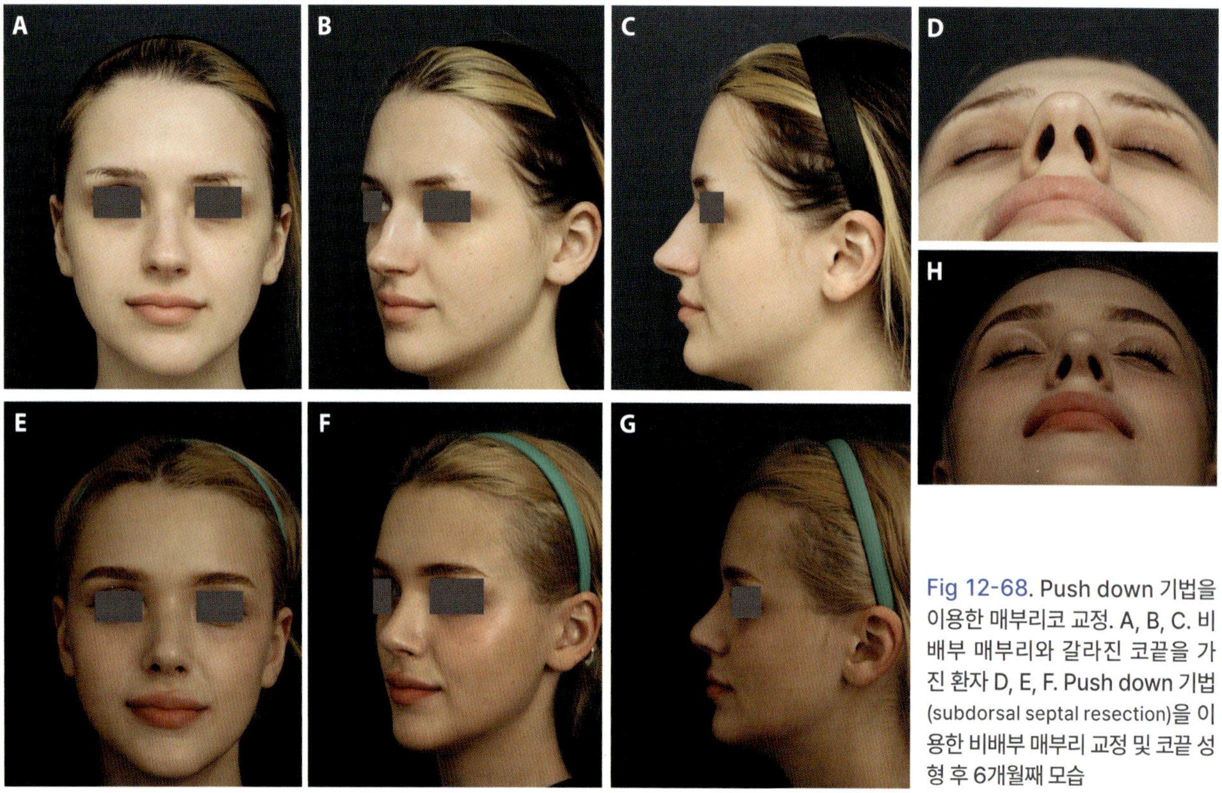

Fig 12-68. Push down 기법을 이용한 매부리코 교정. A, B, C. 비배부 매부리와 갈라진 코끝을 가진 환자 D, E, F. Push down 기법(subdorsal septal resection)을 이용한 비배부 매부리 교정 및 코끝 성형 후 6개월째 모습

전을 변화시키기 때문에, 코끝 수술은 항상 비배부 수술이 끝난 이후에 하는 것이 좋다.

비배부 골-연골 피라미드를 비중격에 고정

낮춰진 비배부를 고정하기 위해, 흡수성 봉합사를 사용하여, 비배부와 비중격 연골 상단을 봉합한다. 봉합은 키스톤 부위와 septal angle부위에 시행한다(**Fig. 12-66**).

Bony Cap Removal + Cartilage Vault Preservation

위에 기술한 뼈-연골 접합부의 push down이나 let down은 V자형 코뼈가 가장 좋은 적응증이 된다.

S자형이나 V자형에서 bony cap이 작을 때는 bony cap을 제거하고 노출된 전체 연골부위 매부리는 push down을 시행한다(cartilage only push down). Subdorsal septal resection은 연골 매부리 부위에서만 시행한다(**Fig. 12-67**).

Bony cap이 클 때는 뼈-연골 접합부 push down을 시행하되 일부 남게 되는 골성 매부리는 shaving을 시행한다. Shaving은 초음파 절골기를 사용하여 매우 조심스럽고 섬세하게 시행해야 한다. 절골도나 bone file을 사용하게 강하게 시행하다 보면, 뼈의 단차(bony step-off)가 발생할 수 있다.

DPR의 장점 및 부작용

비배부의 표면 손상 없이, mid-vault가 열리지 않기 때문에, DPR은 dorsal aesthetic line을 유지하고, 비배부 굴곡을 최소화하면서, 역V자 변형 없이 우수한 미적 결과를 제공한다(**Fig. 12-68, Fig. 12-69**) 기능적인 면에서 구조적 교정법(structural technique)에 비해서 더 우수한지에 대한 보고는 아직 충분하지 않다.

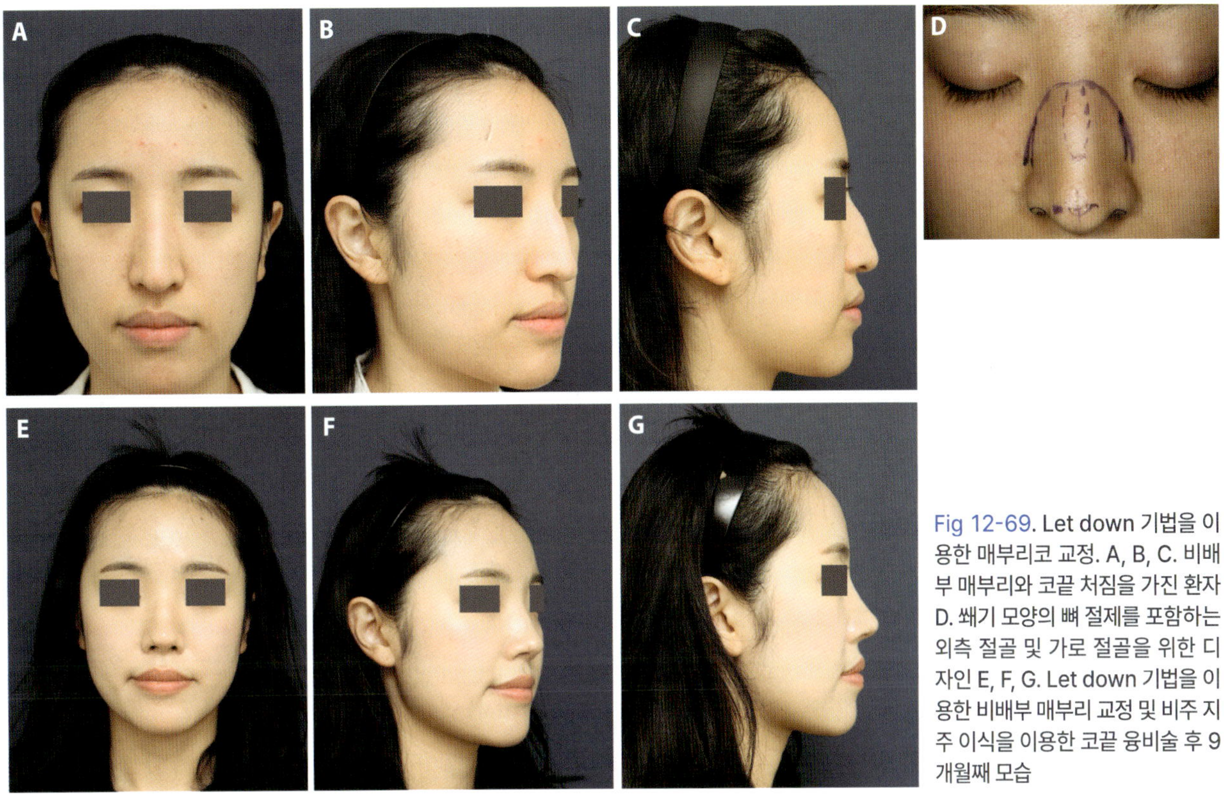

Fig 12-69. Let down 기법을 이용한 매부리코 교정. A, B, C. 비배부 매부리와 코끝 처짐을 가진 환자 D. 쐐기 모양의 뼈 절제를 포함하는 외측 절골 및 가로 절골을 위한 디자인 E, F, G. Let down 기법을 이용한 비배부 매부리 교정 및 비주 지주 이식을 이용한 코끝 융비술 후 9개월째 모습

DPR의 가능한 부작용 및 단점은 다음과 같다.

① 매부리의 재발(hump recurrence)은 3-15%로 보고되고 있다. 매부리의 재발을 최소화하기 위한 조치는 다음과 같다.

첫째, 연골의 유연성을 극대화하기 위해 subdorsal cartilage를 incision하거나 scoring하는 것

둘째, 낮춰진 비배부를 비중격에 고정하는 것

셋째, S형 매부리에서는 뼈에 대한 contouring을 수행하는 것.

넷째, 상외측 연골을 코뼈에서 분리하는 외측 키스톤 부위(LKA) 박리를 시행하는 것(발레리나 기법)

다섯째, push-down 기법에서 상악 내측의 점막골막(mucoperiosteum)의 저항을 방지하기 위해서, 절골 후 비배부를 낮추기 전에, 상악의 내측 점막골막을 거상해서 하강하는 비배부 뼈를 위한 공간을 만들어야 한다.

일반적으로 골성 매부리는 작고 연골성 매부리 위주인 코가 DPR에 가장 적합하다. 반면 nasofrontal angle이 깊은S자형의 골성 매부리는 DPR에 적합하지 않다.

일반적으로 let-down 기법이 push-down 기법에 비해 매부리의 재발이 적다는 의견이 많지만, 술자들에 따라서 논란의 여지가 있다.

② Radix에서의 코뼈의 단차(bony step-off): 코뼈(nasal bony vault)가 가로 절골 부위에서 완전히 끊어지면서 caudal 및 posterior 방향으로 이동하여서 가로 절골 부위에 단차가 생기는 현상으로, 빈도는 20%까지 보고되었다.

이를 방지하기 위해서는, 경피적 가로 절골 시에 골막 및 연조직을 보존하도록 노력하고, 가로 절골은 비스듬하게 시행한다. 초음파 절골기를 사용하는 경우에는 가로 절골 시에 완전 절골보다는 중심부에 greenstick 절골이 되도록 한다. 단차 발생 시에는 diced cartilage나 crushed cartilage로 가로로 꺼진 부위를 채워주어야 한다(Fig. 12-70).

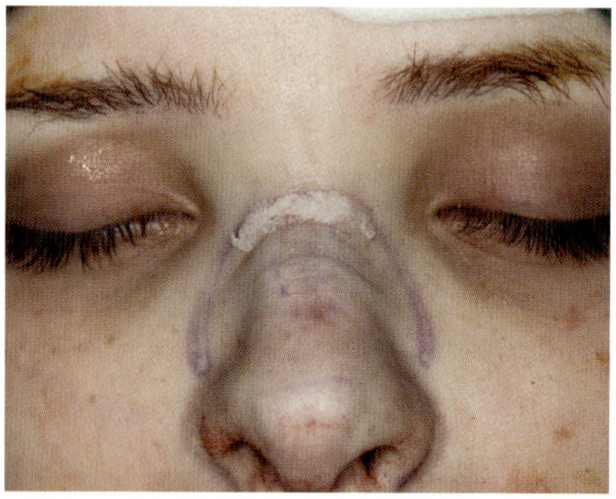

Fig 12-70. 뼈의 단차 교정을 위한 crushed cartilage 이식

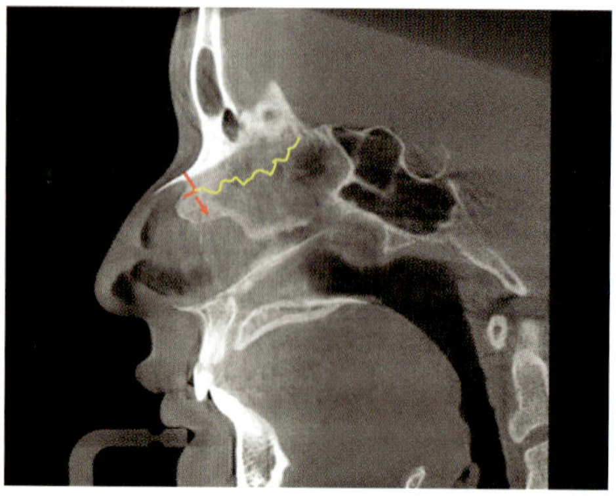

Fig 12-71. Push down 시에 매우 강한 힘이 수직판에 가해지면 골절이 두개저까지 확장될 수 있다.

③ 방사선학적 연구에 따르면 가로 절골 부위와 cribriform plate 사이에는 안전한 거리가 확인되었지만, 이론적으로는 가로 절골 및 push down 시에 과도한 힘이 아래쪽과 뒤쪽으로 전달되어 수직판(perpendicular plate)에 가해지면, 골절이 두개저까지 연장되어 뇌척수액(CSF) 누출이 발생할 위험이 있다(Fig. 12-71). 가로 절골은 신중하게 위치와 방향을 설정하고 것뿐만 아니라, 초음파 절골기를 사용하면 이러한 위험을 완화하는 데 도움이 될 수 있고 push down은 무리한 힘을 가하지 않고 진행해야 한다. 또한, ethmoid bone 절제가 필요한 경우에는 가로 절골을 시행하기 전에 가로 절골 부위까지 신중하게 절제하여야 한다.

④ 넓은 mid-vault를 가진 코에서는 mid-vault의 확장이 현저해질 수 있다. 이는 기능적으로 이점을 제공할 수 있지만, 미적으로는 만족스럽지 않을 수 있다. 외측 키스톤 부위 분리(lateral keystone disarticulation)를 시행하면 상외측 연골의 긴장을 풀어 연골성 중간 부위가 자유롭게 움직일 수 있도록 하며, 이 부위에서의 확장을 방지하는 데 도움이 된다.

넓은 코뼈의 교정

아시아인에서도 넓은 코뼈는 드물지 않다.

비배부 매부리의 존재 여부와는 상관없이 넓은 코뼈는

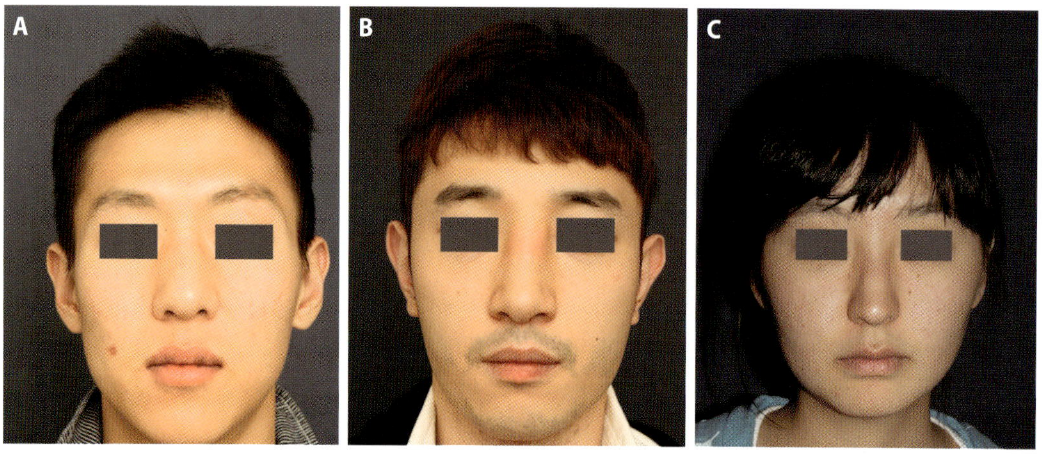

Fig 12-72. 넓은 코뼈의 유형(Gruber의 분류). A. 코뼈 기저부가 넓은 유형(type I) B. 코뼈 기저부와 비배부가 모두 넓은 유형(type II) C. 지배부만 넓은 유형(type III)

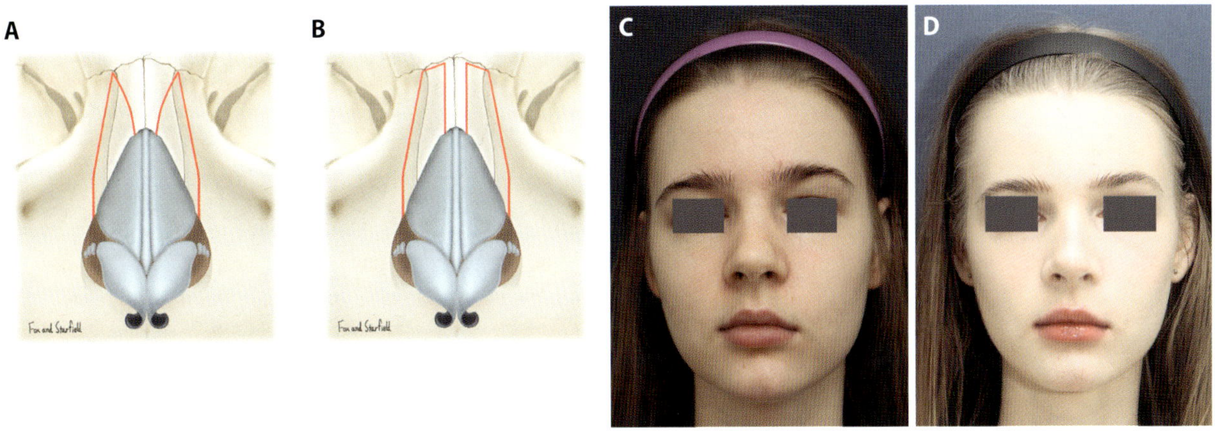

Fig 12-73. A. Type II 넓은 코뼈의 교정. V자형 절골은 효과적이지 못하다. B. U자형 절골이 효과적이다. C. 코뼈의 기저부와 비배부가 넓은 환자 D. 초음파 절골기를 사용한 U자형 절골과 코끝 성형 후 8개월째 모습

DPR의 적응증이 되지 않고, 구조적 교정으로서 비배부에 대한 절제 또는 절골 후 재건이 필요하다.

Gruber는 넓은 코뼈를 세 가지 유형으로 분류하였다(Fig. 12-72).

Type I: 코뼈의 기저부가 넓은 유형

Type II: 코뼈의 기저부와 비배부가 넓은 유형

Type III: 비배부만 넓은 유형

Type III는 외측절골 후 드물게 발생하는데, 이는 기저부의 폭은 줄어들고 비배부가 줄어들지 않아서 발생한다.

넓은 코뼈 축소

코뼈의 비배부는 넓지 않고, 기저부가 넓은 Type I은 외측 절골(low-to-low)로 충분히 교정 가능하다. 그러나, 재발의 가능성을 배제하기 위해서는 내측 사선 절골을 동시에 시행하는 것이 좋다.

코뼈의 기저부와 비배부가 모두 넓은 type II는, 외측 절골만 시행할 경우, 비배부가 여전히 넓은 모습이 되어서 type III로 변하게 된다. 외측 절골과 내측 사선 절골을 통한 V자형의 절골은 효과적이지 못하므로, 외측 절골, paramedian 절골, 그리고 가로 절골을 통한 U자 형의 절골이 효과적이다 (Fig. 12-73).

Type II 넓은 코를 가진 환자에서 코 너비를 적절하게 줄이기 위해 코뼈의 내측 부분에 띠 모양 절제가 필요할 수 있다(Fig. 12-74). Paramedian 절골과 2 mm 정도 바깥 쪽에 평행하게 위치한 절골을 시행 후 사이의 띠 모양 코뼈를 제거한다. 바깥쪽 절골을 먼저 시행하고 내측 절골 후에 띠 모양 뼈를 제거한다. 그 후에 가로 절골과 외측 절골을 시행하여 열린 천장을 닫으면 넓은 코뼈가 효과적으로 좁혀질 수 있다(Fig. 12-75). 코뼈의 두측 중앙 부위는 두껍고 단단한 뼈로 이루어져 있다(Fig. 12-76). 만약 띠 모양 절제가 너무 내측으로 이루어지면, 두꺼운 뼈를 통한 불완전한 절골과 출혈 증가로 인해 절제가 어려워진다. 따라서 저자는 비배부에

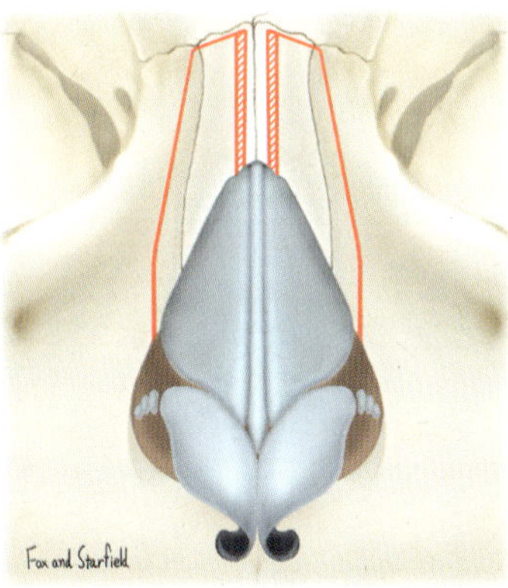

Fig 12-74. 넓은 내측 코뼈의 띠 모양 절제

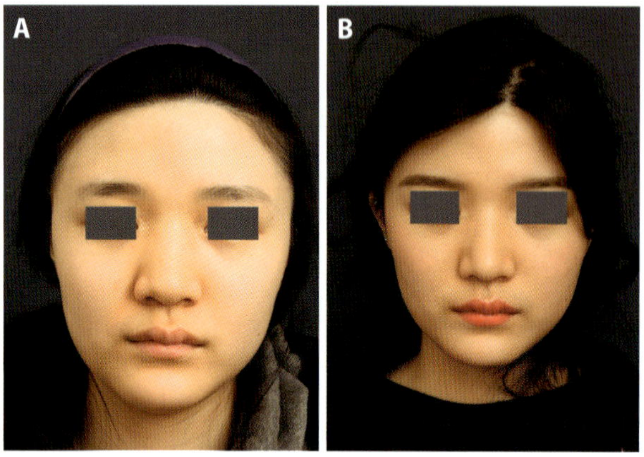

Fig 12-75. 코뼈의 기저부와 비배부가 넓은 환자(Type II). A. 이 환자는 코뼈의 기저부와 비배부 모두 넓으며, 넓은 비익 기저부도 동반되어 있다. B. 코뼈의 paramedian 절제, 외측 절골, 비익 기저부 축소 후 5개월 후

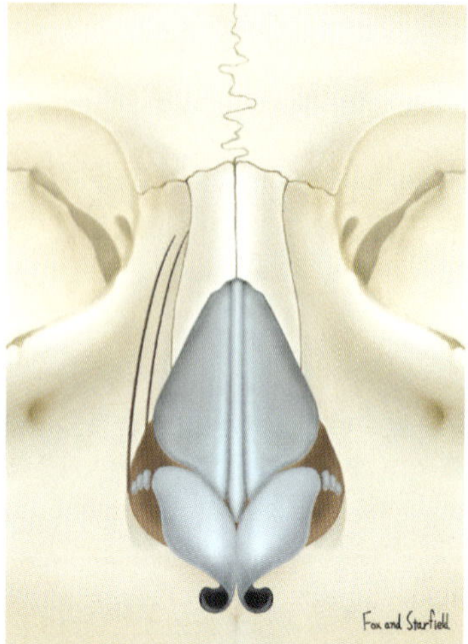

Fig 12-77. 이중 외측 절골

서 약간 외측 부분에 띠모양 절제를 선호하고, 초음파 절골기를 사용하면 훨씬 용이하다.

코뼈의 측면 벽이 과도하게 볼록한 경우, 중간 절골과 외측 절골을 결합하여 이중 절골을 할 수 있다. 중간 절골은 외측 절골을 수행하기 전에 해야 하며, 외측 절골을 먼저 할 경우, 중간 절골이 불안정한 뼈에 대해 부정확하게 이루어지기 때문이다.

일부 저자들은 중간 절골을 매우 외측에 위치시키기도 한다. 이렇게 하면 두꺼운 코뼈 기저부를 더 쉽게 내측으로 이동시킬 수 있고, 더 내측에 위치한 절골에서 보통 발생하는 bony step 변형을 피할 수 있으며, 더 비배부 쪽 코뼈 세그먼트의 내측화로 인한 코 막힘의 위험을 최소화할 수 있다 **(Fig. 12-77)**.

코뼈 기저부는 넓지 않고 비배부만 넓은 type III의 경우에는 U자형 절골과 중간 절골로 교정이 가능하다.

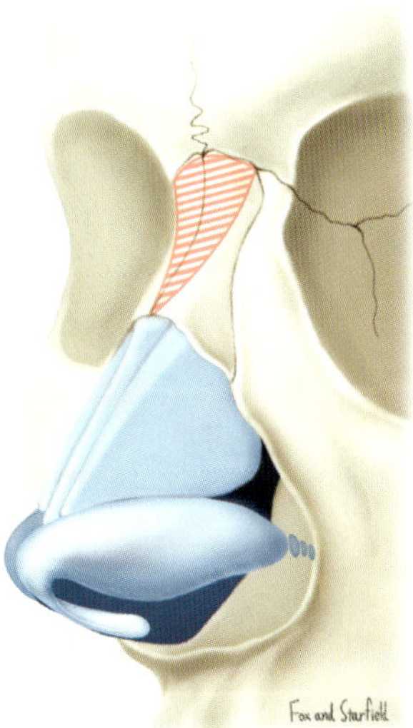

Fig 12-76. Zone of dense bone. 코뼈의 두측 중앙 부분은 두껍고 혈관이 풍부하다. 완전한 절골이 쉽지 않고 출혈이 많은 부위이므로, 이 영역에서의 절골은 피해야 한다.

넓은 상외측 연골 축소

상외측 연골이 넓으면 코뼈의 내측화가 어려울 수 있으며, 수술 후에도 내측화가 유지되지 않을 수 있다. 이는 상외측 연골이 코뼈의 미측 부분에 덮여 있고, 상외측 연골의 덮인 부분에 있는 탄력이 코뼈를 외측으로 유지하려는 경향이 있기 때문이다. 이런 경우에는 상외측 연골에 대한 띠 모양의 절제가 시행되어야 한다**(Fig. 12-78)**.

먼저, 상외측 연골을 비중격에서 분리한 후, 비중격 상단의 횡날개(transverse wing)를 절제한다. 이 단계만으로 mid-

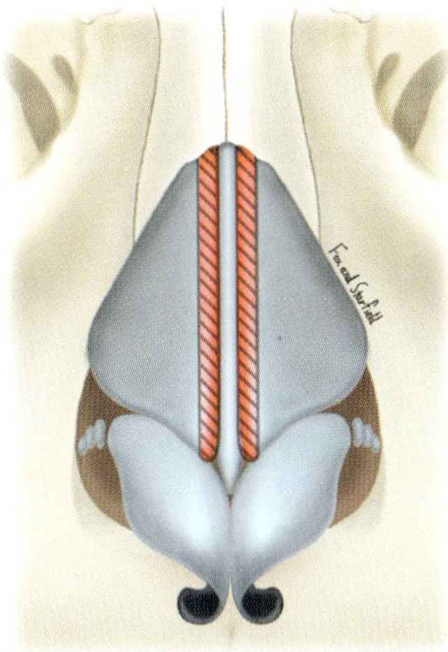

Fig 12-78. 넓은 상외측 연골의 축소. 상외측 연골의 중앙 부분을 띠모양으로 절제하면 연골 비배부의 폭을 줄일 수 있다.

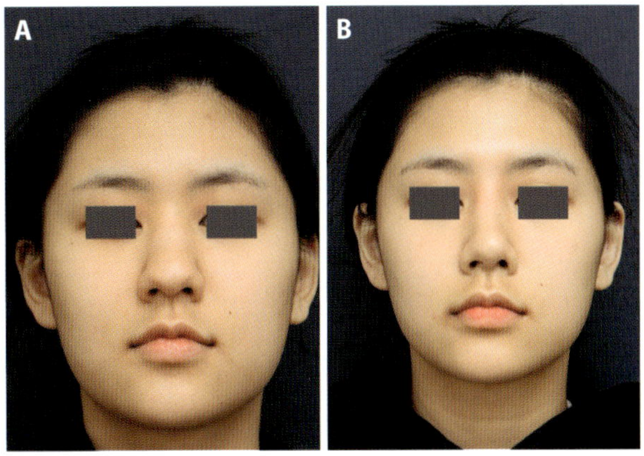

Fig 12-79. 넓은 상외측 연골의 교정. A. 코뼈와 상외측 연골의 폭이 넓은 환자 B. 절골술, 상외측 연골 내측부위의 띠 모양 절제, 비배부 융비술 및 코끝 성형 후 5개월째 모습으로, 코뼈와 상외측 연골의 폭이 효과적으로 축소되었다.

vault를 좁히기에 충분하지 않으면, 상외측 연골의 중앙 부분에서 블레이드를 사용하여 동일한 너비로 띠 모양 절제를 할 수 있다. 블레이드의 날을 내측으로 비스듬히 하여 절개하여 상외측 연골의 등 부분이 더 많이 절제되도록 한다. 이 과정에서 비점막을 다치지 않도록 주의해야 한다. 띠 모양 절제가 완료되면 상외측 연골의 열린 가장자리를 비중격에 다시 봉합한다**(Fig. 12-79)**. 이 방법으로 상외측 연골 절제 시에 내비밸브 협착은 드물다. 만약 밸브 협착이 우려된다면, 띠 모양 절제는 상외측 연골의 두측 1/4 위주로 시행한다.

Chapter

13 휜코 교정 및 기능적인 코성형

휜코는 코가 얼굴의 정중앙 수직선으로부터 벗어난 상태를 의미하며, 미용적 문제와 함께 코막힘 등의 기능적인 문제를 동반한다.

휜코의 원인

외상

휜코의 가장 흔한 원인은 외상이다.

외상으로 인한 코뼈 골절, 비중격 골절이나 탈구 직후 바로 휜코가 눈에 띄게 되는 경우가 흔하지만, 일부에서는 외상 후에는 변형이 눈에 잘 보이지 않다가, 시간이 지나면서, 변형이 진행되어 휜코가 뚜렷해지는 경우도 있다. 특히 어렸을 때 코-비중격 성장점에 외상을 받은 후 성장 과정에서 휘어진 코가 나타날 수 있다.

코뼈 골절의 정복술 후에, 서서히 다시 휘는 경우도 흔하다. 정복이 완벽하게 되지 못할 수 있고, 골의 치유 과정에서 2차 변화가 발생하기 때문이다.

질환

선천적인 두개 안면골의 발육 부전이 휜코로 이어질 수 있다. 그 외에도 드물지만, Wegener's granulomatosis, sarcoidosis와 같은 자가면역 질환, 매독, HIV 감염 등과 같은 감염성 질환도 비중격과 내비를 파괴함으로써 휜코의 원인이 된다.

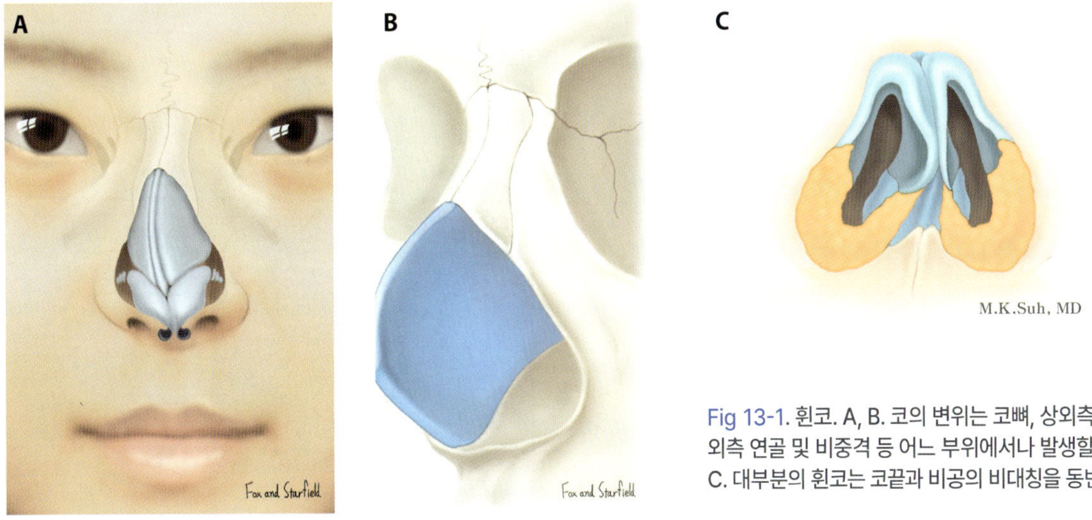

Fig 13-1. 휜코. A, B. 코의 변위는 코뼈, 상외측 연골, 하외측 연골 및 비중격 등 어느 부위에서나 발생할 수 있다. C. 대부분의 휜코는 코끝과 비공의 비대칭을 동반한다.

코성형의 부작용

부적절하게 시행된 코뼈 절골술이 휜코의 원인이 될 수 있다.

휜코의 분류

휜코는 코뼈, 상외측 연골, 하외측 연골 및 비중격 등 코 구조의 어느 부위에서든 발생할 수 있으며, 대부분의 경우, 만곡은 이러한 모든 구조에서 발생한다. 또한, 대부분의 휜코는 코끝과 비공의 비대칭을 동반한다**(Fig. 13-1)**.

휜코는 정면에서의 휜 모양에 따라서 다음과 같이 분류할 수 있다.

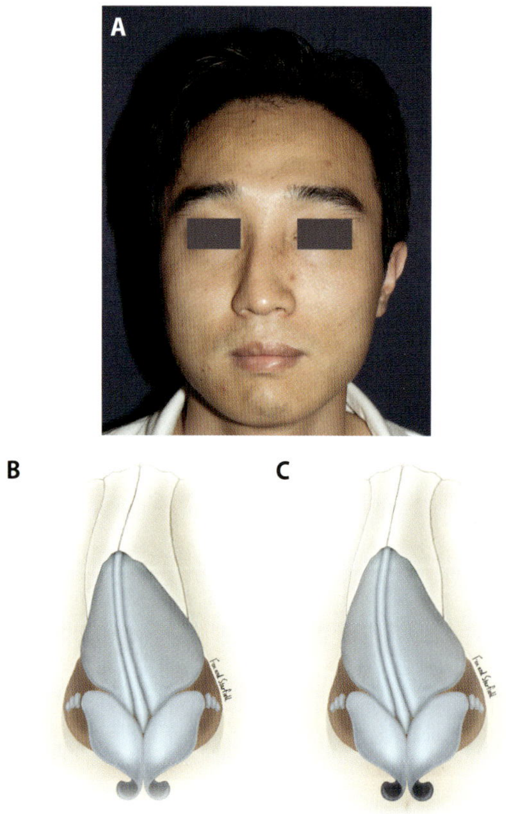

Fig 13-3. C자형 휜코. 상외측 연골 전체가 코뼈와 반대 방향으로 휜 유형(B)과, 상외측 연골의 두측 부위는 코뼈와 같은 방향이지만 미측 부위는 반대로 휜 유형(C)으로 나뉜다.

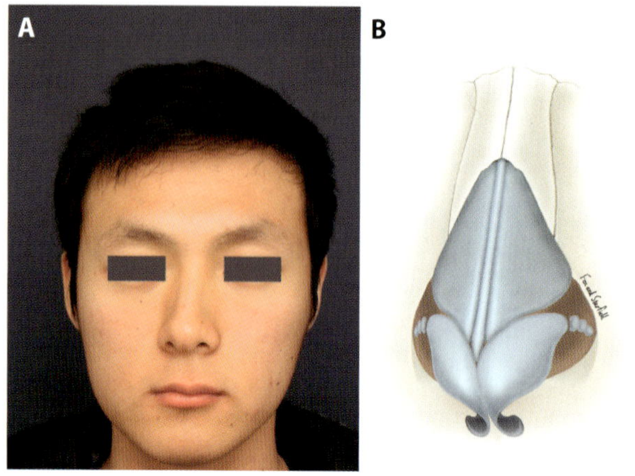

Fig 13-2. I자형 휜코

I: I자형 휜코**(Fig. 13-2)**

코뼈와 상외측 연골이 같은 방향으로 일직선 형태로 휜 것

II: C자형 휜코**(Fig. 13-3)**

코뼈와 상외측 연골이 다른 방향으로 휜 것으로, 상외측 연골의 휜 양상에 따라서 두 가지 타입으로 나뉜다. 하나는 상외측 연골 전체가 코뼈와 반대 방향으로 휜 것이고, 다른 타입은 상외측 연골의 두측 부위는 코뼈와 같은 방향이지만, 미측 부위는 반대로 휜 것이다.

III: S자형 휜코**(Fig. 13-4)**

코뼈와 상외측 연골이 S자 형태로 휜 것

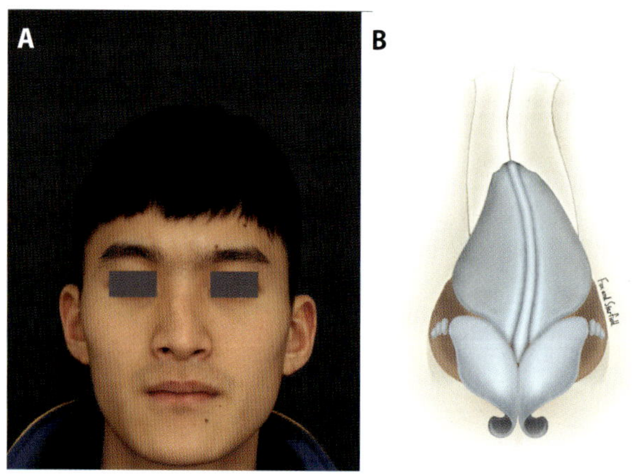

Fig 13-4. S자형 휜코

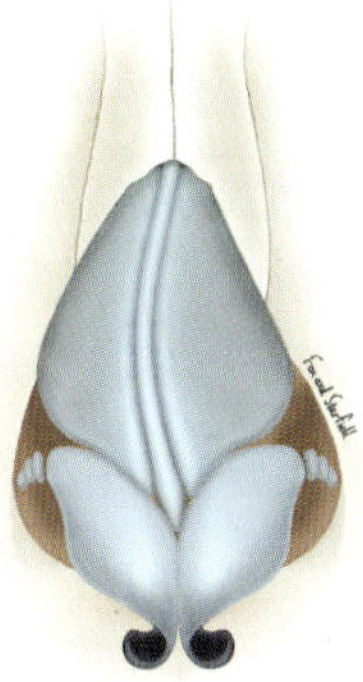

Fig 13-5. 연골만 휜 유형

IV: 연골만 휜 유형(Fig. 13-5)

코뼈는 바르고, 상외측 연골만 휘어 있는 것

모든 휜코가 이 분류에 정확하게 다 들어맞는 것은 아니다.

위의 분류 중에서 C자형(또는 역 C자형)이 가장 흔한 형태이다.

코뼈의 휜 방향이 비중격의 휜 방향과 항상 일치하는 것은 아니다. 그러나, 상외측 연골의 휜 방향은 비중격 상단의 휜 방향과 대개 일치한다. 비주의 휜 방향은 비중격 하단의 휜 방향과 대부분 일치한다.

비중격 만곡증의 유형은 다음과 같다(Fig. 13-6).

I: 비중격 연골 또는 뼈의 돌기(Spur): 이 유형은 코막힘의 원인이 비중격 연골 또는 뼈에 국소적인 돌출이 있는 형태이다(Fig. 13-6A).

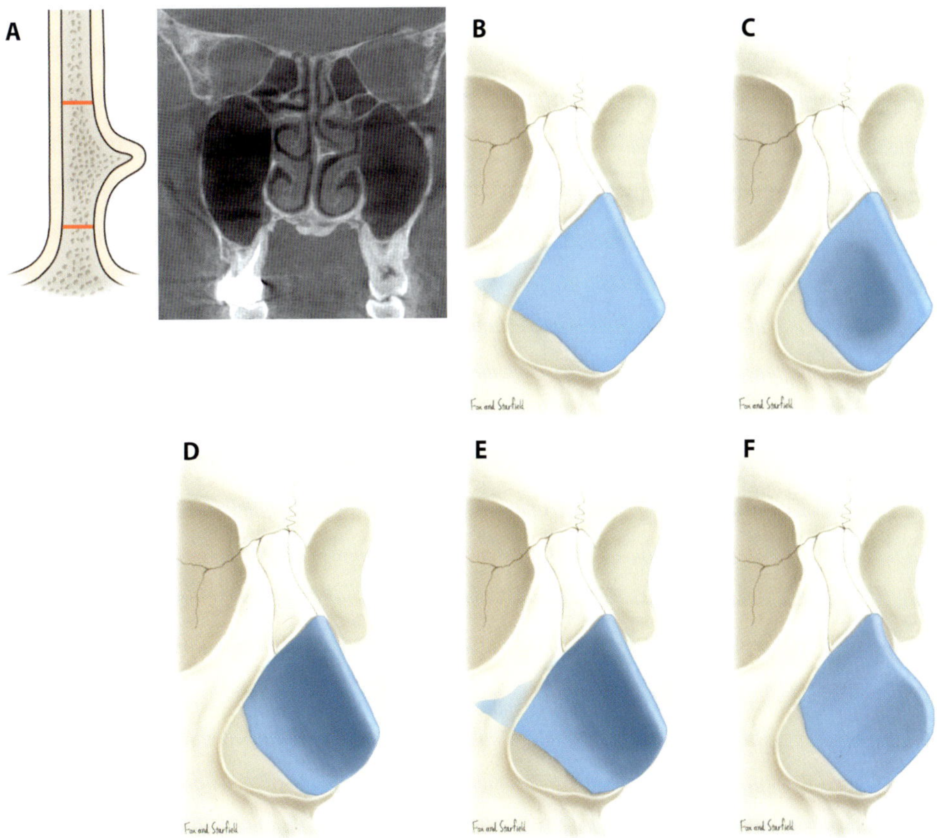

Fig 13-6. 비중격 만곡증의 유형. A. Type I: 비중격 연골 또는 뼈의 돌기 B. Type II: 선형 비중격 만곡증 C. Type III: 중앙 비중격 만곡증 D, E. Type V: 비중격 하단 만곡증(IVa: 탈구 없는 비중격 하단 만곡증, IVb: ANS에서 탈구된 비중격 하단 만곡증) F. Type V: 비중격 상단 만곡증

II: 선형 비중격 만곡증: 전체 비중격이 상악 능선(maxillary crest)에서 탈구된 형태이다(Fig. 13-6B).

III: 중앙 비중격 만곡증(Fig. 13-6C)

IV: 비중격 하단 만곡증(Fig. 13-6D)

IVa: 탈구 없는 비중격 하단 만곡증(Fig. 13-6D), C 또는 S 모양을 취할 수 있다.

IVb: ANS에서 탈구된 비중격 하단 만곡증(Fig. 13-6E)

V: 비중격 상단 만곡증(Fig. 13-6F): C 또는 S 모양

수술 전 평가

과거력 및 이학적 검사

휜코를 가진 환자에서는, 얼굴이나 코에 외상을 받은 적이 있는지, 비중격이나 부비동의 병력을 확인한다.

코막힘이 있는 경우에는 원인이 비중격 만곡증 같은 해부학적인 원인인지, 알러지 비염이나 부비동염 같은 염증성 질환 때문인지 감별해야 한다.

휜코를 가진 환자는 안면 비대칭 여부를 확인하는 것이 중요하다. 사진 촬영을 함으로써 휜코나 안면의 비대칭 여부를 객관적으로 관찰하고 분석할 수 있다. 좌우 눈의 위치, 입꼬리와 턱끝의 위치, 치아의 배열 등을 잘 관찰하면 안면 비대칭에 관한 정보를 얻을 수 있다.

환자가 안면마비를 가지고 있는지도 체크한다.

정상 범위의 안면 및 코의 비대칭을 가지고 있음에도 불구하고, 환자 자신은 안면 비대칭이 심하고, 심하게 휜코를 가졌다고 생각하는 경우가 의외로 많다. 최근에 스마트폰으로 자신의 얼굴 사진을 찍고 SNS에 올리는 경우가 흔해진 것이 그러한 잘못된 판단을 하는 원인 중의 하나이다. 스마트폰으로 찍은 사진에서 얼굴의 비대칭이 더 심하게 보이고 코가 더 많이 휘어 보이는 이유는 스마트폰 카메라의 특성과 촬영 각도와 관련이 있다. 스마트폰 카메라는 일반적으로 광각 렌즈를 사용하는데, 광각 렌즈는 가까운 물체는 더 크게 보이게 하고, 멀리 있는 물체는 상대적으로 작게 보이게 만든다. 얼굴을 가까이서 찍으면, 이 렌즈의 왜곡 효과로 인해 얼굴의 일부 부분이 더 부각되어 보이거나 비대칭이 더 두드러지게 나타날 수 있다. 또한 스마트폰은 주로 눈높이보다 약간 아래에서 촬영되는 경우가 많은데, 이로 인해 얼굴의 좌우 비대칭이 강조될 수 있다. 빛의 방향이나 강도에 따라 얼굴의 한쪽 부분이 더 강조되거나 어두워져 비대칭이 부각될 수 있다. 이러한 스마트폰 카메라의 특성이나 촬영 조건에 의해 얼굴의 비대칭이 실제보다 더 두드러져 보일 수 있다. 환자에게 정확한 정보를 제공하여 불필요한 수술을 피하도록 하고, 의사도 수술 후에 불만족으로 인한 스트레스를 받지 않도록 하여야 한다.

코의 코뼈, 상외측 연골 및 하외측 연골의 상태를 체크한다. 비공의 비대칭, 비중격 하단의 만곡을 확인한다. 비경이나 내시경을 이용해서 비중격, 하비갑개 등의 내비 구조를 확인한다.

내비 밸브와 외비 밸브의 문제는 외관상 잘 드러나지 않기 때문에, 강제 흡기(forced inspiration)을 통해서 밸브 부전이 있는지 체크해야 한다(Fig. 1-55).

영상의학적 검사

일반 엑스레이와 cone beam CT가 도움이 된다.

Cone beam CT로는 비중격 만곡증, 비갑개 비후나 위축, concha bullosa, septa bullosa 등을 확인할 수 있다.

휜코의 수술 기법

휜코 교정의 목적은 미적인 개선뿐만 아니라, 기능적인 교정을 포함한다.

휘어 있는 모든 구조들, 즉, 코뼈, 상외측 연골, 하외측 연골을 대칭적인 바른 모양으로 바꾸어야 하며, 기능적인 개선

을 위해서는 비중격 만곡증, 내비 밸브 문제, 그리고 하비갑개 비후에 대한 교정이 이루어져야 한다.

특히, mid-vault의 만곡(상외측 연골의 만곡)은 주로 비중격 상단의 만곡과 관련되고, 코끝, 비주의만곡은 비중격 하단과 관련되어 있다. 그러므로, 비중격에 대한 교정은 휜코 교정의 가장 중요한 부분이 된다.

휜코 교정은 다음의 다섯 가지 절차로 이루어진다.

① 휜코뼈 교정을 위한 절골술
② 비중격 만곡증의 교정
③ 비중격 상단 조작을 통한 상외측 연골의 휘어짐 교정
④ 하외측 연골과 비중격 상단 및 하단의 조작을 통한 코끝과 비주의 휘어짐 교정
⑤ 하비갑개 교정

휜코뼈의 교정

카무플라주 기법(Camouflage Technique)

기능적 문제가 없는 경우, 카무플라주 기법은 경미한 휜코뼈 교정에 적합할 수 있다. 함몰된 코뼈 측면에 연골 이식편(이개연골 또는 비중격 연골)을 골막 아래에 삽입한다(**Fig. 13-7**). 이식편의 가장자리는 비스듬히 얇게 다듬고, morselize 해서 가장 자리가 비쳐 보이지 않게 한다. 반대편 코뼈의 볼록한 부분은 bone file로 갈아낸다.

절골술

휜코뼈 교정을 위한 절골술은 내측 절골과 외측 절골로 구성되면, 필요에 따라서 중간 절골도 필요하다. 휜코뼈는 한쪽은 오목하게 들어가 있고, 반대쪽은 볼록하게 나와 있는 모양을 가진다.

오목하게 움푹 들어간 쪽의 코뼈는 상외측 연골의 내측 전위와 동반되며, 이는 내비밸브 함몰과 관련될 수 있다.

오목한 쪽의 코뼈를 바깥으로 이동시키기 위해서는, 외측 절골을 먼저 시행하고, 이어서 내측 절골을 시행한다. 외측 절골은 단순히 절골만 하는 것이지, in-fracture의 힘이 가해지면 안 된다. 외측 절골 후에 내측 사선 절골을 시행한 후 코뼈를 바깥쪽으로 out-fracture 시킴으로써 오목한 코뼈를 외측으로 이동시킨다(**Fig. 13-8**). 외측 이동 후에 내측절골 부위의 뼈에 틈이 발생하는데, 이 공간은 외측화된 뼈가 원래 위치로 돌아가지 않도록 긴 펼침 이식편(long spreader graft)으로 채워야 한다(**Fig. 13-9**). 긴 펼침 이식은 뼈의 틈

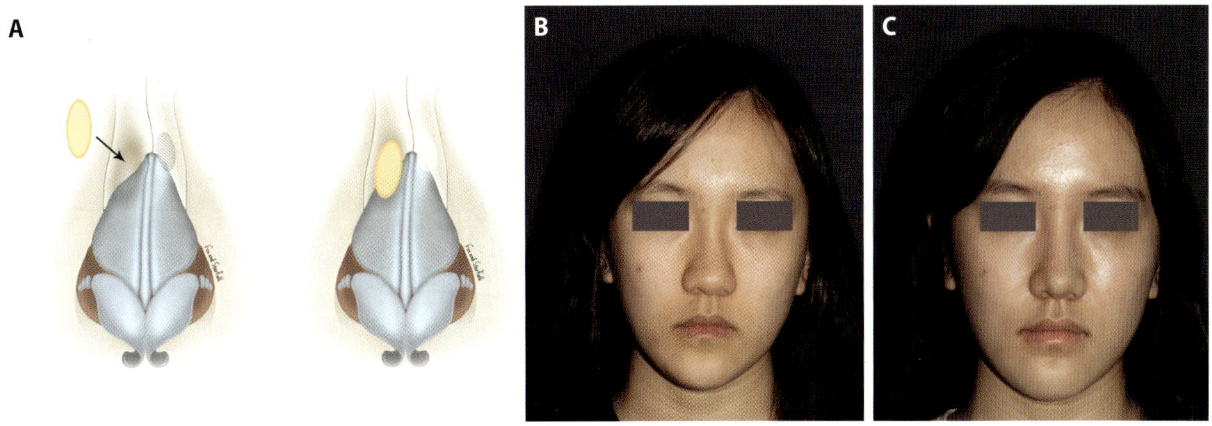

Fig 13-7. 경미하게 휜코에 대한 카무플라주 기법. A. 코뼈의 볼록한 측면은 파일로 갈아내고, 함몰된 코뼈 부위에는 연골 이식을 시행한다. B. 경미한 휜코를 가진 이 환자는 왼쪽 코 뼈에 볼록한 부분과 오른쪽에 오목한 부분이 있다. C. 볼록한 코뼈를 갈고 반대측 꺼진 부위에 연골 이식을 한 후, 코의 휘어짐이 적절하게 가려진 모습을 보여준다.

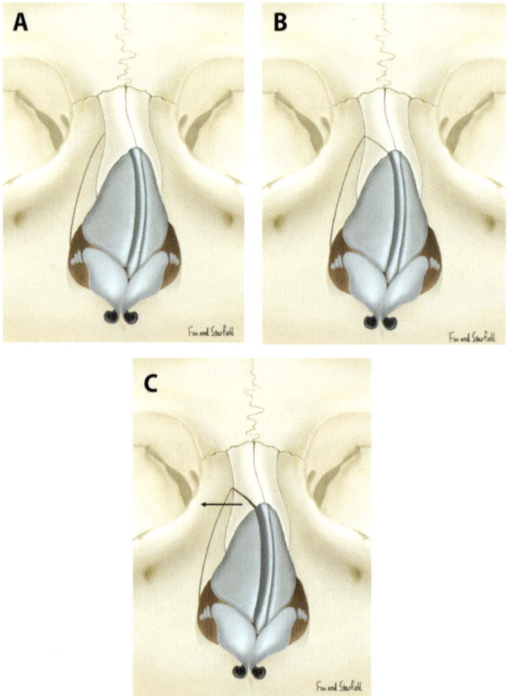

Fig 13-8. 휜코에서 오목한 코뼈 쪽에 시행하는 절골술

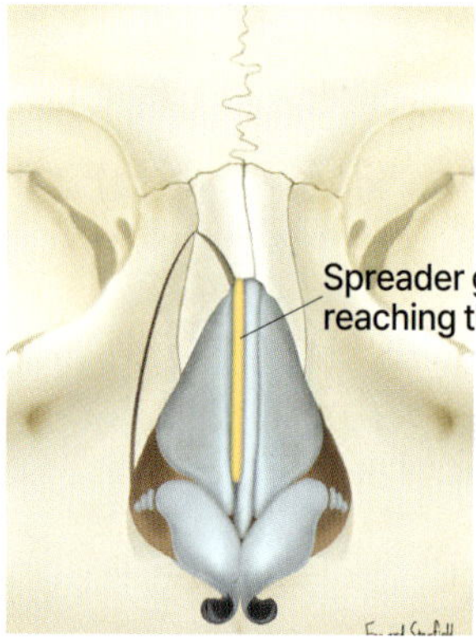

Fig 13-9. 내측 절골과 out-fracture 후, 펼침 이식편은 뼈 틈까지 도달할 수 있도록 충분히 길게 제작되어야 한다.

을 채우고, 오목하게 휘어 있는 상외측 연골을 외측으로 펼쳐주어 바르게 하고, 내비밸브 함몰을 교정하는 역할을 동시에 한다.

오목한 코뼈 쪽에 외측 절골 없이 내측 절골과 out-fracture를 시행하는 방법도 있다**(Fig. 13-10)**.

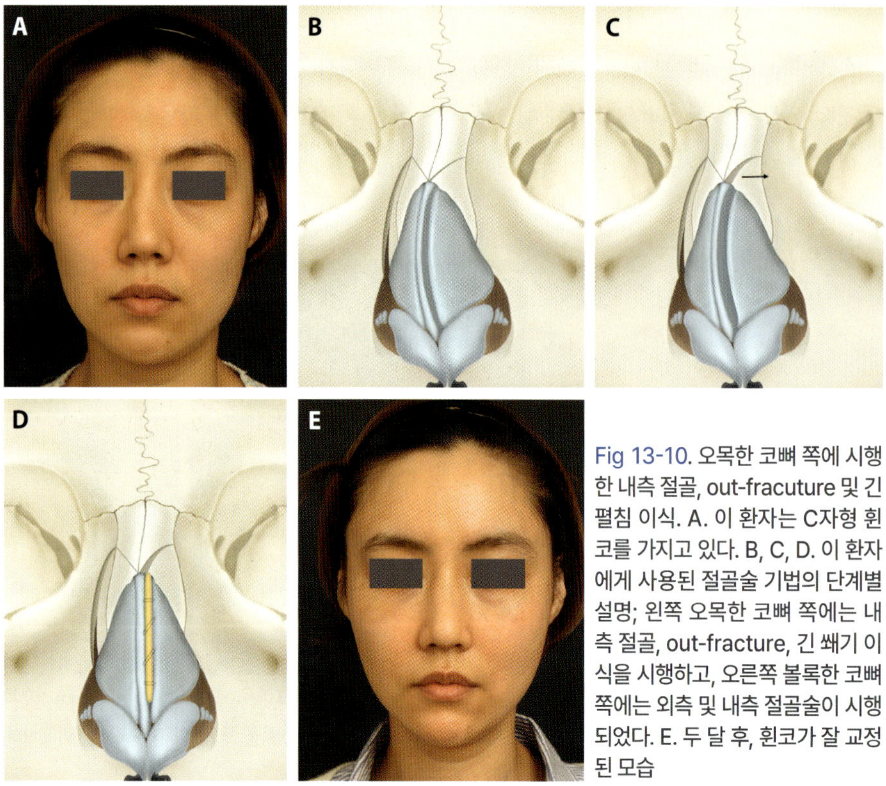

Fig 13-10. 오목한 코뼈 쪽에 시행한 내측 절골, out-fracuture 및 긴 펼침 이식. A. 이 환자는 C자형 휜코를 가지고 있다. B, C, D. 이 환자에게 사용된 절골술 기법의 단계별 설명; 왼쪽 오목한 코뼈 쪽에는 내측 절골, out-fracture, 긴 쐐기 이식을 시행하고, 오른쪽 볼록한 코뼈 쪽에는 외측 및 내측 절골술이 시행되었다. E. 두 달 후, 휜코가 잘 교정된 모습

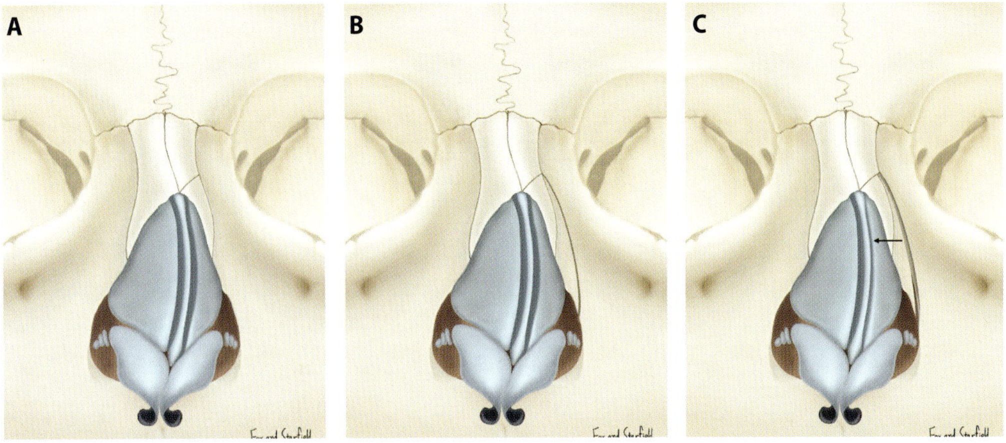

Fig 13-11. 휜코에서 볼록한 코뼈 쪽의 절골술

휜코뼈의 볼록한 쪽에 대해서는 먼저 내측 절골을 시행한 후, 외측 절골을 진행한다(Fig. 13-11). 만약 이동해야 할 뼈의 양이 많거나 코뼈의 비배부가 넓다면, 띠 모양의 절제술이 필요할 수 있다(Fig. 13-12). 코뼈 외측벽의 과도한 볼록함은 중간 절골술을 추가하여 해결하거나, 초음파 절골기를 사용하여 볼록한 면에 greenstick 형태의 절반 깊이의 절골을 criss-cross 형태로 몇 군데 시행한 후 가볍게 눌러주어서 완화시켜줄 수 있다. 내외측 절골술은 완전 절골이어야 하고, green stick fracture가 발생하는 절골술은 코뼈가 원래 위치로 돌아갈 가능성이 매우 높다. 절골술 후, 좌우 뼈는 자유롭게 움직일 수 있어야 하며, 코뼈에 손으로 힘을 가하지 않고 가만히 두었을 때 코가 똑바로 있어야 다시 휘는 것을 최소화할 수 있다.

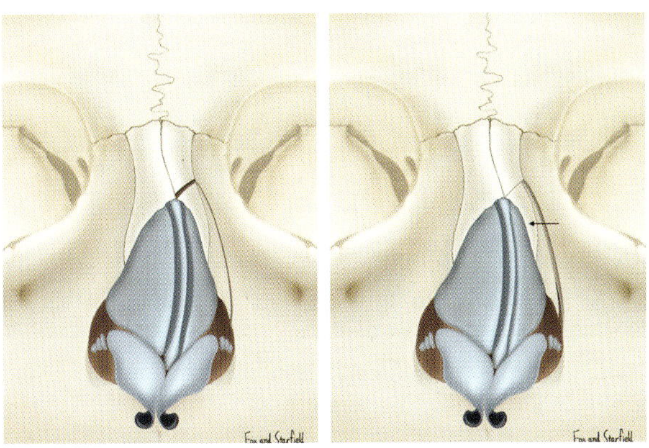

Fig 13-12. 코뼈 내측의 띠 모양 절제

내측 및 외측 절골술을 통한 out-fractue와 in-fractue를 결합하면 대부분의 휜코를 교정할 수 있다(Fig. 13-13).

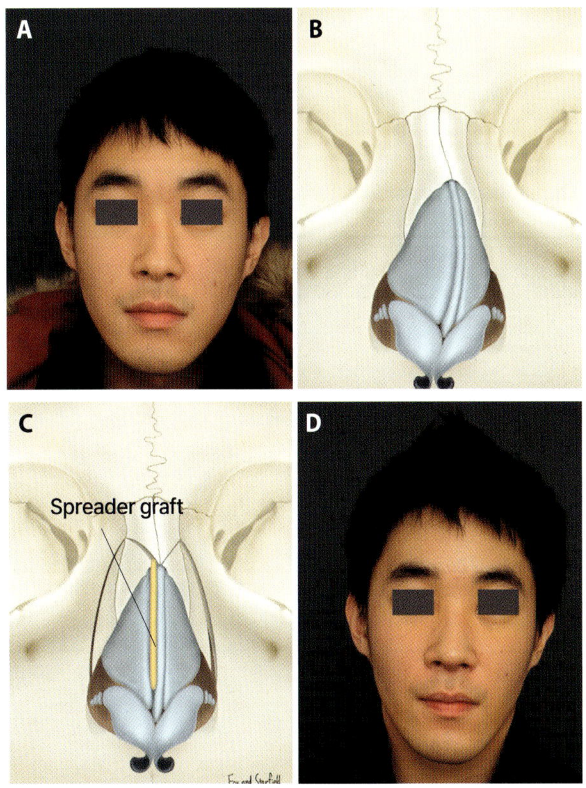

Fig 13-13. 휜코 교정을 위한 내측 및 외측 절골술을 통한 out-fractue와 in-fracture. A. 환자는 오른쪽에는 오목함, 왼쪽에는 볼록한 모양의 휜코를 가지고 있다. B, C. 오른쪽에는 out-fracture, 왼쪽에는 in-fracture를 보여주는 그림. 오른쪽 ULC와 비중격 사이에 긴 쐐기 이식편이 시행되었고, 이 이식편은 코뼈 틈까지 들어간다. D. 수술 후 사진

편측 절골술

휜코에서의 절골술이 항상 양측에 시행하는 것은 아니다. 한쪽의 코뼈가 비교적 바르고 반대쪽만 볼록하거나 오목한 경우에는, 편측 절골로 휜코 교정이 가능하다(**Fig. 13-14, Fig. 13-15**).

휘어 있는 mid-vault(연골 비배부)와 비중격의 교정

Mid-vault의 만곡은 상외측 연골의 만곡을 말하며, 이는 비중격 상단의 만곡을 동반한다. 비중격 만곡은 또한 코끝과 비주의 만곡에 관계되는 핵심 구조이다. Maurice Cottle은 "비중격이 가는 대로, 코도 간다(As the septum goes, so goes the nose)"는 유명한 말로 비중격의 중요성을 잘 설명하였다. 비중격 만곡증이 적절히 교정되지 않으면 외부 코의 변위도 완전하게 교정될 수 없다. 또한, 비중격 만곡증은 코 막힘의 주요 원인이다. 따라서 비중격 만곡증의 교정은 연골 비배부의 교정과 코끝/비주의 만곡 교정뿐만 아니라 기능적인 개선을 위해 필수적이다.

비중격 만곡증의 수술 원칙

비중격 만곡증은 비중격의 중앙 부위, 비중격 상단, 비중격 하단 등 어느 부위에서든 발생할 수 있다(**Fig. 13-16**). 또한 비중격 만곡에는 비중격의 기울어짐, bony spur, 국소적 만곡, C자형 만곡, S자형 만곡 등 다양한 형태가 있다. 비중격 만곡증은 점막하 절제술(SMR), 비중격 하단 만곡의 교정, 비중격 상단 만곡에 대한 교정의 순서로 진행한다. 상외측 연골을 비중격 상단에서 분리하고 SMR을 시행하면, 그 자체로 비중격 만곡의 외적 요인들이 제거되어, 비중격 상단과 하단의 만곡이 완화되어, 술자는 비중격의 순수한 내적 만곡을 평가할 수 있다. 그 상태에서 비중격 하단의 만곡을

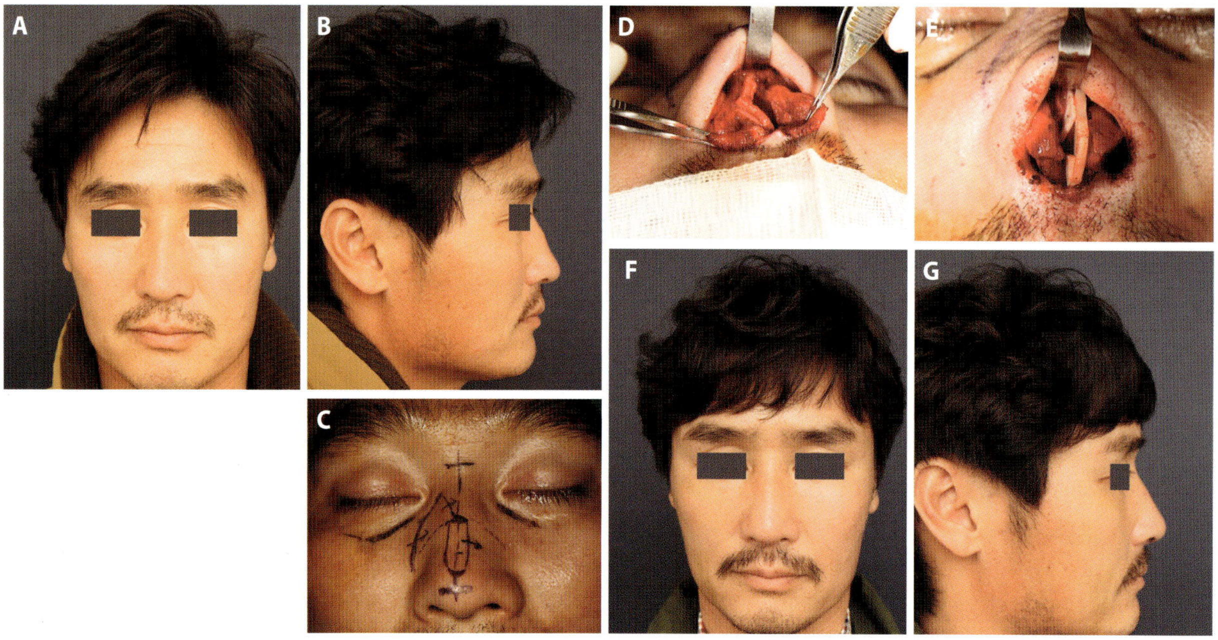

Fig 13-14. 휜코에서 볼록한 뼈에 대한 편측 절골술. A, B. 이 남성 환자는 외상으로 인한 휜코와 말안장코 변형을 가지고 있다. C. 우측에 편측 절골술을 위한 디자인 D. 비중격 하단 및 상단의 만곡증이 확인됨 E. 비중격 만곡증을 교정하고 함몰된 mild-vault를 재건하기 위해 늑연골을 사용하여 extended spreader graft (tongue-and-groove type)을 시행하고, radix 융비술도 시행하였음 F, G. 수술 후 휜코가 바르게 되었고 radix와 supratip이 융비된 모습이 확인된다.

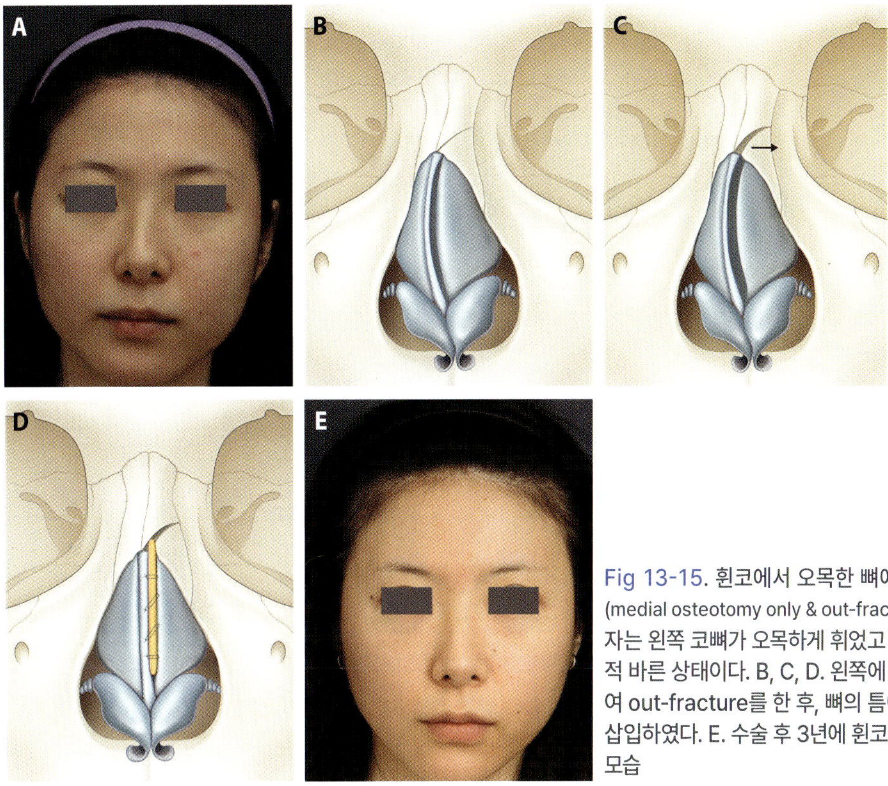

Fig 13-15. 휜코에서 오목한 뼈에 대한 편측 절골술(medial osteotomy only & out-fracture). A. 이 여성 환자는 왼쪽 코뼈가 오목하게 휘었고 오른쪽 코뼈는 비교적 바른 상태이다. B, C, D. 왼쪽에 내측 절골만 시행하여 out-fracture를 한 후, 뼈의 틈에 긴 펼침 이식편을 삽입하였다. E. 수술 후 3년에 휜코 교정이 잘 유지되는 모습

교정하면, 그것 자체만으로도 비중격 상단의 만곡이 바르게 되거나 완화된다. 비중격 상단에 남아 있는 만곡을 마지막으로 교정한다.

SMR은 코뼈 절골술 전에 시행하고, 나머지 비중격 교정은 절골술 후에 시행한다.

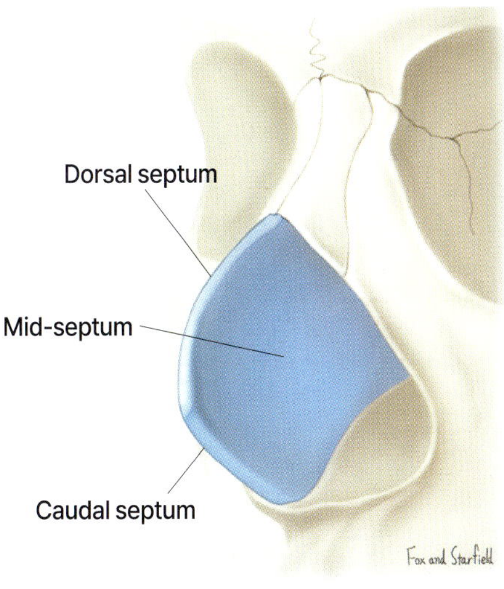

Fig 13-16. 비중격의 변위는 비중격 중앙 부위, 비중격 상단, 비중격 하단 등 어느 부위에서든 발생할 수 있다.

비중격 중앙 부위 만곡의 교정

SMR이 가장 고전적이고 흔히 시행되는 시술이다. 이것은 비중격 상단과 하단의 L-strut을 남긴 채로 휘어 있는 비중격 연골과 뼈를 절제하는 술식이다**(Fig. 13-17)**. 절제한 연골은 코끝 성형이나 펼침 이식을 위해 사용된다.

최소한 10-12 mm 이상의 L-strut을 남긴 채로 비중격 연골에 L 자형의 절개를 한다. 가능한 충분한 폭의 L-strut을 남겨야 말안장코 변형을 방지할 수 있다. 특히, 비중격 하단보다는 상단의 폭이 더 중요하다. 충분한 폭의 L-strut을 남기지 않으면, 수술 직후에는 문제가 없더라도, 수술 후 시간이 지나면서 흉조직의 수축과 노화 현상에 의해서, 서서히 비중

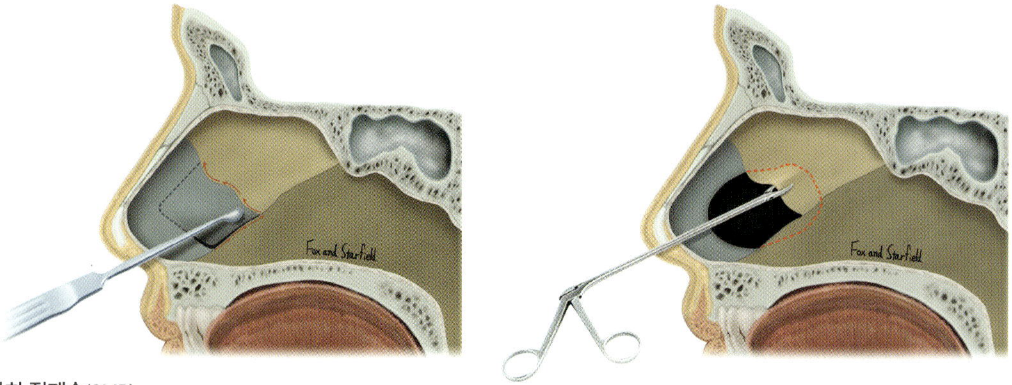

Fig 13-17. 점막하 절제술(SMR)

격 상단과 상외측 연골 부위가 함몰이 발생하고 비주가 퇴축되는 현상이 발생할 수 있다. 비중격 상단과 하단 사이, 그리고 사골의 수직판과 비중격 상단 사이의 전환 부위에 곡선으로 절개를 하는 것이 권장된다. 이는 직각의 선보다 곡선이 mid-vault를 더 강하게 지지할 수 있기 때문이다**(Fig. 13-18)**. 이후의 비중격 연골에 대한 절제는 4장의 비중격 연골 채취에 대한 설명을 참조하기 바란다. 이식편으로 사용할 충분한 양의 연골이 필요한 경우가 아니라면, 연골 절제는 코막힘에 관여하는 부분으로 최소화하는 것이 좋다.

이후 골성 비중격(ethmoid bone, vomer, maxillary crest)의 휜 부위를 절제하는데, septal forceps이나 bone rounger 등을 이용하여 소량씩 조심스럽게 제거해 나가면 된다. 사골판을 제거할 때 포셉을 과도하게 힘주어 다루면, 그 힘이 cribriform plate로 전달되어 손상되고 뇌척수액 누출(CSF 비루)이 발생할 수 있다. 뼈가 두터운 부위는 절골도를 사용하여 조심스럽게 위와 아래쪽을 절골한 후에 포셉으로 조심스럽게 제거한다.

절제된 비중격 연골이나 뼈 조각을 제거할 때 저항을 느낀다면, 보통 점막 연골막이 연골이나 뼈에 부착되어 있기 때문이다. 무리하게 제거하면 점막 연골막이 찢어질 수 있으므로, 저항이 있을 경우 점막 연골막을 더 완전히 연골로부터 풀어주는 것이 중요하다. 이식용으로 사용되지 않는 여분의 연골은 caudal strut 후방의 양측 점막 연골막 사이에 보관할 수 있다.

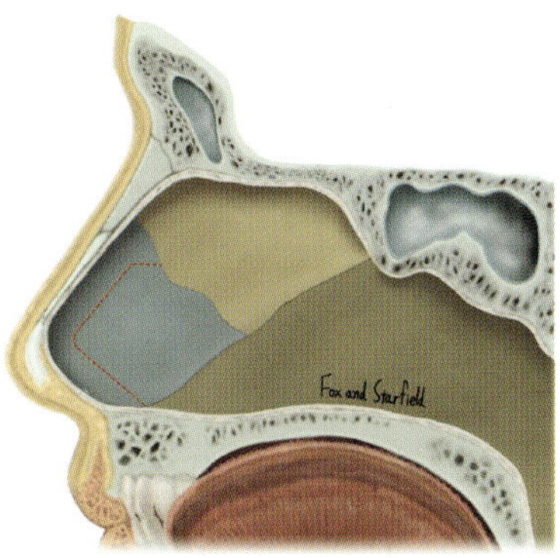

Fig 13-18. 비중격 연골의 상단과 하단 사이, 그리고 사골의 수직판과 비중격 상단 사이의 전환 부위에서는 곡선으로 절개를 하는 것이 권장된다.

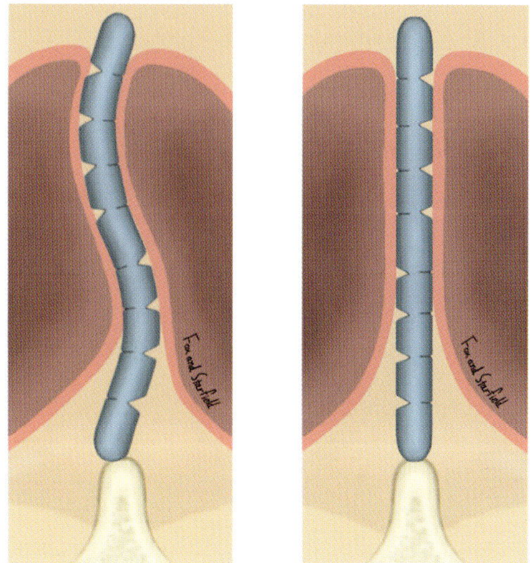

Fig 13-19. Septoplasty를 위한 scoring 및 쐐기 절제술

비중격 기울어짐(septal tilt)은 비중격이 일직선으로 변위된 형태로, 비중격이 maxillary crest에서 탈구되어 한쪽으로 기울어지는 상태이다. 비중격 기울어짐이 있을 경우, 탈구된 비중격 연골의 posterior 부분을 완전히 절제하여 해당 부위의 좁아진 비강을 개선해야 한다.

비중격 성형술(septoplasty)은 비중격 연골 절제를 최소화하는 방법이다. 연골성 비중격을 vomer와 maxillary crest에서 탈구시키고, 여분의 연골은 두부 및 후방 부분에서 신중하게 다듬고, 키스톤 부위를 중심으로 회전시킨다. 또한, 비중격 연골의 변위된 부분은 절개선과 쐐기 절제를 사용하여 곧게 교정할 수 있다**(Fig. 13-19)**. 그러나, 실제로 비중격 성형술의 결과가 확실하지 않고, 지속성도 부족하며, 아시아인의 경우, 휜코 교정과 동시에 미적 목적의 코끝 융비술 등을 위해 많은 연골이 필요하기 때문에, 아시아인에게는 유용하지 않다.

Bony Spur

국소적으로 bony spur가 존재하여 코막힘의의 원인이 되면, bony spur만 제거한다. Bony spur는 Takahashi forceps으로 제거할 수 있으나, 단단하고 두터운 spur는 보호 절골도(guarded osteotome)를 사용하여 제거할 수 있다. Bony spur는 대개 vomer와 maxillary crest 부위에 존재하는데, 점막 골막이 타이트 하게 붙어 있는 부위여서 점막 골막 거상 중에 흔히 찢어지기 쉬우므로, 오목한 쪽의 점막 골막을 먼저 거상하는 것이 더 쉽고 안전하며, 오목한 쪽의 점막 손상이 발생하지 않도록 하는 것이 중요하다.

비중격 하단 만곡의 교정

비중격 하단은 휜코의 비중격 교정에서 가장 중요한 부위이다. 비중격 하단의 만곡은 비밸브의 좁아짐을 유발하여서 코막힘의 원인이 되고, 비주 휘어짐, 코끝과 비공의 비대칭의 원인이 된다.

몇 가지 유형에 따라서 교정 방법이 달라진다.

① 비중격 하단이 ANS에 위치하고 있으나, 하단의 과도한 길이로 인하여 C자 또는 S자 형태로 만곡된 유형**(Fig. 13-20)**

Scoring & Batten Graft

휘어 있는 비중격 하단의 오목한 쪽에 scoring이나 더블 매트리스 봉합 후에 오목한 쪽에 batten graft를 시행한다**(Fig. 13-21)**.

비중격 하단의 분절 절제술(Segmental Resection of Caudal Septal Cartilage)

비중격 하단의 posterior 부위를 ANS와 상악 능선(maxillary crest)에서 탈구 시킨 후, 하단 연골의 과잉 길이는 분절 절제

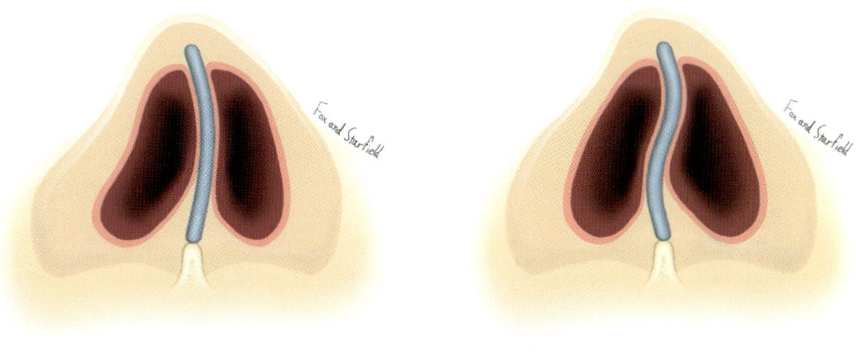

Fig 13-20. 비중격 하단이 ANS에 위치하지만, 하단의 연골이 과도하게 길어서 만곡증이 발생한 경우

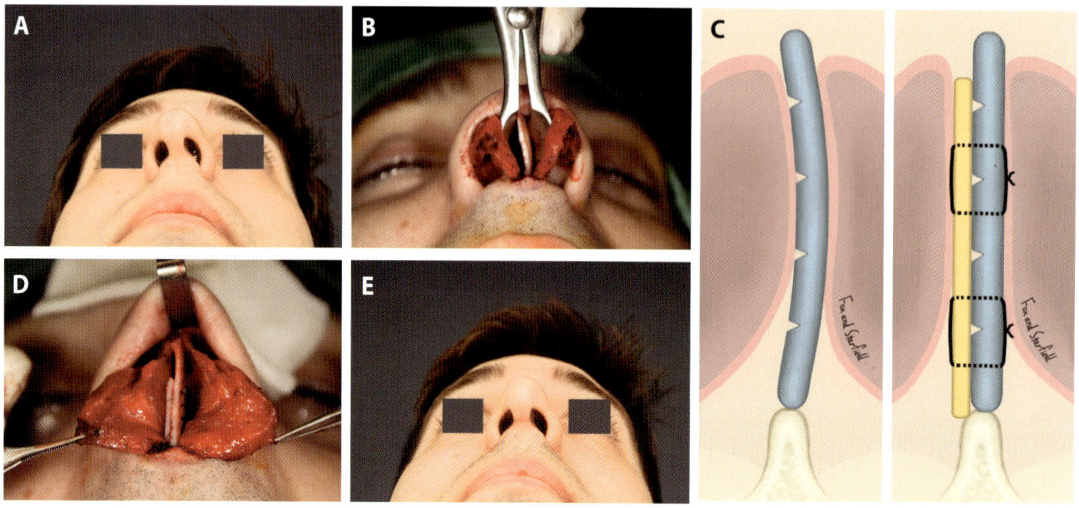

Fig 13-21. 비중격 하단 만곡증의 교정(Scoring and batten graft). A. 비주와 코끝이 휘어 있는 환자. B. 비중격 하단과 상단이 오른쪽으로 휘어 있음 C, D. 비중격 하단을 scoring 한 후에 오른쪽에 batten graft를 시행하여 바르게 함 E. 수술 후 사진에서 코끝과 비주가 바르게 된 것을 확인할 수 있다.

술로 단축시킨 후에, 짧아진 하단부를 ANS의 골막에 고정한다(Fig. 13-22, Fig. 13-23). 절제량은 정확해야 하며, 이를 위해서는 연골을 한 번에 조금씩 제거하는 보수적인 접근이 필요하다. 비중격 하단과 ANS 사이에 간격이 생길 정도로 과도한 절제를 하면 말안장코가 뒤늦게 나타날 수 있다. 고정은 5-0 PDS를 사용하여 비중격 연골 하단의 posterior 끝 부위와 ANS의 연조직 사이에 8자 모양 봉합으로 시행한다. 이를 용이하게 하려면, 박리 과정에서 ANS에 충분한 연조직을 남겨야 한다. ANS의 연조직을 모두 벗겨내면 연골의 고정이 어려워질 뿐만 아니라, ANS에 앵커 홀을 만들기 위해 드릴링을 해야 할 필요성이 생긴다. 만약 분절 절제술만으로 비중격 하단의 만곡이 자연스럽게 해결되지 않는다면, 오목한 쪽에 scoring을 가한 후 batten graft를 시행한다.

절단 후 봉합법(Cut and Suture Technique)

비중격 하단의 분절 절제술 대신, 휘어 있는 비중격 하단 L-strut의 가장 볼록한 부분에서 절단한 후에, 절단된 양쪽 끝을 겹쳐서 5-0 PDS로 봉합한다(Fig. 13-24). 만약 겹치는 부분이 안정성을 보장하기에 너무 좁다면, 연골 보조 이식편을 준비하여 오목한 쪽에 대어서 비중격 하단부를 추가로 지지하고 바르게 한다(Fig. 13-25).

② 비중격 하단이 ANS와 상악 능선에서 탈구된 유형

비중격 연골 하단의 posterior 부위를 적당한 길이로 분절 절제 후에 ANS의 골막에 고정한다(Fig. 13-26). 이를 위해서는 ANS가 정중앙에 위치해 있어야 한다.

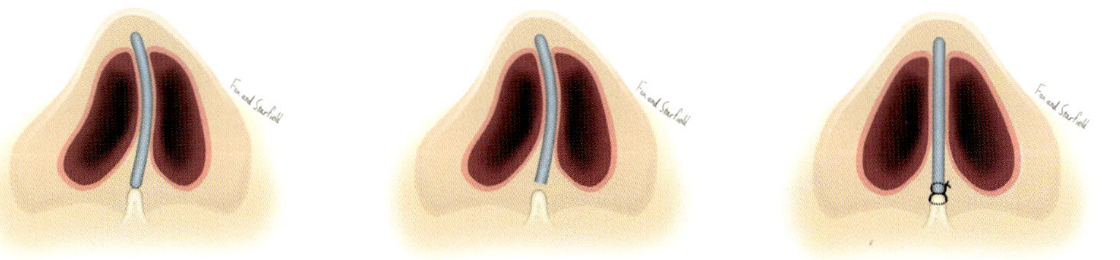

Fig 13-22. 비중격 하단의 단축

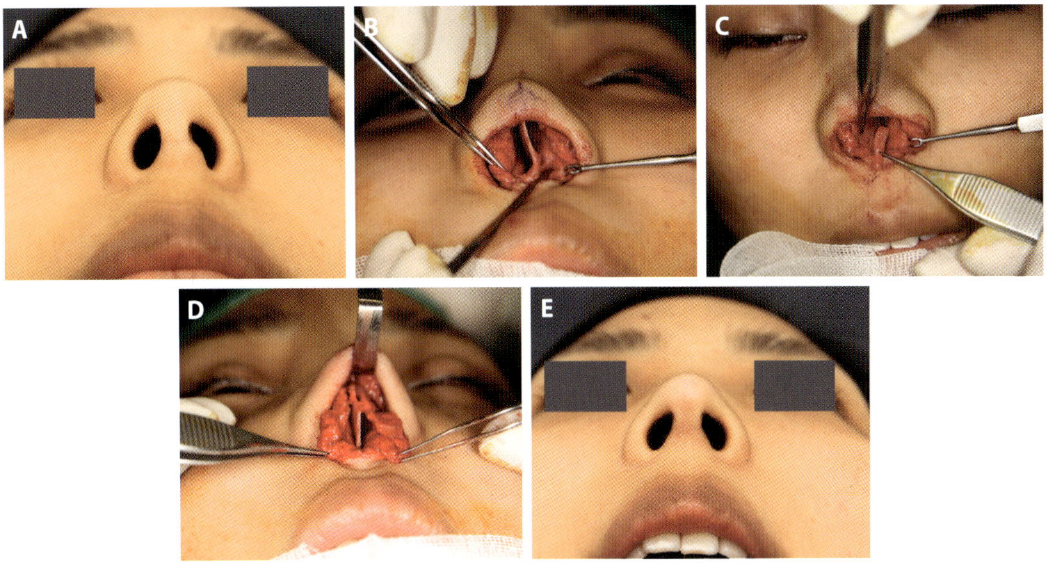

Fig 13-23. 비중격 하단 만곡의 교정. A. 비주 만곡과 비공의 비대칭을 가진 환자 B. 비중격 하단은 왼쪽으로 휘어져 있으며, 비중격의 posteior 끝은 ANS에 위치하고 있다. C. 과도하게 긴 비중격 연골 하단을 분절 절제술로 단축시킨다. D: 비중격 하단의 길이 단축 후에 바르게 되었음 E. 수술 후, 코끝과 비주가 바르게 되었고, 비공 비대칭도 교정되었다.

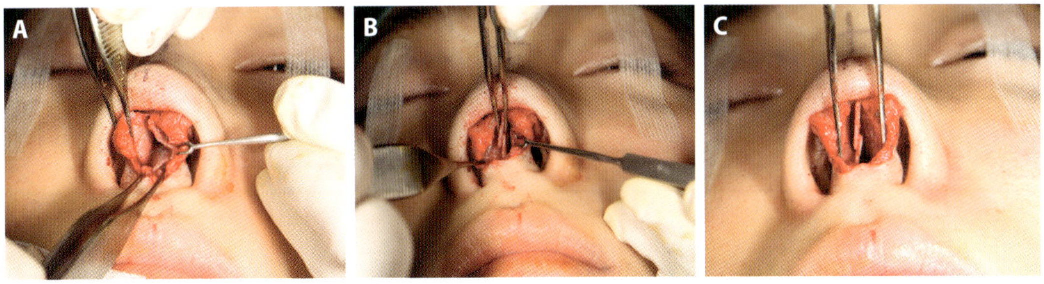

Fig 13-24. 비중격 하단 만곡증 교정을 위한 절단 후 봉합법(Cut and suture technique). A. 비중격 하단이 왼쪽으로 휘어 있다. B. 비중격 하단 L-strut의 가장 볼록한 부분에서 절단한 후에, 절단된 양쪽 끝을 겹친다. C. 겹친 부위를 5-0 PDS로 봉합한다.

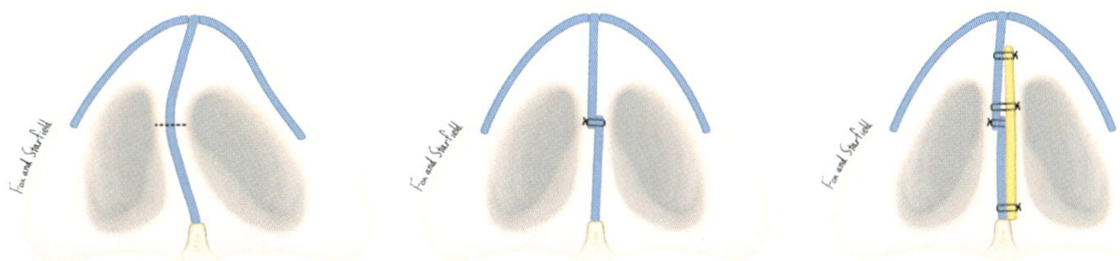

Fig 13-25. 절단 후 봉합법과 batten graft

ANS가 정중선에 있지 않으면, 다음의 세 가지 방법을 사용하여 문제를 해결할 수 있다.

첫째, 짧아진 비중격 하단을 재배치하여 정중선에 더 가까운 쪽의 ANS 옆면에 고정한다(Fig. 13-27).

둘째, ANS를 greenstick 절골한 후 정중선으로 재배치한다.

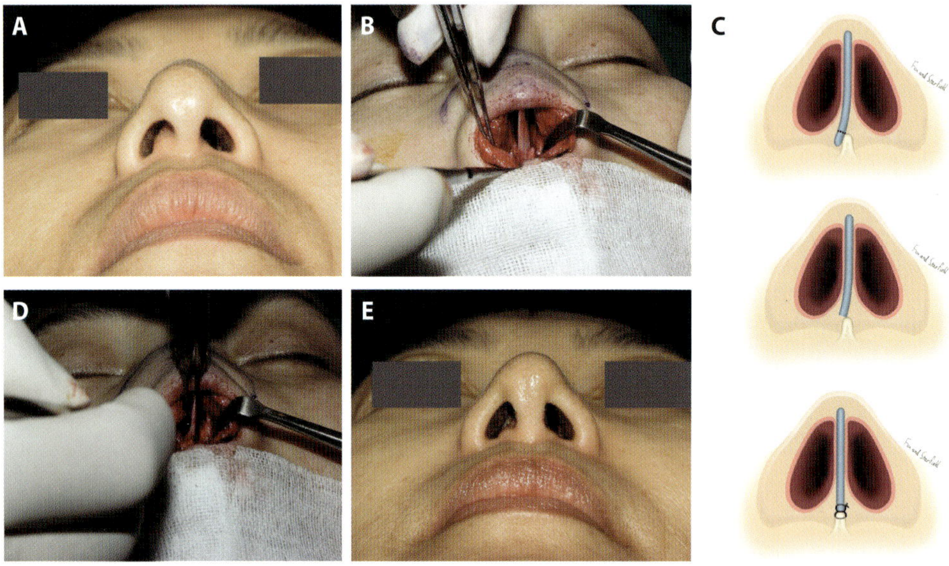

Fig 13-26. 비중격 하단의 단축과 ANS로의 재배치. A. 휘어진 비주와 비공 비대칭 B. 비중격 연골 하단이 ANS에서 탈구되어 있음 C. 비중격 연골 하단을 단축하고 ANS위로 재배치하는 일러스트 D. 이 기법으로 비중격 하단이 바르게 교정됨 E. 수술 후 비주 만곡과 비공 비대칭이 교정됨

셋째, ANS를 제거한 후, 비중격 하단을 상악의 골막에 봉합한다. 그러나 ANS를 너무 많이 제거하지 않도록 주의해야 하며, 이는 anterior maxillary nerve의 손상(윗입술의 감각이상) 위험을 최소화하기 위함이다.

③ 비중격 하단의 S자형 만곡

비중격 연골 하단의 단축과 더불어서, 오목한 쪽에 scoring 시행하고, batten graft를 시행한다(Fig. 13-28).

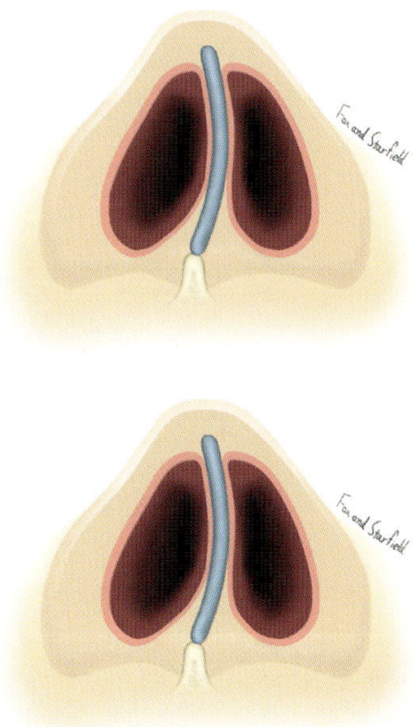

Fig 13-27. ANS가 정중선에 있지 않을 경우

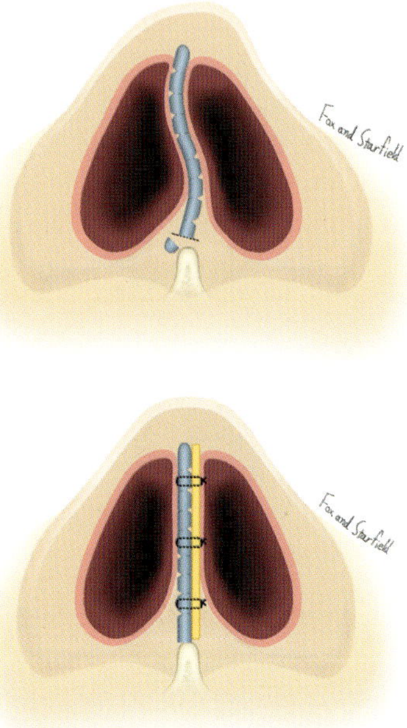

Fig 13-28. 비중격 하단의 S자 형 만곡. 비중격 연골 하단의 단축과 더불어 오목한 쪽에 scoring 시행하고, batten graft를 시행한다.

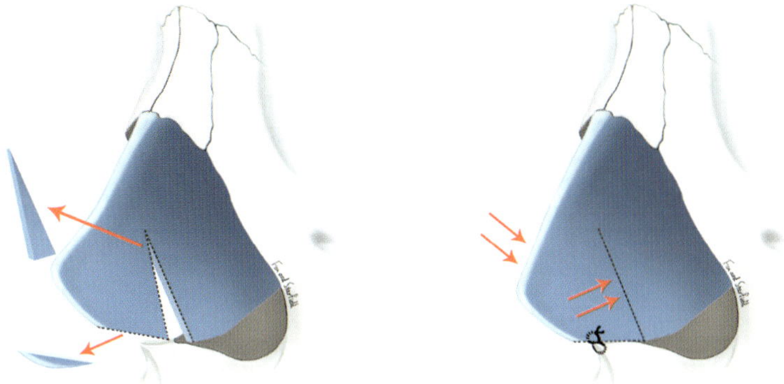

Fig 13-29. Swing door 기법. 스윙 움직임을 용이하게 하기 위해, 절개 부위 근처에 쐐기 절제술을 시행하거나, 바닥 근처의 과도한 연골을 절제할 수 있다.

④ 비중격 하단의 두측-미측 방향 만곡

일반적으로 비중격 하단의 두측-미측 방향 만곡은 비중격 골절 후에 비중격 연골이 급격한 각도를 형성하거나 C자 형태의 볼록함을 보이는 경우가 흔하다. 이러한 유형의 비중격 만곡은 비중격 상단의 만곡, 비중격 tilt, 그리고 vomerine groove에서의 탈구와 함께 발생한다. 이러한 만곡은 수직 슬리브 절제술이나 스윙 도어 기법으로 교정할 수 있다. 대개 두측에 위치한 반듯한 비중격 연골과 미측에 위치한 휘어 있는 비중격 연골의 경계를 따라서 절개한 후에 미측 부위의 휘어 있는 연골을 바른 위치로 이동시킨다. 이 움직임을 용이하게 하기 위해, 절개선을 따라 쐐기 절제를 시행하거나 바닥 쪽의 잉여 연골을 절제한다(Fig. 13-29). 이동된 비중격은 ANS에 고정한다. 두측과 미측 사이의 연골 절개

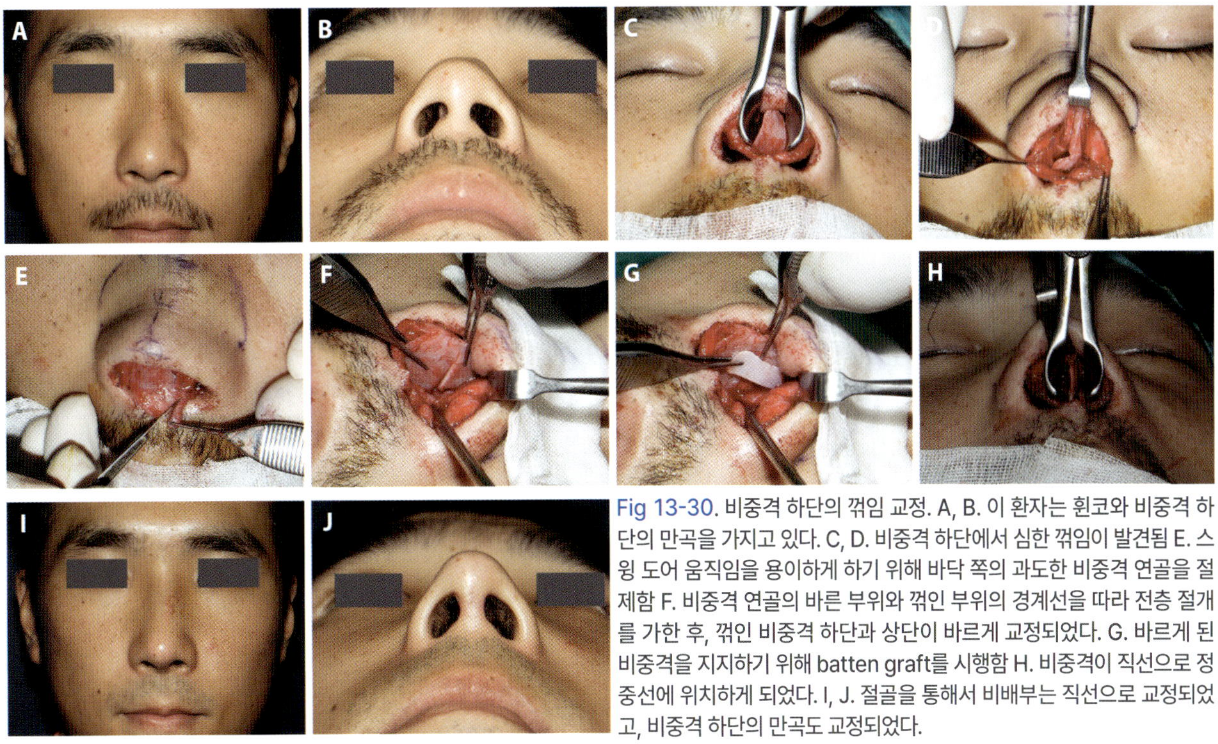

Fig 13-30. 비중격 하단의 꺾임 교정. A, B. 이 환자는 휜코와 비중격 하단의 만곡을 가지고 있다. C, D. 비중격 하단에서 심한 꺾임이 발견됨 E. 스윙 도어 움직임을 용이하게 하기 위해 바닥 쪽의 과도한 비중격 연골을 절제함 F. 비중격 연골의 바른 부위와 꺾인 부위의 경계선을 따라 전층 절개를 가한 후, 꺾인 비중격 하단과 상단이 바르게 교정되었다. G. 바르게 된 비중격을 지지하기 위해 batten graft를 시행함 H. 비중격이 직선으로 정중선에 위치하게 되었다. I, J. 절골을 통해서 비배부는 직선으로 교정되었고, 비중격 하단의 만곡도 교정되었다.

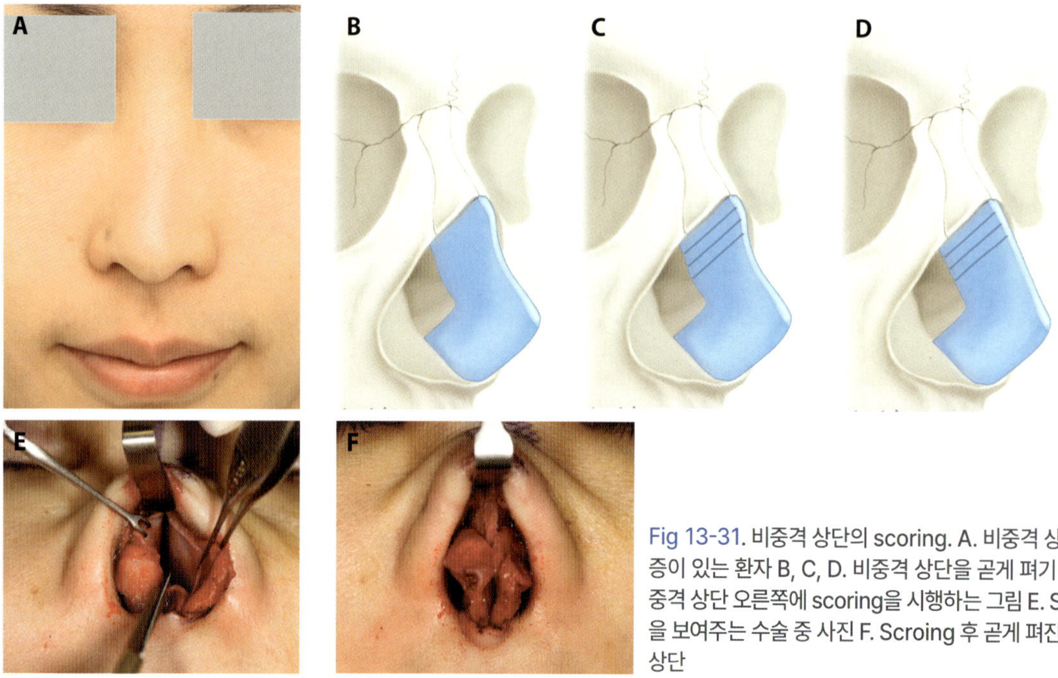

Fig 13-31. 비중격 상단의 scoring. A. 비중격 상단 만곡증이 있는 환자 B, C, D. 비중격 상단을 곧게 펴기 위해 비중격 상단 오른쪽에 scoring을 시행하는 그림 E. Scoring을 보여주는 수술 중 사진 F. Scroing 후 곧게 펴진 비중격 상단

부위는 더블 매트리스 봉합법 또는 batten graft를 사용하여 보강한다(Fig. 13-30).

위의 방법들로 수술 후에는 실리콘 시트 스플린트를 비중격 점막 양측에 1-2주가량 대어서 비중격을 바르게 유지시켜 주는 것이 필요하다.

비중격 상단(상외측 연골) 만곡증의 교정 (Correction of Dorsal Septal Deviation (Correction of ULC Deviation)

Mid-vault 만곡(ULC 만곡)은 비중격 상단의 만곡을 의미한다. 비중격 상단 만곡증은 mid-vault의 비대칭이나 상외측 연골의 만곡으로 나타나며, 내비 밸브 협착과 코막힘을 일으킬 수 있다.

SMR과 비중격 하단 만곡증 교정을 시행하면, 비중격 상단의 만곡은 저절로 완화가 된다. 이렇게 남은 비중격 상단의 만곡의 형태와 정도를 보고 수술 방법을 결정한다.

Double Mattress Suture

만곡이 경미한 경우 적용될 수 있다.

Scoring and Splinting Graft

비중격 상단 오목한 쪽 연골표면에 1/3 두께로 여러 군데의 scoring을 가하여 비중격 상단을 중심선 쪽으로 이동시킨다(Fig. 13-31). Scoring만으로는 결과에 대한 예측성이 떨어지고 비중격 상단의 강도가 약해지므로, 보강해줄 목적

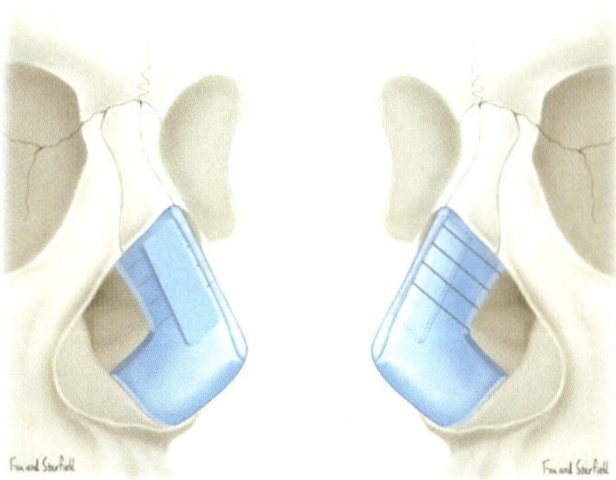

Fig 13-32. Scoring과 splinting graft

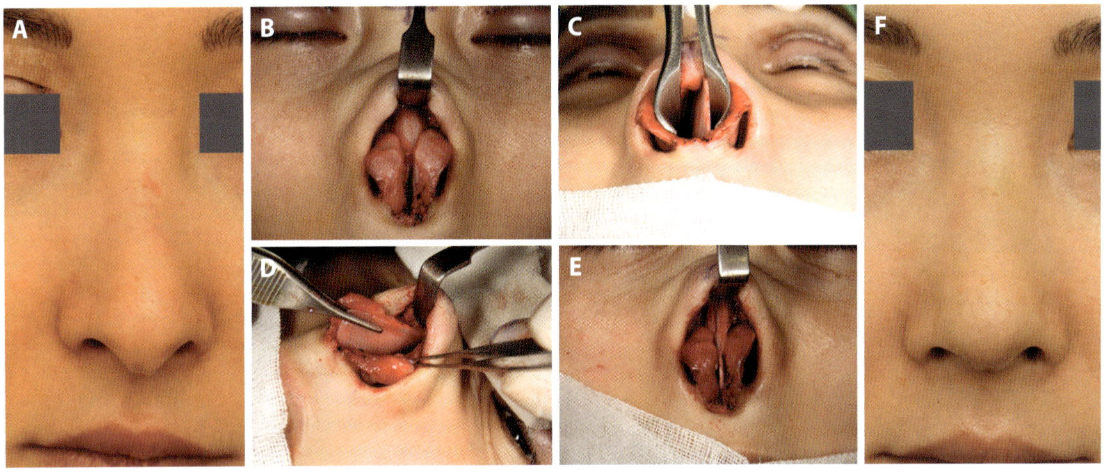

Fig 13-33. Scoring과 펼침 이식. A. 휜코를 가진 환자 B. 상외측 연골이 왼쪽으로 휘어 있다. C. 비중격 상단과 하단이 왼쪽으로 휘어 있다. D. 왼쪽 비중격 상단에 scroing을 시행하는 모습 E. 펼침 이식편이 비중격 상단의 오른쪽에 고정되고, 비중격 상단이 바르게 펴진 모습. 코뼈는 절골술 시행함 F. 코뼈와 상외측 연골이 곧게 펴진 모습

으로 splinting graft를 시행한다(Fig. 13-32, Fig. 13-33). Splinting graft는 아래에 설명할 펼침 이식(spreader graft)의 역할도 한다.

Scoring은 위에서 설명된 케이스들처럼 anteroposterior 방향으로 시행되는 경우가 흔하지만, 연골의 휜 형태에 따라서 두측-미측 방향으로 행해야 하는 경우도 있다(Fig. 13-34).

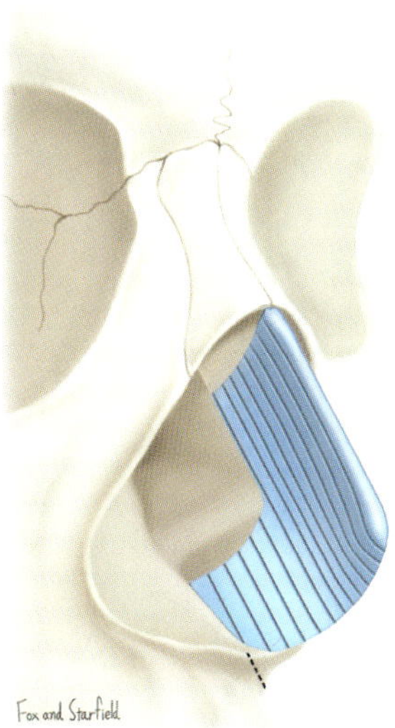

Fig 13-34. 두측-미측 방향으로 시행되는 scoring

쐐기형 절제(Wedge Excision)

잉여 길이로 인해 만곡증이 있는 비중격 상단의 경우에는 연골의 일부를 쐐기형으로 절제한다(Fig. 13-35). 이 술기는 매트리스 봉합이나 splinting graft와 같이 시행한다.

절단 후 봉합법(Cut and Suture Technique)

절제 대신, 휜 비중격 상단의 가장 볼록 볼록한 부분에서 절단 후에 절단된 끝을 겹쳐서 5-0 PDS로 봉합한다(Fig. 13-36).

비중격 상단의 안정성은 비중격 하단보다 훨씬 중요하기 때문에, 이 술기는 펼침 이식 역할도 하는 splinting graft와 같이 시행되어야 한다.

펼침 이식(Spreader Graft)

연골성 비배부 만곡의 교정을 위해서는 위에 언급된 비중격 상단의 교정방법들과 동시에 펼침 이식을 같이 시행한다.

펼침 이식은 비중격 상단과 상외측 연골 사이에 위치시키되, 오목한 쪽에 위치시킨다(Fig. 13-37). 펼침 이식은 휘어 있는 비중격 상단을 바르게 하고, 함몰된 상외측 연골을 바깥으로 펼쳐주는 역할을 한다. 그리고, scoring, 쐐기형 절제, 절단 후 봉합 등의 술기에 의해서 약화된 비중격 상단을 보강한다. 또한, 역V자 변형을 예방(교정)하며, 내비밸브를 확장

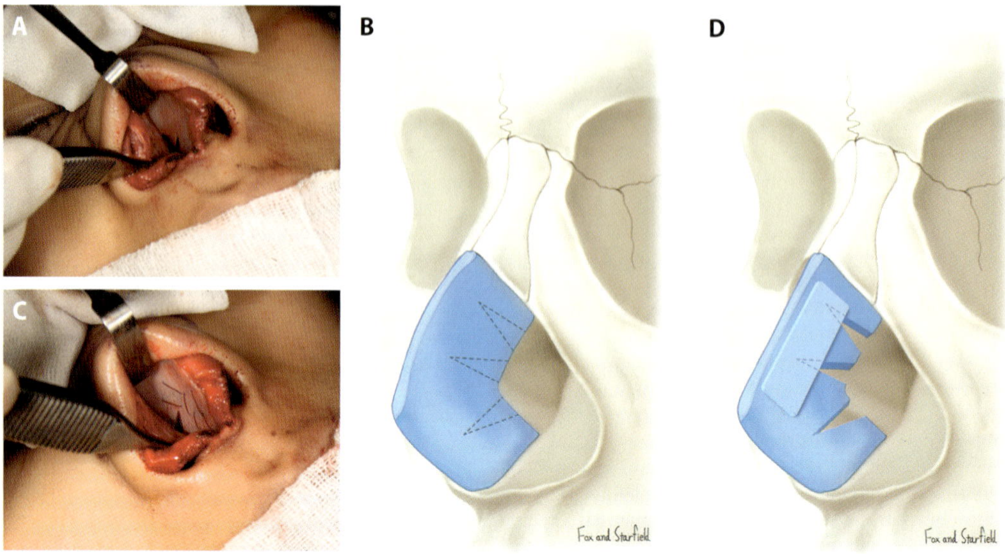

Fig 13-35. 쐐기형 절제술과 매트리스 봉합 또는 splinting graft. A, B. 비중격 상단에 쐐기 절제술이 시행됨 C. 세 개의 더블 매트리스 봉합이 시행되었다. D. 이 술기는 splinting graft(펼침 이식)과 함께 시행된다.

시킨다.

펼침 이식편은 일반적으로 휘어진 코에서 단측으로 시행되지만, 역V자 변형이 있거나 비중격 상단을 중앙으로 재배치 후 반대편 상외측 연골의 폭이 부족한 경우에는 양측으로 펼침 이식을 한다. 양측에 하는 경우에는 오목한 쪽에 들어가는 이식편을 더 두텁게 해야 한다.

연골 비배부의 볼록한 쪽의 볼록한 정도가 과도할 경우에는 비중격 연골 상단의 가로 날개를 절제하는 방법도 있다 (Fig. 13-38).

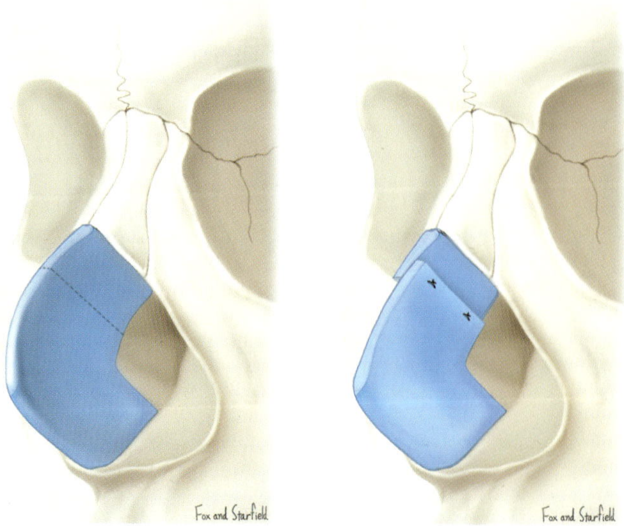

Fig 13-36. 비중격 상단 만곡증 교정을 위한 절단 후 봉합법

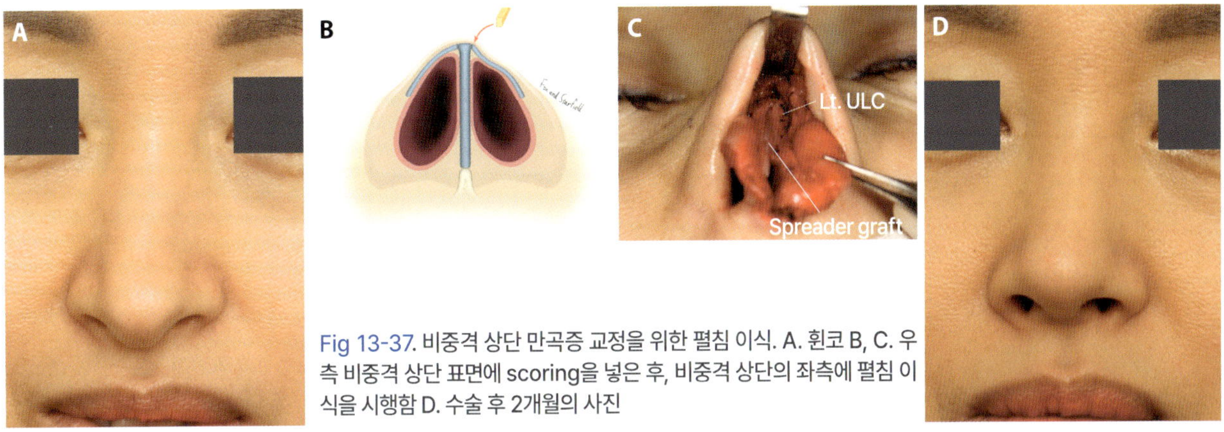

Fig 13-37. 비중격 상단 만곡증 교정을 위한 펼침 이식. A. 휜코 B, C. 우측 비중격 상단 표면에 scoring을 넣은 후, 비중격 상단의 좌측에 펼침 이식을 시행함 D. 수술 후 2개월의 사진

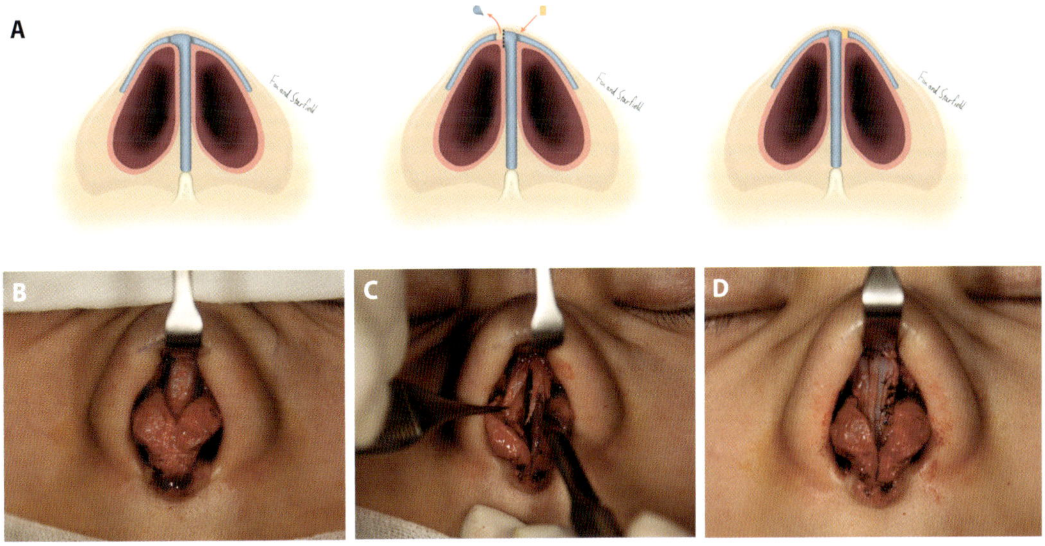

Fig 13-38. 비중격 상단의 가로 날개의 절제. A. 가로 날개(우측)를 절제하고, 반대측에 펼침이식을 하는 과정 B. 상외측 연골/비중격이 우측으로 휘어 있음 C. 우측 비중격 연골의 가로 날개를 깎아 우측의 볼록함을 감소시킴 D. 좌측의 오목함을 교정하기 위해 좌측 비중격 상단에 펼침 이식편 삽입

비중격 회전 봉합술(Septal Rotation Suture, Clocking Suture)

상외측 연골의 두측 부위에 고정된 수평 매트리스 봉합은 펼침 이식편과 비중격 연골 상단의 미측 부위를 통과한다. 이 봉합을 조이게 되면, 실에 가해진 장력은 휘어 있는 비중격 상단을 중심선 쪽으로 당겨서 바르게 해준다**(Fig. 13-39)**. 비중격 상단의 만곡이 바르게 된 후에, 반대편 상외측 연골을 바르게 된 비중격 상단에 고정한다.

다양한 술기의 조합

비중격 상단 만곡증의 교정은 위에 설명한 다양한 방법들의 조합을 통해서 가능하다**(Fig. 13-40)**.

비중격 상단의 만곡증은 대부분 비중격 하단의 만곡증을 동반하므로, 비중격 하단의 교정 후에, 상단의 교정이 이루어져야 한다.

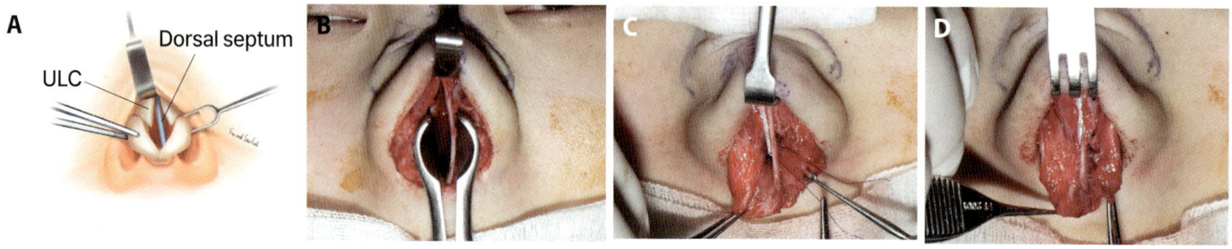

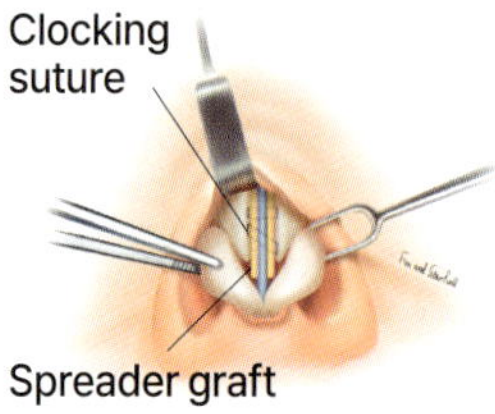

Fig 13-39. 비중격 회전 봉합술(Septal rotation suture, clocking suture). A. 비중격 회전 봉합술에 대한 설명 B. 비중격 상단의 만곡증 C. 펼침 이식편이 비중격 상단의 오른쪽에 시행됨. 비중격 회전 봉합이 오른쪽 상외측 연골과 비중격 상단 사이에 배치됨 D. 봉합이 묶이면서 비중격 상단이 당겨져서 중심선 쪽으로 재배치됨

비중격 수술의 부작용

비중격 수술의 부작용은, 점막 유착(mucosal synechiae), 비중격 혈종, 비중격 염증, 비중격 천공, 말안장코 등 다양하다.

점막 연골막의 파열

찢어진 점막을 봉합하려는 시도는 성공하기 어렵고, 더 많은 파열을 유발할 수 있다. 한쪽 점막만 파열된 경우 봉합은 필요하지 않다. 양측 점막의 파열도 양측의 파열이 서로

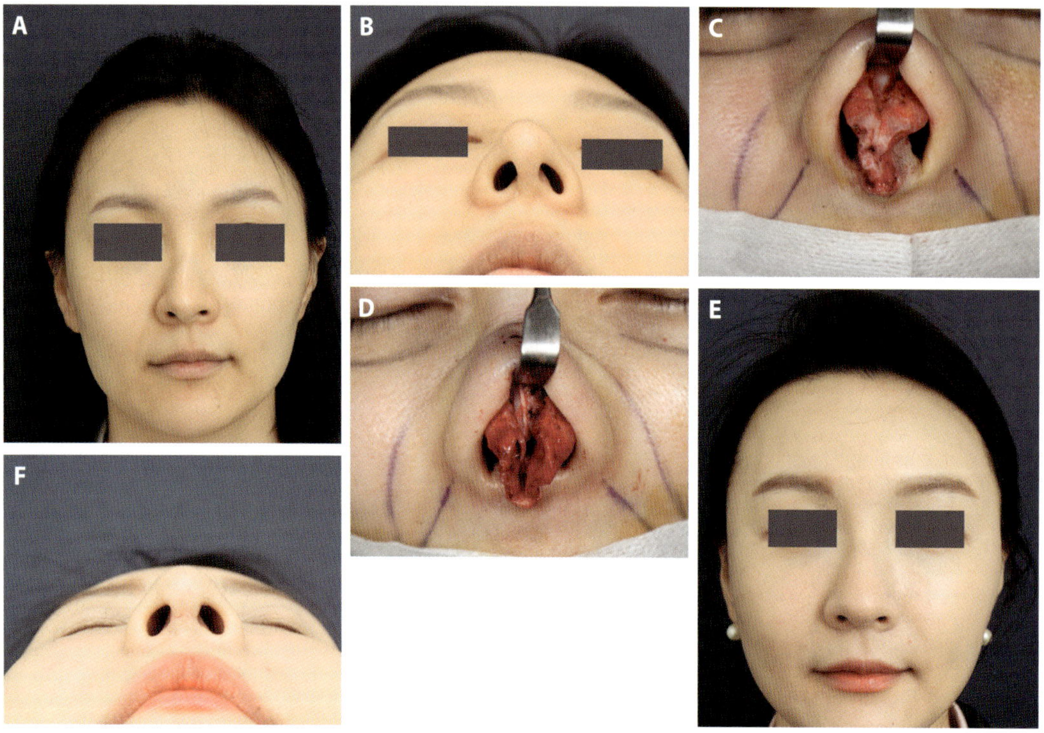

Fig 13-40. 여러 기법을 결합한 비중격 상단과 하단의 교정. A, B. 이 환자는 비배부가 휘어 있고, 비중격 하단의 만곡증으로 인한 비공의 비대칭을 가지고 있다. C. 비중격 상단은 오른쪽으로 휘어 있고, 사진에서 보이진 않지만, 비중격 하단은 왼쪽으로 휘어져 ANS에서 탈구되어 있는 상태였음 D. 비중격 상단의 교정을 위해서, 상단 오른쪽에 scoring을 시행하고, 상단의 왼쪽에 펼침 이식을 시행하고, 비중격 회전 봉합술을 시행하였다. 비중격 하단의 교정은 비중격 연골 하단의 부분 절제 후, ANS에 재위치시키는 방법으로 이루어졌다. E, F. 수술 후 8주에 비배부 만곡증과 비공의 비대칭이 잘 교정된 모습

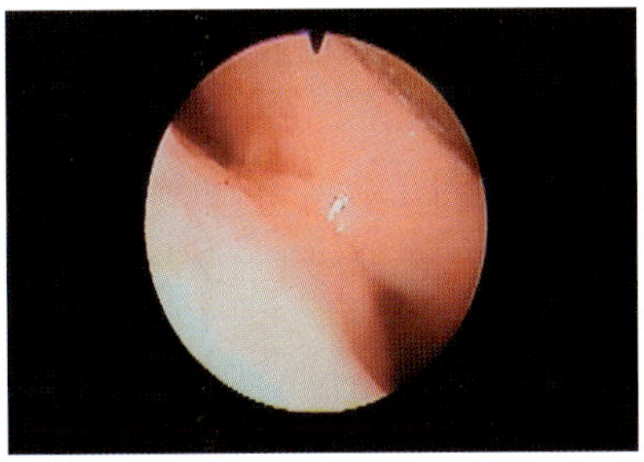

Fig 13-41. 점막 유착

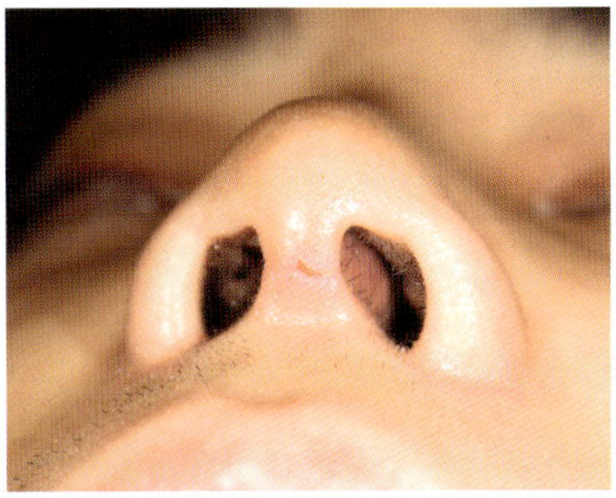

Fig 13-42. 비중격 혈종

마주하지 않으면, 점막 천공으로 이어질 가능성이 거의 없으므로 봉합할 필요가 없다. 그러나, 양측 파열이 서로 맞닿는 경우에는 비중격 천공의 가능성이 크다. 비중격 연골이나 ethmoid bone 조각을 파열 부위 양측 점막 사이에 넣고, 실리콘 시트를 양쪽에 대어서 2-3주 유지하여 점막의 치유를 기다린다.

점막 유착

하비갑개 축소 후, 비갑개 점막 상처와 비중격 점막연골층의 파열이 접촉하면 유착이 형성될 수 있다(**Fig. 13-41**). 이를 예방하기 위해서는, 수술 후 2주 동안 두 점막 층이 맞닿지 않도록 실리콘 시트를 유지해야 한다.

비중격 혈종

비중격의 혈종은 비중격 천공, 비중격 염증/농양으로 진행될 수 있다(**Fig. 13-42**). 또한, 혈종은 섬유화되어 점막의 두터워짐과 코막힘의 원인이 될 수 있다. 큰 혈종은 점막에서 연골로 영양분의 확산을 방해하여 비중격 L-strut의 흡수와 말안장코 변형을 초래할 수 있다. 그러므로, 비중격 수술 시에 철저한 지혈이 필요하고, 수술 직후에는 패킹이나 시트를 사용하여 비중격 부위를 압박하여야 한다.

혈종 발생 시에는 즉각적인 배액이 필요하다. 대부분 18게이지 바늘을 사용한 주사기로 혈종을 제거할 수 있다. 그러나, 잘 배출되지 않으면, 비중격 바닥 쪽의 점막 연골막에 1 cm 정도의 일자형 수평 절개를 가한 후에 고인 혈종을 배액

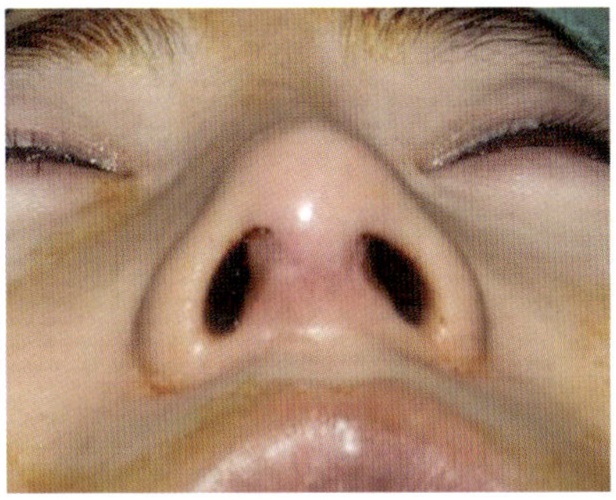

Fig 13-43. 비중격의 염증

하고 패킹을 한다. 이때 절개는 반드시 한쪽 점막에만 하며, 반대쪽까지 절개되지 않도록 주의해야 한다. 패킹은 1-2일 후에 제거한다.

비중격의 염증

비중격 염증은 심할 경우, 남은 비중격 연골의 흡수로로 이어지고 심한 코의 변형을 유발하므로, 수술적인 배농과 함께 강력한 항생제 투여가 필요하다(**Fig. 13-43**).

말안장코 변형

말안장코 변형은 비중격 연골 상단과 하단 L-strut의 함몰에 의해서 발생한다(**Fig. 13-44**). 말안장코는 남겨진 L-strut의 폭이 너무 좁아서 발생하므로, SMR 시에는 충분한 양의 L-strut을 남겨야 한다. 함몰은 수술 후에 몇 년에 걸쳐서 서서히 나타나기도 하므로, 이를 예방하기 위해서는 10-12 mm 이상의 충분한 양의 L-strut을 남기는 것이 중요하다.

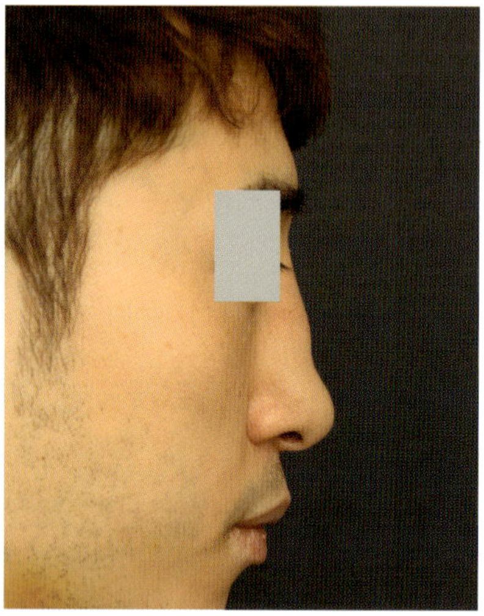

Fig 13-44. 말안장코 변형(Saddle nose deformity)

또한, 비중격 연골 하단의 단축과 재위치 시에 견고하게 ANS에 고정되어야 하고, 비중격 연골의 상단이나 하단에 대한 scoring 후에는 batten graft를 같이 시행해야 안전하다.

후각 장애

비중격 수술후에 발생하는 후각 장애의 원인은 정확히 알려져 있지는 않으나, 다음과 같은 이유로 발생할 수 있다.

① 일시적 장애: 코수술 후 패킹이나 스플린트를 제거한 후에도, 점막의 부종이나 일시적인 콧물 증가, 딱지가 형성되면서 단기간 후각의 장애가 발생할 수 있다.
② 비중격과 중비갑개 사이의 유착으로 인해 olfactory cleft까지 도달하는 흡입 공기가 차단되는 현상
③ 비갑개의 변형(out-fracture, 위축)으로 인해 olfactory groove의 공기 순환이 부족해지는 현상
④ 후각 신경 상피 또는 cribriform plate가 손상된 경우
⑤ 정신적인 원인
⑥ 원인 미상

대부분의 환자에서는 6-18 개월 사이에 회복된다는 보고가 많으므로, 환자를 안심시키고 기다려보는 것이 필요하다. 경구 스테로이드는 도움이 될 수 있는데, 스테로이드는 비강내 염증을 감소시키고, 후각 상피 세포에 직접적인 영향을 미친다고 알려져 있지만 그 메커니즘은 아직 알려져 있지 않다. 비강의 두측 부위에 유착이 있을 경우에는 수술적 치료가 필요하다.

뇌척수액 비루(CSF Rhinorrhea)

비중격 수술의 합병증으로서 뇌척수액 비루에 대한 보고는 문헌에서 매우 드물다. 이 경우 뇌척수액 누출은 cribriform plate의 골절로 발생하며, 이는 사골(ethmoid)의 수직판이 비틀리거나 흔들리면서 발생하게 된다. 이러한 문제를 피하기 위해서는 수직판을 비틀어 골절을 일으키면서 절제하지 말고, turbinate scissors나 septum scissors를 사용하여 조심스럽게 절제해야 한다.

뇌척수액 비루는 수술 후 즉시 발생하기도 하고, 수일 또는 수개월 후에 발생할 수 있으며, 어떤 경우에는 뇌척수액 누출이 수개월에서 수년에 걸쳐 단순한 콧물로 오진되기도 하며, 이후 비정형적인 발작성 콧물이나 신경학적 증상이 나타나서 검사를 통해 정확한 진단이 이루어지기도 한다. 뇌척수액 비루는 뇌수막염, 뇌내 농양, 공기뇌증(pneumocephalus)과 같은 더 심각한 합병증을 초래할 수 있다. 따라서 신속한 진단과 치료가 매우 중요하다. 뇌척수액 비루가 의심되지 않더라도, cribriform plate 손상이 의심될 경우, CT 촬영을 통해 공기뇌증 여부를 평가해야 한다. CSF 누출은 β2-transferrin 검사에서 양성 반응을 통해 확인할 수 있다. CT상으로 뼈 결손을 식별할 수 있지만 매우 정밀하지는 않다. 경우에 따라 비강 내시경 검사나 CT cisternogram이 필요할 수 있다. CSF 누출은 수평 자세로 침상 휴식을 취하면 해결될 수 있지만, 뇌수막염 예방을 위해 IV 항생제가 필요하다. 보존적 치료로 뇌척수액 누출이 개선되지 않으면, 점막을 거상하여 뼈 결손 부위에 접근해야 한다. 결손은 지방, 근막 또는 동종진피를 사용하여 밀봉하고, 점막 이식편이나 nasoseptal flap으로 덮은 후 Gelfoam® 또는 Surgicel®로 보강한다.

작은 코뼈에서의 휜코 교정

아시아인의 코뼈는 작은 경우가 드물지 않다. 작은 코뼈에 행해지는 절골술은 코뼈 함몰의 위험성을 가지고 있기 때문에, 쉽지 않다. Small nasal bone을 가진 환자의 deviated nose correction은 다음과 같은 방법을 고려해야 한다.

카무플라주 기법(Camouflage Technique)

카무플라주 기법은 경미한 코뼈 변형에 적용된다. 이 기법에서는 코뼈의 작은 측면 돌출부를 rasp으로 다듬고, 움푹 들어간 부분은 연골 이식편을 사용한다. 카무플라주 이식은 비중격 연골, 이개 연골 또는 늑연골을 사용할 수 있다. 피부가 얇은 환자에서는 이식편이 피부를 통해 보이는 위험을 최소화하기 위해 연골을 morselize 하여 사용해야 한다.

내측 절골 및 중간 절골

작은 코뼈에서는 외측 및 내측 절골술이 코뼈의 함몰과 뼈 기저부의 추가적인 좁아짐을 초래할 가능성이 높다. 이를 피하기 위해, 오목한 쪽의 코뼈는 내측 골절술만 시행 후 외측으로 이동시키고, 그 후 발생한 뼈의 틈에 연장된 펼침 이식편(extended spreader graft)을 삽입한다. 볼록한 쪽에서는 코뼈를 내측 절골과 중간 절골로 내측으로 이동시킨다. 이는 작은 코뼈의 변형을 교정하는 효과적인 방법으로, 뼈의 함몰과 뼈 기저부 너비 감소의 가능성이 적다(Fig. 13-45).

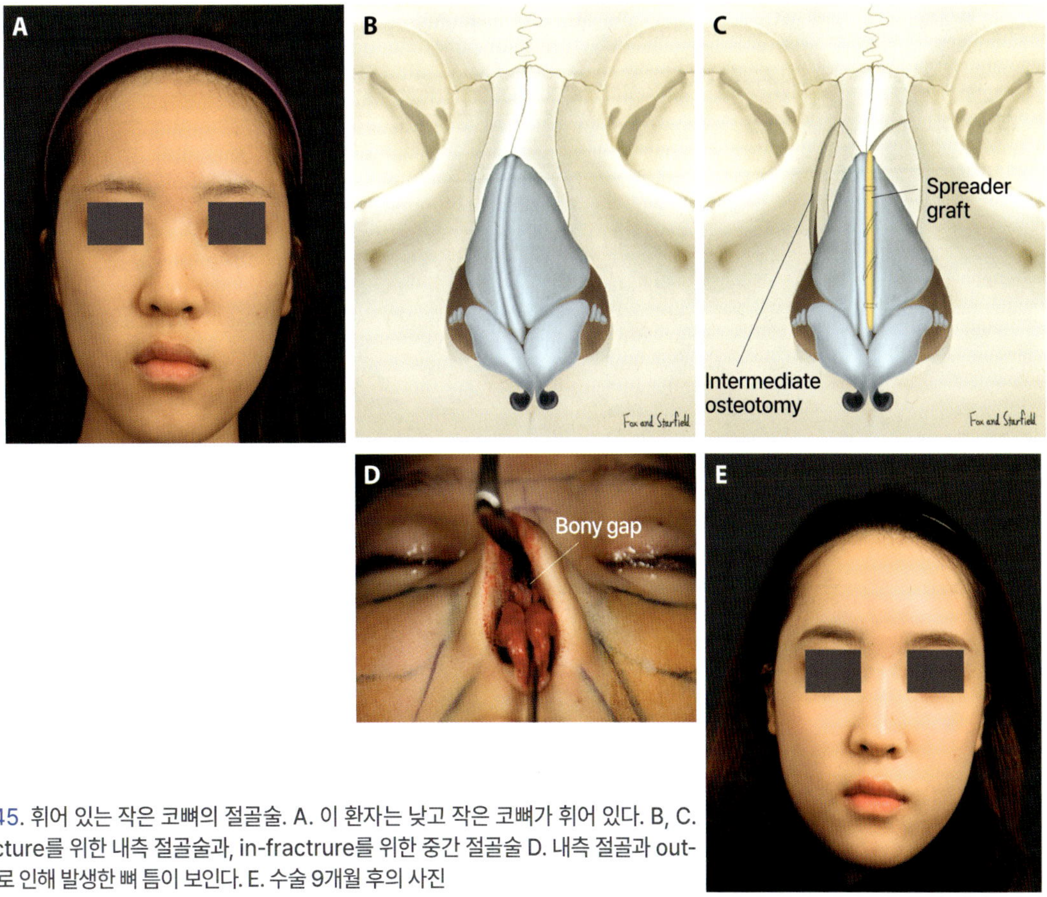

Fig 13-45. 휘어 있는 작은 코뼈의 절골술. A. 이 환자는 낮고 작은 코뼈가 휘어 있다. B, C. Out-fracture를 위한 내측 절골술과, in-fractrure를 위한 중간 절골술 D. 내측 절골과 out-fracture로 인해 발생한 뼈 틈이 보인다. E. 수술 9개월 후의 사진

휜코 교정과 비배부 융비술

아시아인의 휜코는 낮은 비배부를 동반하는 경우가 흔하므로, 휜코 교정과 함께 비배부 융비술을 같이 시행해야 하는 경우가 있다. 이를 위해서 사용되는 재료는 자가 진피나 잘게 썬 연골(diced cartilage) 등이 권장된다.

그러나, 환자의 선호도나 임상 상황에 따라서 보형물을 사용해야 하는 경우가 있다. 내측 절골에의해서 점막 손상이 있는 경우에 보형물의 사용은 감염의 위험을 증가시킨다. 그러므로, 점막 손상이 확인되거나 의심되는 경우에는 보형물 사용은 피해야 한다.

내측 절골과 동시에 보형물을 사용할 경우에는, 절골 시에 점막 손상을 피하기 위한 다음 사항들을 따르도록 한다.

① 절골술을 수행하기 직전에 국소 마취제로 점막을 부풀게 하여 점막 손상을 최소화한다.

② 내측 절골도에 의한 점막 손상을 방지하기 위해, 점막을 코뼈의 아랫면에서 조심스럽게 벗겨낸다(Fig. 13-46).

③ 피부와 점막을 보호하기 위해 이중 보호 절골도(double-guarded osteotome)를 사용하는 것이 좋다. 초음파 절골기를 사용하면 코뼈 아랫면의 점막의 손상을 최소화할 수 있다.

점막이 손상 없이 온전하다면, 휜코 절골술과 비배부 융비술을 동시에 시행하는 것이 가능하다.

휜코에서 코끝과 비주의 만곡 교정

휜코의 거의 모든 경우에서 코끝과 비주의 만곡, 그리고 비공의 비대칭이 동반된다. 코끝/비공의 비대칭은 단순히 하외측 연골의 비대칭의 결과만이 아니라 비중격의 만곡의 결과이며, 대부분은 비중격 하단 및 상단의 만곡과 밀접하게 관련이 있다. 따라서 비주와 비공의 비대칭을 교정하려면 하외측 연골의 비대칭 교정뿐만 아니라 비중격 하단 및 상단의 만곡에 대한 교정이 필요하다(Fig. 13-47, Fig.13-48). 휘고 뒤틀린 하외측 연골의 내측각을 바르게 하는 가장 확실한 방법은 비주 지주 이식이다.

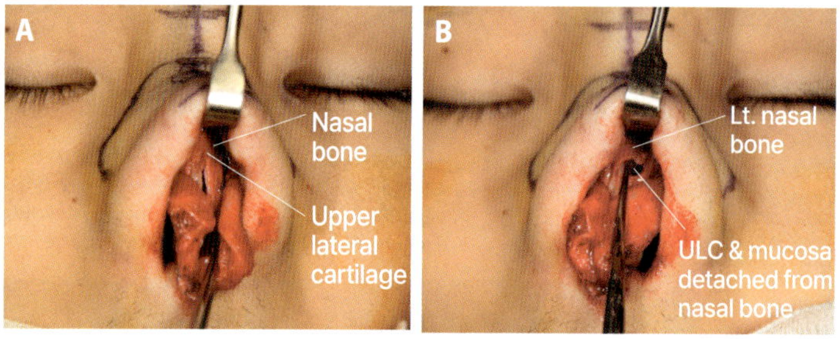

Fig 13-46. 내측 절골도에 의한 점막 손상을 방지하기 위해, 점막을 코뼈의 아랫면에서 조심스럽게 벗겨낸다.

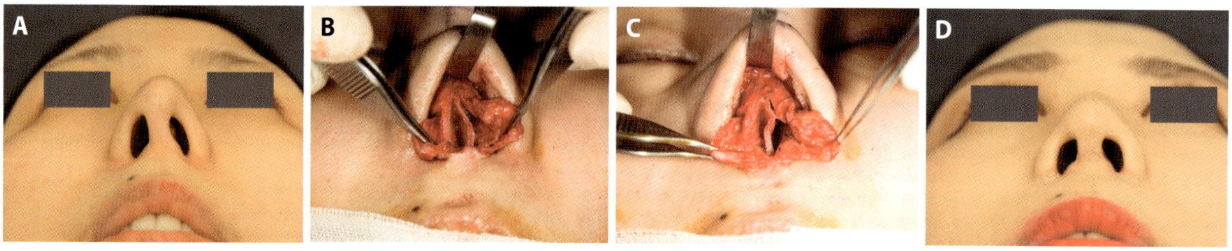

Fig 13-47. 비주 만곡과 비공의 비대칭 교정. A, B. 이 환자는 비중격 하단의 만곡으로 인해 비주 만곡과 비공의 비대칭이 발생하였다. C. 비중격 하단 만곡증의 교정 후에 바르게 된 모습. 동시에 비주 지주 이식편도 시행하였음 D. 수술 후 6개월, 비주가 바르게 되었고, 비공은 대칭을 보여주고 있음

키스톤 보존 휜코 교정(Dorsal Preservation Techniques for Deviated Nose)

코뼈와 상외측 연골이 같은 방향으로 "I"자 모양으로 휘어 있는 직선형 휜코가 키스톤 보존 코성형(dorsal preservation rhinoplasty, DPR)을 이용한 휜코 교정의 가장 좋은 적응증이다. 이를 위해서는 변형된 let down 방식의 DPR이 적용된다.

DPR을 이용한 매부리코 교정에서 설명한 것처럼(12장), subdorsal septal resection 후에, let down 방식으로 외측 절골과 가로 절골을 시행한다. 이때, 외측 절골 시에 시행되는 외측 측벽의 쐐기형 절제(wedge resection)의 양은 코뼈의 양쪽 측면 중에서 긴 쪽의 측면에서 더 크게 시행한다 (Fig. 13-49). 이렇게 되면, 코의 골성-연골성 비배부 전체가 en bloc으로 이동될 준비가 된다. 비배부 매부리를 en bloc으로 낮추면서, 동시에 비배부 전체를 코의 휜 반대방향으로

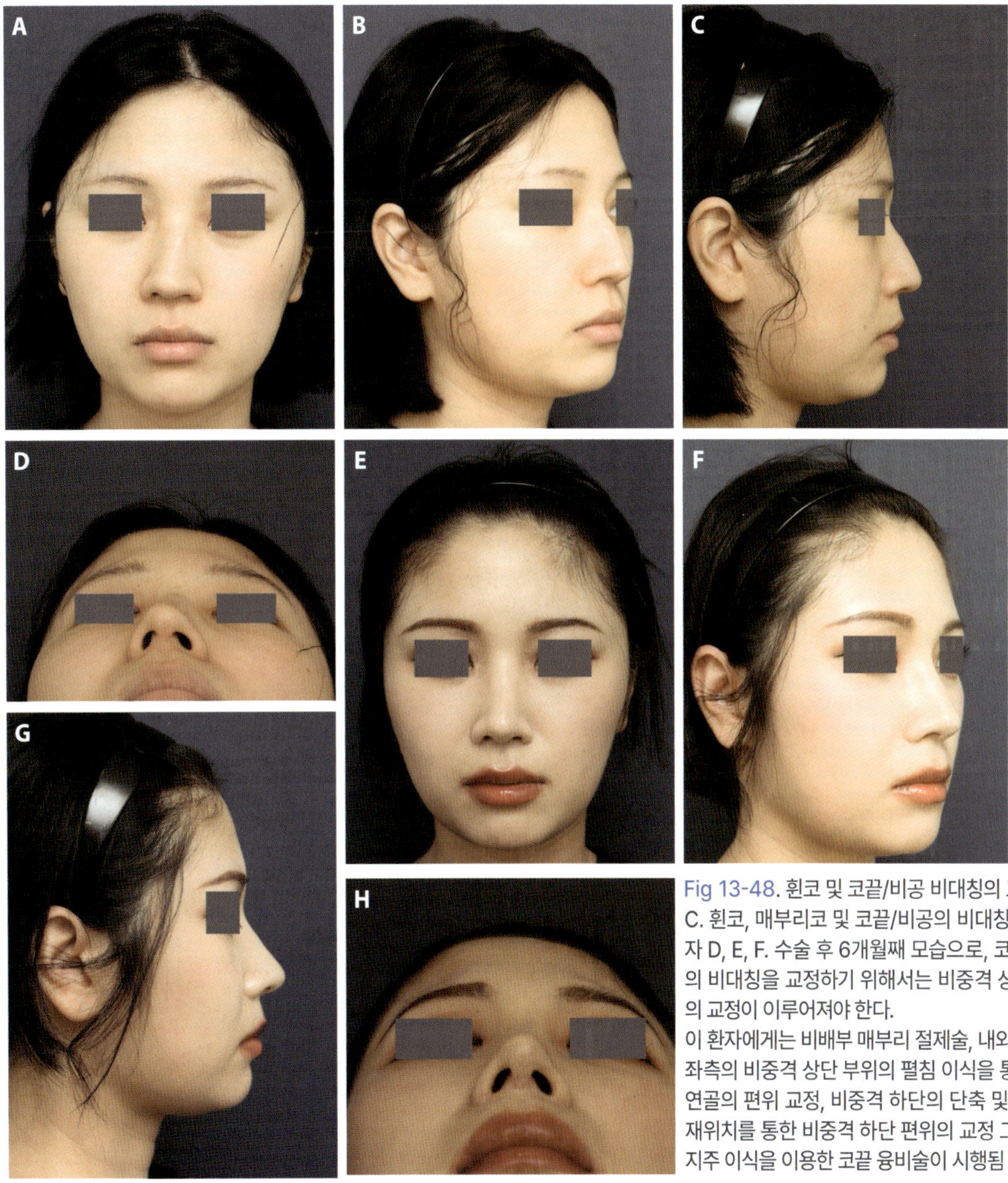

Fig 13-48. 휜코 및 코끝/비공 비대칭의 교정. A, B, C. 휜코, 매부리코 및 코끝/비공의 비대칭을 가진 환자 D, E, F. 수술 후 6개월째 모습으로, 코끝 및 비공의 비대칭을 교정하기 위해서는 비중격 상단과 하단의 교정이 이루어져야 한다.
이 환자에게는 비배부 매부리 절제술, 내외측 절골술, 좌측의 비중격 상단 부위의 펼침 이식을 통한 상외측 연골의 편위 교정, 비중격 하단의 단축 및 ANS로의 재위치를 통한 비중격 하단 편위의 교정 그리고 비주지주 이식을 이용한 코끝 융비술이 시행됨

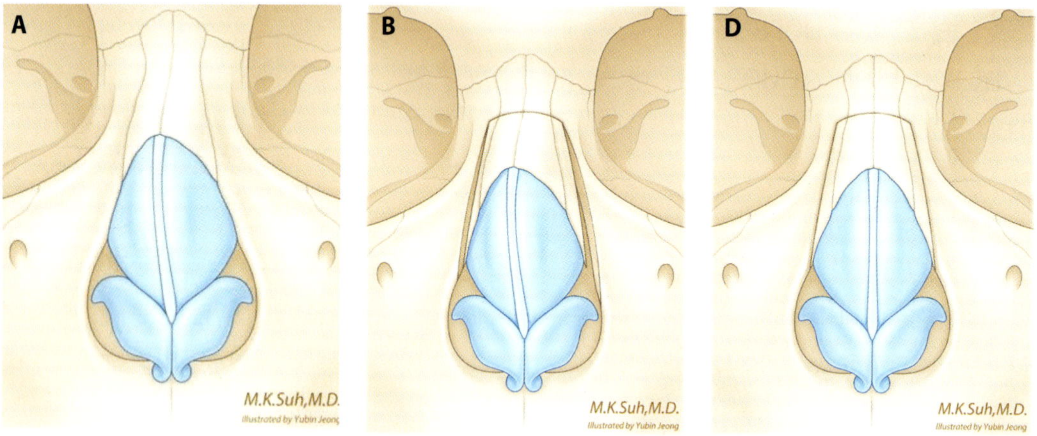

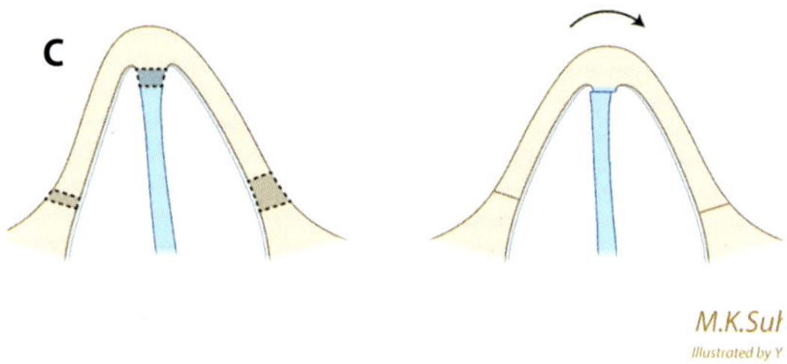

Fig 13-49. 키스톤 보존(DPR) 방식의 매부리코 및 휜코 교정. A. 휜코 B, C. Let-down 방식의 외측 절골 시에 쐐기형 절제의 양을 좌우 측에서 다르게 시행한다. 휘어 있는 반대쪽의 코뼈 측면에서 더 크게 시행한다. D. 비배부 전체를 en bloc으로 휜 반대방향으로 움직여주면, 휜코뼈-연골이 직선으로 교정된다.

움직여서, 휜코뼈-연골이 직선으로 교정된다.

매부리가 없는 휜코에서는 subdorsal septal resection 대신 subdorsal septal cut만 시행한다**(Fig. 13-50)**. 가로 절골은 아래쪽의 subdorsal septal cut 부위의 두측 점과 일치하게 된다. Ethmoid bone을 절제하거나 cut하는 경우는 거의 없으나, 필요한 경우에는 시행하여 비배부 en bloc이 골성 비중격과 분리되어야 한다. 측벽의 쐐기형 절제는 긴 코뼈 쪽에서만 시행하고, 반대쪽은 절골만 시행한다. 짧은 측벽의 절골시에는 안쪽의 점막 골막이 손상되지 않도록 하여서 긴 측벽 쪽으로 비배부가 움직일 때, 경첩 역할을 하게 한다.

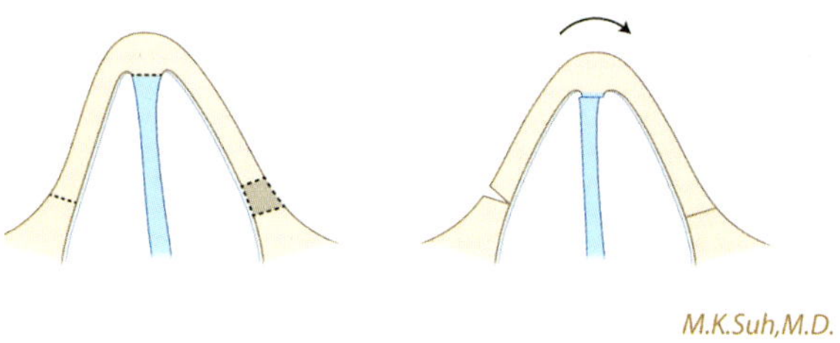

Fig 13-50. 매부리코 아닌 휜코의 교정. 매부리가 없는 휜코에서는 subdorsal septal resection 대신 subdorsal septal cut만 시행한다.

휜코에서는 코뼈의 좌우 측벽의 높이가 다른 것뿐만 아니라, 양쪽 상외측 연골의 길이(두측-미측 길이)에도 차이가 발생한다. 비대칭이 심할 경우에는 짧은 쪽의 길이를 늘리기 위해서 외측 키스톤 부위를 분리(disarticulation) 시키는 Ballerina maneuver를 시행한다. 즉, 외측 키스톤 부위의 코뼈와 상외측 연골이 겹치는 부위를 블레이드로 절개하여 코뼈 아래에 놓여있던 상외측 연골이 당겨서 나오게 하여 길이를 연장시킨다**(Fig. 13-51)**.

이후에 비중격의 중심부에서 SMR을 시행하거나, 코끝 성형에 사용할 연골을 채취한다.

비배부가 새로운 바른 위치로 이동한 후에, 비배부 en bloc은 두 군데에서 비중격 상단에 고정한다. 한 군데는 중심 키스톤 부위이고, 다른 한군데는 septal angle 부위이다. 이때 비중격 상단을 상외측 연골의 하부의 한쪽에 더 치우치게 고정하면 mid-vault 만곡의 교정에 더 도움을 준다**(Fig. 13-52)**.

마지막으로, 휘어 있는 비중격 하단을 바닥쪽(floor)에서 분리한 후에 ANS 위에 바른 위치로 고정한다. 자세한 비중격 하단의 교정 방법은 구조적 휜코의 교정에서 기술된 내용을 참고하기 바란다. SMR를 시행하지 않거나 코끝 성형을 위

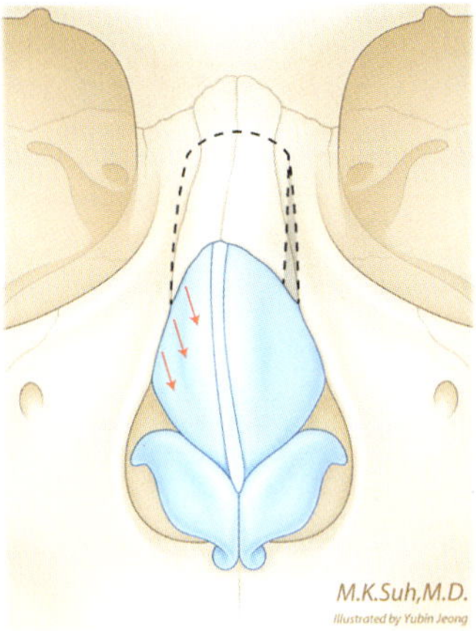

Fig 13-51. 외측 키스톤 부위 분리를 통하여 짧은 쪽의 상외측 연골의 길이를 늘려준다.

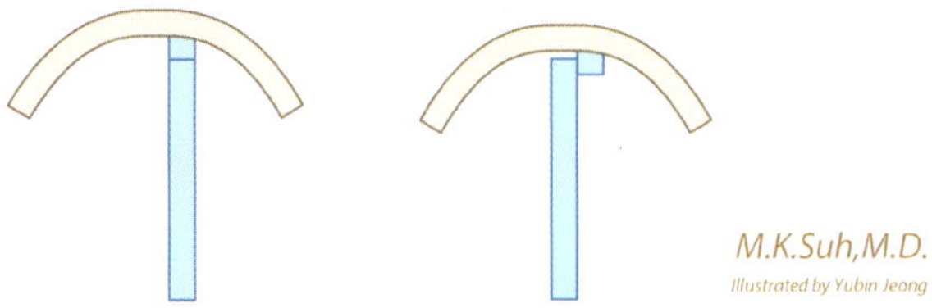

Fig 13-52. 상외측 연골과 비중격 상단을 고정할 때, 비중격 상단을 상외측 연골의 하부의 한쪽에 더 치우치게 고정하면 mid-vault 만곡의 교정에 더 도움을 준다.

한 비중격의 채취가 없는 경우에는 swing door technique을 시행한다.

추가적으로, 코뼈의 비대칭을 조금 더 완화하기 휘해서, 더 두터운 쪽의 코뼈를 초음파절골기를 사용하여 다듬어주거나, 절개선이 서로 교차하는 형태로 절개하여(criss-cross cut) 볼록한 정도를 완화시켜준다.

DPR 방식의 휜코 교정은 키스톤 부위를 열지 않고, 비배부의 표면 손상 없이, dorsal aesthetic line을 유지하고, 펼침 이식의 필요성이 없이, 비배부 굴곡을 최소화하면서, 우수한 결과를 제공한다(Fig. 13-53, Fig.13-54).

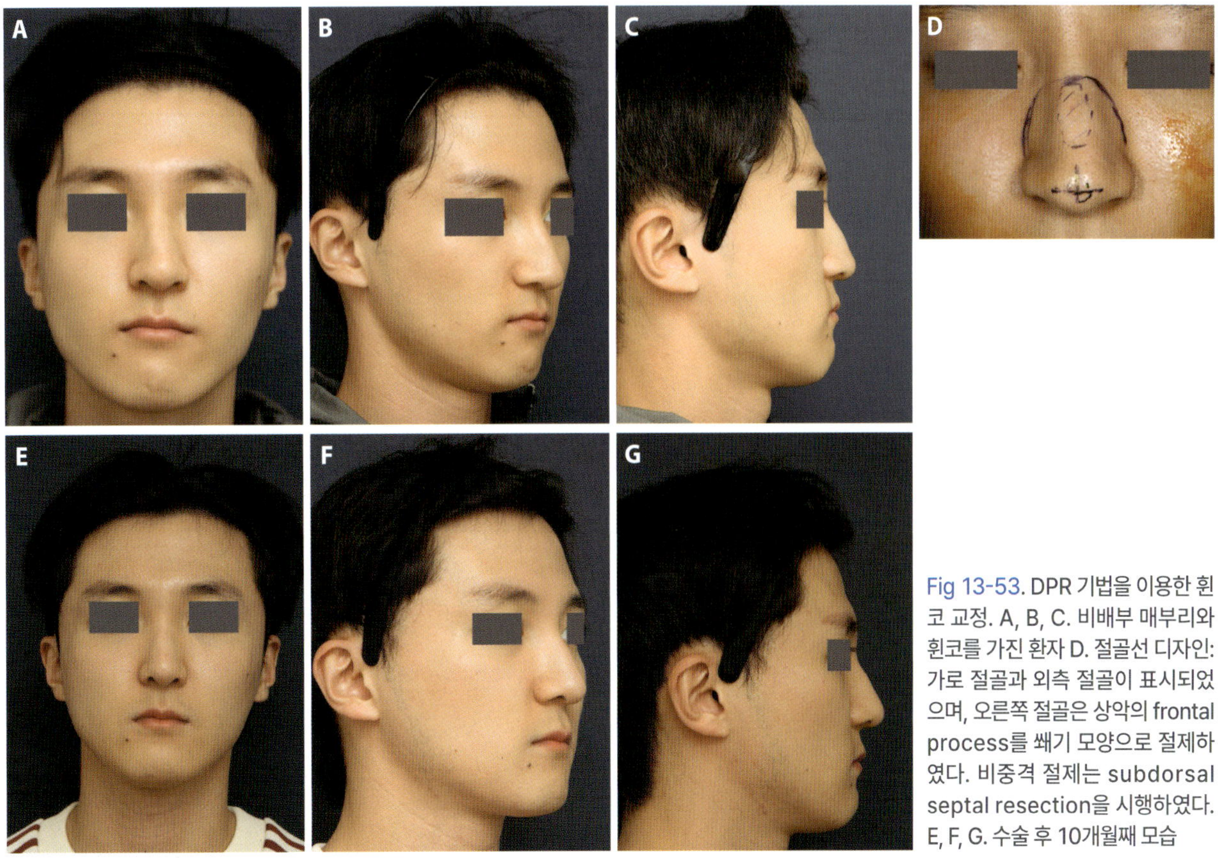

Fig 13-53. DPR 기법을 이용한 휜코 교정. A, B, C. 비배부 매부리와 휜코를 가진 환자 D. 절골선 디자인: 가로 절골과 외측 절골이 표시되었으며, 오른쪽 절골은 상악의 frontal process를 쐐기 모양으로 절제하였다. 비중격 절제는 subdorsal septal resection을 시행하였다. E, F, G. 수술 후 10개월째 모습

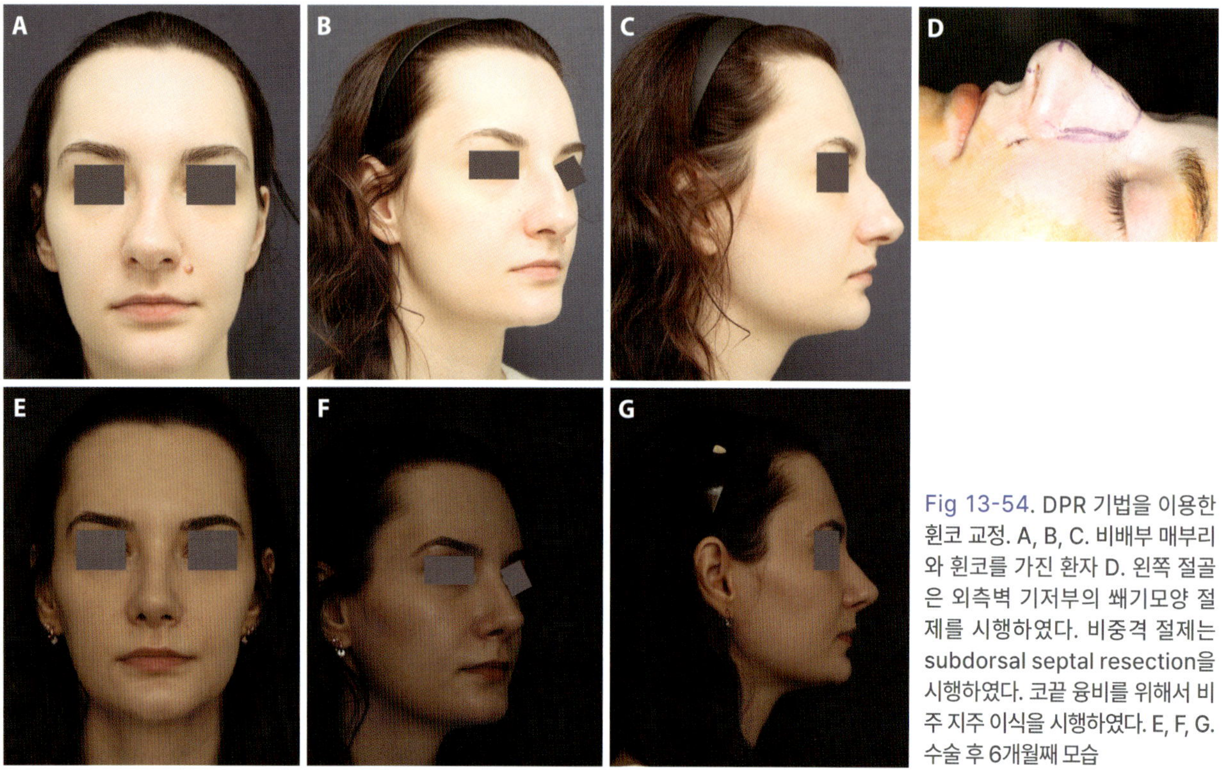

Fig 13-54. DPR 기법을 이용한 휜코 교정. A, B, C. 비배부 매부리와 휜코를 가진 환자 D. 왼쪽 절골은 외측벽 기저부의 쐐기모양 절제를 시행하였다. 비중격 절제는 subdorsal septal resection을 시행하였다. 코끝 융비를 위해서 비주 지주 이식을 시행하였다. E, F, G. 수술 후 6개월째 모습

그러나, S자 형태로 휘어 있는 코나, 상외측 연골(비중격 상단)이 심하게 뒤틀리듯이 휜 경우에는 DPR 방식보다는 구조적 교정술이 시행되어야 한다.

기능적 코성형(Functional Rhinoplasty)

코는 미적인 역할과 기능적인 역할에 모두 관여하며, 코성형을 받는 어떠한 환자라도, 기능적인 면을 고려하여야 한다.

코막힘에 관여하는 해부학적 구조와 원인

해부학적으로 코막힘을 유발할 수 있는 부위는 여러 곳이다. 코막힘을 동반한 환자에 대한 코성형 시에는 이 부위들에 대한 철저한 검사가 필수적이다.

점막

점막 기원의 코막힘은 점막 비후, 유착, 혈관운동성 비염, 알러지, 생리적 비강 주기, 수면 자세에서의 코의 충혈 등이다.

외비밸브

외비밸브는 내비밸브의 미측 부위로서, 비공으로부터 상외측 연골의 하단 경계까지를 말한다(Fig. 1-31).

외배밸브는 다음과 같은 이유들이 원인이 될 수 있다.

① 하외측 연골 외측각의 과도한 절제로 인한 비익 함몰
② 반흔 구축으로 인한 비공 협착
③ 외상
④ 안면신경 마비에 의한 dilator naris의 마비
⑤ 선천적인 부전
⑥ 노화

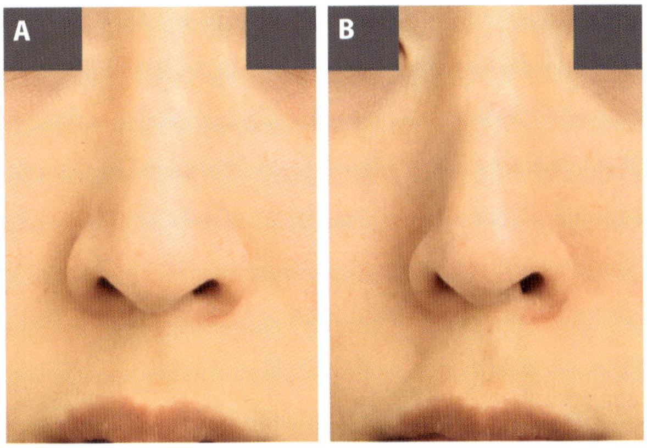

Fig 13-55. 이 환자는 매부리코 절제 후 상외측 연골이 내측으로 함몰된 경우로(A), 경미한 역V자 함몰이 강제로 숨을 들이쉴 때 더 뚜렷하게 나타난다(B).

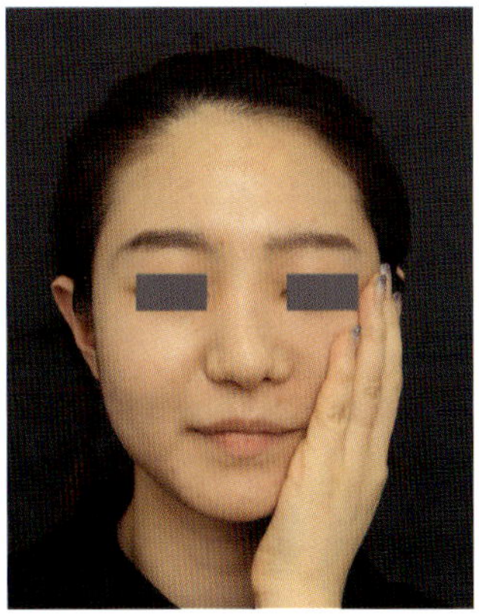

Fig 13-56. Cottle maneuver. 내비밸브 또는 외비밸브 기능 부전의 경우, 빰 피부를 외측으로 당기면 코막힘이 개선된다.

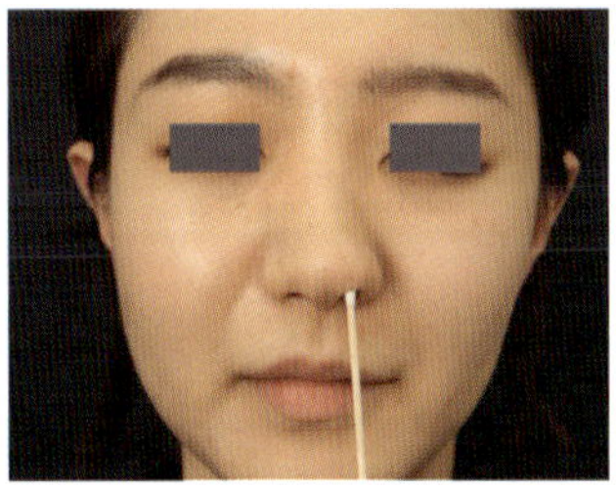

Fig 13-57. Modified Cottle maneuver. 내비밸브 또는 외비밸브 기능 부전은 면봉으로 각 밸브를 들어 올렸을 때 코막힘이 개선되면 구체적으로 확인할 수 있다.

내비밸브

내비밸브는 상외측 연골의 하연과 비중격 사이의 틈새 모양의 부분이다(**Fig. 1-31**). 내비밸브는 10-15°이며, 비강 내에서 가장 좁은 부위이고, 전체 기도 저항의 절반 가까이를 차지한다.

내비밸브 부전으로 코막힘이 발생하는 경우는 다음과 같다.

휜코에서 비중격 상단의 만곡증, 상외측 연골의 함몰, 연골간 절개(intercartilaginous incision) 후의 반흔 구축, 그리고, 절골술 후 pyriform aperture의 좁아짐에 의해서 내비밸브 함몰이 발생하여, 코막힘의 원인이 될 수 있다.

외비밸브와 내비밸브의 함몰에 의한 코막힘은 평소에는 괜찮다가도 누워 있을 때 심해지는 경향이 있다. 매부리코 절제 후 상외측 연골의 내측화에 의해 발생한 내비밸브 부전을 가진 환자는 대부분 코뼈와 상외측 연골 사이에 역V 자형의 함몰을 가지는데, forced inspiration 시에 더 심해진다(**Fig. 13-55**). 내비밸브와 외비밸브 함몰에 의한 코막힘은 코 옆의 빰을 바깥쪽으로 당겼을 때, 증상이 완화되는데, 이를 Cottle maneuver라 한다(**Fig. 13-56**). 그러나, Cottle maneuver는 비중격이나 하비갑개에 기인하는 코막힘에서도 결과가 양성일 수 있으므로, 밸브 부전에 특화된 검사라고 할 수는 없다.

더 특화된 검사로는 면봉으로 내비밸브와 외비밸브를 바깥 방향으로 들어올리는 것이다. 증상이 완화되면 그 부위가 코막힘의 원인이라고 볼 수 있는데, 이를 modified Cottle maneuver라고 한다(**Fig. 13-57**).

비중격

비중격은 정상인에게서도 완벽하게 반듯한 경우는 드물고, 나이가 들면서 약간의 만곡 또는, bony spur는 흔한 편이다. 비중격 만곡이 모두 수술을 요하는 것은 아니다. 그러나, 정상범위를 벗어나는 만곡은 코막힘의 가장 흔한 원인 중의 하나이다.

Anterior와 posterocaudal 부위의 비중격 만곡이 posterocephalic 부위 비중격이나 골성 비중격의 만곡보다 코의 기류에 더 큰 영향을 미치는 경향이 있다. Anterior와 posterocaudal 부위가 가장 높은 공기 저항을 나타내는 부위이므로, anterior 쪽의 비중격의 사소한 만곡이 posterior 쪽의 큰 만곡보다 더 증상으로 나타나는 이유이다.

비갑개(Turbinate)

하비갑개의 비후

하비갑개의 비후도 코막힘을 일으킬 수 있다. 대부분의 경우, 비갑개비후는 주로 연조직의 비후에 해당하지만, 골조직 비후도 드물지 않다. 여러 가지 원인 중에서 알레르기 비염이 하비갑개 비후의 가장 흔한 원인이다. 비갑개 비후의 다른 원인으로는 상기도 감염(URI), 부비동염, 혈관운동성 비염, 약물과 호르몬 등 혈류 변화를 일으키는 상황, 온도 변화, 그리고 누운 자세가 있다. 비중격이 휘어지면, 반대측 하비갑개가 보상적으로 비후해지는 경우가 많으며, 이는 점막과 골조직 모두의 비후를 나타낸다. 휘어진 비중격 교정을 위해서는 비후해진 비갑개를 동시에 축소해야 한다. 그렇지 않으면, 비중격을 움직일 때 비중격과 비후해진 비갑개가 접촉하게 되어 새로운 코막힘의 원인이 될 수 있다.

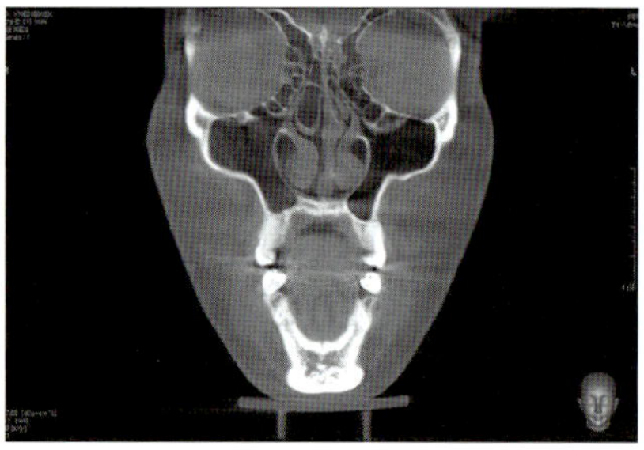

Fig 13-58. Concha bullosa

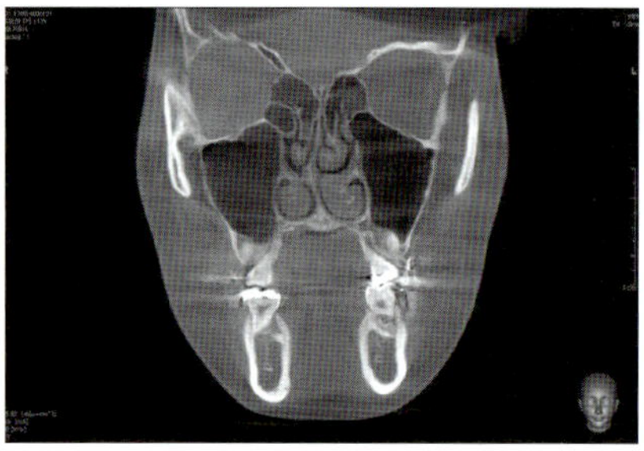

Fig 13-59. Paradoxical turbinate(좌측 중비갑개)

Concha Bullosa

Concha bullosa는 비갑개 내의 공기 주머니(pneumatization)이다(Fig.13-58). Concha bullosa는 드물게 상비갑개나 하비갑개에 발생할 수 있지만, 가장 일반적으로는 중비갑개에서 발생한다. 큰 concha bullosa는 코막힘을 유발할 수 있다.

Paradoxical Middle Turbinate

중비갑개가 정상적으로 바깥으로(superolateral) 굴곡되어야 하는데, 반대로 안쪽으로(inferomedial) 굴곡되는 상태를 의미한다. 즉, 비갑개가 정상적인 방향과는 반대로 모양이 변형된 경우를 말한다. 이는 코막힘을 유발할 수 있다(Fig. 13-59).

코뼈

휜코에서 휜코뼈로 인해서 또는 부적절하게 시행된 절골술 후 코뼈의 함몰로 인해서 코막힘이 발생할 수 있다.

기타

부비동염, 폴립이나 종양이 코막힘의 원인이 될 수 있다.

코막힘의 진단

임상 양상

코막힘은 매우 주관적인 증상으로, 개인별로 차이가 많다. 비강이 매우 좁음에도 불구하고, 환자는 별 불편함을 느끼지 못하는 경우가 있고, 해부학적으로 막힌 부위가 없음에도 불구하고, 환자는 코막힘을 호소하는 경우도 있다. 즉, 기도의 좁은 정도와 증상의 심한 정도가 비례하지 않는다.

대부분은 좁아진 비강 쪽의 코막힘을 호소하지만, 어떤 환자는 오히려 넓은 쪽에서 코막힘을 호소하기도 한다. 이것은 생리적 비강주기로 인한 점막의 충혈과 충혈 해소가 비강이 넓은 쪽에서 더 큰 편차로 나타나기 경우에 발생한다. 코가 막히는 증상이 있다고 해서 이것이 반드시 기류의 저항을 의미하지는 않는다.

또한 기능적인 비중격-비성형 후에도 약 20%에서는 증상이 호전되지 않는다.

이학적 검사

비중격 만곡증은 비경이나 비내시경으로 쉽게 진단할 수 있다.

외비밸브나 내비밸브 부전에 의한 코막힘은 평소에는 괜찮은 경우에도 누워있을 때는 심해지는 경향이 있다. 또한 강제로 숨을 들이쉴 때 심해진다. 면봉으로 밸브 부위를 바깥으로 들어올렸을 때에 코막힘이 완화된다(modified Cottle test).

비내시경으로 비중격 외에도, 비갑개와 비인두를 검사하며, 폴립이나 종양 등이 있는지 확인할 수 있다.

영상의학적 검사

일반 엑스레이와 CT 등을 활용할 수 있다.

Concha bullosa와 paradoxical turbinate는 내시경으로 진단하기 쉽지 않으나, CT로는 매우 쉽게 진단이 가능하다.

Rhinometry

코막힘을 정량화하기 위한 검사로는 rhinomanometry와 acoustic rhinometry가 있다.

하비갑개에 대한 처리

휜코 교정 시 하비갑개는 다음과 같은 이유로 조작이 필요하다.

대부분의 휜코에는 비중격 만곡증이 동반되며, 비중격이 휘어 있는 반대쪽에 중비갑개와 하비갑개의 보상성 비후가 발생한다. 비중격을 교정한 후에도 비후해진 비갑개는 저절로 줄어들지 않는다. 비후해진 하비갑개는 코막힘을 일으킬 뿐만 아니라 비중격이 중앙으로 이동하는 것을 방해하고, 비중격이 안쪽으로 밀려오며 직접 접촉하게 되어 코막힘이 일어날 수 있다. 하비갑개 비후는 점막 비후와 뼈 비후로 나눌 수 있다. 에피네프린 스프레이가 하비갑개의 크기를 상당히 축소시킨다면, 비후는 점막에 의한 것이지만, 그렇지 않으면, 하비갑개 비후는 대부분 뼈에 의한 것이다.

비후된 하비갑개에 대한 치료

비후된 하비갑개의 최적 치료법에 대해서는 논란이 있지만, 다음과 같은 치료 방법들이 포함된다.

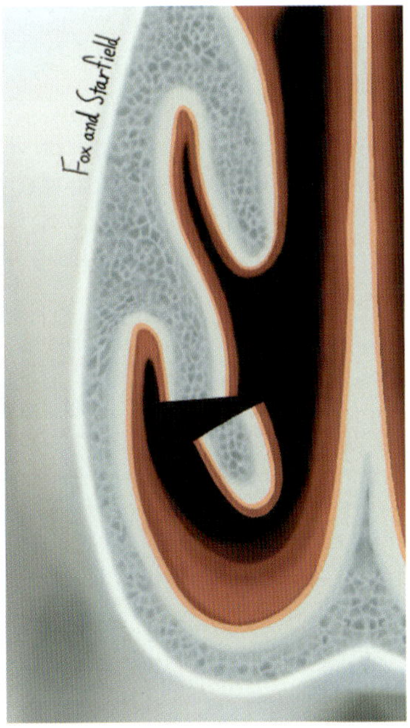

Fig 13-60. 하비갑개 부분 절제술

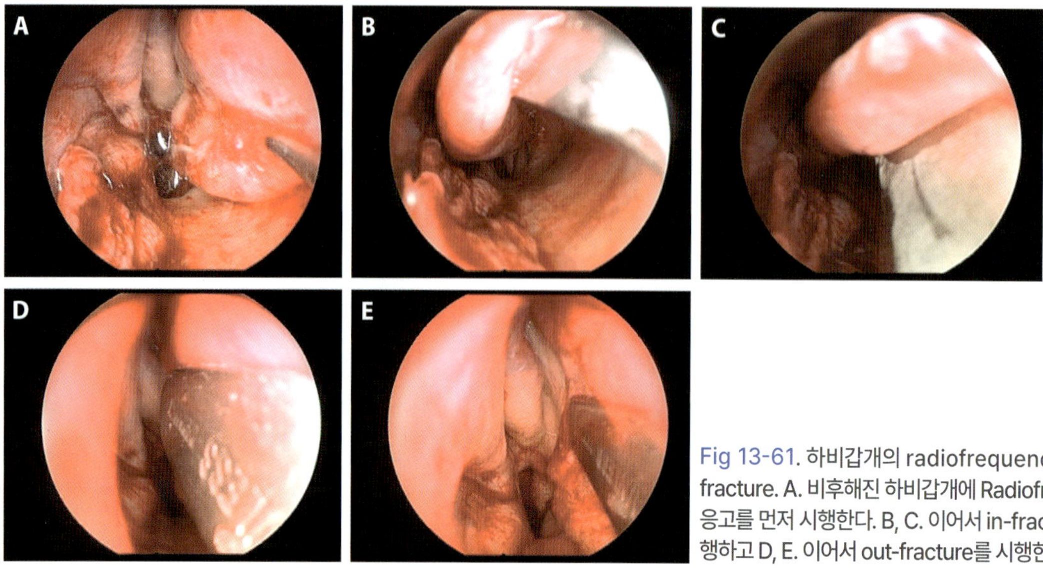

Fig 13-61. 하비갑개의 radiofrequency와 out-fracture. A. 비후해진 하비갑개에 Radiofrequency 응고를 먼저 시행한다. B, C. 이어서 in-fracture를 시행하고 D, E. 이어서 out-fracture를 시행한다.

하비갑개 절제술

전체 비갑개 절제술이나 많은 양의 비갑개를 절제하는 것은 빈 코 증후군(empty nose syndrome)을 초래할 수 있으며, 이는 만성적인 비강 및 인후 건조, 과도한 공기 흡입 감각, 역설적인 폐쇄 감각, 냄새비염(ozena), 신경병성 통증 등 다양한 증상을 동반할 수 있다. 이러한 합병증 때문에 하비갑개 축소는 항상 보존적으로 진행해야 한다. 비갑개 부분 절제술은 뼈와 점막 비후를 동시에 해결할 수 있는 술기로서**(Fig. 13-60)**. 비갑개의 특정 부위만 제거하는 것보다는 전체 길이에 걸쳐 부분적으로 제거하는 방식이 더 효과적이다. 절제된 면은 출혈을 최소화하기 위해 전기 소작한다. 그러나, 최근에는 부분 절제술보다는 아래 기술되는 다양한 방법들이 더 선호된다.

Out-fracture에 의한 비갑개의 외측화

하비갑개 out-fracture는 하비갑개의 head를 더 외측으로 이동시켜 내비밸브의 단면적을 증가시킨다. 이 방법은 주로 비갑개 비후의 원인이 주로 뼈의 비대에 기인할 경우에 사용된다. 조셉 엘리베이터나 프리어 엘리베이터를 사용하여 비갑개를 내측으로 밀어 넣은 후(in-fracture), 이어서 비갑개를 외측으로 밀어 out-fracture를 유발시킨다. 이 과정에서 완전한 greenstick fracture가 발생하고, 비갑개는 비강의 더 외측 부분을 차지하게 된다**(Fig. 13-61)**. 이 방법의 장점은 해부학적 구조를 보존하면서 보수적으로 시행할 수 있다는 점이다. 그러나 out-fracture된 비갑개가 대부분 6개월 이내에 원래 위치로 돌아가며, 증상 개선은 일시적이라고 보고되고 있다. 따라서 이 술기는 radiofrequency 치료나 미세제거술(microdebridement)과 함께 사용되어야 한다.

Radiofrequency Chanelling

Radiofrequency chanelling은 탐침을 점막하층에 삽입하여 열에너지를 전달함으로써 점막 비후를 감소시키며, 이 과정

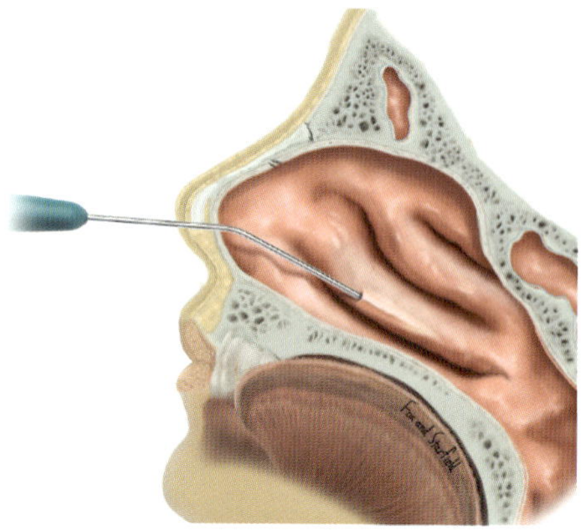

Fig 13-62. Radiofrequency를 이용한 하비갑개 축소

에서 점막하 조직의 일부가 응고된다**(Fig. 13-62)**. 골 비후보다는 점막 비후에 유용하다. 이 방법은 점막 자체는 보존하고 점막하층만 축소시킨다. 점막이 온전하게 유지되기 때문에 시술 후 딱지 형성이 거의 없어, 수술 후 관리가 용이하고 환자의 불편이 최소화된다. 그러나 이 방법은 일시적인 효과를 가지며, 첫 1년 정도는 만족스러운 결과가 유지되지만, 2-3년 경과 후 재발이 꽤 흔하다. 점막 표면은 열 손상을 받지 않도록 주의해야 하고 이를 위해서는 시술 중에 탐침을 너무 점막 표면 가까이에 위치하지 않도록 하고, 점막 표면이 창백해지면 즉시 멈추어야 한다. 점막 손상을 피하고, 골 부위의 괴사를 피하기 위해서 가능하면 보수적으로 시행하는 것을 권한다. 하비갑개 점막은 점액 분비, 점액 섬모 운반 작용, 온도 및 습도 조절 등 중요한 기능을 수행하는데, 손상된 점막은 이러한 기능을 상실하여, 비강 내 환경이 건조하고 불편하게 되어, 환자는 이를 '막힌 느낌'으로 인지할 수 있다. 또한, 점막 손상으로 인한 감각 신경 손상이 발생하면, 실제로 비강이 넓어졌더라도 환자는 막힌 느낌을 지속적으로 호소할 수 있고, 이는 특히 빈 코 증후군으로 이어질 위험이 있다.

응고 radiofrequency (400℃)의 대안으로, coblation은 열 손상 없이 더 낮은 온도(60-70℃)로 에너지를 전달한다.

점막하 절제술

점막하 절제술은 비후해진 뼈 부분을 절제하면서 비갑개 점막을 최대한 보존하는 술기이다. 이 방법은 뼈 비후에 대해서 장기적으로 가장 좋은 결과를 보여주는 술기이다.

국소 마취제를 주입하고 혈관 수축을 위해 패킹을 한 후, 하비갑개 head 부분에서 점막을 통해 작은 절개를 가한 후에, 절개 부위에서 Freer 엘리베이터를 사용하여 점막을 박리한 하고, 비후해진 뼈를 절제한다. 여분의 점막을 절제할 수 있지만, 뼈를 충분히 덮을 수 있도록 적당한 양을 남겨야 한다. 뼈 절제는 가능한 한 보수적으로 진행하도록 한다.

Microdebrider는 뼈 절제를 위해 사용되는 기구로서, 이 기구의 끝에는 조직을 절단하는 왕복 칼날이 있으며, 절단된 조직을 배출하는 흡입 기능이 내장되어 있다. Microdebrider는 비후해진 점막하 조직과 뼈 조직을 빠르고 쉽게 제거할 수 있게 해줌으로써, 비갑개를 축소하는 데 있어 장기적으로 가장 효과적인 결과를 보여준다.

비후된 중비갑개도 위에 언급된 같은 방법들로 교정할 수 있다.

Concha Bullosa의 교정

Concha bullosa는 중비갑배의 기포화(pneumatization)이다 **(Fig. 13-57)**. 이는 매우 흔한 해부학적 변이로, 인구의 최대 50%에서 관찰된다. 대부분의 concha bullosa는 부비동 문제와 관련이 없지만, 큰 concha bullosa는 비갑개가 부풀어 올라 부비동의 배출을 차단하여 반복적인 부비동염을 유발할 수 있고, 비중격이 반대쪽 비강으로 굴곡되어 비폐쇄의 원인이 될 수 있다.

Concha bullosa CT 스캔을 통해 가장 잘 진단되는데, 비갑개는 CT 스캔에서 중간 강도로 나타나지만, concha bullosa는 비갑개 조직 내에서 공기 주머니(저강도)로 나타난다.

Concha bullosa의 내시경 수술은 내측 또는 외측 라멜라의 최소 절제에서부터 concha의 압착, 중비갑개 전체 절제까지 다양하다.

내비밸브 함몰에 대한 교정

내비밸브는 비중격과 상외측 연골의 하방 경계 사이의 틈새 같은 구간이다. 이 밸브의 기능 부전은 정적 또는 동적일 수 있다. 정적인 기능 부전은 비중격의 심한 만곡, 점막의 흉터, 상외측 연골의 함몰에 의해 발생할 수 있다. 동적인 기능 부전은 강제로 숨을 크게 들이쉴 때 발생하며, 이때 밸브는 음압을 견디지 못하고 붕괴된다.

내비밸브의 기능 부전을 교정하기 위한 여러 가지 술기들은 다음과 같다.

비중격 교정

비중격 상단의 만곡이 내비밸브 함몰의 원인인 경우, 비중격을 교정하여 밸브 기능을 개선할 수 있다.

Flare Sutures

Flare 봉합은 상외측 연골(ULC)에 가로 매트리스 봉합을 하는 것으로, 이 봉합은 상외측 연골을 들어올려 내비밸브를 넓히는 역할을 한다. 이 방법만으로는 결과가 안정적이지 않기 때문에, 다른 술기들과 함께 보조적으로 사용된다(Fig. 13-63).

Lateral Crural Strut Graft

하외측 연골의 외측각이 상외측 연골의 하단 부위를 눌러서 내비밸브의 함몰을 유발하는 경우에는, lateral crural strut graft를 통해서 외측각을 보강하고 비강의 구조를 강화하여, 내비 밸브를 지지해준다.

펼침 이식(Spreader Graft)

펼침 이식은 내비밸브 기능을 개선하기 위해 가장 자주 사용되는 술기로서, 좁은 밸브 부위를 넓혀서 역V자 변형과 내비밸브 함몰을 교정한다. 길고 얇은 이식편은 비중격 상단과 상외측 연골 사이에 삽입된다. 이식편은 상외측 연골을 바깥쪽으로 밀어내고 비중격과 상외측 연골 사이의 각도를 넓혀, 비강 기도의 단면적을 증가시키는 역할을 한다(Fig. 13-64). 펼침 이식편으로 인한 단면적의 작은 변화만으로도 밸브의 개방성을 증가시키기에 충분한 경우가 많다.

Splay graft

Splay graft는 하외측 연골이 심하게 함몰된 경우에만 사용되며, 가장 일반적으로는 이개 연골을 사용한다(Fig. 13-65).

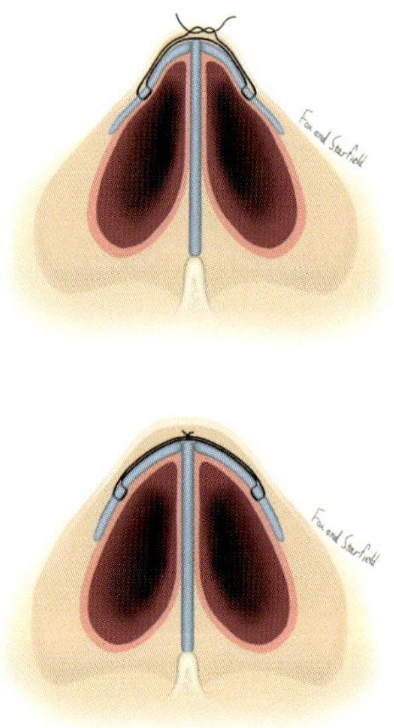

Fig 13-63. Flare 봉합

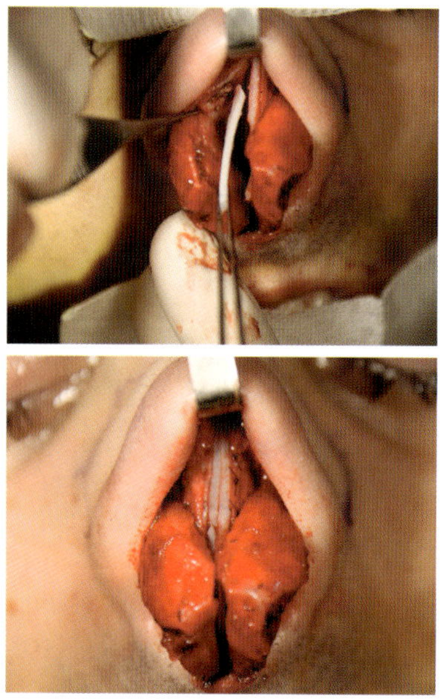

Fig 13-64. 오른쪽 내비밸브 부전 교정을 위한 펼침 이식

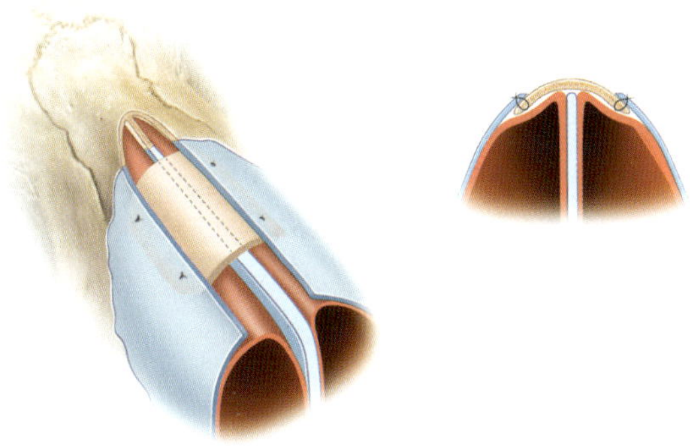

Fig 13-65. Splay graft

이식편은 상외측 연골을 펼치고 넓히는 역할을 한다. 이식편은 상외측 연골 아래 깊게 삽입되어 스프링처럼 작용하여 상외측 연골을 들어 올린다. 이를 통해 mid-vault의 꺼진 부위를 교정하면서 내비밸브를 넓힌다. 이식편은 pyriform aperture 끝에서 반대쪽 끝까지 충분히 길어야 한다.

상외측 연골 아랫면의 점막 연골막을 박리한 후, 이식편은 점막 연골막과 상외측 연골 아랫면 사이에 생성된 공간에 삽입한다. 기존에 존재하던 비중격 함몰 부위가 있다면, 이 splay 이식편을 통해서 메꿔져 보강될 수 있다. 비배부가 꺼져 있지 않다면, splay 이식편의 두께 추가로 인해 비배부에 hump가 생길 수 있다. 이러한 이유로, 이식편을 삽입하기 전에 비중격의 높이를 먼저 낮추는 것이 중요하다.

이식편은 먼저 비중격에 봉합하고, 그 후 상외측 연골을 이식편에 봉합한다.

외비밸브 함몰 교정

외비밸브는 내비밸브에 비해 더 많은 공간을 차지한다. 외비밸브의 경계는 위쪽으로는 내비밸브, 내측으로는 비중격과 비주, 외측으로는 하외측 연골과 섬유지방 조직, 그리고 아래쪽으로는 비공이다.

피부가 얇은 서양인에서는 코끝 성형술 중 연골을 과도하게 절제할 경우 외비밸브가 쉽게 함몰될 수 있다. 외비밸브의 동적인 함몰은 아시아인에게는 덜 흔하지만, 피부가 얇고 하외측 연골이 약한 아시아인 환자에서도 같은 문제가 관찰될 수 있다.

외비밸브 함몰은 강제 흡기 시 더 악화된다. 비강 외부 압력에 비해 내부 압력이 낮아져 외비 밸브가 붕괴되는 현상이 발생하는 것이다**(Fig. 1-55)**.

비수술적 치료

비수술적 치료를 위해 외부 비강 확장기(예: 탄성이 있는 코 스트립) 또는 비강내 스텐트를 사용하여 외측 비강 벽을 확장하여 기류를 개선할 수 있다**(Fig. 13-66)**.

수술적 치료

외비밸브 함몰의 치료는 주로 수술적 치료이다.

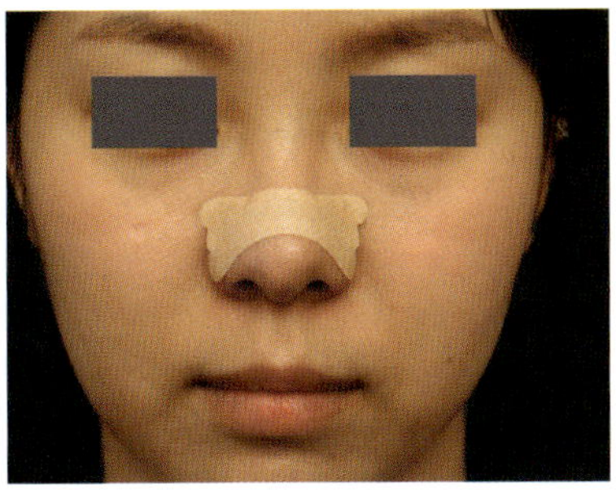

Fig 13-66. 비강 확장기

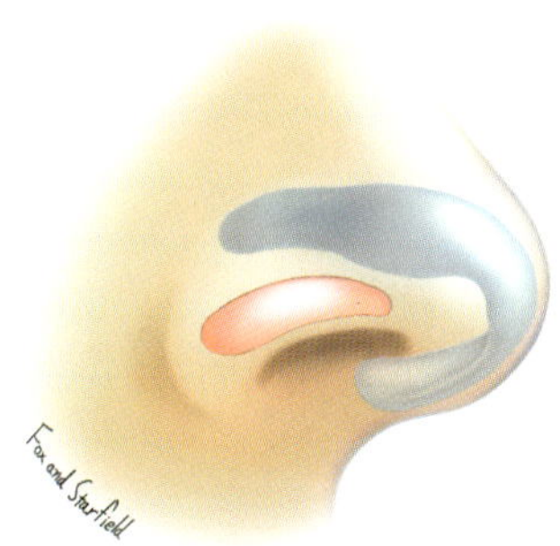

Fig 13-67. 비익연 이식(Alar rim graft)

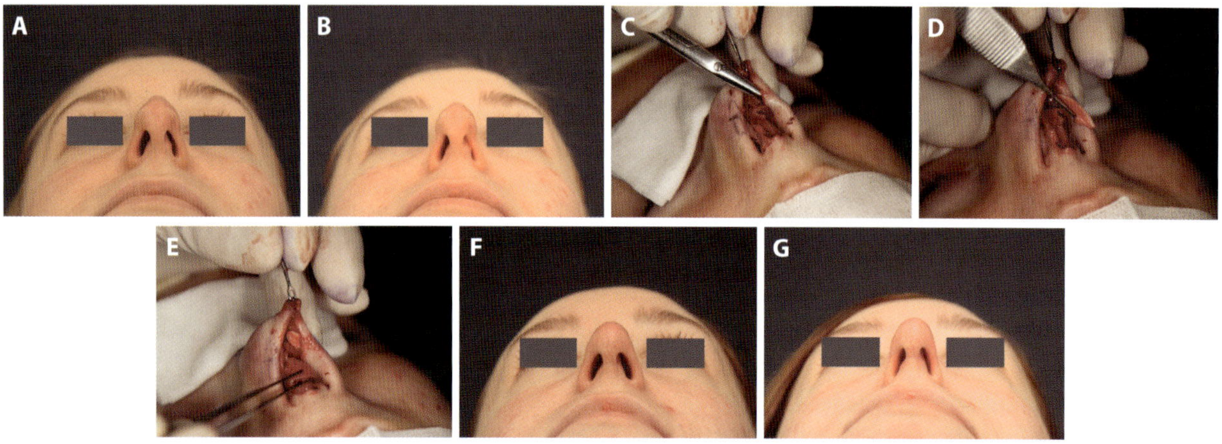

Fig 13-68. 외비밸브 부전 교정을 위한 alar rim graft. A. 이 환자는 선천적으로 약한 alar rim을 가지고 있다. B. 강제로 숨을 들이쉴 때, 특히 왼쪽 콧구멍에서 외비밸브가 함몰된다. C, D, E. Alar rim graft를 시행하여 약한 alar rim을 강화하는 수술장면 F, G. 수술 후 10개월 후(F), 외비밸브는 강제로 숨을 들이쉴 때 더 이상 함몰붕괴되지 않는다(G).

수술 방법의 선택은 외비밸브 함몰의 원인에 따라 달라지지만, 지켜야 할 기본 원칙들이 있다. 첫째, 휘어진 비중격 하단은 중심선에 맞게 재위치해야 한다. 둘째, 연골 이식편을 외비 밸브의 스텐트로 사용한다. 이 스텐트는 외측 비강 벽의 약한 부분(alar rim, 하외측 연골의 외측각, 외측각과 상외측 연골 사이의 연조직 부분)을 지지하여야 한다.

외비 밸브의 약화된 외측 비강 벽을 지지하기 위해 여러 종류의 구조적 연골 이식편이 시행될 수 있다. 그것들은, alar rim graft, lateral crural onlay graft, lateral crural strut graft, alar batten graft 등이다.

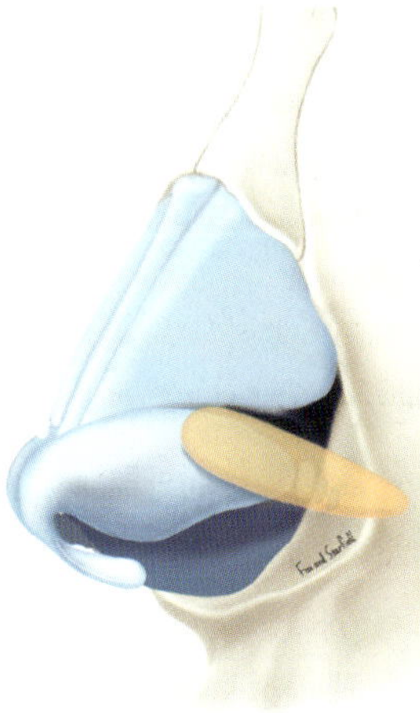

Fig 13-69. Batten graft

외측 비강 벽의 약화가 하외측 연골의 외측각의 문제라면, lateral crural onlay graft나 lateral crural strut graft가 시행된다.

외측각에 문제가 없으면, 대개 비익연 이식(alar rim graft)이 가장 간단한 해결책이 될 수 있다(**Fig. 13-67**). 비익연 이식은 외비 밸브 함몰을 교정하는 데 있어서 매우 강력하고 유용한 술식이다(**Fig. 13-68**).

때때로, 단순히 외측각을 재건하는 것만으로는 외비 밸브의 안정성을 보장할 수 없는 경우가 있는데, 이 경우 외측각의 재건과 함께 비익연 이식을 병행할 수 있다. Alar batten graft도 사용될 수 있다. Batten graft는 비강 외측 벽을 강화하고 숨을 들이쉴 때 붕괴되는 것을 방지할 수 있다. 이식편은 외측 벽 붕괴가 최대인 지점에 위치시킨다. 외비 밸브 기능 부전에서 사용하는 batten graft는 외측각의 위치 또는 그보다 미측에 위치해야 한다(**Fig. 13-69**). Batten graft는 기술적으로 어려운 술기는 아니지만, 외측 비강 벽에 부피를 추가하므로 비강의 폐색을 악화시킬 수 있다. 따라서 batten graft는 매우 좁은 비공을 가진 코에서는 피해야 한다. 이식편의 posterior 끝부분이 pyriform aperture에 도달해야 하는지에 대해서는 논란이 있지만, 저자는 pyriform aperture에 도달할 때 기능적으로 효과적이라고 본다.

Chapter

14 코성형 재수술

일반적인 고려 사항

미용 코성형은 다른 미용 성형 분야에 비해서, 훨씬 더 다양한 재료를 사용하고, 다양한 수술방법이 존재하며, 수술자의 경험과 수준에 따라서 결과의 편차가 크다.

코는 얼굴 중심부에 존재하여 눈에 잘 띄고, 연조직이 비교적 얇아, 작은 문제점 조차도 잘 드러나게 된다. 또한 수술 후에 1-2년까지도 모양의 변화가 있고, 아시아의 경우 보형물의 사용이 빈번하므로, 이와 관련된 문제들도 드물지 않다.

이러한 이유들로 인해서 코성형은 다른 미용 수술에 비해서 재수술의 빈도가 높다. 또한, 환자의 주관적인 불만족에 의한 재수술이 흔한 편이다.

코성형 수술의 재수술 빈도는 8-15%로 알려져 있다. 수술자의 경험이 축적되고, 수술의 노하우가 축적되면서, 수술의 결과나 환자의 만족도가 높아지지만, 그럼에도 불구하고, 부작용이나 환자의 주관적인 불만족으로부터 자유로운 수술자는 없다.

코성형 재수술은 일차 수술에 비해 훨씬 더 어렵다. 코의 구조가 변형되어 있고, 연부 조직의 문제가 존재하고, 반흔 조직이 존재하기 때문이다. 또한, 사용할 수 있는 연골 공여부가 제한적이고, 환자의 정신적, 감정적인 어려움도 있다.

술자는 상담과 자세한 진찰을 통해서, 코의 문제점, 환자가 원하는 것과 기대수준을 정확히 파악하고, 실제로 수술로 가능한 것들이 무엇인지 확인하여서 실현 가능한 현실적인 목표를 세워야 한다. 또한, 환자가 원하는 것과 실제로 가능한 것의 차이점과 수술의 부작용에 대해서도 설명하여 환자의 동의를 받아야 한다.

수술자가 꾸준히 좋은 결과를 내기 위해서는, 철저히 과학에 근거한 수술을 해야 한다.

코성형은 과학이지만, 또한 예술이기도 하다. 주관적인 불만족을 해결하기 위해서 재수술을 요구하는 환자들이 많다. 환자의 주관적인 요구를 충족시키기 위해서, 또는 그들의 요구의 적절하지 못함을 찾아내어 설명하기 위해서는 수술자는 미적인 감각을 가져야 한다. 미적 감각은 코와 얼굴 나머지 부분의 조화, 코의 변화가 이미지에 미치는 영향, 그리고, 노화에 따른 코의 변화에 대한 이해에 기반하며, 인종적 기준과 트렌드에 대한 지식도 필요하며, 이는 코성형을 다루는 의사가 반드시 길러야 할 요소이다.

재수술의 시기

재수술의 시기에 대한 일반적인 권고는 마지막 수술 후 1년 이상 지나서 하는 것이다. 그 이유는 수술 후에 1년 이상 경과해야 붓기가 사라지고, 반흔 조직의 리모델링이 완성되기 때문이다. 그러나, 염증의 과거력과 3-4회 이상의 수술 과거력이 있는 경우에는 1.5년 이상 기다려야 하는 경우도 있다.

다음과 같은 경우에는 더 일찍 수술을 시도할 수 있다.

① 단순히 보형물을 교체하거나, 휜 보형물에 대한 교정

② 보형물의 돌출 위험

③ 코의 현저한 기능 장애가 동반된 경우

④ 변형이 심하여 환자가 사회생활을 하기 힘든 경우

다만, 환자와 충분한 대화를 나누어서 수술을 일찍 할 수 밖에 없는 상황을 서로 이해하고 동의해야 하며, 수술의 결과가 다소 미흡해서 2차 교정이 필요할 수도 있음을 설명해야 한다.

수술 전 상담과 진찰

상담

환자와 의사간의 충분한 소통의 중요성은 아무리 강조해도 지나치지 않다. 철저한 상담을 통해 환자의 바람과 기대를 정확히 파악할 수 있으며, 이는 수술 후 발생할 수 있는 문제를 줄이는 데 도움이 되는 신뢰 관계를 형성한다. 무엇보다, 재수술 전 소통에서 가장 중요한 것은 계획된 수술의 목표와 한계에 대해 명확한 이해를 형성하는 것이며, 수술에 적합하지 않은 환자를 선별하는 과정 또한 필수적이다.

재수술을 고려하는 환자들은 대개 여러 명의 의사를 만나서 상담을 하는 경향이 있고, 인터넷을 통해서 수술기법에 대해서 나름의 공부를 하기 때문에, 대부분 자신의 코의 문제점이나 상태에 대해서 잘 이해하는 경우가 많다. 그러나, 그들이 알고 있는 지식 중에는 과장되거나 잘못된 정보인 경우도 드물지 않고, 자신의 경험과 수술의 결과를 과장되게 얘기하는 성격의 의사를 만났던 환자들은 예상되는 수술의 결과에 대해서 잘못된 환상을 가지고 있는 경우도 있다. 정신적인 문제가 있거나, 현실적이지 않은 기대를 하는 환자를 수술하지 않는 것은 수술자 자신의 행복한 삶을 위해서 절대적으로 중요하다.

재수술을 통해서 환자가 얻고자 하는 것이 무엇인지 파악하기 위해서 잘 듣는 것이 중요하다. 단순히 의사가 코의 상태만을 보고 의학적인 관점으로만 수술의 방향을 제시하면, 수술 후에 환자의 불만족 가능성이 크다. 환자의 주관적인 모양의 불만에 대해서 어떻게 얘기하는지 매우 자세히 듣고 물어봐야 한다. 그러한 과정을 통해서 환자의 성격, 원하는 바가 현실적인지 등에 대해서 파악할 수 있다. 완벽한 것을 기대하는 환자를 수술해서는 안 된다.

환자들은 스마트폰 셀카를 찍어서 자신의 코를 분석하는 경우가 흔하다. 광각 렌즈를 사용하는 스마트폰의 특성상 사진은 왜곡된 경우가 대부분이다. 특히, 휜코와 비대칭은 더 심하게 왜곡된다. 환자들은 휜코는 실제보다 더 심하게 휘었다고 여기는 경향이 있고, 코와 턱/상악과의 관계에 대해서는 잘 모르거나 무시하는 경향이 있다.

심리 평가는 수술 전 평가에서 매우 중요한 요소이다.

코성형을 반복적으로 하는 환자 중에는 정신적인 문제를 가진 환자들이 있다. 그 빈도는 알려져 있지 않지만, 매우 드문 것은 아니다. 신체 이형 장애(body dysmorphic disorder)를 가진 환자는 특정 신체 부위가 흉하게 변형되었다고 인식하고 믿는 경우가 많다. 수술자가 정신과의사는 아니므로, 환자의 정신적인 문제를 다 파악하고 진단할 수는 없다. 그러나, 상담을 통해서, 환자의 기대가 현실적인지, 정신과 의사의 상담을 요하는 어떤 문제를 포함하고 있는지 파악해야 한다.

재수술에 대한 면담 시에는 과거 수술한 의사의 수술방법, 수술결과에 대해서 나쁘게 평가하거나 비난하는 것을 피해야 한다. 그 의사가 친한 동료, 심지어 본인일 수도 있다. 다른 의사를 나쁘게 얘기하는 의사에 대해서는 환자가 존경심을 갖기 어렵다. 환자가 많은 것을 숨기는 경우도 드물지 않다.

가상성형 프로그램을 사용하는 것이 소통에 도움은 되지만, 결과에 대해서 보장하면 안 된다.

코막힘과 같은 기능적인 문제에 대해 물어서 자세히 기록해야 한다.

코의 진찰

환자가 수술 과거력에 대해서 얘기하는 내용을 참고는 하더라도, 전적으로 다 믿으면 안 된다. 여러 번의 수술 과거력을 가진 환자가 적지 않은 아시아 지역의 경우, 환자가 부정확한 정보를 가지고 있거나, 기억의 오류가 있거나, 수술했던 의사가 정확하지 않은 정보를 환자에게 전달하기도 한다. 환자가 과거 수술에 대한 수술 기록지를 가지고 있으면 좀 더 신뢰할 수 있지만, 그렇지 못한 경우가 많다.

그러므로, 재수술을 시행하는 수술자는 철저한 진찰과 검사를 통해서 많은 정보를 얻도록 노력해야 한다.

코에 집중하기 전에, 전체 얼굴의 구조를 살펴보는 것은 일차 코성형 때와 마찬가지로 중요하다. 환자의 불만이 단순히 코에 있는 것이 아니라, 얼굴 다른 부위와의 부조화로 인한 경우도 있다. 환자가 2차 수술을 통해서 원하는 모양이 얼굴 다른 부위와는 조화되지 않을 수도 있다. 특히 이마, 턱, 입의 돌출 여부를 면밀히 평가하는 것이 중요하다. 또한 내안각 사이 거리, 얼굴의 너비와 높이, 얼굴 비대칭 여부도 함께 확인해야 한다.

피부

두터운 코끝 피부는 코끝 성형의 결과에 나쁜 영향을 비치기 때문에, 얇은 피부에 비해서 수술의 한계가 있음을 설명하고 환자의 기대수준을 현실적으로 낮출 필요가 있다.

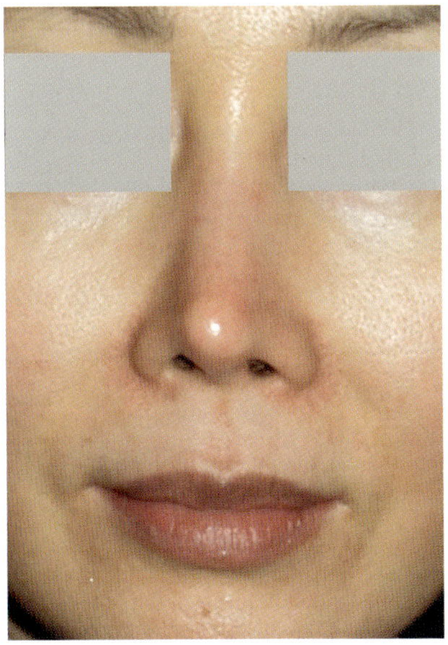

Fig 14-1. 비배부 보형물에 의한 피부 발적

반면에 얇은 비배부 피부는 비배부 보형물의 비쳐 보임의 가능성이 있다.

보형물에 의한 코의 피부 변색이나 보형물 비쳐 보임은 피부에 과해지는 텐션이 높을수록 더 심해진다(Fig. 14-1). 보형물의 높이를 낮추고, 보형물 포켓의 위치를 골막 아래로 변경하여 호전될 수 있으나, 완벽한 교정은 되지 않는다. 근본적인 교정은 보형물의 제거 후, 진피나 diced cartilage와 같은 자가 조직으로 교체하는 것이다. 이를 통해, 피부 얇아짐과 보형물 비침은 교정할 수 있다. 그러나 모세혈관 확장증(telangiectasia)은 완벽한 호전이 어렵고, 경우에 따라서는 오히려 악화될 수 있다. 이러한 경우, 피부 발적과 모세혈관 확장증은 혈관 레이저 치료(585nm)를 통해 관리해야 한다. 변색이 심한 경우에는 implant 제거 후에 2-6개월 이상 기다렸다가 수술하는 것이 코의 회복에 도움이 되고, 이차 수술을 담당하는 의사에 대한 법적인 분쟁을 줄일 수 있는 방법이다.

코의 외관

Radix부터 코끝까지 전체 코의 외관을 체크한다.

비배부 보형물의 편위 여부, 보형물의 폭/비쳐 보임 여부 등을 체크한다. 비배부의 굴곡, 역V자 변형, 비밸브의 이상이 있는지도 확인한다. 절골로 인한 코뼈의 비대칭과 계단형 변형 여부도 확인한다.

Supratip 꺼짐이나 볼록함 여부를 체크한다. 서양인과는 달리, 아시아인에서는 surpatip break이 너무 뚜렷한 것을 원하지 않는다.

코끝

코끝의 높이, 볼륨, 비율을 체크해야 한다.

아시아 국가들에서 코끝 불만으로 인한 재수술의 빈도가 점점 증가하고 있다. 완성도 높은 수술의 결과는 코끝이 결정한다고 해도 과언이 아니다. 저자의 경험에 의하면, 아시아인의 코끝에 관한 재수술의 흔한 이유는 낮은 코끝, 뭉툭한 코끝, 비대칭 그리고 찝힌 코끝이다.

환자가 "코끝이 낮아요", "코끝이 뭉툭해요"라고 말할 때, 그 말을 그대로 받아들여서는 안 된다. 실제로 코끝이 낮지 않거나 뭉툭하지 않은데도 환자는 다른 여러 이유들로 인해서 그렇게 착각하는 경우가 많다. 오히려 찝힌 코끝을 가지고 있음에도 불구하고 환자는 뭉툭한 코끝을 교정해달라고 요구하는 경우가 있는데, 그것은 실제로 코끝의 볼륨이 큰 것보다는 infratip에 비해서 supratip 부위의 볼륨이 상대적으로 더 커서, 비율과 조화가 깨져 있기 때문이다.

비주와 비익저(Alar base)

미적으로 예쁜 코의 중요한 요소로는 비순각(nasolabial angle), 비주의 돌출 또는 후퇴(columella projection/retraction), 비익 기저부의 너비(alar base width)가 있다.

아시아인 환자들 사이에서는 코끝의 두측 회전과 큰 비순각은 선호되지 않는다. 미신적인 이유로 콧구멍이 과하게 드러나는 것도 꺼려진다.

비익 부위는 아래로 처진 비익(hanging ala), 두꺼운 비익(thick ala), 얇은 비익(thin ala)이 있는지 체크해야 한다. 비주와 비익의 관계에서는 처짐(hanging)이나 후퇴(retraction)가 실제 처짐인지, pseudohanging이 아닌지를 구별해야 한다.

비주가 휘는 원인은 하외측 연골의 문제인지, 아니면 비중격 하단의 편위인지 구분해야 한다.

기능 검사

비경, 코내시경, 엑스레이, 또는 CT 영상을 사용하여 기능적 이상을 평가한다. 여기에는 비중격 만곡증, 비중격 천공, 하비갑개 비대 또는 위축, 점막 유착, 부비동의 문제 등이 포함된다.

환자가 이러한 기능적 문제를 인지하고 있을 수도 있고 아닐 수도 있지만, 모든 이상 소견은 수술 전에 반드시 기록하고 환자에게 설명해야 한다.

또한 코는 내부 및 외부 밸브 기능 부전 여부에 대해서도 평가해야 한다.

코끝과 비주의 재수술

코끝과 관련된 다양한 재수술의 원인들 중에서 몇 가지 주요하고 흔한 주제들에 대해서 기술하겠다.

코끝 비대칭과 비주의 편위

다양한 재수술의 유형들 중에서 코끝/비주의 변형이나 비대칭에 의한 재수술의 빈도는 점점 더 증가하고 있다.

코 성형 후 발생한 코끝의 비대칭은 항상 비주 편위와 비공 비대칭을 동반한다**(Fig. 14-2)**. 코성형 후 발생하는 코끝 비대칭의 원인은 다음과 같다.

① 긴 비배부 보형물의 편위
② 코끝 중첩이식이나 방패이식편의 부적절한 위치
③ 하외측 연골에 시행된 봉합 기법이 적절치 못한 경우
④ 하외측 연골 내측각의 편위와 외측각의 변형
⑤ 비중격 연장술이 적절하게 시행되지 못한 경우
⑥ 비중격 상단이나 하단의 편위가 교정되지 않은 경우
⑦ 코끝 성형에 사용된 늑연골의 와핑(warping)
⑧ 반흔 구축

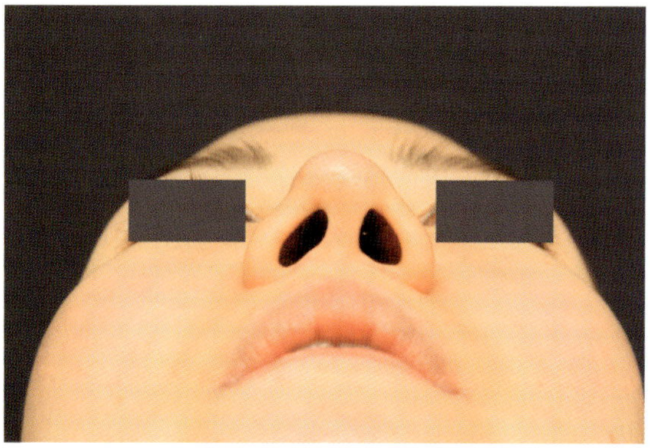

Fig 14-2. 코 성형 후 발생한 코끝의 비대칭은 항상 비주 편위와 비공 비대칭을 동반한다.

긴 비배부 보형물의 편위

아시아인의 비배부 융비술에 사용하는 보형물은 원칙적으로 radix부터 supratip까지 위치하게 된다. 그러나, 과거에는 코끝까지 위치하는 긴 보형물이 사용되기도 했다. 긴 보형물이 편위가 되면, 보형물의 끝 부위가 한쪽 하외측 연골을 누르게 되고, 이것은 코끝과 비공의 비대칭을 야기한다(Fig. 14-3).

교정을 위해서는 편위된 보형물을 제거하고, 눌린 하외측 연골을 바른 위치에 대칭적으로 재배치하는 것이며, 봉합술과 비주 지주 이식이 필요하다(Fig. 14-4).

코끝 중첩이식이나 방패이식편의 편위된 위치

코끝 중첩이식/방패이식편을 돔의 위나 앞에 정확히 위치시키지 못하면, 코끝 비대칭의 원인이 된다. 이식편을 중앙에 재위치 시킴으로써 교정이 가능하다.

하외측 연골에 잘못 시행된 봉합 기법

하외측 연골에 비대칭적으로 잘못 시행된 봉합 기법은 코끝의 비대칭을 야기한다. 하외측 연골을 재배치하는 봉합기법

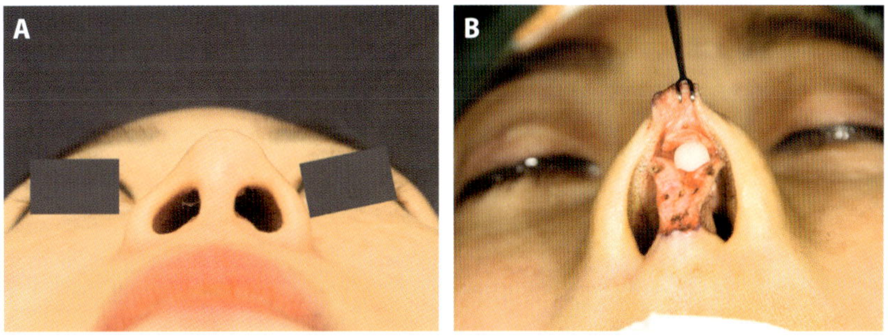

Fig 14-3. 편위된 긴 보형물은 코끝과 비공의 비대칭을 야기한다.

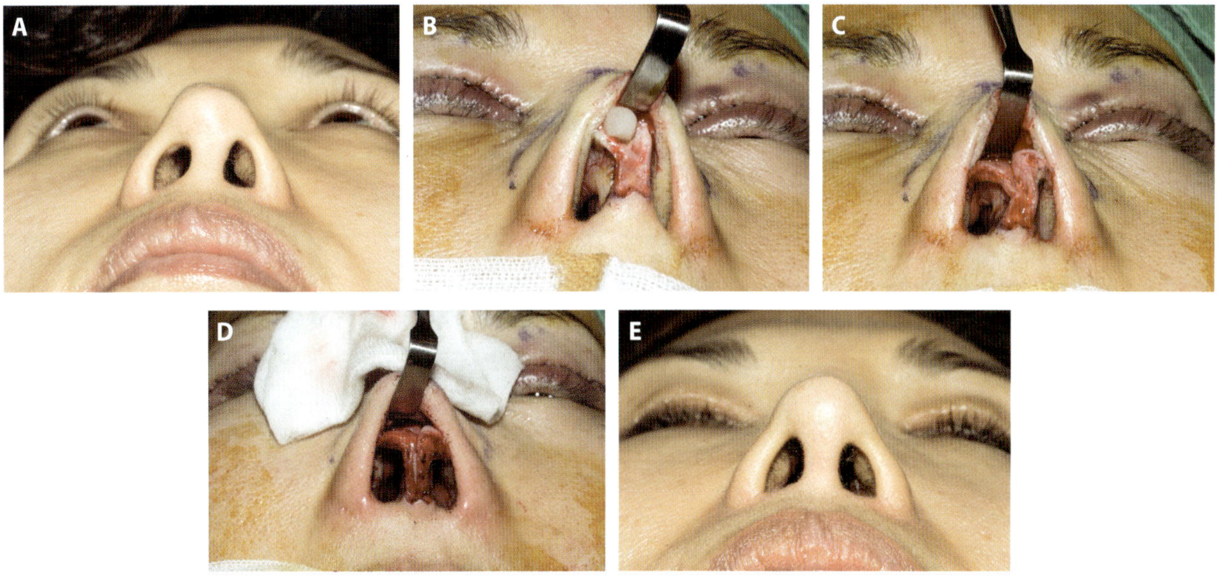

Fig 14-4. 편위된 긴 보형물로 인한 코끝 편위의 교정. A. 코끝, 비주 및 비공의 비대칭 B. 긴 실리콘 보형물이 오른쪽으로 편위되어 오른쪽 하외측 연골을 누르고 있다. C. 보형물을 제거하자 하외측 연골의 비대칭이 관찰되고 있다. D. 비주 지주 이식을 통해서 하외측 연골의 대칭을 복원시킬 수 있다. E. 수술 후 8개월의 모습으로, 코끝, 비주 및 비공의 대칭이 복원되었다.

으로 교정이 가능하지만, 이미 하외측 연골이 변형되고 틀어진 경우에는 비주 지주 이식이나 lateral crura onlay graft 등의 추가적인 연골 이식이 필요하다(Fig. 14-5).

내측각의 편위(Deviated Medial Crura)

내측각의 편위의 원인은 부적절한 봉합기법, 비주 지주 이식의 편위, 긴 보형물의 편위 등 다양하다. 원인을 제거하고, 비주 지주 이식을 통해서 편위된 내측각을 바르게 힐 수 있다(Fig. 14-6).

변형된 외측각(Deformed Lateral Crura)

변형된 외측각은 코끝의 집힘 변형(pinched deformity)과 비대칭, 그리고 비공의 비대칭을 유발한다(Fig. 14-7). 코 성형술 후 외측각에서 나타날 수 있는 변형에는 휘어짐(buckling), 단절(disruption), 비대칭 배열, 그리고 두측으로의 잘못된 위치(cephalic mal-positioning) 등이 있다.

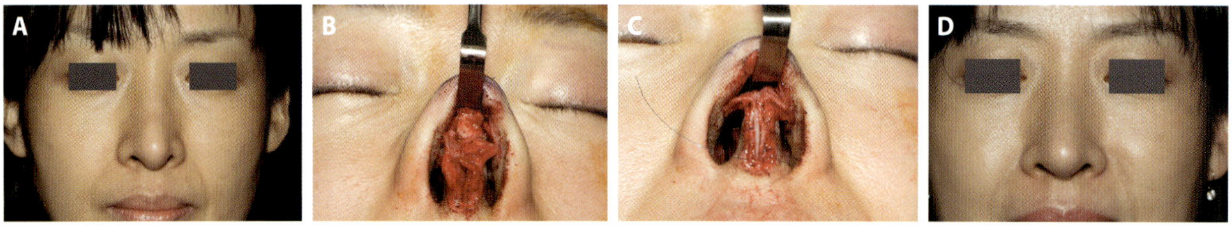

Fig 14-5. 변형된 하외측 연골로 인한 코끝 편위. A. 코끝 편위 B. 잘못 시행된 코끝 봉합 기법으로 인해서 하외측 연골의 비대칭과 변형이 발생하였다. C. 비주 지주 이식을 통해서 하외측 연골을 대칭적으로 재배치하였다. D. 코끝 편위가 교정된 모습

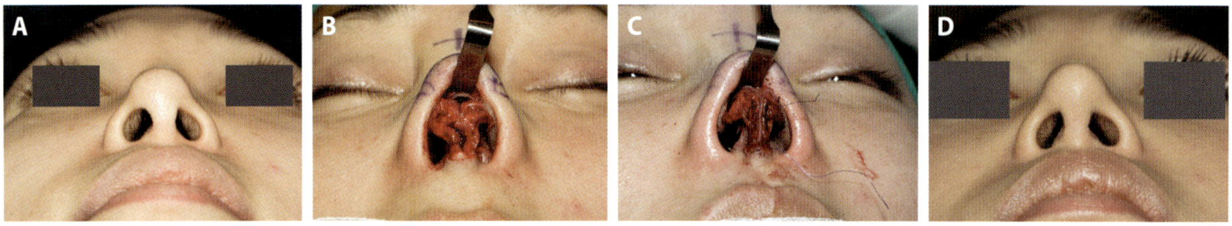

Fig 14-6. 편위된 내측각의 교정. A. 코끝/비주의 편위와 비공의 비대칭 B. 내측각이 편위되고 뒤틀려 있다. C. 비주 지주 이식을 통해서 내측각을 바르게 교정하였다. D. 수술 후에 코끝, 비주 및 비공이 대칭적으로 교정되었다.

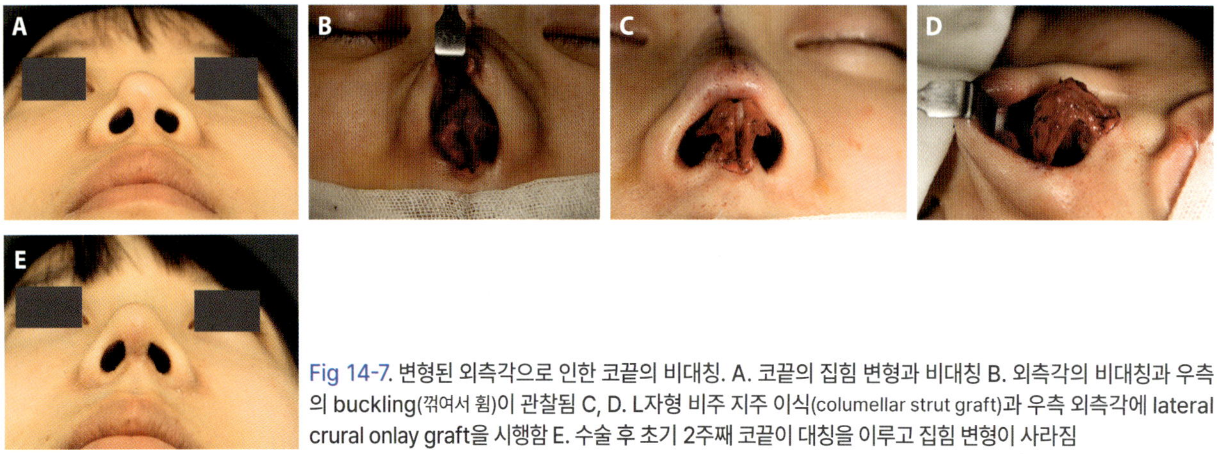

Fig 14-7. 변형된 외측각으로 인한 코끝의 비대칭. A. 코끝의 집힘 변형과 비대칭 B. 외측각의 비대칭과 우측의 buckling(꺾여서 휨)이 관찰됨 C, D. L자형 비주 지주 이식(columellar strut graft)과 우측 외측각에 lateral crural onlay graft을 시행함 E. 수술 후 초기 2주째 코끝이 대칭을 이루고 집힘 변형이 사라짐

비중격 연장술 후에 발생하는 코끝과 비주의 편위

비중격 연장술 후에 코끝과 비주의 편위 및 비공의 비대칭의 드물지 않다. 그 원인들은, 첫째, 이식편이 휘어 있는 비중격 하단에 고정된 경우, 둘째, 더 흔하고 중요한 이유로, 비중격 상단과 하단(비중격 L-strut)이 약한 경우에 발생한다. L-strut이 약한 경우, 편측성으로 시행된 비중격 연장 이식편이 L-strut에 힘을 가하게 되면서 L-strut이 휘게 되고, 이로 인해서 이식편과 비주, 코끝의 편위가 발생하게 된다(Fig. 14-8). 이는 수술 중에 발생하기도 하지만, 어떤 경우에는 수술 후에 시간이 지나면서 서서히 발생할 수 있다.

교정은, 이식편을 제거하고, 휘어 있는 비중격 L-strut에 대한 교정과 동시에, 비주와 코끝의 편위는 비주 지주 이식을 시행하여 교정한다(Fig. 14-9).

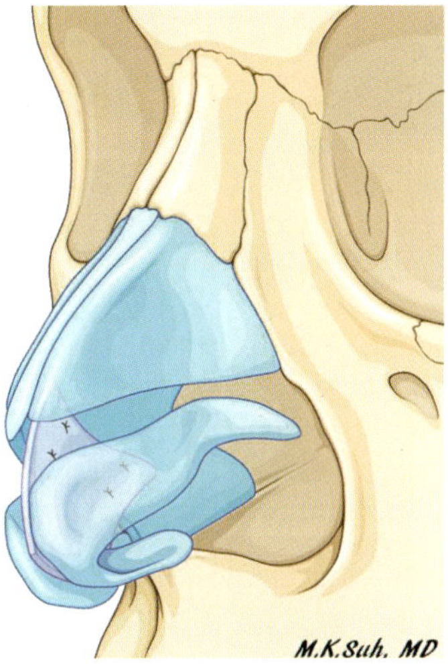

Fig 14-8. 편측성 비중격 연장 이식편은 약한 비중격 L-strut을 휘게 만들 수 있으며, 이로 인해 이식편의 편위 및 코끝/비주의 편위가 발생할 수 있다.

늑연골의 warping

늑연골로 이용하여 비주 지주 이식이나 비중격 연장술을 시행하는 일은 아시아인의 코끝 성형에서 최근에 점점 더 증가하고 있다. 그러나, 늑연골의 warping으로 인해 코끝과 비주의 편위와 비공의 비대칭으로 인한 재수술의 빈도도 증가하고 있다.

늑연골을 카빙한 후에 생리식염수에 담근 후에 1시간 이상의 충분한 시간을 기다려서 더 이상의 warping이 일어나지 않는 시점에, 휜 모양이 대칭되는 두 개의 조각을 서로 마주보고 이식하는 것이 수술 후 발생할 수 있는 warping의 발생을 최소화한다. 그러나, warping은 수술 후에 며칠 또는 몇 개월에 걸쳐서 늦게 발생할 수도 있기 때문에 완벽하게 피하기는 어렵다.

늑연골의 warping으로 인한 코끝/비주의 편위와 비공의 비대칭을 교정하기 위해서는 휘어 있는 늑연골 이식편을 제거하고, 반듯한 연골을 사용하여 비주 지주 이식 또는 비중격 연장술을 하는 것이다. 이를 위해서는 제거한 늑연골을 다시 사용할 수 있다는 보장이 항상 있는 것은 아니므로, 귀연골이나 새로운 늑연골의 채취를 고려하고 수술에 임해야 한다(Fig. 14-10).

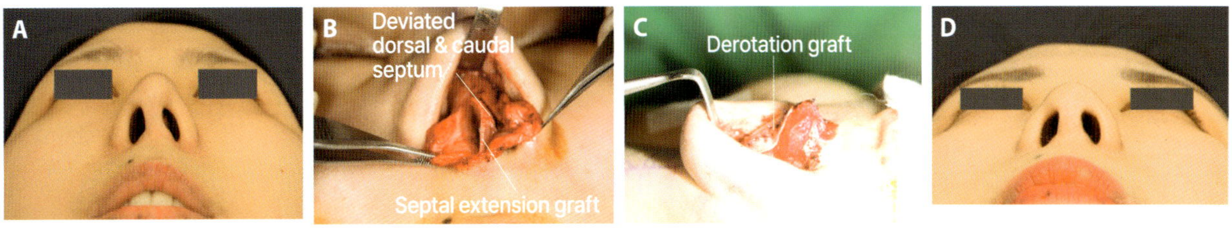

Fig 14-9. 비중격 연장 이식편의 편위로 인한 비주 및 비공 비대칭의 교정. A. 이 환자는 과거 짧은 코 교정을 위해 비중격 연장 이식술을 받았고, 이후 비주의 편위 및 코끝/비공의 비대칭이 발생하였다. 이 변형은 편위된 비중격 하단과 이식편에 기인한다. B. 이식편과 비중격 하단이 편위되어 있다. C. 이식편 제거 후, 비중격 하단 편위의 교정과 동시에, 코끝과 비주의 편위는 비주 지주 이식을 통해 교정하였고, 짧은 코는 derotation graft(이개연골)를 사용하여 교정하였다. D. 수술 후 9개월 경과 사진

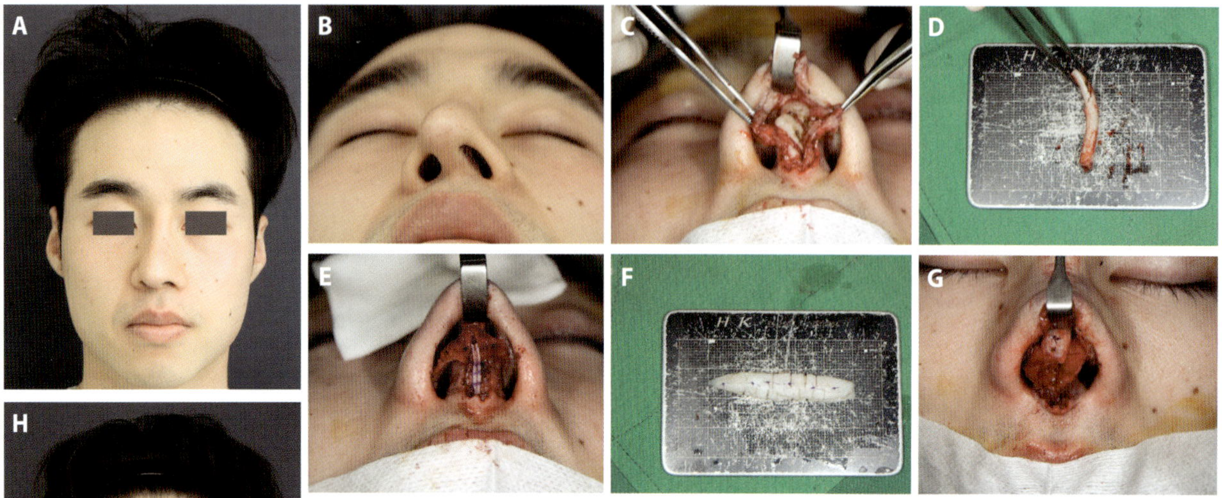

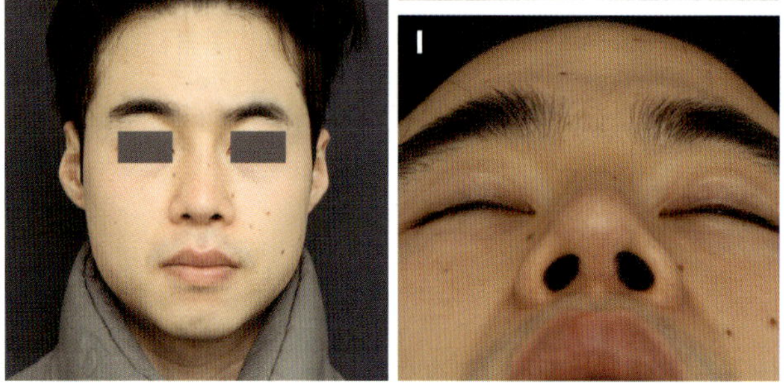

Fig 14-10. 늑연골 warping으로 의한 코끝/비주의 편위와 비공 비대칭의 교정. A. 환자는 늑연골을 이용한 비배부 융비술과 코끝 성형 후에 늑연골의 warping으로 인해 비배부와 코끝의 편위가 발생하였다. B. 비주 편위와 비공의 비대칭이 관찰된다. C, D. 비주 지주 이식편(늑연골)의 심한 warping이 관찰되고 있다. E. 기존 늑연골 제거 후에 이개 연골을 사용하여 비주 지주 이식을 시행함. F. 비배부의 block 늑연골을 제거한 후에, 두 겹으로 슬라이스 하여 겹친 연골 형태로 제작하였다(다층 늑연골 이식편). G. 비배부에 다층 늑연골 이식편을 삽입하여 고정한 모습 H, I. 수술 후 6개월째의 모습으로 비배부와 코끝이 바르게 되었고, 비공의 비대칭도 교정되었다.

찝힌 코끝(Pinched Tip)

찝힌 코끝은 코끝이 과도하게 좁아지고, alar groove가 비익연까지 깊게 이어지며, 코끝이 공 모양으로 보이는 등 심미적으로 보기 좋지 않은 코끝 모양을 말한다(Fig. 14-11).

집힌 코끝 변형은 아시아인 코성형 후에 흔하게 보게 되는 재수술의 원인들 중의 하나이며, 대부분 뭉툭한 코끝을 슬림하게 하는 수술 후에 자주 발생한다.

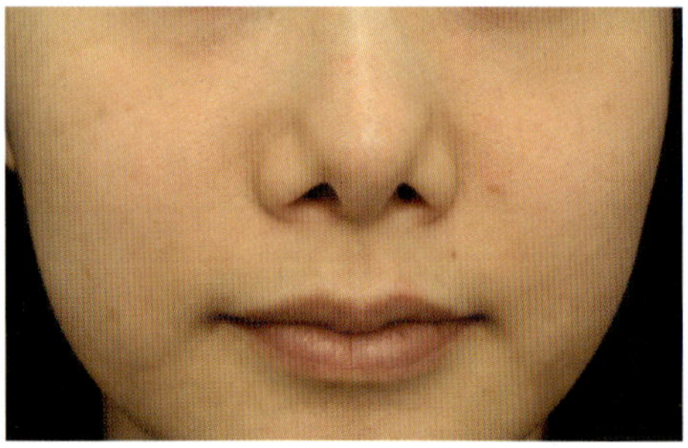

Fig 14-11. 찝힌 코끝

찝힌 코끝 변형은 하외측 연골의 외측각이 약하거나, 함몰되었거나, 잘못된 위치에 있을 때 발생한다. 이 변형은 선천적일 수도 있고, 이전 코성형이나 외상으로 인해 생긴 이차적인 문제일 수도 있다. 일차성은 하외측 연골의 발육부전 또는 두측으로의 위치 이상에 의해서 발생한다. 대부분의 찝힌 코끝은 잘못된 코끝 성형에 의한 이차적인 문제이다.

찝힌 코끝은 미용적인 문제 외에도, 기능적인 문제, 특히, 호기 시의 외비밸브 함몰을 동반할 수 있다.

이차성 코끝 찝힘 변형의 원인

이차성 찝힌 코끝 변형은 다양한 원인에 의해서 발생한다.

찝힌 코끝의 가장 흔한 원인은 코끝 성형 후에 하외측 연골의 외측각이 약해져서 발생하는데, 대개 뭉툭한 코끝 교정을 위해서 외측각의 두측 가장자리를 과도하게 절제한 후에 발생한다.

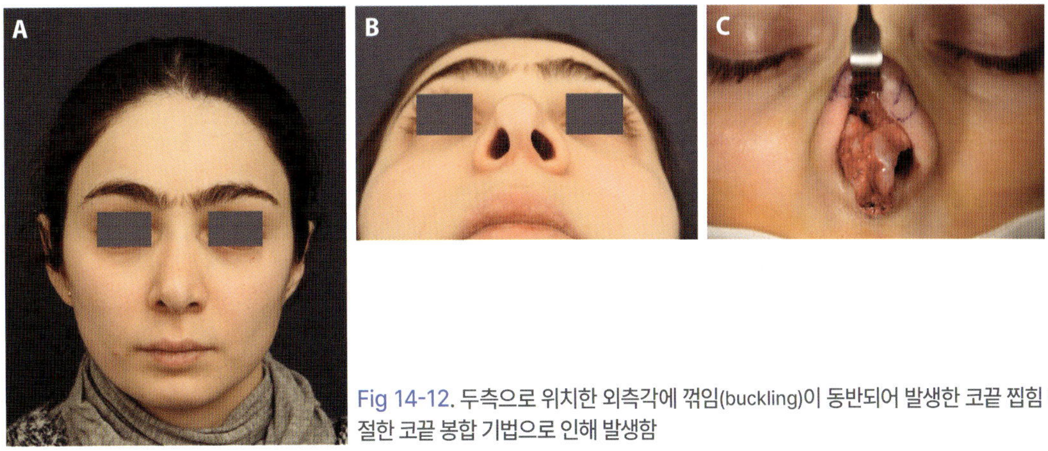

Fig 14-12. 두측으로 위치한 외측각에 꺾임(buckling)이 동반되어 발생한 코끝 찝힘 변형. 부적절한 코끝 봉합 기법으로 인해 발생함

대부분의 아시아인의 뭉툭한 코끝은 하외측 연골보다는 두터운 연부조직에 기인하는 경우가 많음에도 불구하고, 외측각의 두측 가장자리 절제를 과도하게 시행하는 경우가 있지만, 절제는 하외측 연골이 큰 경우에만 제한적으로 시행되어야 하고, 외측각에 최소한 6 mm 이상의 폭을 남겨야 한다. 수술 중이나 수술 직후에는 코끝 찝힘이 드러나지 않더라도, 수술 후에 시간이 경과하면서 반흔 조직 수축에 의해 외측각의 함몰이 발생하여 코끝 찝힘 변형으로 진행하는 경우가 드물지 않다.

코끝 찝힘의 다른 원인으로는, 부적절한 코끝 봉합 술기이다. 뭉툭한 코끝 교정을 위해서 transdomal suture 나 spanning suture를 외측각에 시행할 때 과도하게 타이트하게 봉합하거나, 봉합 바이트를 과도하게 넓게 한 경우에, 그것들은 돔 부위의 노칭(notching)과 외측각의 꺾임(buckling)이나 두측으로의 과도한 이동을 유발함으로써 코끝 찝힘의 원인이 될 수 있다(Fig. 14-12).

부주의한 코끝 성형에 의해서 외측각이 절단되어 함몰되면서 코끝 찝힘이 발생하면, 외비밸브 부전을 동반한다.

또 다른 원인으로는, 아시아인의 낮은 코끝을 긴 L자형의 보형물만으로, 또는 여러 겹의 연골 중첩이식을 통해서 과도하게 높인 경우에도 코끝 찝힘이 발생할 수 있다(Fig. 14-13). 이는 지나치게 높은 이식편이 콧망울 가장자리와 자연스러운 연결을 만들지 못하기 때문이다.

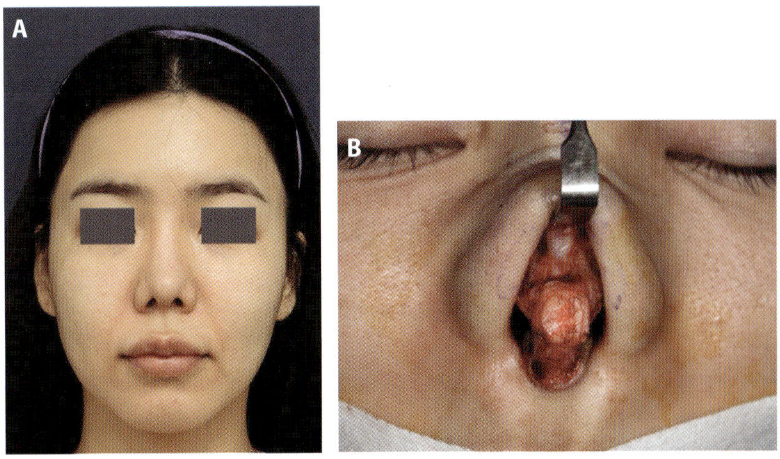

Fig 14-13. 과도한 중첩이식에 의한 코끝 찝힘. A. 코끝 찝힘을 가진 환자 B. 이개 연골을 4겹 이상 과도하게 중첩하여 코끝 융비술을 시행한 것이 코끝 찝힘의 원인이 되었음

찝힌 코끝의 교정

Pinched tip을 해결하기 위한 operative techniques은 다음과 같다.

비익연의 연부 조직의 찝힘을 교정하기 위한 연골 또는 진피이식

정상적인 외측각을 가진 코에서도, 비익연의 연조직이 부족하여 코끝이 접혀 보일 수 있다. 이러한 경우, 함몰된 부위는 작은 비내 절개를 통해 연골이나 진피 이식으로 보강할 수 있다(Fig. 14-14).

Wing Graft

비익연의 내측 부위, 즉 soft triangle 부위의 찝힘에 대한 교정은 wing graft가 효과적이다.

Wing graft는 돔 또는 코끝 중첩(방패) 이식편에 삼각형 모양의 작은 이식 연골을 부착하여 비익연 내측이나 soft triangle 부위의 찝힘 변형을 교정할 수 있다(Fig. 14-15).

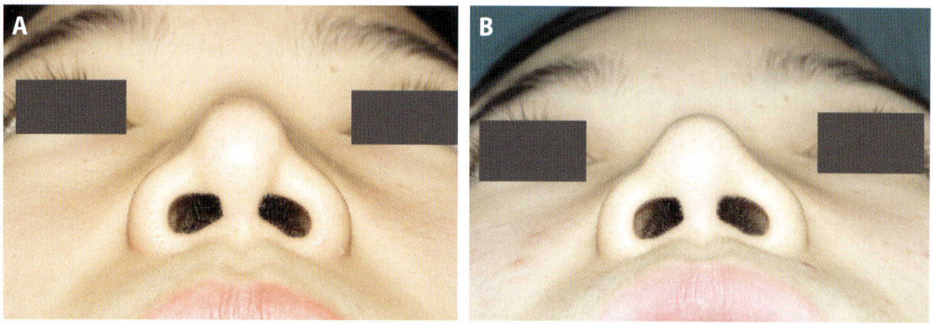

Fig 14-14. 진피 이식을 이용한 찝힌 코끝 교정. A. 이 환자에서는 비익 가장자리의 찝힘이 있어서, 진피 이식을 시행하였음 B. 수술 후 현저한 개선이 관찰됨

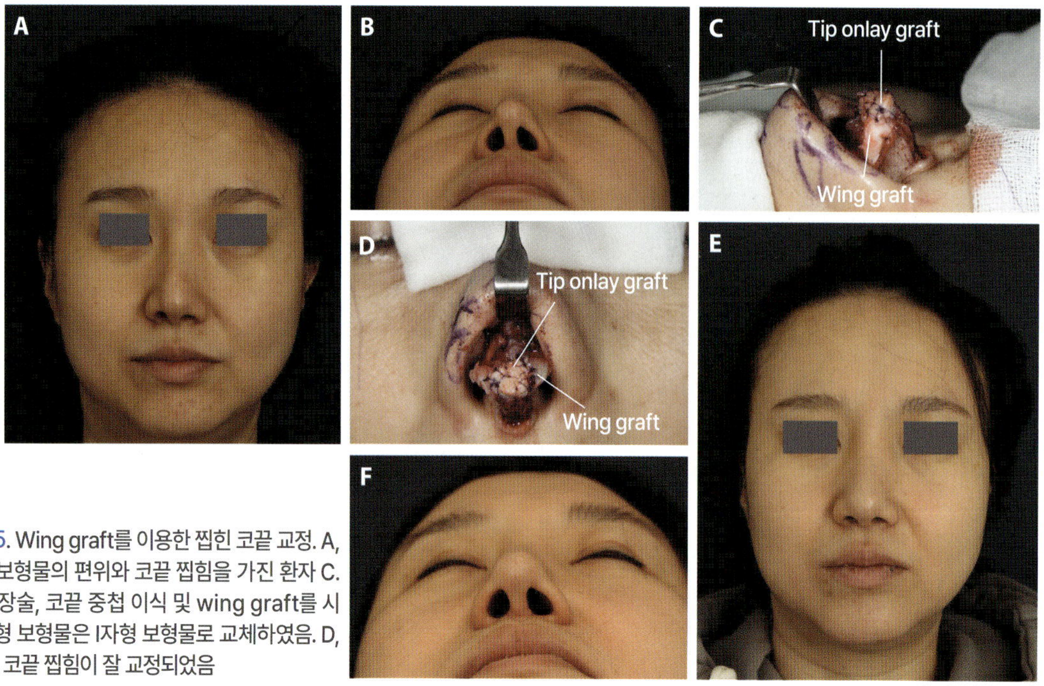

Fig 14-15. Wing graft를 이용한 찝힌 코끝 교정. A, B. L자형 보형물의 편위와 코끝 찝힘을 가진 환자 C. 비중격 연장술, 코끝 중첩 이식 및 wing graft를 시행함. L자형 보형물은 I자형 보형물로 교체하였음. D, E. 수술 후 코끝 찝힘이 잘 교정되었음

비익연 이식(Alar Rim Graft)

비익연 이식은 아시아인의 찝힌 코끝 교정에 가장 흔히 시행되는 효과적인 술식 중의 하나로서, 비익연의 찝힌 부위의 조직을 보충하는 것뿐만 아니라, 약해서 함몰된 비익연을 보강하여 볼록한 형태로 변화시켜준다(Fig. 14-16). 외측각을 교정하는 다양한 술식들이 시행되더라도, 비익연의 찝힘이 완전하게 사라지지 않는 경우에, 비익연 이식을 같이 시행하는 것이 필요하다. 이 술식은 집힌 코끝뿐만 아니라, 비익연의 후퇴에 대한 교정을 동시에 할 수 있다.

Alar Batten Graft

타원형의 alar batten graft는 약하고 좁아진 비익 측벽 부위의 피하층에 시행한다(Fig. 14-17). 이식편의 형태와 위치는 환자에 따라 다를 수 있다. 약하고 찝혀서 꺼진 비익측벽 부위에 피하 포켓을 형성한 후 이식편을 위치시킨다. 이식편은 찝히고 약한 부위보다 약간 더 커야 하지만, 포켓은 이식편 자체보다 넓어서는 안 된다. 이식편은 고정이 필요하지 않으며, 특히 비내 접근으로 시행된 경우에는 더욱 그렇다.

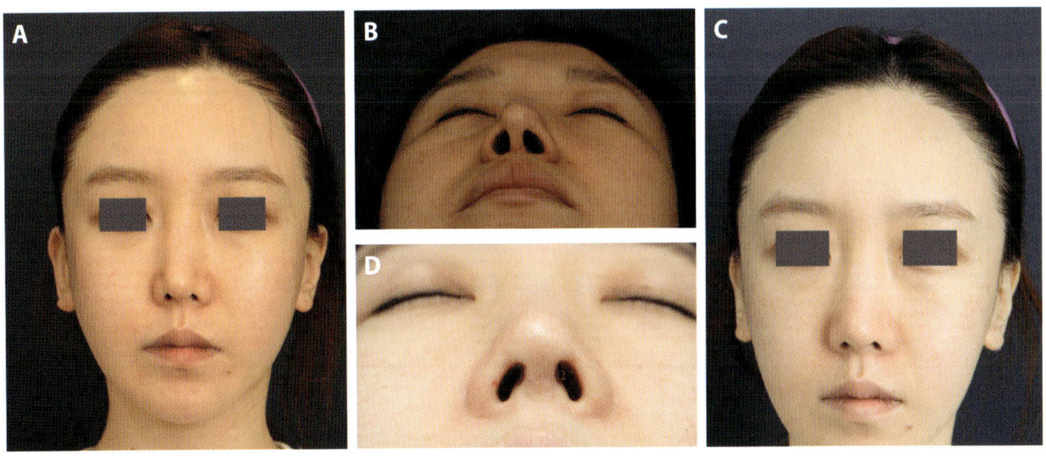

Fig 14-16. 비익연 이식을 이용한 찝힌 코끝 교정. A, B. 약한 비익연의 함몰로 인한 코끝 찝힘 C, D. 비익연 이식 후 12개월 후의 모습으로 찝힌 코끝이 잘 교정되었음

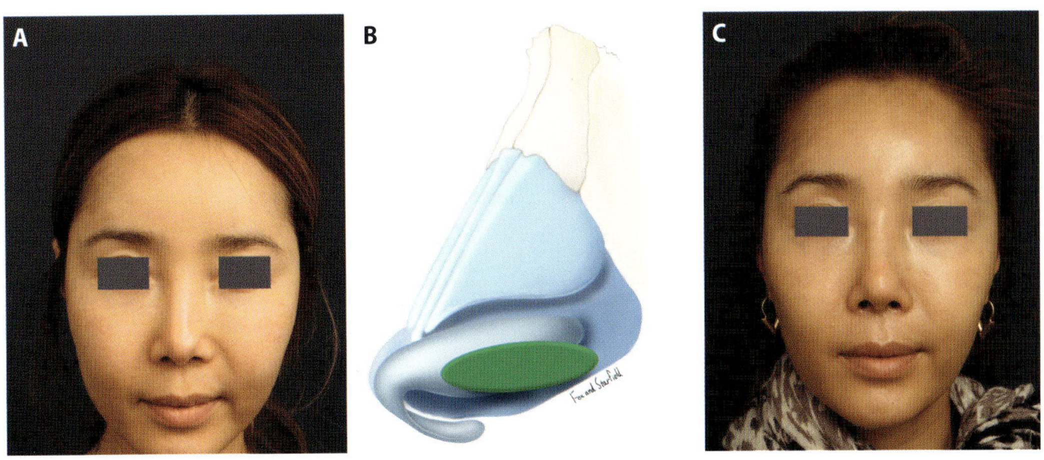

Fig 14-17. Alar batten graft를 이용한 찝힌 코끝 교정. A. 왼쪽 비익의 연조직 부족으로 찝힘 변형이 보인다. B. Alar batten graft C. 수술 후 3개월

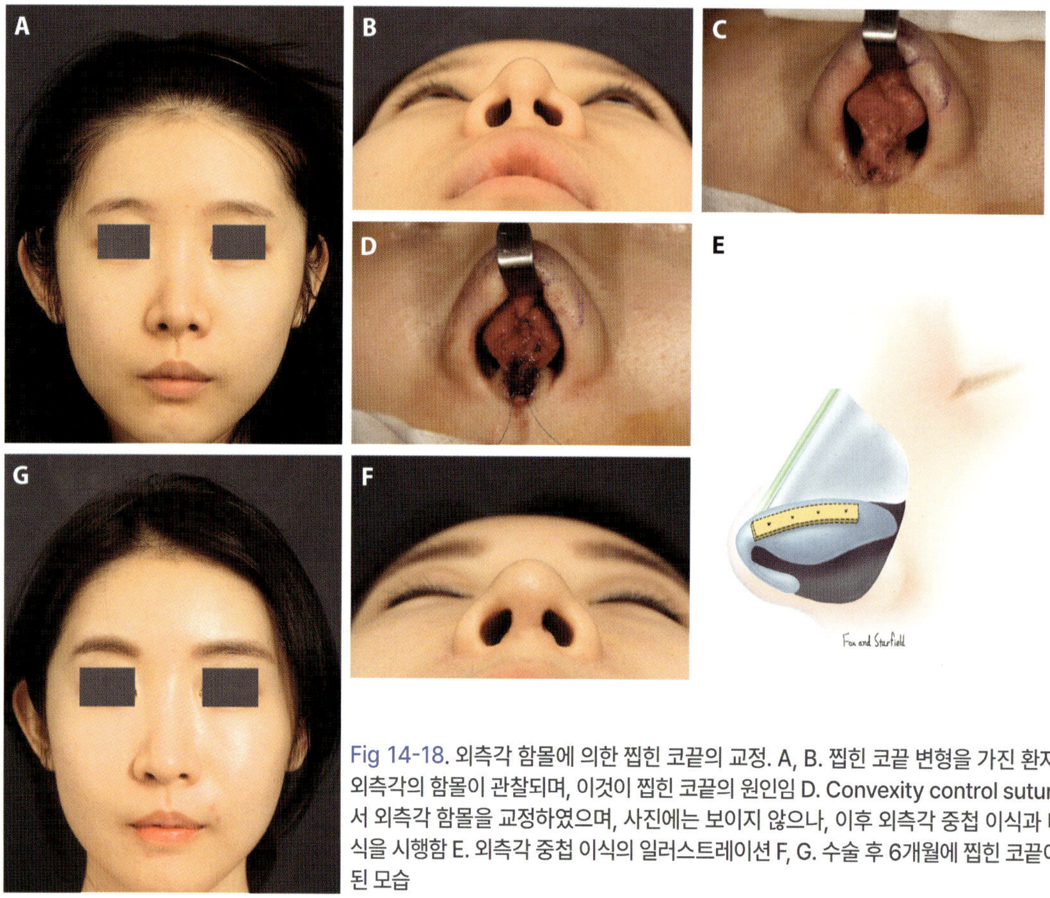

Fig 14-18. 외측각 함몰에 의한 찝힌 코끝의 교정. A, B. 찝힌 코끝 변형을 가진 환자 C. 왼쪽 외측각의 함몰이 관찰되며, 이것이 찝힌 코끝의 원인임 D. Convexity control suture를 통해서 외측각 함몰을 교정하였으며, 사진에는 보이지 않으나, 이후 외측각 중첩 이식과 비익연 이식을 시행함 E. 외측각 중첩 이식의 일러스트레이션 F, G. 수술 후 6개월에 찝힌 코끝이 잘 교정된 모습

외측각 중첩 이식(Lateral Crural Onlay Graft)

외측각의 함몰에 의한 코끝 찝힘은 외측각 중첩 이식을 통해 교정할 수 있다. 이 술식은 외측각의 꺾임과 절단에 의한 찝힌 코끝, 비익연의 함몰 및 외비밸브 효과적이다(Fig. 14-18).

비중격 연골도 사용될 수 있지만, 이개 연골이 더 적하다. 이개 연골의 자연스러운 볼록함이 외측각의 자연스러운 형태를 잘 재현하기 때문이다. 이식은 3-4 mm 넓이이며, 외측각의 함몰된 부위를 덮을 만큼의 길이가 필요하다. 이식편의 끝은 외측각의 함몰된 부분을 약간 넘어서야 한다.

비익 펼침 이식(Alar Spreader Graft)

외측각의 과도한 절제 또는 잘못된 봉합 기법으로 인해서 외측각이 두측 방향으로 과도하게 이동하여 코끝이 찝힌 경우에, 비익 펼침 이식이 효과적이다(Fig. 14-19). 직사각형 또는 삼각형 모양의 이식편이 양측 외측각 사이에 위치하여 외측각을 외측으로 펼쳐주게 된다. 들리고 집힌 코끝을 동시에 교정하는 것이 가능하다(Fig. 14-20).

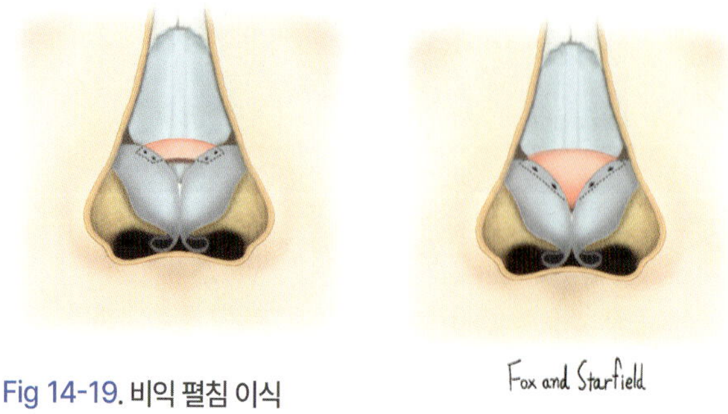

Fig 14-19. 비익 펼침 이식

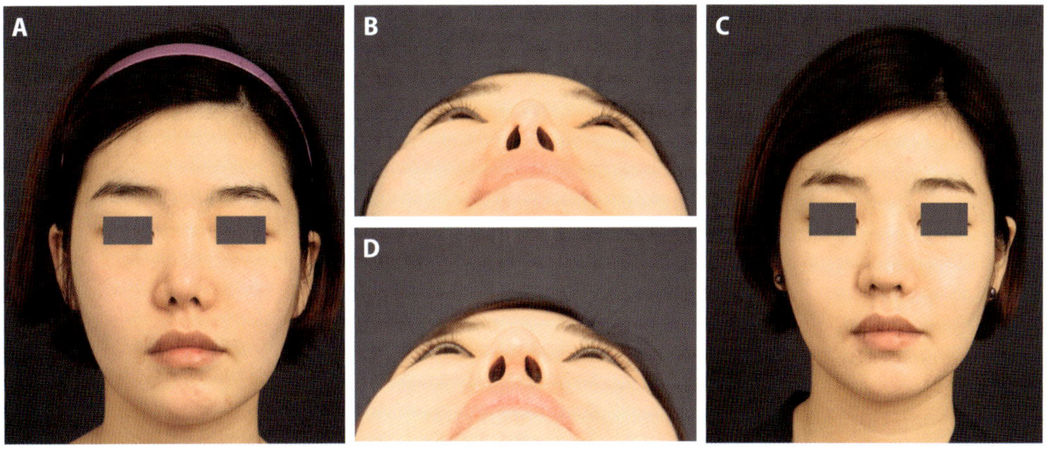

Fig 14-20. 비익 펼침 이식 형태의 역회전 이식을 이용한 들리고 찝힌 코끝의 교정. A, B. 들리고 찝힌 코끝을 가진 이 환자는 비익 펼침 이식 형태의 역회전 이식과 비익연 이식을 시행받았다. C, D, E. 수술 후 2개월, 들리고 찝힌 코끝이 잘 교정된 모습

부적절한 코끝 융비술의 교정

돔 위에 올려진 비배부 보형물이나 과도한 높이의 코끝 중첩 이식편을 제거하고 비주 지주 이식을 통해서 돔의 높이 자체를 높이고 코끝 중첩이식은 최소한의 높이로 시행하는 것이 해결책이다. 그러나, 여전히 코끝 찝힘이 일부 남는 경우에는, 비익연 이식이나 wing graft를 추가로 시행한다.

Supratip 변형(Supratip Deformity)

Supratip 변형은 코끝 바로 위쪽 부위가 돌출(bulging)되어 불룩하게 보이는 상태를 말한다. 이는 선천적인 원인 또는 이차성으로 발생할 수 있으며, 앵무새부리코 변형(pollybeak deformity)이라 불린다(Fig. 14-21).

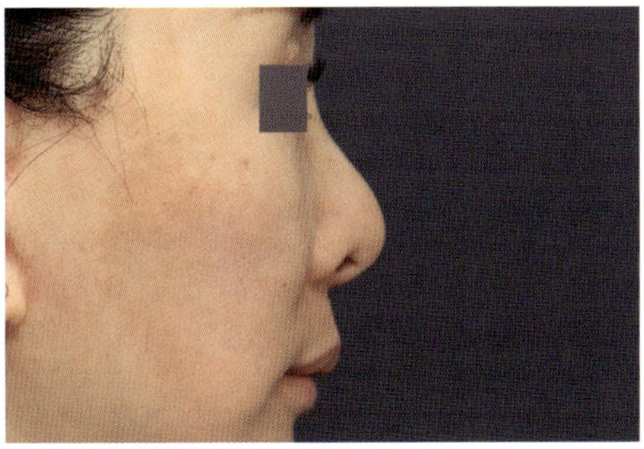

Fig 14-21. 앵무새부리코 변형

이차성 앵무새부리코 변형의 원인

① 비배부 매부리를 충분히 제거하지 않은 경우, 특히 연골 부위 매부리를 충분히 제거하지 않은 경우
② 반흔 조직의 형성: 연골성 매부리 절제와 하외측 연골 외측각의 두측 가장자리 절제 후에 반흔 조직이 과잉 형성되어 suparip 부위가 올라올 수 있다. 심지어 연골을 과잉 절제한 후에도 supratip 부위는 오히려 역설적으로 더 불룩해지는 경우가 있는데, 대개 두터운 피부에서 발생한다. 두터운 피부가 낮아진 supratip 높이에 redrape 되지 못하고 빈 공간을 형성하기 때문이다.
③ 잘못 시행된 derotation graft가 supratip 돌출의 원인이 될 수 있다.
④ Pseudobulging: 낮은 코끝이 원인이다.

Supratip 변형의 교정

이차성 supratip 변형의 교정은 비수술적 교정부터 시작된다.

비수술적 교정

수술 직후에 반흔 조직에 의해 supratip 부위가 돌출되면, 저자는 수술 후 1-2주경부터 트리암시놀론을 supratip 부위에 주사한다. 40 mg/mL의 트리암시놀론을 에피네프린이 함유된 1% 리도케인으로 희석하여 10 mg/mL 농도로 만든 후에 0.1-0.3 cc 정도 주사한다. 에피네프린 함유 리도케인을 사용하여 희석하는 이유는 통증을 줄이고, triamcinolone이 주변조직으로 확산되어 가는 것을 방지하는 목적이다. 주사는 피하 반흔 부위에 깊게 주사해야 한다**(Fig. 14-22)**. 주사는 1 mL 튜버쿨린 주사기와 30게이지 바늘을 사용하여 시행한다. 주사할 때 피부가 창백해지면 진피층에 주사된 것이므로, 바늘을 더 깊게 넣어서 피하 반흔에 주사되도록 해야 한다. 진피층 주사는 피부 위축을 일으킬 수 있다. 주사 전에 주사기를 살짝 흡입하여 혈관 내에 주사되지 않는 것을 확인해야 한다. 주사 에는 5일 정도 surpatip 부위에 테이핑을 시행한다. 2차 주사의 시기에 대해서는 술자에 따라서 다르지만, 저자는 약 2-3주 간격으로 4회 주사하는데, 1차 사이클에 반응하지 않을 경우에는 더 이상 주사하지 말고, 수술 후 6개월-1년에 수술적 교정을 고려해야 한다. 주사에 효과가 있다 하더라도, 4회 주사 후에는 약 2개월의 간격 후에 추가적인 주사를 시행한다. 트리암시놀론 주사의 부작용으로는 연조직 위축(함몰 및 굴곡), 피부 탈색, 모세혈관 확장증, 지방 괴사, 궤양, 연골 이식의 흡수 그리고 실명(망막 혈관 색전) 등이 있다.

수술적 교정

수술적 교정은 미측 비배부(연골성 비배부)를 낮추고, supratip 부위의 반흔 조직을 제거하며, 코끝을 높이는 것으로 이루어진다.

연골성 비배부 낮추기

Supratip 올라온 부위가 비배부의 미측 부위에 연골성 매부리 때문이라면, 절제가 필요하다. 코끝 융비를 같이하는 경우에는 새로 높여진 코끝 높이에 맞춰 절제량을 결정해야 한다.

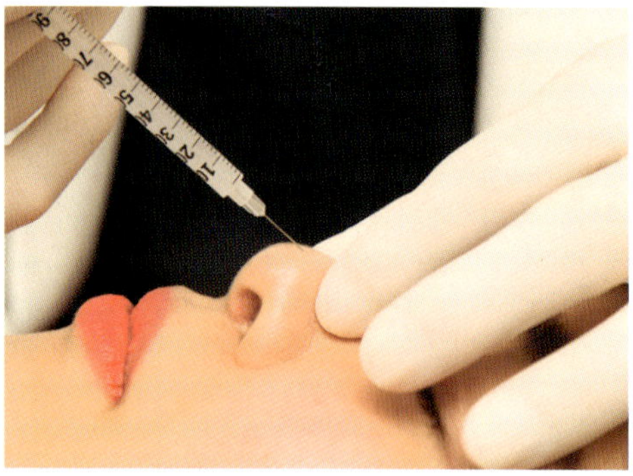

Fig 14-22. Supratip 부위의 triamcinolone 주사

이미 이전의 비중격 수술에서 중간 부위의 비중격 연골이 과도하게 채취된 경우, 미측 비중격 상단을 절제해서 낮추는 것은 비중격 L-strut을 심하게 약화시켜 붕괴될 위험이 있다. 이러한 상황이 예상되면, 연골성 매부리(비중격 상단)를 낮추면서 동시에 비중격 상단을 강화하기 위해 펼침 이식(spreader graft)을 시행해야 한다.

하외측 연골의 외측각이 supratip 돌출의 원인이 되면, 외측각의 두측 가장자리 절제하거나, 또는 derotation suture를 통해서 외측각을 낮추고 미측으로 이동시켜주는 것이 필요하다**(Fig. 14-23)**.

Supratip 반흔 조직 감량 및 봉합술

과도한 흉터 조직으로 인한 supratip의 융기는 흉터 조직 절제가 필요하다. 감량(debulking) 수술 후에는 피부 피판과 그 아래 연골 사이의 직접적인 접촉이 데드 스페이스(dead space)와 반흔 형성 위험을 줄이는 데 중요하다. Supratip 피부의 함몰이나 괴사를 피하기 위해 봉합 실은 너무 강하게 묶지 않아야 한다. Supratip 봉합 후에는 supratip 부위에 압박 테이프와 스플린트를 적용한다. 압박 테이프는 3주 이상 붙이는 것이 좋다. 수술 후 필요하다면 트리암시놀론을 주사할 수 있다.

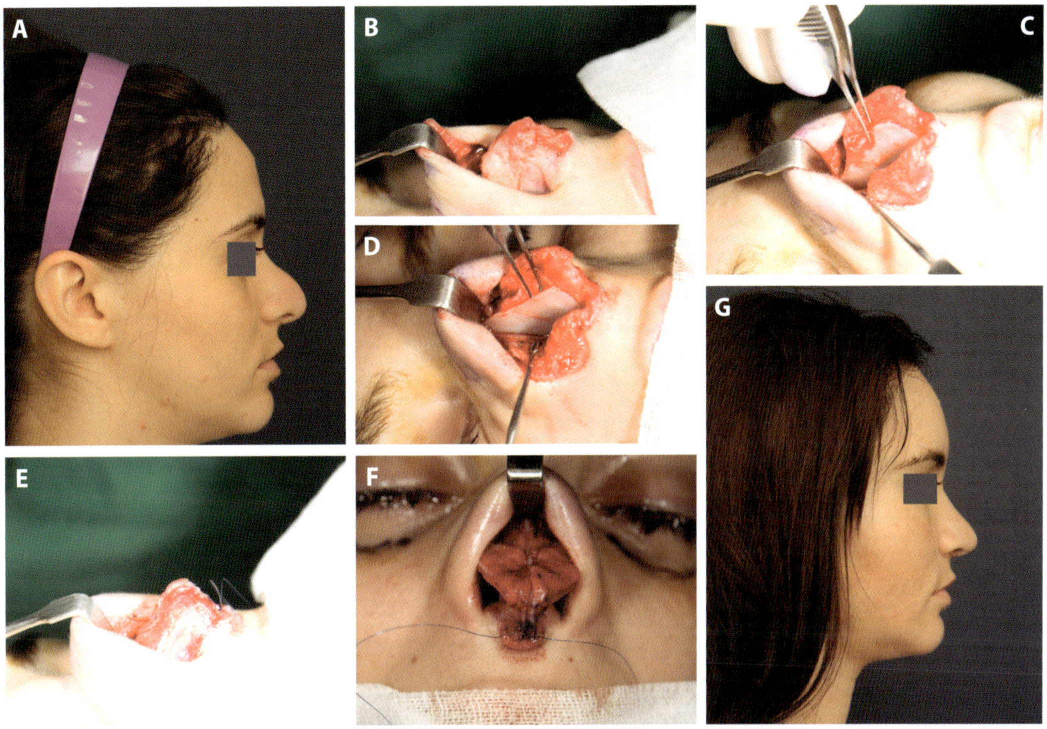

Fig 14-23. 앵무새부리코 변형의 교정. A. 이 환자는 매부리코 제거와 코끝 성형 후 앵무새부리코 변형이 발생하였다. B, C. Supratip 돌출은 주로 외측각과 비중격 상단의 연골에 의해 발생하였다. D. 비중격 상단의 연골을 절제하여 낮추었다. E, F. 외측각의 두측 부위가 낮아진 비중격 상단에 봉합되었다. 코끝 높임은 연골 중첩이식을 통하여 시행되었다. G. 수술 후 사진

코끝 융비술

이차성 코끝 융비술을 위해서는 대부분 비주 지주이식이나 비중격 연장 술과 같은 구조적 연골 이식을 필요로 한다 (Fig. 14-24).

구축 코 변형(Contracted Short Nose)

실리콘 보형물이 코에 삽입되면, macrophage에 의한 면역반응의 결과로 보형물을 감싸는 섬유 조직이 형성되는데, 이것이 캡슐이다.

실리콘 보형물에 대한 캡슐 형성은 정상적인 현상이지만, 이 캡슐이 두터워지고 수축을 일으키는 경우에는 코의 변형이 발생하게 된다. 실리콘을 사용하지 않는 코성형 후에도 반흔의 구축은 발생할 수 있다.

여러 번의 수술, 감염, 혈종 등이 구축의 흔한 원인이지만, 단 한번의 수술 후에 아무런 염증 없이도 구축이 발생하는 경우도 있다.

구축 코로 인한 코의 모양 변형은 다양한 형태로 나타난다(Fig. 14-25).

먼저, 하외측 연골이 구축에 의해 두측으로 당겨져서 코끝이 들리게 되어 코의 길이가 짧아지고, 비공의 노출이 증가하며, columellolabial angle이 증가하게 된다.

막성 비중격 부위의 반흔 구축은 비주 후퇴를 유발한다. 또한, 비익연의 구축에 의해서 집힌 코끝이나 비익연 퇴축이 발생하고, 심한 경우에는 외비밸브 함몰을 동반하여 기능적인 문제를 유발한다.

비배부 보형물의 캡슐이 보형물의 양쪽 가장자리를 따라서 구축을 일으키는 경우에는 보형물의 양쪽 경계가 선모양으로 나타나게 된다.

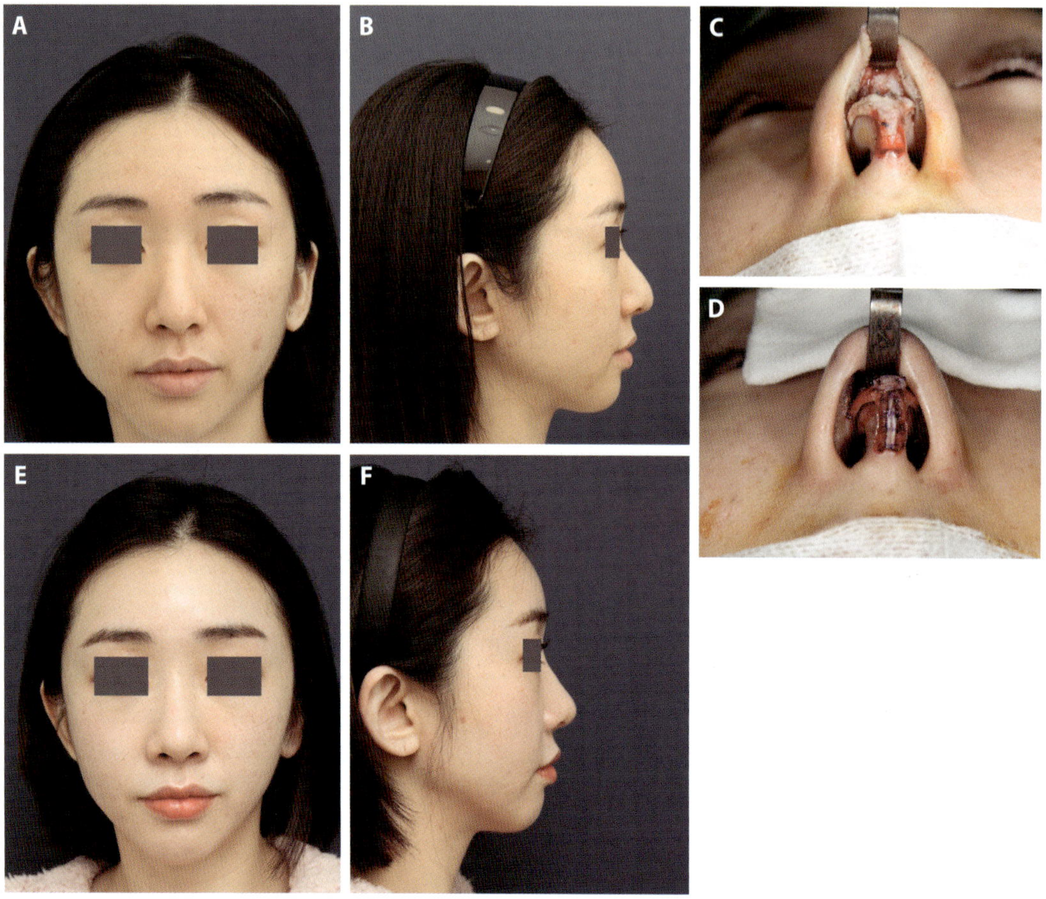

Fig 14-24. 앵무새부리코 변형의 교정. A, B. 앵무새부리코 환자 C, D. Supratip 부위의 비중격 연골 돌출부위 절제 및 반흔 조직 감량(debulking) 그리고 비주 지지 이식을 이용한 코끝 융비술 시행함 E, F. 수술 7개월 후 모습

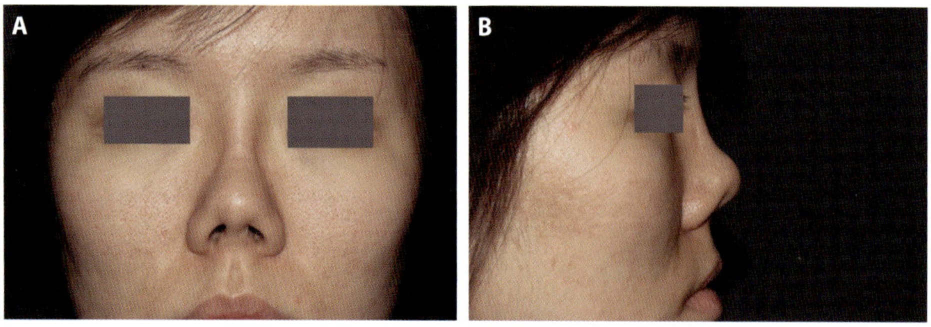

Fig 14-25. 구축 코의 전형적인 형태. 코끝이 위로 들리고 비순각이 증가한 모습, 콧구멍 노출 과다, 후퇴된 비주 그리고 찝힌 비공이 특징이다. 이 환자의 경우, 보형물 가장자리를 따라 발생한 피막 구축으로 인해 보형물의 윤곽이 드러나 있다.

보형물을 가진 코에 구축이 발생하면, 코끝이 두측으로 끌려 올라가면서 코끝 피부가 보형물의 미측 끝부분에 압박되어 코끝 피부가 붉어지고 얇아지는 일이 발생하고, 보형물이 두측으로 밀려 올라가는 현상이 발생할 수 있다(Fig. 14-26).

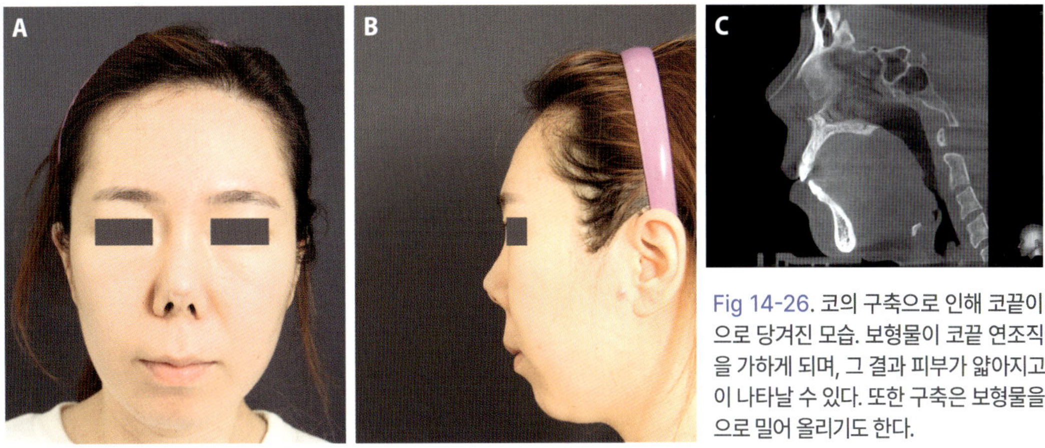

Fig 14-26. 코의 구축으로 인해 코끝이 두측 방향으로 당겨진 모습. 보형물이 코끝 연조직에 큰 압력을 가하게 되며, 그 결과 피부가 얇아지고 피부 변색이 나타날 수 있다. 또한 구축은 보형물을 두측 방향으로 밀어 올리기도 한다.

수술 기법

구축된 짧은 코의 교정은 피부 피판의 박리, 주변 흉터 조직과 scroll area로부터 하외측 연골의 분리, 그리고 미측 방향으로 재배치된 하외측 연골의 고정으로 구성된다.

피부 피판의 이중 박리(Dual Plane Dissection for Skin Envelope Dissection and Release)

일차성 짧은 코의 교정에서와 같이 구축 코에서도 피부-연부조직(SSTE)의 박리는 넓게 하는 것이 필요하다. 구축 코에서의 피부 박리는 이중 박리를 통하여 시행된다(Fig. 14-27).

심부 박리(Deep Plane Dissection)

개방형 절개를 통해서 박리가 시작된다. 박리는 피부-반흔 조직 아래 층에서 시행되는데, 하외측 연골의 내측각으로부터 분리하고 들어 올리면서 코끝을 향해서 진행해간다. 과거 다양한 수술적 조작으로 인한 반흔 유착으로 인해서 박리가 쉽지 않지만, 주의 깊게 인내심을 가지고 시행하여, 반흔조직/피부를 하나의 층으로 하외측 연골로부터 분리하여 거상할 수 있다. 이후, 상외측 연골 쪽을 향해 더 두측으로 진행하여 radix 부위까지 시행한다. 박리는 가능한 넓게 하는데, 특히, 외측 박리는 pyriform aperture를 넘어가도록 한다. 이렇게 거상된 피판에는 피부-연부조직-캡슐(반흔조직)이 포함되는데, 이것이 심부 박리이다(Fig. 14-28).

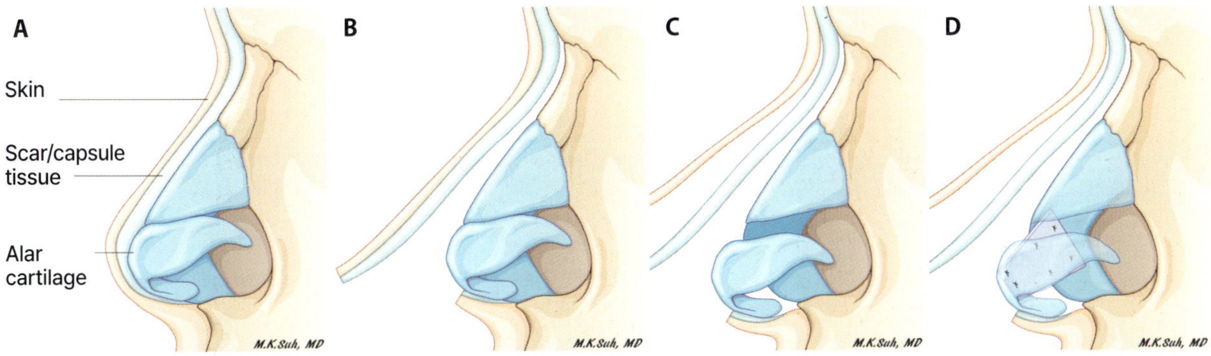

Fig 14-27. 피부 피판의 이중 박리. A. 반흔 조직이 피부와 하외측 연골에 유착되어 있음 B. 반흔 조직 아래를 박리하여 피부-반흔 피판을 아래의 코뼈-연골 구조로부터 들어 올림(심부 박리) C. 반흔 및 캡슐 조직을 피부로부터 분리함(표재 박리). 이후에 피부는 잘 늘어나고 연장할 수 있음 D. 미측으로 재위치된 하외측 연골을 고정하기 위해 비중격 연장 이식을 시행함

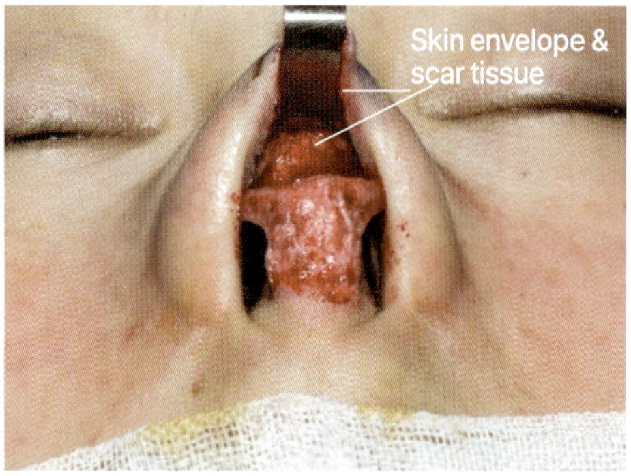

Fig 14-28. 심부 박리

표재 박리(Superficial Plane Dissection)

심부 박리가 끝나면, 거상된 피판에서 피부를 반흔/캡슐조직으로부터 분리시키는 것이 표재 박리이다(Fig. 14-29). 표재 박리를 하지 않으면, 반흔 조직이나 캡슐이 피부의 신장을 방해해 하외측 연골의 미측 전진만큼 피부가 늘어나지 못하게 된다.

박리는 피부-반흔조직(캡슐) 피판의 끝 부위에서 시작하여, 반흔과 캡슐 조직을 피부층으로부터 조심스럽게 분리하기 시작한다. 박리는 가급적 넓게 하고, radix 부위까지 시행하여 피부의 가동성이 최대한 확보되도록 한다. 표재 박리가 완료되면, 피부층과 반흔조직-캡슐층이 분리되어 두 개의 피판이 형성된다.

하외측 연골의 분리(Release of Lower Lateral Cartilages)

하외측 연골의 박리는 구축된 짧은 코를 교정하는 데 있어 중요한 단계이다. 반흔 조직은 주로 scroll area와 막성 비중격에 유착되어 있다.

먼저 하외측 연골을 scroll area로부터 박리한다(Fig. 14-30). 두 연골 사이의 반흔 및 섬유성 결합조직은 모두 제거하며, 전정 점막만이 남도록 해야 한다. Hinge 복합체의 부속 인대(accessory ligament)는 반드시 절단할 필요는 없으나, 경우에 따라서는 이를 절단하면 하외측 연골의 미측 이동을 보다 용이하게 할 수 있다.

막성 비중격의 박리는 구축된 짧은 코의 교정에서 매우

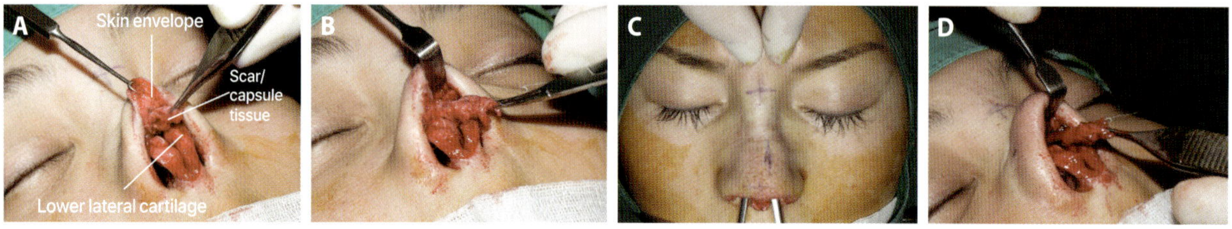

Fig 14-29. 표재 박리. A, B, C. 표재 박리가 시행되어, 반흔/캡슐 조직이 위쪽의 피부 피판으로부터 분리된다. D. 반흔/캡슐 조직이 이제 완전히 분리된 상태이다.

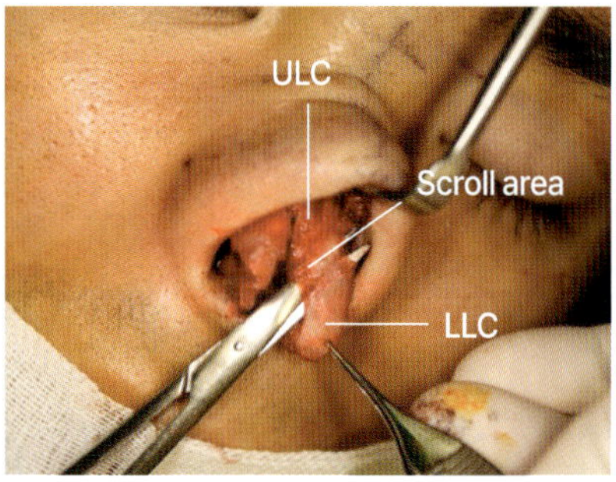

Fig 14-30. 하외측 연골을 scroll area로부터 박리

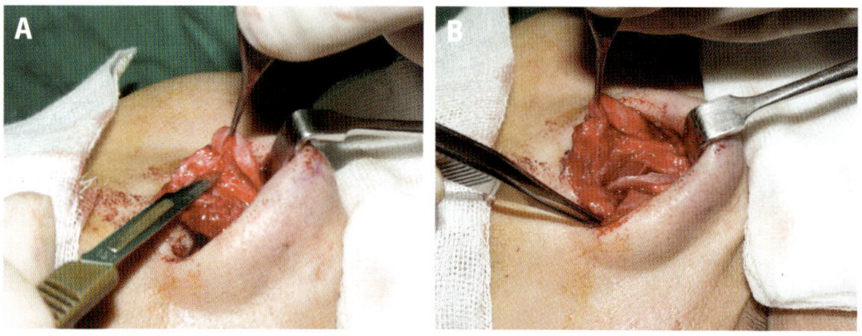

Fig 14-31. 막성 비중격의 반흔을 박리하면 하외측 연골을 미측으로 유의한 전진이 가능하다.

중요한 과정이며, 간과되어서는 안 된다. 대부분의 구축 코에서는 막성 중격의 반흔이 존재한다. 이러한 반흔 조직을 박리하지 않으면, 짧은 코의 구축을 교정하는 것은 불가능하다. 반흔의 박리를 통해 하외측 연골의 미측으로의 유의한 이동이 가능해진다(Fig. 14-31).

미측으로 재배치된 하외측 연골의 고정

박리된 하외측 연골은 미측으로 당겨져서 재배치되며, 비중격 연장 이식술(septal extension graft)과 역회전 이식술(derotation graft) 두 가지 기법 중 하나를 이용하여 고정된다.

비중격 연장 이식술(Septal Extension Graft)

비중격 하단이나 상단에 고정되기 때문에, 이 이식편은 강한 지지 구조물로 작용할 수 있다. 공여부로는 비중격 연골이 가장 추천된다.

이 술기는 코끝의 미측 회전과 비주 돌출을 동시에 얻고자 할 때에 유용하다(Fig. 14-32).

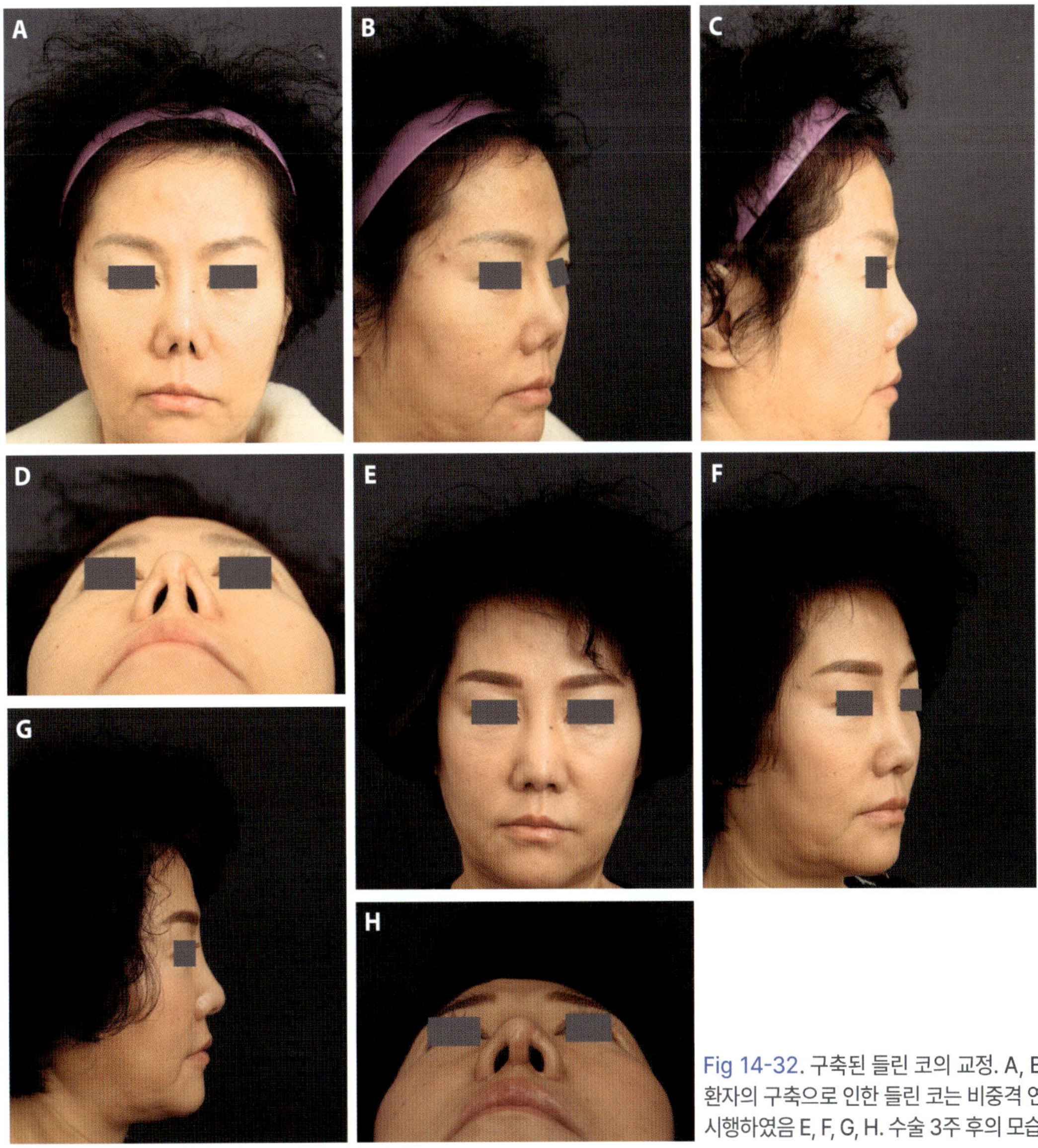

Fig 14-32. 구축된 들린 코의 교정. A, B, C, D. 이 환자의 구축으로 인한 들린 코는 비중격 연장 이식을 시행하였음 E, F, G, H. 수술 3주 후의 모습

그러나, 코끝의 움직임이 제한되고 단단하게 느껴진다. 또한, 이식편이나 비중격 L-strut의 편위로 인하여 비주 편위와 비공의 비대칭이 발생할 수 있다. 수술 중에 비중격 L-strut of the septum의 안정성에 대해 확신하기 어려우면, 양측성으로 비중격 연장 이식을 시행해야 한다.

아시아인의 비중격 연골은 비중격 연장 이식을 하기에는

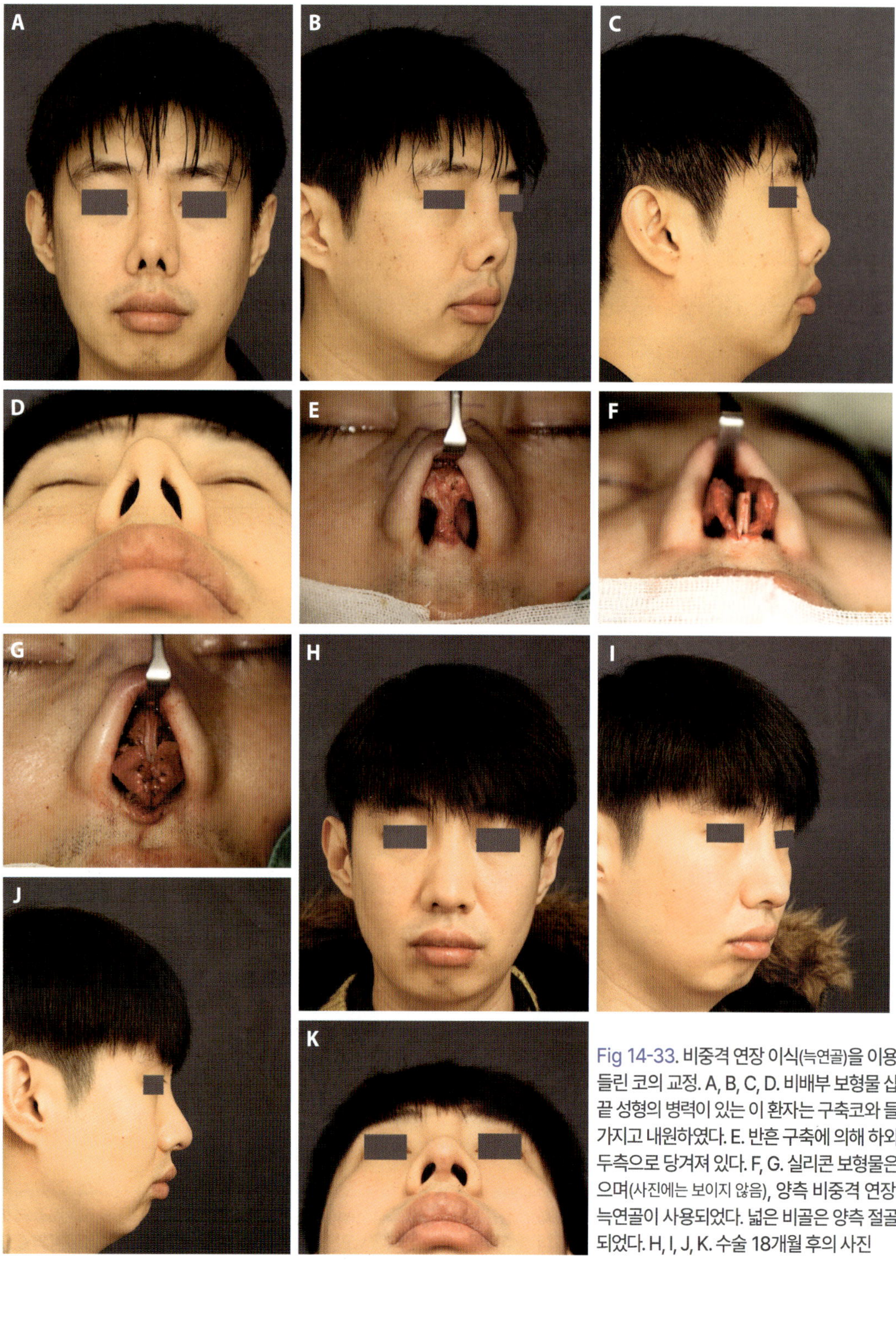

Fig 14-33. 비중격 연장 이식(늑연골)을 이용한 구축된 들린 코의 교정. A, B, C, D. 비배부 보형물 삽입술과 코끝 성형의 병력이 있는 이 환자는 구축코와 들린 코끝을 가지고 내원하였다. E. 반흔 구축에 의해 하외측 연골이 두측으로 당겨져 있다. F, G. 실리콘 보형물은 제거되었으며(사진에는 보이지 않음), 양측 비중격 연장술을 위해 늑연골이 사용되었다. 넓은 비골은 양측 절골술로 교정되었다. H, I, J, K. 수술 18개월 후의 사진

작은 경우가 흔하다. 그런 경우에는 늑연골 사용을 고려해야 한다. 그러므로, 수술 전에 cone beam CT를 통해서 비중격에 대한 평가를 하는 것이 필요하다.

또한 과거 여러 번의 수술로 이미 비중격 연골이 사용된 경우에도, 늑연골의 사용을 고려할 수 있다(**Fig. 14-33**).

늑연골은 1-1.5 mm 두께로 슬라이스 후에 와핑이 발생하기 때문에, 생리식염수에 담근 후 1시간 정도 기다려서 충분한 와핑이 일어나게 한 후에, 대칭이 되는 두 개의 조각을 선택하여, 비중격 상단의 양쪽에 대어서 사용한다. 늑연골 이식의 주요 단점은 침습적인 채취 과정, 이식편의 휘어짐, 공여 부위의 부작용(예: 기흉, 혈흉, 흉벽 흉터) 그리고 지나치게 단단한 코끝이다.

역회전 이식술(Derotation Graft)

역회전 이식술은 비중격 상단/상외측 연골위에 고정한 이개 연골이식편을 이용하여, 미측으로 재위치된 하외측 연골을 고정하여 유지하는 술기이다(**Fig. 14-34**).

역회전 이식술은 부드럽고 잘 움직여지는 코끝을 가능하게 한다는 장점을 가진다. 또한, 비중격의 상태와 무관하게 수술이 가능하므로, 수술자가 받는 스트레스가 비중격 연장 이식술에 비해서 훨씬 적다.

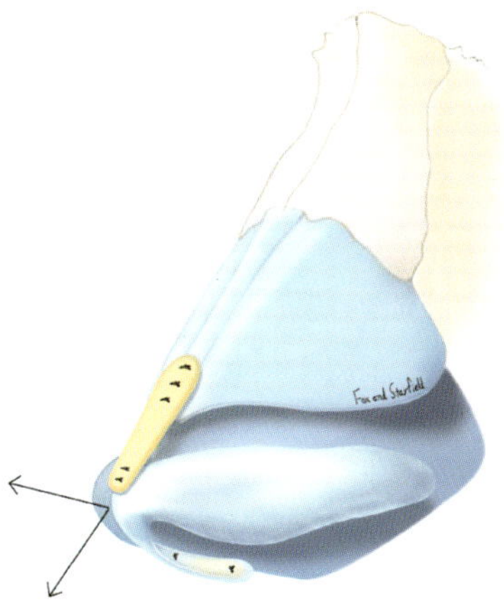

Fig 14-34. 역회전 이식(Derotation graft)

비록 이개 연골이 부드럽고 유연해 보이는 연골이지만, 하외측 연골의 박리와 피부 연부 조직 박리를 충분하게 한다면, 구축 코의 교정에 매우 효과적인 술식이 될 수 있다(**Fig. 14-35**).

캡슐/반흔 조직의 처리

이중 박리를 통해 피부 피판으로부터 분리된 캡슐/반흔 조직은 피막이 불규칙하거나, 비후성 또는 경화성 변화가 있거나, 감염성 육아종성이거나 석회화되지 않은 이상 보존하여 연조직 층의 일종으로 사용하는 것이 좋다. 캡슐/반흔 조직은 캡슐 뒤쪽 층의 정중선을 따라 세로로 절개한 후 바깥쪽으로 펼쳐서 새 보형물을 덮거나 비배부 피부를 보강하는 데 사용된다(**Fig. 14-36**).

코성형 후 비공의 협착(Post-rhinoplasty Nostril Stenosis)

비공 협착은 한쪽 또는 양쪽 비공이 좁아지는 상태로, 기능적인 문제를 동반할 수 있다.

코성형 후 발생하는 비공 협착은 일반적으로 과도한 조직 제거, 상처 치유의 불량, 또는 반흔 구축에 의해 생긴다. 과도한 비익 기저부 절제는 비공을 좁아지게 할 수 있다. 비강 전정 점막이 손상되거나 절제될 경우, 유착이나 유착띠(synechiae)가 형성되어 비공이 좁아질 수 있다. 감염이나 혈종 같은 수술 후 합병증은 이차적인 흉터를 유발하여 비공 모양을 변형시킬 수 있다. 비공 내부 또는 외부 흉터가 과도하게 형성되면 콧구멍이 안쪽이나 아래쪽으로 당겨지게 된다. 조직 허혈 및 괴사는 수축과 협착을 초래할 수 있다.

경증의 협착일 경우에는 실리콘 스텐트(nasal stent)를 착용하는 것이 도움이 되는데, 수술 후 초기 흉터 조직이 안정될 때까지 유지한다.

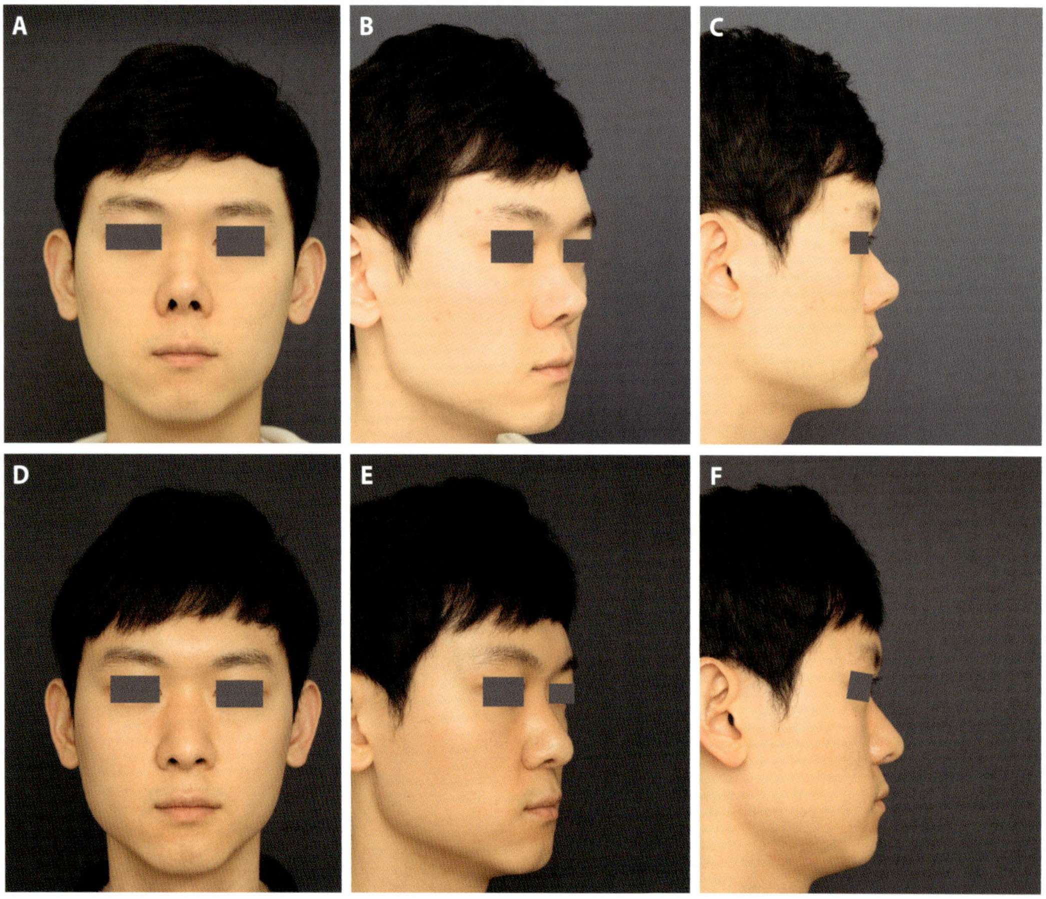

Fig 14-35. 역회전 이식을 이용한 구축코의 교정. A, B, C. 구축코와 들린 코끝을 가진 이 환자는 역회전 이식(귀연골)과 미측 비배부 함몰 부위에 이개 연골 이식을 받았다. D, E, F. 수술 5개월 후

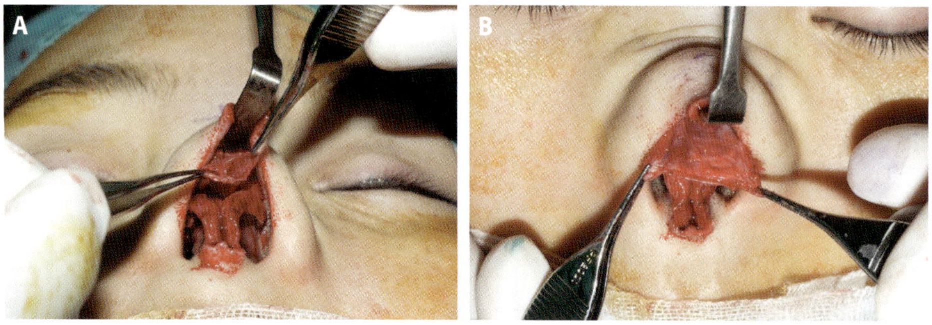

Fig 14-36. 캡슐 피판. 캡슐의 뒤쪽 층을 정중선을 따라 절개한 후, 열린 캡슐은 바깥쪽으로 펼쳐져 캡슐 피판으로 만든다. 이 피판은 새 보형물을 덮거나 비배부 피부를 보강하는 데 사용된다.

중등도 이상의 협착은 수술적인 치료가 필요하다. Z자 성형술, 국소 피판, 복합 이식 등이 시행될 수 있다(Fig. 14-37, Fig. 14-38). 재발 방지를 위해 수술 후에도 일정 기간 스텐트 유지가 중요하다.

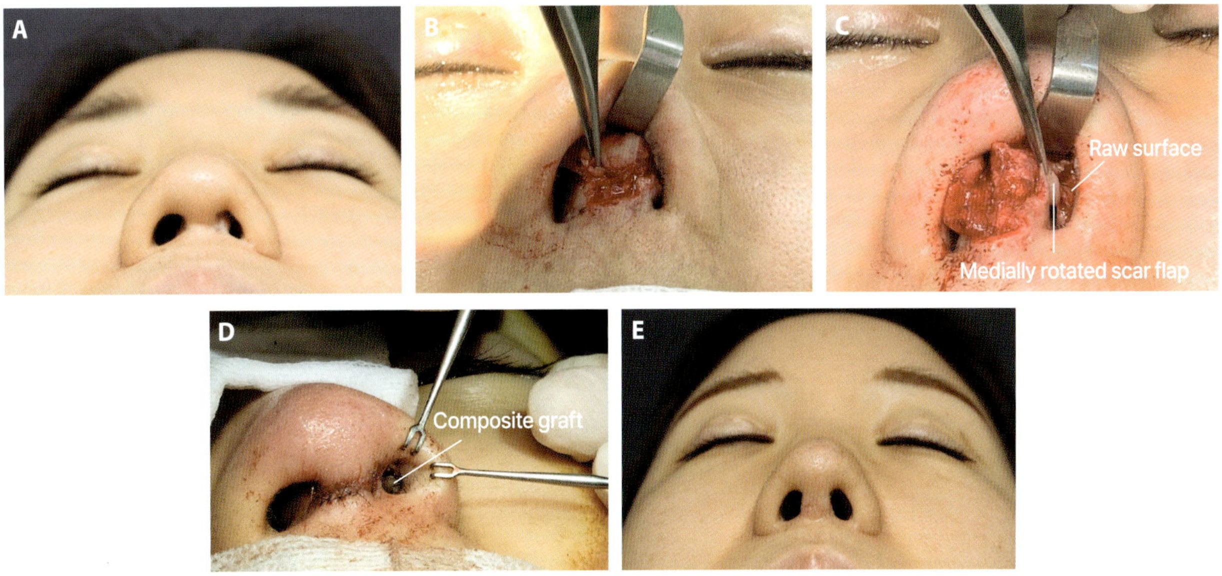

Fig 14-37. 비공 협착의 교정. A. 과거 여러 번의 수술 후 염증으로 인한 왼쪽의 비공 협착을 가진 환자 B. 협착부위의 반흔 조직이 관찰됨 C. 반흔 조직을 회전 피판으로 내측으로 돌림 D. 반흔 조직을 내측으로 회전시켜 생긴 외측 비익 벽의 노출면은 귀의 연골피부 복합이식으로 덮음 E. 수술 후 1년

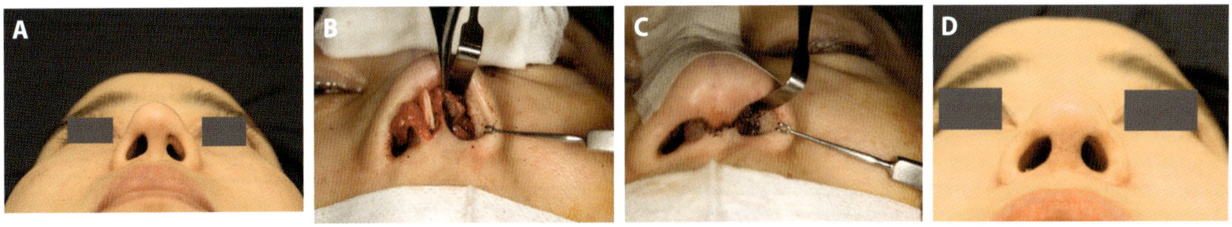

Fig 14-38. 비공내 반흔 밴드로 인한 협착. A. 좌측 비공에 반흔 밴드로 인한 협착이 있는 환자 B. 반흔 밴드에 back-cut을 가한 후에 회전시킴 C. 외측의 노출면을 복합이식으로 덮음 D. 수술 후 6개월

Mid-vault 재수술

역V자 변형(Inverted-V Deformity)

역V자 변형은 코뼈의 미측 경계와 상외측 연골 사이에 나타나는 역V자 모양의 함몰을 말한다**(Fig. 14-39)**. 이 변형은 비배부 매부리 제거 후에, 상외측 연골이 비중격 쪽을 향해 내측 및 아래쪽으로 무너지면서 발생할 수 있다. 이 변형은 dorsal aesthetic line을 훼손하고**(Fig. 14-40)**, 호흡 기능 장애를 유발할 수도 있다.

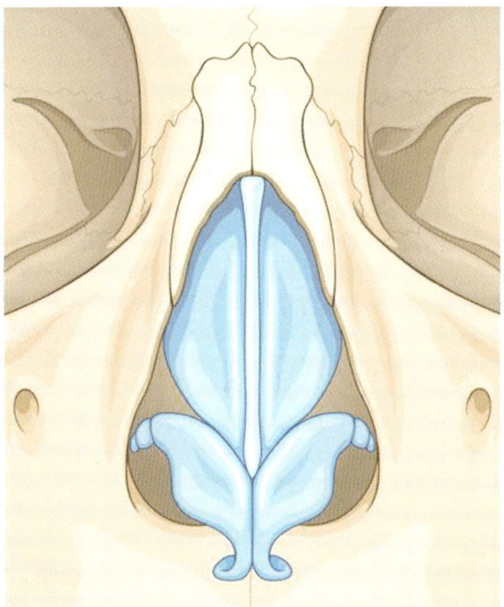

Fig 14-39. 역V자 변형

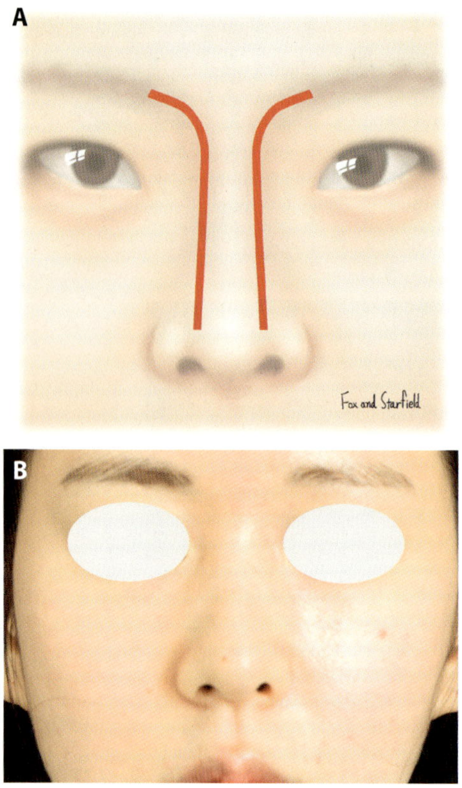

Fig 14-40. Dorsal aesthetic line. A. 정상 dorsal aesthetic line B. 역V자 변형에 의해서 dorsal aesthetic line이 훼손된 환자

역V자 변형의 원인

역V자 변형을 피하기 비배부의 골성 및 연골성 매부리 제거 시에, 상외측 연골을 포함해서 절제하는 복합 절제(composite resection)를 피해야 한다.

상외측 연골을 비중격 상단으로부터 분리한 후에 골성 및 연골성 매부리를 제거하는 컴포넌트 절제(component resection)를 시행하더라도, 제거되는 비중격 상단에 가로 날개(transverse wing)가 포함되거나 제거되는 비중격 상단이 두터운 경우, 또는 코뼈가 많이 좁혀지는 경우에는 역V자 변형을 피하기 어렵다(Fig. 14-41).

큰 비배부 매부리 대해 올바르게 컴포넌트 절제를 시행한 후, 열린 지붕(open roof)을 닫거나 넓은 코뼈를 좁히기 위해 시행되는 절골술이 상외측 연골의 내측 이동을 초래할 수 있다. 이러한 이동이 코뼈와 상외측 연골 사이에 역V자 모양 함몰을 항상 유발하는 것은 아니다. 그러나 상외측 연골이 안쪽으로 이동하면, 내비밸브가 좁아질 수 있다. 수술자는 상외측 연골의 안쪽 이동에 대비해 펼침 이식(spreader graft)을 시행하는 데 있어 주저하지 않도록 한다. 역V자 변형은 초기 수술 후에는 부기에 의해서 드러나지 않을 수 있으며, 이 때문에 조기에 알아차리기 어렵다. 부기가 가라앉으면서 이 변형은 수술 후 수 주에서 수년에 걸쳐 서서히 나타날 수 있다. 수술자는 펼침 이식 여부에 대해 확신이 없다면, 가급적 시행하는 쪽으로 결정하는 것이 안전하다.

역V자 변형을 피할 수 있는 가장 확실한 방법은 키스톤 보존 매부리코 수술법(dorsal preservation hump reduction)이다.

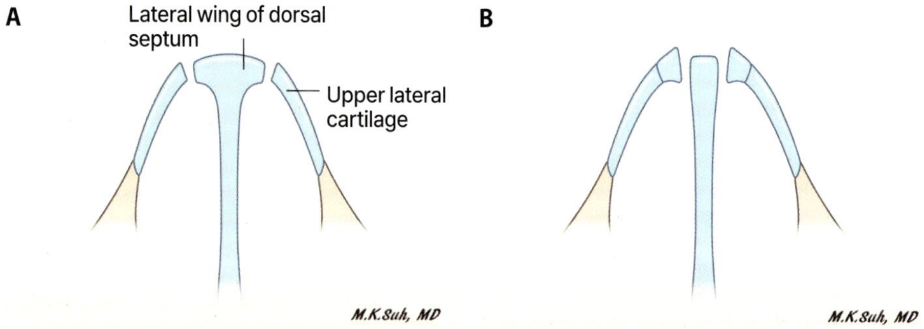

Fig 14-41. 비배부 매부리의 컴포넌트 절제(Component resection of hump). A. 컴포넌트 절제 중에 등 비중격 상단의 가로 날개(transverse wing)가 매부리 절제에 포함될 수 있는데, 이렇게 되면 비배부의 너비가 줄어들고 역V자 변형이 생길 수 있다. B. 올바른 컴포넌트 절제는 상외측 연골과 함께 비중격 상단의 가로 날개를 보존한다.

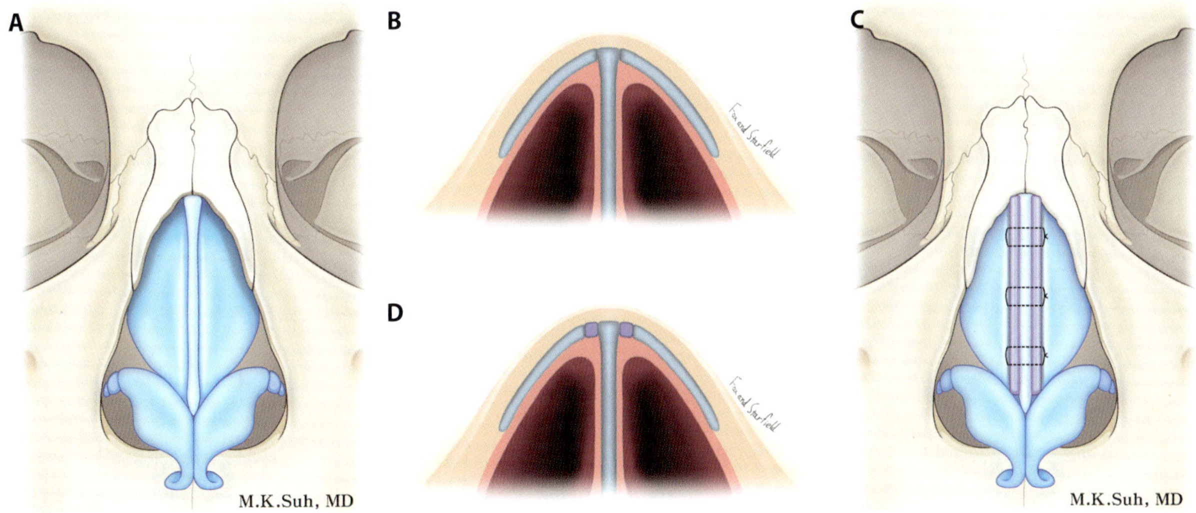

Fig 14-42. 역V자 변형 교정을 위한 펼침 이식. A, B. 역V자 변형 C, D. 비중격 상단과 상외측 연골 사이에 양측 쐐기 이식편이 삽입됨

교정 방법

펼침 이식(spreader graft)은 비중격 연골과 상외측 연골 사이의 내부 공간을 넓혀 역V자 변형과 내비밸브 함몰을 교정하는 데 사용된다. 이식편은 비중격 상단과 상외측 연골 사이에 삽입된다. 이는 일종의 스페이서(spacer) 역할을 하여 상외측 연골을 바깥쪽으로 밀어내고, 상외측 연골과 비중격 사이의 각도를 넓혀준다**(Fig. 14-42)**. 이식편의 이상적인 재료는 비중격 연골이며, 필요시 이개 연골이나 늑연골도 가능하다. 이식편은 높이 3 mm, 길이 1-2 cm, 너비 1-3 mm 정도다.

상외측 연골을 등 비중격에서 분리한 후, 양쪽에 이식편을 삽입하며, 삽입 위치는 코뼈에서 시작해 상외측 연골의 미측 경계까지 걸친다. 상외측 연골의 붕괴가 비대칭적일 경우, 양쪽 이식편의 너비를 조절하여 좌우 차이를 보완한다 **(Fig. 14-43)**.

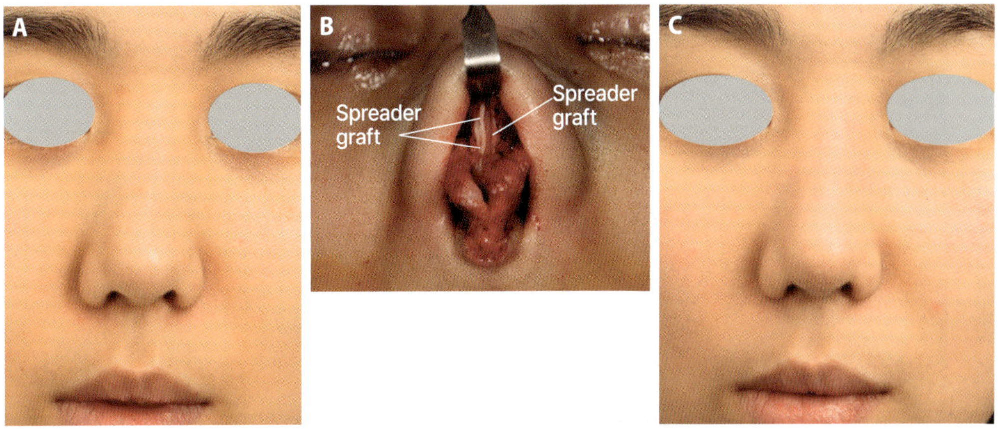

Fig 14-43. 양측 쐐기 이식(spreader graft)을 이용한 역V자 변형 교정. A. 역V자 변형이 환자의 오른쪽에 더 심함 B. 이개 연골을 이용한 쐐기 이식을 시행하였으며, 오른쪽은 두 겹, 왼쪽에는 한 겹의 이식편을 사용함 C. 수술 후 역V자 변형이 잘 교정됨

말안장코 변형(Saddle Nose Deformity)

말안장코는 성형외과 의사에게 매우 익숙하면서도 교정하기 까다로운 변형이다. 이 변형은 비중격 지지(septal support)의 손실 또는 코뼈 높이의 감소로 인해 비배부가 꺼지는 것이다 **(Fig. 14-44)**. 일반적으로 mid-vault의 붕괴로 나타나며, 연골 부위 또는 뼈 부위의 구조가 함께 포함된다. 이 변형은 다양한 특징을 가지고 있다.

① 연골 및 뼈 지지의 소실로 인한 비배부 중앙 부위의 함몰. 이것이 가장 근본적인 변형이며, 다른 변형들을 유발한다.

② 코끝의 처짐

③ 코끝의 두측 방향 회전

④ 비주의 후퇴와 비순각(nasolabial angle)의 예각화

⑤ 넓은 코끝과 넓은 비익 기저

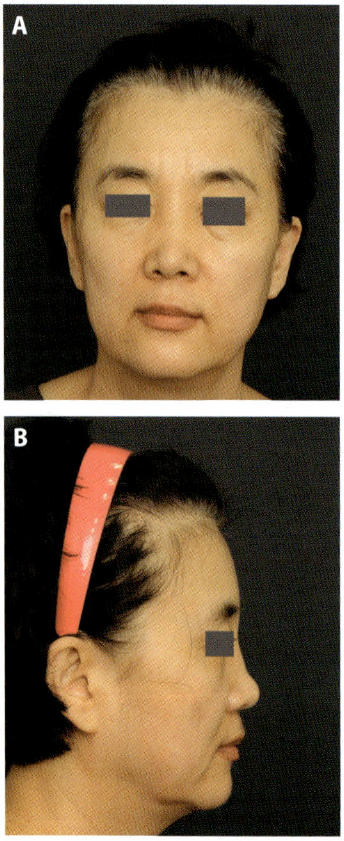

Fig 14-44. 비중격 점막하절제술(SMR) 후 발생한 말안장코 변형

기능적으로는 상외측 및 하외측 연골의 붕괴가 코막힘을 초래할 수 있다.

원인

말안장코의 원인으로는 과거 비중격 수술, 비중격 혈종, 비중격 감염, 외상, 반복적인 polychondritis, Wegener's granulomatosis, sarcoidosis, 선천성 매독, 한센병 그리고 코카인 중독 등이 있다. 이중에서 가장 흔한 원인은 외상이다.

그러나, 성형외과 의사의 입장에서, 가장 중요한 원인은 비중격 수술 중에 비중격 L-strut을 충분히 남기지 않은 것이다 **(Fig. 14-45)**.

L-strut의 붕괴가 발생하면, 상외측 연골이 같이 붕괴되고, 비배부 중앙과 하부의 꺼짐, 코끝의 처짐과 두측 회전, 그리고 비주의 후퇴가 뒤따르게 된다.

분류

말안장코 변형의 원인과 분류에 대해서는 여러 저자들에 의해 논의되어 왔다. 비중격 상태와 코끝 및 비주의 변형을 기준으로 한 분류는, 변형의 심각도와 치료 방법을 연결 짓는데 중요하다. 각각의 분류는 고유한 장점을 갖고 있지만, 분류된 유형이 모호하고 치료 방식이 유연하지 않을 수 있다. 따라서 저자는 아시아인 말안장코에 대해 다음과 같은 수정

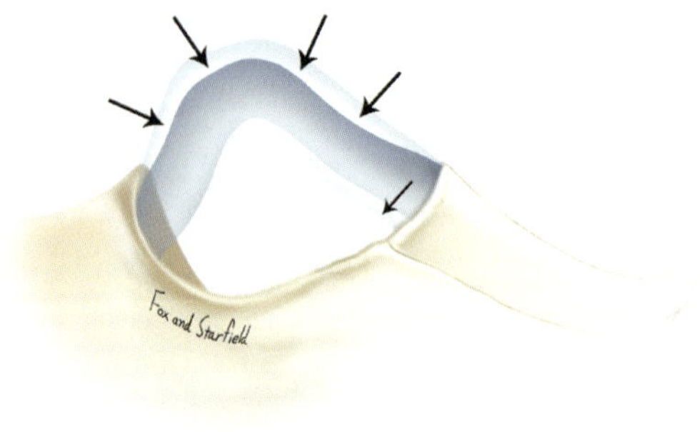

Fig 14-45. 튼튼한 L-strut이 없으면, 반흔 조직의 구축과 노화 과정에 따라 비중격 상단은 점차 붕괴된다.

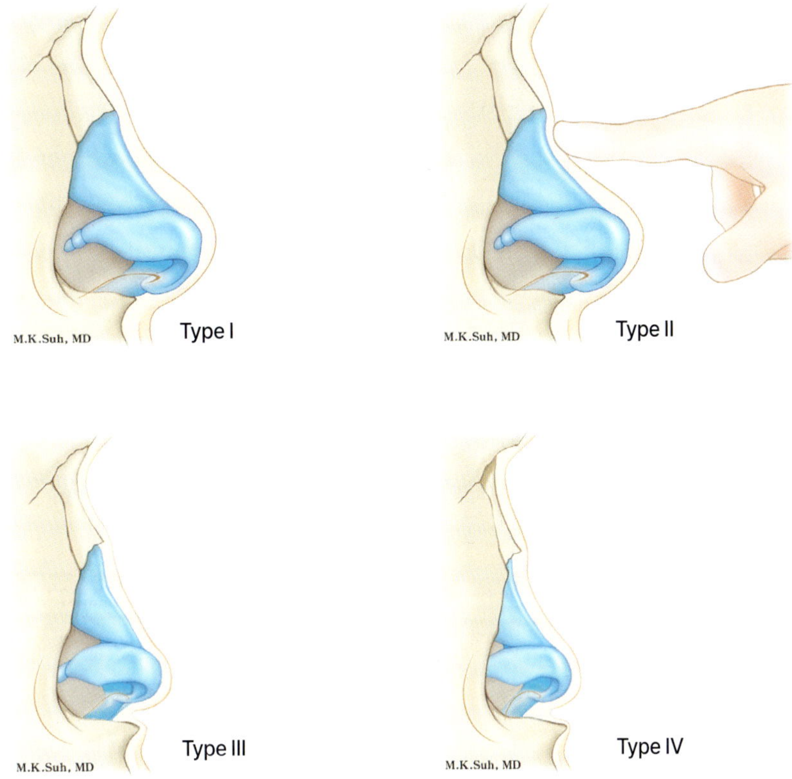

Fig 14-46. 말안장코 변형의 분류. Type I. Supratip의 함몰이 경하고, 비주의 약간의 후퇴가 동반될 수 있으나 코끝의 높이에는 영향이 없다. 변형은 안정적이며 진행되지 않는다. Type II. Type I과 유사하게 경미한 supratip 함몰과 비주의 후퇴가 있으며, 손으로 눌렀을 때 supratip 함몰이 더 심해지고 최근 들어 변형이 점점 진행되고 있다. 코끝이 약간 쳐지고, 비주의 후퇴도 동반된다. Type III. 연골성 비배부의 전체적인 붕괴, 코끝 부위의 쳐짐이 심하고, 심한 비주 후퇴가 나타난다. Type IV. Type III의 특징에 더해, 코뼈의 무너짐도 동반된다.

된 분류법을 사용한다**(Fig. 14-46)**.

- Type I: Supratip의 함몰이 경하고, 비주의 약간의 후퇴가 동반될 수 있으나 코끝의 높이에는 영향이 없다. 변형은 안정적이며 진행되지 않는다.
- Type II: Type I과 유사하게 경미한 supratip 함몰과 비주의 후퇴가 있으며, 손으로 눌렀을 때 supratip 함몰이 더 심해지고 최근 들어 변형이 점점 진행되고 있다. 코끝이 약간 처지고, 비주의 후퇴도 동반된다.
- Type III: 연골성 비배부의 전체적인 붕괴, 코끝 부위의 처짐이 심하고, 심한 비주 후퇴가 나타난다.
- Type IV: Type III의 특징에 더해, 코뼈의 무너짐도 동반된다.

교정

위에서 언급되었듯이 말안장코의 스펙트럼은 다양하다. 심한 정도에 따라 교정 방법은 단순한 위장 기법(camouflage technique)부터 구조적인 재건술(structural reconstruction)까지 다양하게 적용될 수 있다. 저자는 많은 경우의 경한 케이스에서 위장 기법이 유용할 수 있다고 믿는다. 그러나, 위장 기법이 오래 지속되기 위해 가장 중요한 전제 조건은 비중격 지지의 손상이 진행되지 않고 안정적이어야 하며, 기능적 문제가 없어야 한다는 점이다. 최근 1년 이상 supratip의 함몰이 진행하지 않아야 하고, 손으로 눌러보아서 supratip의 안정성을 확인할 수 있어야 한다.

진행되지 않는 말안장코의 교정을 위한 위장기법 (Camouflage Technique for Static Saddle Nose)

안정적인 비중격 지지를 가진 안장코의 경우(Type I), 구조적 재건 없이도 연골을 이용해 꺼진 부위를 채워주는 위장 기법으로 충분히 개선할 수 있다(Fig. 14-47). 이 방법은 변형이 진행되지 않고 기능적 문제가 없는 경우에 적합하다. 이 기법은 비교적 간단하고 회복도 빠르지만, 변형이 점차 진행될 가능성이 있는 경우에는 적절한 선택이 아니다.

이 목적을 위해 이개 연골 또는 늑연골을 한 겹 또는 여러 겹으로 사용할 수 있다(Fig. 14-48). 이식편은 비내 절개를 통해 꺼진 부위에 삽입할 수 있다. 연부조직 이식과 달리, 연골 이식은 현저한 흡수를 겪지 않기 때문에 과교정이 필요하지 않다. 비주 후퇴에 대한 위장 이식은 관통 절개(transfixion incision)를 통해 삽입할 수 있다.

위장 기법은 안장코 변형이 충분히 안정화된 이후에만 시행되어야 한다.

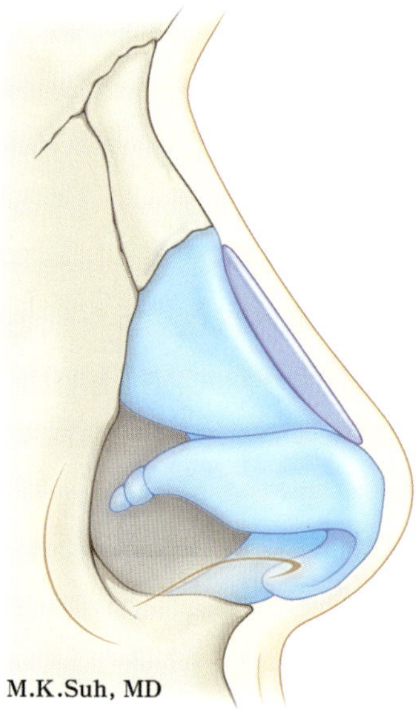

Fig 14-47. Type I 말안장코 교정을 위한 위장기법

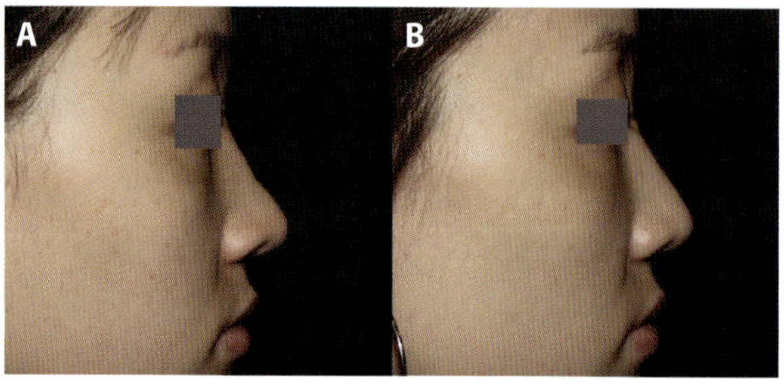

Fig 14-48. 연골 온레이 이식을 이용한 Type I 말안장코 교정. A. 수술 전 B. 수술 14개월 후

구조적인 재건술(Anatomical Structural Correction)

Type II 및 심한 Type III 안장코는 extended spreader grafts와 septal strut을 이용한 L-strut 재건이 필요하다(Fig. 14-49).

채취한 늑연골을 길이 방향으로 얇은 두께를 가진 조각들로 슬라이스 한 후에, 생리식염수에 담근 후 충분한 와핑이 진행되도록 기다린다. 늑연골을 슬라이스 하는 방법에는 두 가지가 있으며, 하나는 관상면 절삭(coronal slicing), 다른 하나는 시상면 절삭(sagittal slicing)이다(Fig. 14-50). 일반적으로 시상면 절삭은 와핑이 덜하다.

와핑이 일어난 연골 조각 중 대칭이 맞는 두 조각을 골라서 extended spreader graft의 형태로 남아 있는 비중격 상단의 두측 좌우에 삽입한다(Fig. 14-51). 이식편의 근위부는 두측 방향으로 코뼈 아래에 위치한다. 만약 남겨진 비중

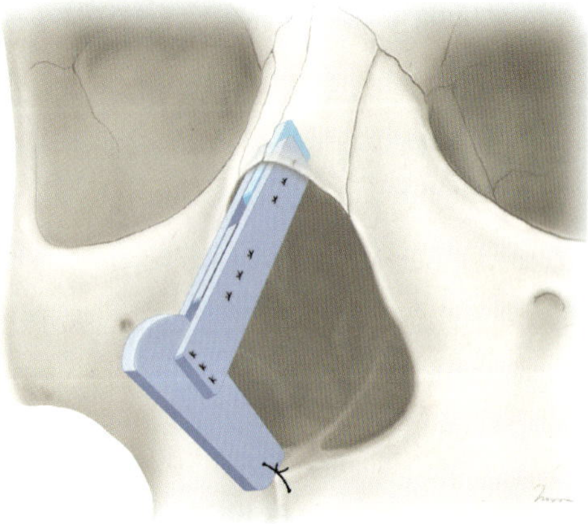

Fig 14-49. Extended spreader grafts와 septal strut을 이용한 L-strut 재건

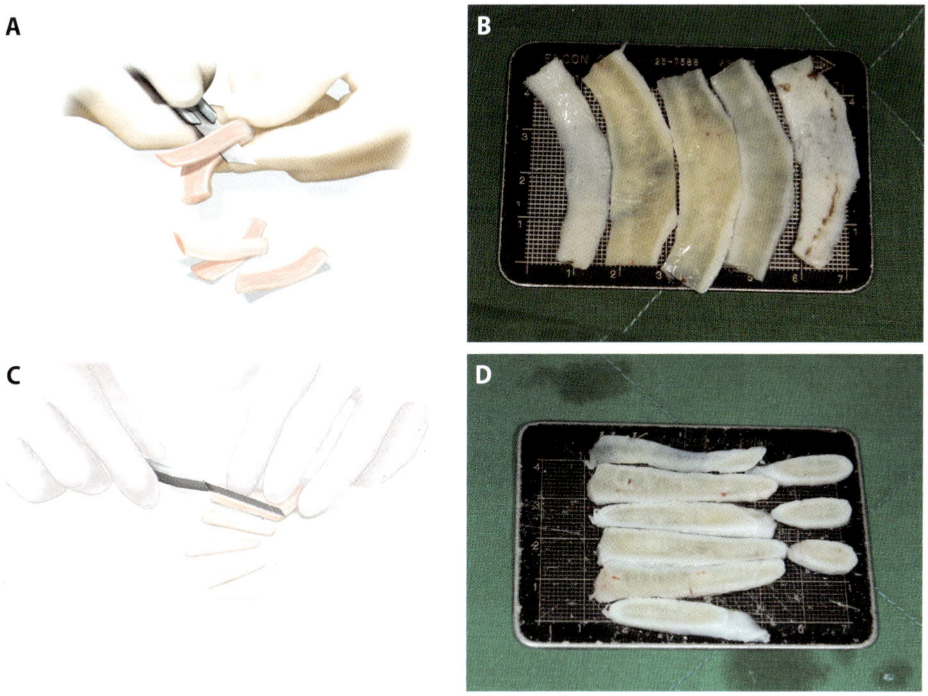

Fig 14-50. 늑연골 슬라이스의 두 가지 기법. A, B. 관상면 절삭(coronal slicing) C, D. 시상면 절삭(sagittal slicing)

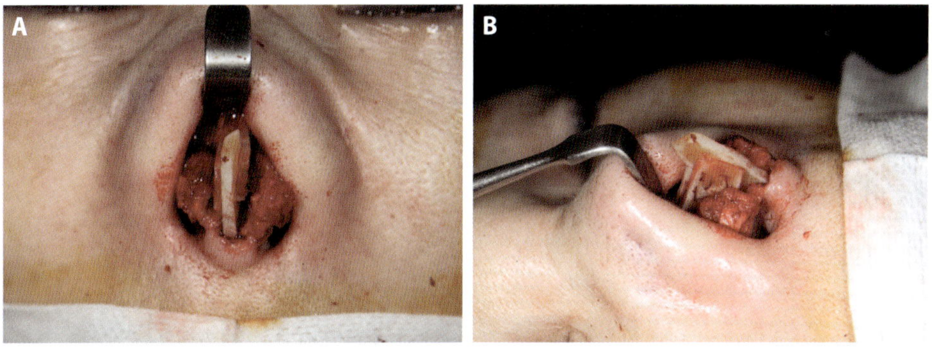

Fig 14-51. 양측 extended spreader graft와 septal strut을 이용한 비중격 L-strut 재건

격 상단의 두측 부위가 불안정할 경우, 늑연골 이식편의 두부 끝을 코뼈에 구멍을 뚫고 실로 고정한다(Fig. 14-52). Extended spreader grafts는 내비밸브 기능을 향상시킨다. 반듯한 짧은 늑연골 조각은 비중격 연장 이식편의 양쪽 원위부 사이에 고정한다. 이것은 고정형 strut이다. 이 이식편은 너비가 충분히 넓어야 하며(10-15 mm), 비순각(nasolabial angle)을 돌출시키고, 코끝을 높이는 역할을 한다. Septal strut은 전비극(anterior nasal spine)의 앞쪽 또는 그

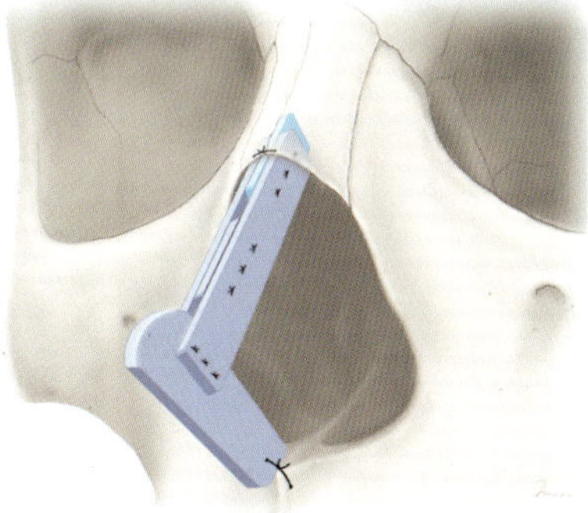

Fig 14-52. 연골 이식편의 두측 끝 부위는 코뼈에 구멍을 뚫은 후 고정할 수 있다.

위에 고정되며, 단단한 고정은 안정적인 L-strut 재건을 위해 매우 중요하다.

Septal strut의 anterior 끝과 caudal 가장자리는 spreader graft의 끝보다 각각 더 anterior와 caudal에 위치해야 한다. 상외측 연골을 strut에 봉합하고, 추가적으로 코끝 중첩 이식이나 방패이식을 시행한다.

Fig. 14-53에서는, 실리콘 보형물에 의해 가려진 말안장코 변형과 구축으로 인해 들린 코끝에 대한 교정 사례를 보여준다.

Type IV 말안장코의 교정

Type IV는 비중격 붕괴의 말기 단계이다. 이 정도의 비중

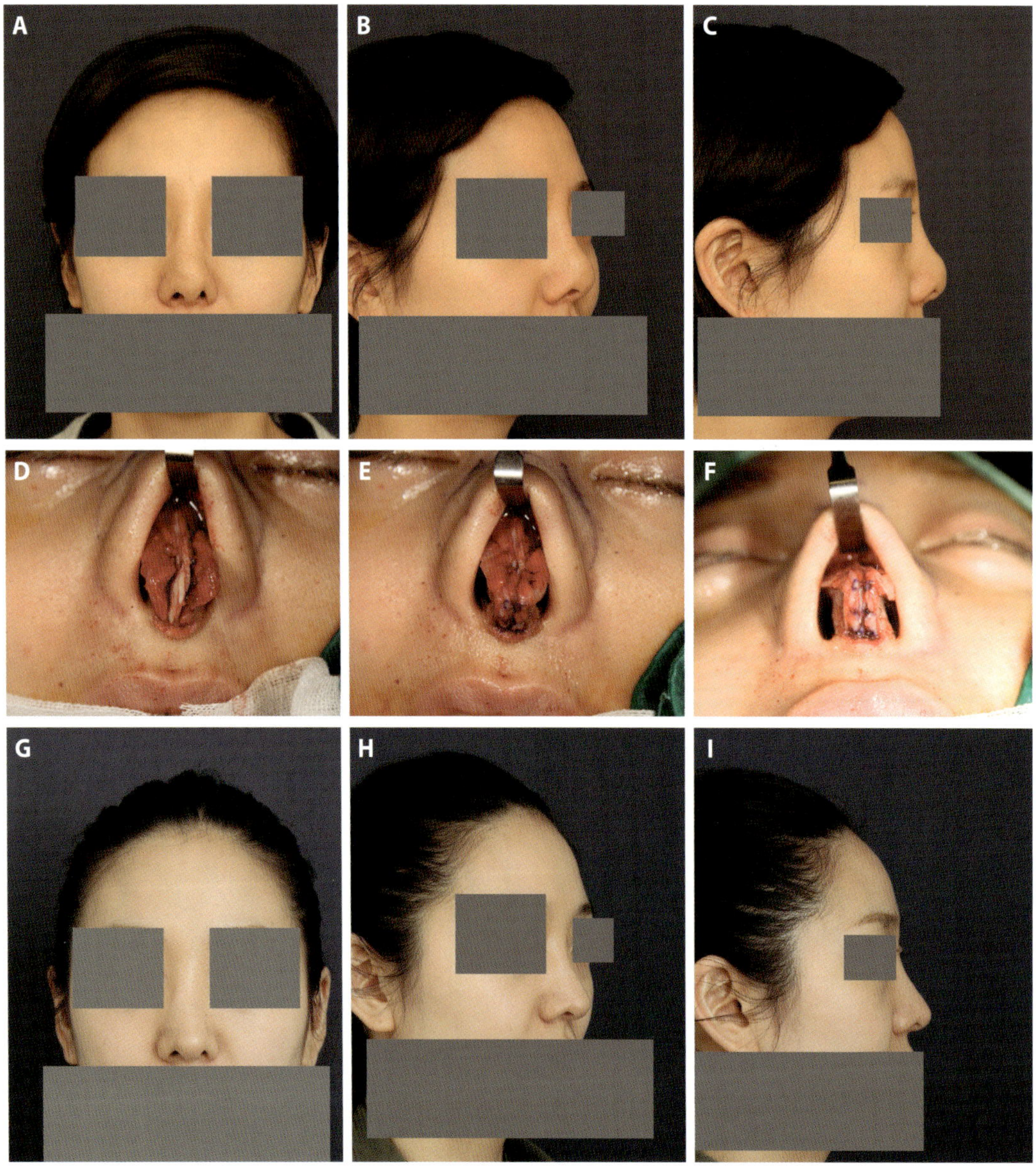

Fig 14-53. 말안장코 변형 교정을 위한 L-strut 재건. A, B, C. 이 환자는 비배부 실리콘 보형물과 구축으로 인한 짧은 코 변형으로 인해 Type III 말안장코가 가려져 있었다. D, E, F. 비배부 실리콘 보형물 제거, 피막 절제술, 절골술, 늑연골을 이용한 L-strut 재건 그리고 비배부의 진피 동종이식을 시행 받았다. G, H, I. 수술 3년 후

격 붕괴는 연골 구조의 완전한 소실뿐만 아니라, 골 구조의 붕괴 및 비강 내벽의 심한 구축도 동반된다. 전체 비배부가 주저 앉고, 짧고 위로 들린 코끝, 비주의 단축, 그리고 비밸브 기능 문제 등이 특징이다.

이러한 심한 형태의 말안장코를 재건하기 위해서는 일반적으로 캔틸레버형 비배부 연골 이식(cantilever dorsal graft)과 비주 지주 연골(columellar strut graft)이 필요하다.

곧고 긴 7번 늑연골을 사용해 견고한 블록 형태의 비배부 이식연골과, tongue-in-groove 방식으로 결합되는 비주 지주 연골을 준비한다(**Fig. 14-54**). 비배부 이식연골은 비배부에 삽입한 뒤, 피부를 통과하는 K-와이어(percutaneous K-wire)를 이용해 고정되며, 이 와이어는 7일 후 제거한다.

요약하면, 말안장코의 교정은 점진적이고 단계적인 접근이 필요하다. L-strut의 안정적인 재건은 말안장코 교정의 핵심이며, 이는 코끝과 비주의 재배치를 위한 기초가 되고, 추가적인 비배부 융비술의 토대가 된다.

단계적인 재건에도 불구하고, 구조적 불안정성, 노화 과정, 그리고 반흔의 구축력으로 인해 middle vault의 약간의 붕괴가 발생할 수 있다. 이러한 합병증을 줄이기 위한 핵심은, 연골 이식편의 두측 부위를 단단히 고정하고, 고정형 비주 지주 연골을 premaxilla에 확실히 고정하는 것이다. 반흔 구축의 힘은 매우 크기 때문에, 반흔을 최소화하려는 노력은 매우 중요하다. 이를 위해 수술은 최적의 시기에 시행되어야 하며, 박리는 부드럽고 최소한으로 해야 하고, 감염을 예방하며, 구축의 위험을 줄이기 위한 수술 후 약물 처방도 필요하다.

의사와 환자 모두 말안장코 교정의 복잡성과 노화 및 흉터 구축으로 인한 코의 구조 약화라는 예기치 못한 상황이 발생할 수 있음을 이해해야 한다. 이로 인한 재수술이 필요할 수 있다는 점을 양측이 인지해야 하며, 재수술의 필요성을 이전 수술의 실패로 간주해서는 안 되며, 이는 복잡한 치유 과정에서의 예측 불가능성에 따른 결과로 받아들여야 한다.

코 보형물과 관련된 부작용

실리콘 보형물을 이용한 비배부 융비술의 부작용의 빈도는 2.2-15% 정도라고 보고되었고, e-PTFE 보형물의 경우에도 유사한 빈도를 보고하고 있으나, 실제로 수술자의 경험이나 기법에 따라서 차이가 많다.

코성형을 다루는 술자는 보형물이 완벽한 재료가 아니라는 것을 인지하여, 부작용을 최소화하는 술기에 익숙하여야 하고, 부작용 발생 시 해결할 수 있는 능력을 갖추어야 한다.

보형물의 움직임(Movable Implant)

골막 아래에 놓인 보형물은 움직이지 않거나 매우 미세한 움직임을 갖는다. 보형물이 쉽게 움직이면, 코끝을 터치하거나 얼굴에 메이크업하는 것만으로도 보형물이 움직이는 것이 타인에게 보여지기 때문에 환자는 심리적인 위축을 받게 된다(**Fig. 14-55**).

코뼈의 골막 자체가 약하거나 손상된 경우에도 보형물이 움직이게 되지만, 대부분의 원인은 보형물이 골막 아래가 아니라, 골막 위에 놓여서 발생한다.

교정

교정은 보형물을 골막 아래에 새로운 포켓을 형성하여 삽입하는 것이다.

종종 보형물이 골막 아래에 위치함에도 불구하고, 미세하게 움직이는 경우가 있다. 미세한 움직임은 환자에게 정상적인 범위라고 안심시켜주는 것이 필요하다.

보형물의 편위

보형물이 편위는 대부분 포켓을 만드는 과정에서 발생한다.

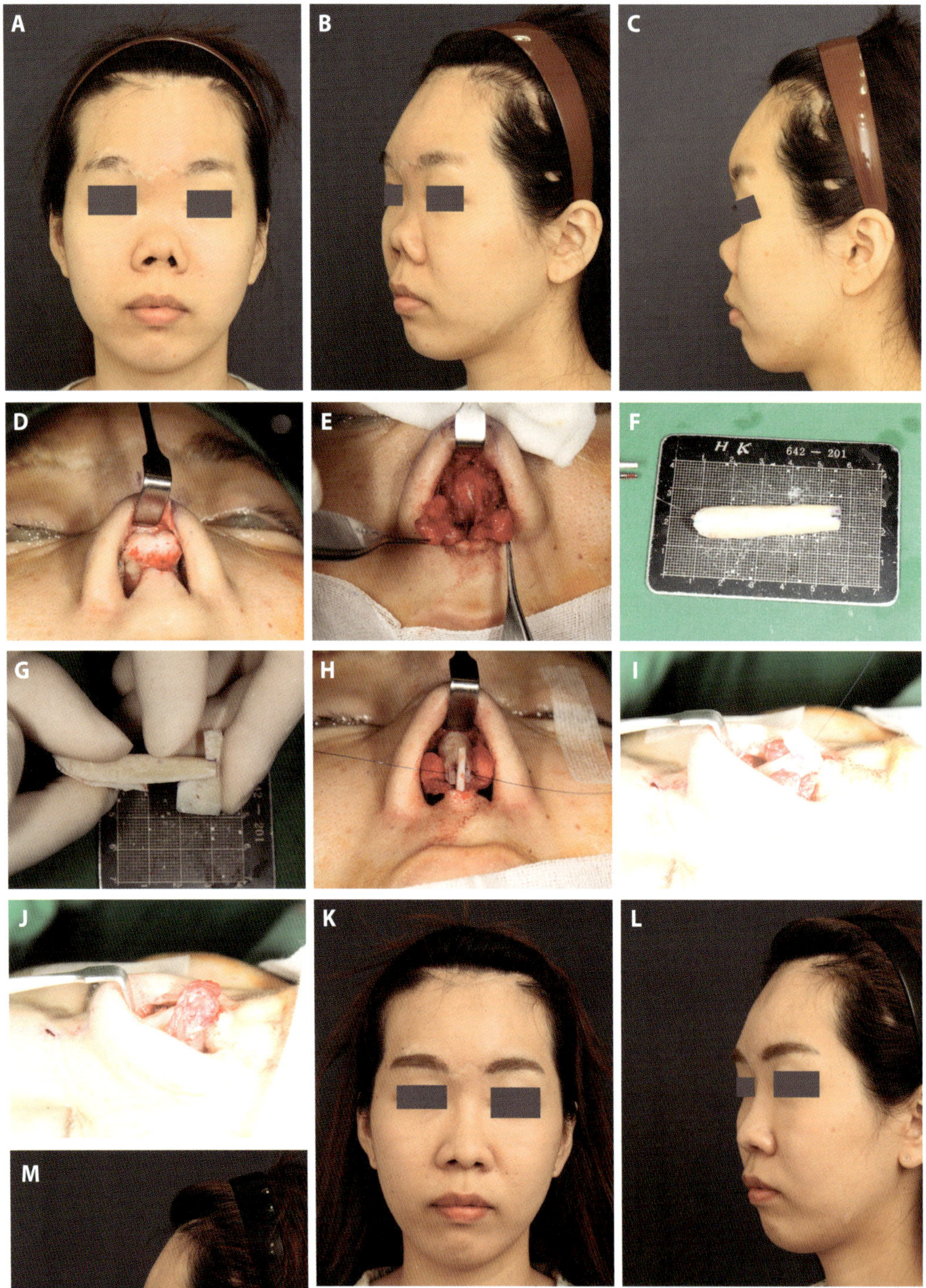

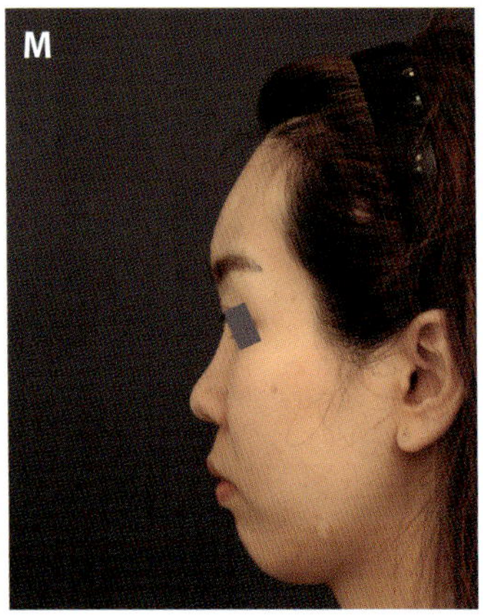

Fig 14-54. Type IV 말안장코 교정. A, B, C. 이 환자는 교통사고로 중안면부에 심각한 외상을 입었으며, 말안장코, 함몰된 비골, 여러 번의 수술로 인한 구축이 동반되어 코끝이 더욱 들리게 되었다. D, E. 하외측 연골은 반흔 조직으로부터 박리되어 미측으로 회전되었다. 비중격은 소실된 상태였다. F. 약 10 mm 높이의 비배부 융비술을 위한 두 조각을 합친 늑연골이 준비되었다. G. 들린 코끝을 연장하기 위해, 작은 늑연골 조각을 비배부 이식연골의 꼬리쪽 끝에 tongue-in-groove 방식으로 부착하였다. H, I. 이식연골이 비배부에 삽입되었다. J. 하외측 연골이 이식연골의 끝에 고정되었다. K, L, M. 재건 수술 2년 후의 모습

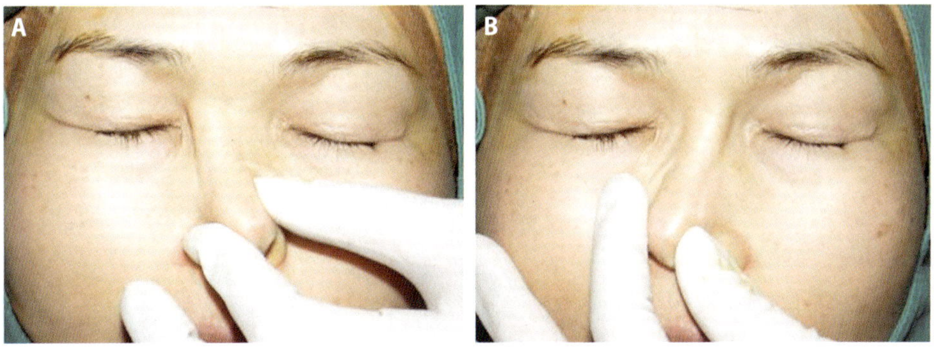

Fig 14-55. 보형물의 움직임

대칭적인 포켓을 형성하기 위해서는 비내 절개의 경우 양측에 가하는 것이 좋다.

비배부가 비대칭이 존재하거나 한쪽으로 경사진 경우에는 비배부의 한쪽을 rasping 하여 대칭을 맞춰준 후에 보형물을 사용하는 것이 필요하다. 무엇보다 비배부의 비대칭을 반영하여 제작된 보형물인 3D 프린팅 보형물의 사용이 이상적이다.

교정

캡슐 절개술

코안 절개를 통해서, 보형물의 휜 방향의 반대측에 캡슐의 외측 가장자리를 따라서 세로 방향으로 절개하고 보형물이 움직여 갈 공간을 형성한 후에 보형물을 그 방향으로 밀어서 바른 위치에 놓은 후에 고정하는 드레싱을 한다(Fig. 14-56). 캡슐 절개는 캡슐 가장자리의 바닥에 최대한 가깝게 시행한다.

이 방법은 간단하지만, 모든 보형물 편위에 시행되는 것은 아니다. 술자 자신이 수술했던 케이스에서 수술 후 초기에 보형물의 편위가 발견된 경우에 한해 시행하는 방법이고, 보형물의 상태에 대한 정보다 부족한 재수술의 경우에는 보형물의 교체와 새로운 포켓을 형성해서 편위를 교정해야 한다.

새로운 포켓 형성

편위된 보형물을 제거한 후에, 후방 캡슐 아래에 새로운 포켓을 중심선에 형성한 후에 새로운 보형물을 삽입하는 방법이 가장 확실한 해결책이다(Fig. 14-57). 특히, 코뼈와 상외측 연골의 비대칭이 있다면 환자 맞춤형 3D 프린팅 보형물

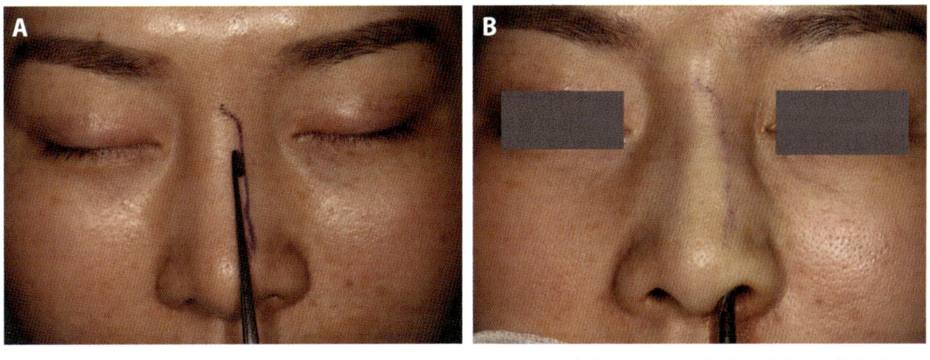

Fig 14-56. 편위된 실리콘 보형물 교정을 위한 일측 피막절개술. A. 피막절개에는 D-나이프(D-knife)가 사용된다. B. 비내 접근법을 통해 D-나이프를 보형물 포켓 안으로 삽입하고, 보형물 내강(lumen)에서부터 피막을 절개한다.

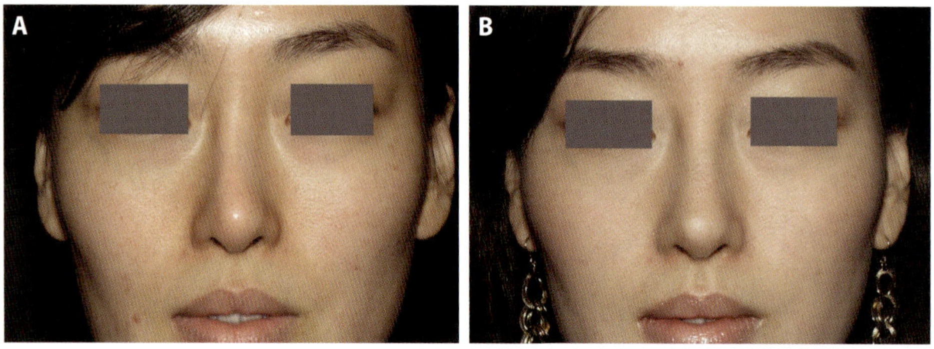

Fig 14-57. 편위된 실리콘 보형물의 교정. A. 이 환자는 실리콘 보형물이 오른쪽으로 편위되어 있다. 보형물을 제거한 뒤, 기존의 후방 피막 아래에 새로운 포켓을 형성한 후 새로운 보형물을 삽입하였다. B. 수술 후 사진에서 보형물의 편위가 교정되었다.

을 사용하는 것이 보형물의 편위를 예방하는 데에 큰 도움이 된다.

비배부 피부의 변색

보형물로 인한 비배부 피부의 변색은 붉어지는 것이 가장 흔하며, 그 외에도 투명하게 변하고 번들거리는 경우도 있다. 피부 변색은 피부에 가해지는 압력과 피부 얇아짐에 기인한다.

보형물을 진피지방(또는 진피)이나 잘게 썬 입자 연골(diced cartilage)로 교체하는 것이 가장 확실한 해결책이다 **(Fig. 14-58)**. 블록 연골 이식은 피부 변색의 교정에 도움이 되지 않는다.

실리콘 보형물 제거 후에 진피 또는 진피지방은 캡슐 제거 후에 넣거나, 캡슐을 제거하지 않는 경우에는 캡슐과 피부 사이에 위치하여야 한다. 캡슐을 형성하지 않는 e-PTFE 보형물 제거 후에는 진피는 보형물의 포켓 내에 위치한다.

비록 진피 또는 진피지방을 사용하더라도, 피부 변색은 호전을 기대할 수 있지만, 케이스에 따라서는 완벽하게 사라지지 않을 수 있다는 것을 사전에 환자에게 설명해야 한다.

보형물의 비쳐 보임

과도하게 비배부를 높인 후 얇아진 비배부 피부를 통해서 보형물이 비쳐 보이는 것은 드물지 않다. 이에 대한 해결은 위에 기술된 피부 변색의 교정방법과 동일하다.

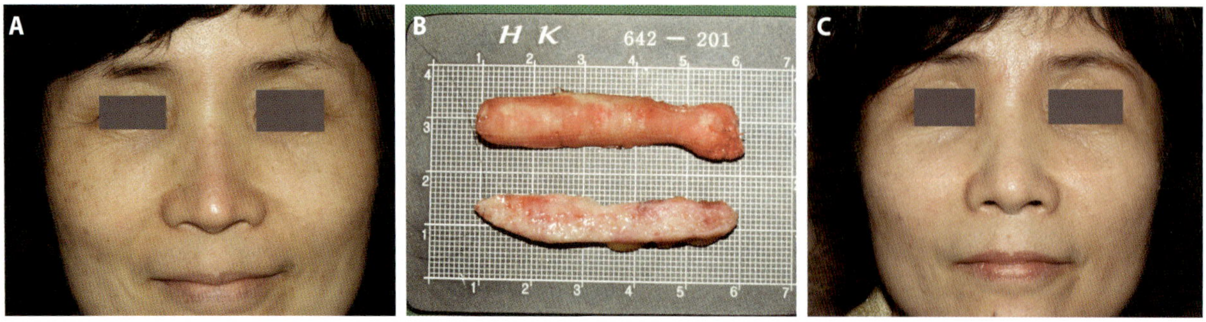

Fig 14-58. 보형물 관련 피부 붉어짐의 교정. A. 이 환자는 Gore-Tex® 보형물을 이용한 비배부 융비술 후, 비배부와 코끝 피부에 발적이 발생하였다. B. 보형물이 제거되었고(위), 진피지방이식(dermofat graft)을 통해 비배부를 높였다(아래). C. 수술 6개월 후, 피부 발적이 완전히 사라졌다.

보형물의 좌우 경계가 티가 나는 현상 (Conspicuous Implant Margins)

보형물의 좌우 가장자리가 보이는 현상은 다음과 같은 여러 원인에 의해서 발생할 수 있다.

보형물의 폭이 너무 넓거나 좁은 경우, 보형물의 등쪽 표면과 좌우 경사면의 만나는 부위가 너무 각진 경우, 보형물의 좌우 가장 자리가 코뼈/상외측 연골의 경사면과 정확히 연결되지 못하고 들떠 있는 경우, 비배부 피부가 얇은 경우 그리고 캡슐의 구축.

보형물의 형태와 관련된 문제들은 환자 맞춤형 3D 프린팅 보형물로의 교체가 필요하며, 맞춤형 보형물은 보형물 가장 자리가 보이는 현상을 현저하게 줄여준다(Fig. 14-59).

얇은 비배부 피부로 인한 문제는 보형물을 진피(진피지방)나 입자 늑연골(diced cartilage wrapped in fascia)로 교체하는 것이 가장 확실한 해결책이다.

캡슐 구축으로 인해서 보형물의 양쪽 가장자리를 따라서 보형물의 윤곽이 드러나는 현상은 보형물의 가장자리를 따라서 지방을 이식하는 간단한 방법으로 호전이 가능하다. 그러나, 근본적으로는 자가조직으로의 교체가 필요하다.

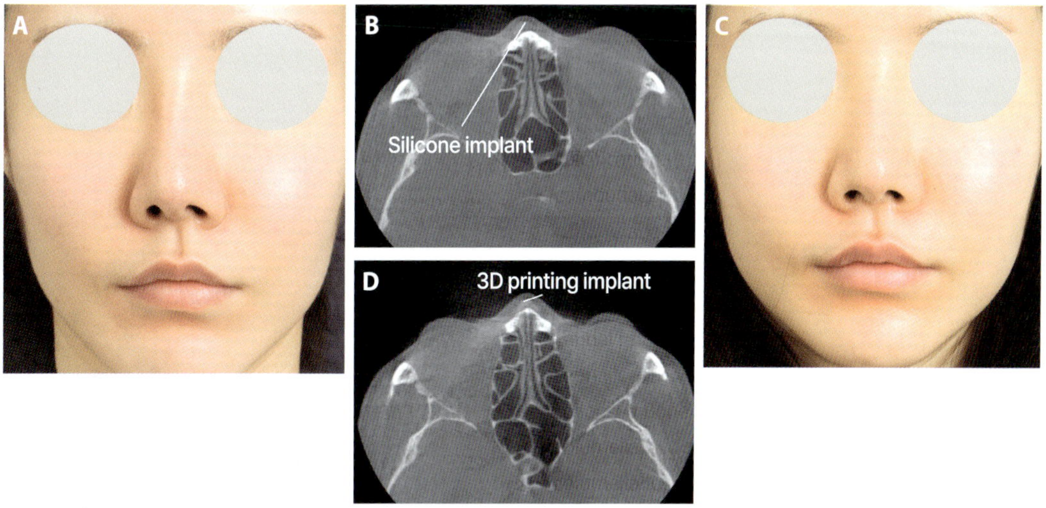

Fig 14-59. 보형물의 가장자리 보임에 대한 교정. A. 이 환자는 보형물이 우측으로 휘어 있고, 보형물의 양쪽 가장자리가 보임 B. Bone beam CT에서 보형물의 편위와 보형물의 양쪽 가장자리가 코뼈에서 떠 있음을 확인할 수 있음 C. 기존 보형물을 3D 프린팅 보형물로 교체한 후에 보형물의 편위와 가장자리 보임 현상이 교정됨 D. 보형물의 양쪽 가장 자리가 코뼈의 경사면과 잘 이어지는 것을 확인할 수 있음

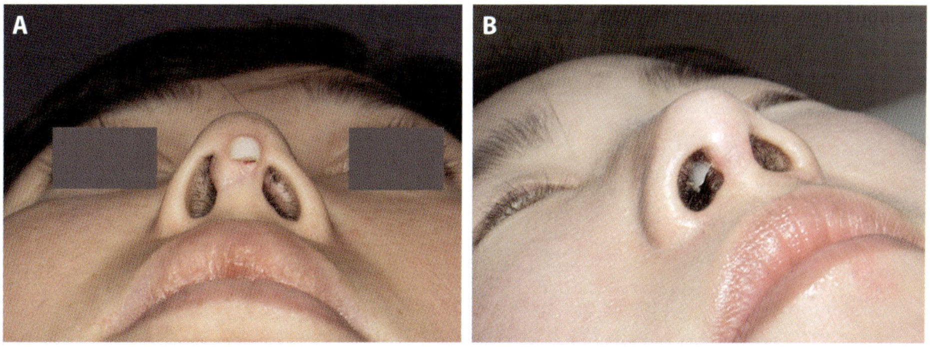

Fig 14-60. 코끝 피부와 비전정 점막을 뚫고 노출된 실리콘 보형물

보형물의 노출(Implant Exposure through the Skin/Mucosa)

보형물이 코끝 피부나 비전정의 피부/점막을 통해 노출되는 현상은 약 0.5%에서 10%의 비율로 보고된다. 임상적으로는, L자형 보형물이나 코끝까지 길게 들어간 보형물을 사용한 경우가 아니면 이러한 합병증은 매우 드물다. 합병증이 발생하는 경우, 보형물은 주로 코끝, 비주, 또는 비전정의 피부/점막을 통해 노출된다**(Fig. 14-60)**. 비전정 피부/점막을 통한 보형물 노출이 있는 환자는 오랜 기간 동안 이 문제를 인지하지 못하는 경우가 많다. 병원을 찾을 즈음에는 이미 감염이나 구축이 동반된 상태인 경우가 많다.

피부나 점막이 뚫리기 직전의 상태라면 보형물을 제거한다. 이때 코끝 피부는 진피층과 피하조직의 얇아짐으로 인해 함몰 변형(dimpling deformity)이 발생하게 된다**(Fig. 14-61)**. 코끝을 높여주기 위해서 연골 중첩이식을 할 경우, 얇아진 피부를 통해 이식편이 비쳐 보이게 된다. 따라서, 얇아진 피부 부위를 보강하기 위해 진피 이식을 시행하는 것이 바람직하다.

만약 보형물이 이미 코끝 피부나 비전정 점막을 통해 돌출된 상태라면, 보형물을 조심스럽게 제거한다. 대부분의 피부 또는 점막 파열은 1차 봉합이 가능하다**(Fig. 14-62)**. 하지만, 봉합된 코끝 피부는 구축되고, 함몰되며, 보기 좋지 않은 반흔이 남게 된다. 이러한 구축과 함몰 변형을 최소화하기 위해서는 1차 봉합 시점에 위축된 코끝 연부조직을 진피지방이나 진피이식으로 보강해주는 것이 중요하다. 그럼에도 불구하고

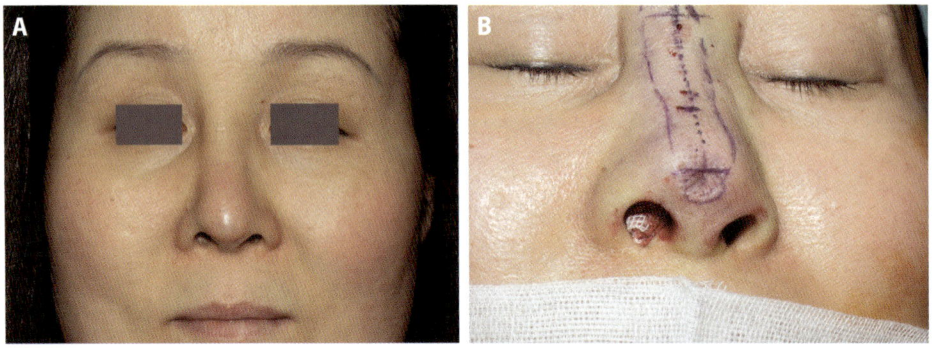

Fig 14-61. 보형물 제거 후 코끝 함몰 변형. A. 이 환자는 긴 실리콘 보형물이 편위되어 있으며, 얇아진 코끝 피부를 통해 돌출될 위험이 있다. B. 수술 중 사진으로, 보형물 제거 후 코끝에 함몰 변형이 나타난 모습이다.

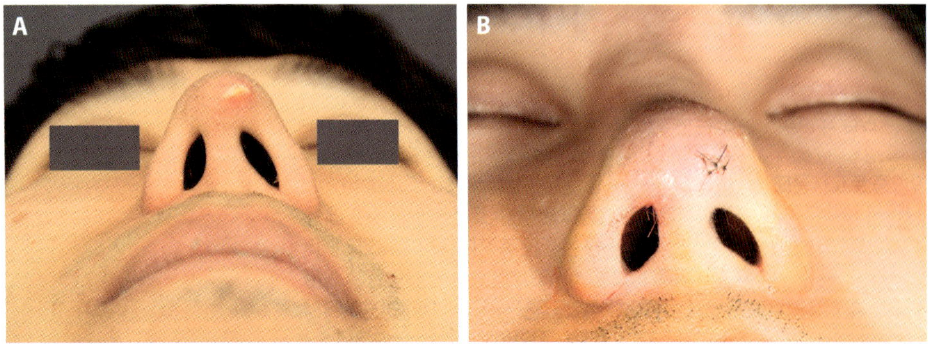

Fig 14-62. 보형물 노출의 교정. A. 코끝 피부를 통한 보형물 노출 B. 보형물을 제거한 후, 파열된 피부를 진피 이식으로 보강하고 1차 봉합하였다.

시간이 지나면서 함몰 변형이 발생할 수 있으며, 이에 대해서는 수술 전 환자에게 충분히 설명되어야 한다.

보형물 제거 후, 여러 술자들은 자가 조직(진피지방 또는 연골 이식)을 이용한 즉시 비배부 융비술을 보고한 바 있다. 이는 단계적 수술에 따른 스트레스를 줄이고, 구축 위험을 감소시키며, 감염이 없는 경우에는 비교적 안전하게 시행될 수 있다. 그러나 보형물 삽입 공간에 감염이 있는 환자에게는 주의해서 적용해야 하며, 보형물을 이용한 비배부 융비술을 계획하는 경우에는 노출된 보형물 제거 후 최소 3-4개월은 기다린 후 2차 수술을 시행해야 한다.

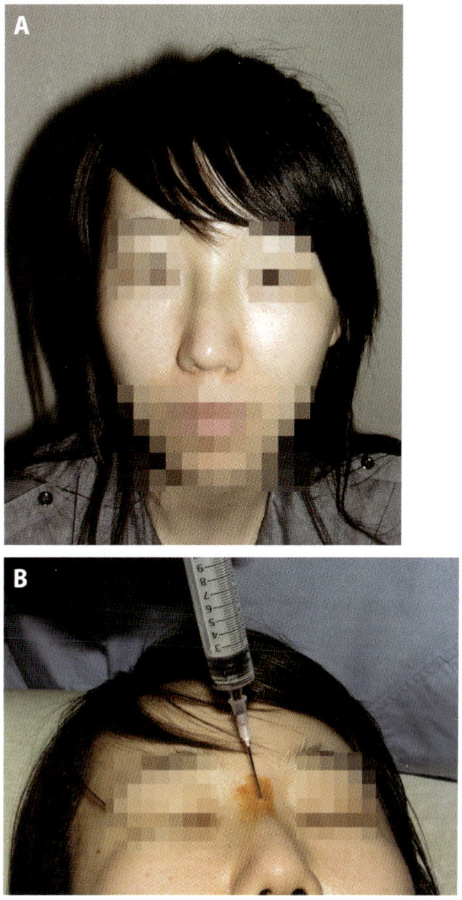

Fig 14-63. 지연성 자발성 혈종. A. 비배부 주변의 갑작스러운 부기와 멍은 지연성 자발성 혈종의 전형적인 소견이다. B. 흡인을 통해 어두운 색의 액화된 혈종임을 확인할 수 있으며, 이는 국소 감염과는 구별된다.

지연성 자발성 혈종(Late Spontaneous Hematoma)

실리콘 융비술 후에 수년의 오랜 기간 경과 후에 갑자기 캡슐 내부에 혈종이 발생하면서 코가 붓고 멍이 드는 현상이 발생하는 경우가 드물게 존재한다(Fig. 14-63). 주사기로 흡인하면 검은 혈액이 나오기 때문에, 감염과 쉽게 구분이 된다. 정확한 원인은 알려져 있지 않지만, 가능한 설명 중 하나는 피막의 내면이 긁혀서 발생하는 것이다.

고인 혈종은 주사기를 이용해 흡인하며, 압박 드레싱이 도움이 된다. 경우에 따라서는 데스모프레신(desmopressin)이나 스테로이드 투여가 필요할 수 있다.

대부분의 경우에는 보존적 치료로 충분하지만, 혈종이 반복적으로 발생하는 경우에는 실리콘 보형물을 자가조직으로 교체하는 방법을 고려할 수 있다.

보형물 표면의 석회화(Calcification)

시간이 지남에 따라 실리콘 보형물 표면에 지방이나 칼슘이 침착되어 석회화가 발생할 수 있다. 이러한 석회화는 주로 실리콘 보형물의 등쪽(dorsal) 표면에 발생하지만, 보형물 전체 표면에 걸쳐 발생하는 경우도 있다. 석회화된 부위는 튀어 올라온 융기(hump)로 촉지될 수 있다(Fig. 14-64).

부분적인 석회화는 보형물 삽입 후 9년 이상 경과한 경우 약 50%에서 존재한다고 알려져 있다.

코 보형물에서 나타나는 석회화는 이영성 석회화(dystrophic calcification)이며, 명확한 병인은 밝혀지지 않았지만 여러 가설이 제시되어 있다. 여러 연구자들에 따르면, 장기간의 기계적 자극과 염증 반응이 주요 원인일 수 있다.

실리콘 보형물의 석회화는 주로 실리콘이 골막이나 SMAS층과 접촉하는 부위에서 발생하며, 그 기전으로는 골형성세포(osteogenitor cells)의 기계적 자극, 골막 혈류를 통한 미네랄 공급, 근육층의 마찰 등이 제시된다.

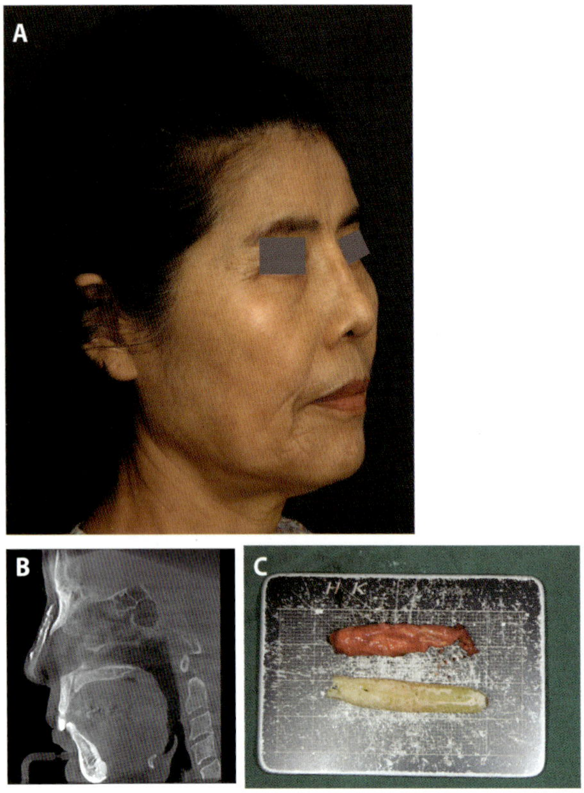

Fig 14-64. 보형물의 석회화. A. 이 환자는 비배부에 불규칙한 굴곡이 관찰되었다. B. Cone beam CT상에, 보형물 전체 표면이 석회화된 것이 확인되었다. C. 석회화된 보형물과 캡슐을 제거하였다.

e-PTFE 보형물에서는 석회화 발생 빈도가 훨씬 낮다.

석회화된 보형물은 제거하고 자가 조직으로 교체하는 것이 바람직하다. 캡슐에도 석회화가 동반된 경우, 캡슐 역시 함께 제거해야 한다.

INDEX

D

ㄱ

F

G

H

I

K

L

M

N

O

P

R

S

T

U

W